SV

Thomas Macho

# Das Leben nehmen

## Suizid in der Moderne

Suhrkamp

Bibliografische Information der Deutschen Nationalbibliothek
Die Deutsche Nationalbibliothek verzeichnet diese Publikation
in der Deutschen Nationalbibliografie;
detaillierte bibliografische Daten sind im Internet
über http://dnb.d-nb.de abrufbar.

2. Auflage 2018

Erste Auflage 2017

Satz: Satz-Offizin Hümmer GmbH, Waldbüttelbrunn
Druck: CPI – Ebner & Spiegel, Ulm
ISBN 978-3-518-42598-5

# Inhaltsverzeichnis

# Einleitung

»So erscheint der Selbstmord als die Quintessenz der Moderne.«
*Walter Benjamin*[1]

## 1.

In den letzten Jahrzehnten sind verschiedene und durchaus großformatige Charakterisierungen des gegenwärtigen Zeitalters publiziert worden. Ihnen zufolge leben wir in einer Zeit des Zorns und der Ungeduld,[2] in einer Welt der Müdigkeit und Erschöpfung,[3] der Beschleunigung und Akzeleration,[4] der neuen Kriege und des Kampfs der Kulturen,[5] in einer Gesellschaft der Angst,[6] des Narzissmus[7] oder der Unruhe.[8] Auch die älteren Begriffe der Säkularisierung – neuerdings im Widerstreit mit der ebenfalls behaupteten Wiederkehr der Religionen –, der Postmoderne oder der digitalen Revolution sind keineswegs vom Tisch, wenn es darum geht, die Epochensignatur der Moderne zu beschreiben. Als einer der größten und folgenreichsten Umbrüche des 20. und 21. Jahrhunderts müsste indes auch ein Wandel betrachtet werden, der zwar in verschiedenen Aspekten untersucht und diskutiert, aber noch selten in übergreifender Perspektive thematisiert wurde: die radikale Umwertung des Suizids. Viele Jahrhunderte lang wurde der Suizid als schwere Sünde, sogar als »Doppelmord« – nämlich an Seele und Körper –, als Verbrechen, das streng bestraft wurde, nicht allein durch Verstümmelung und Verscharrung der Leichen, sondern beispielsweise auch durch Beschlagnahmung des Familienvermögens, zumindest aber als Effekt des Wahnsinns und als Krankheit bewertet. Während der Suizid noch in der Antike mit Ehre assoziiert werden konnte, erschien er spätestens seit Beginn der Herrschaft der christlichen Religion als Schande und finales Versagen. In einem erst vor wenigen Jahren publizierten Brief an Carl Schmitt vom

27. April 1976 beklagte Hans Blumenberg, »dass wir die pagane Sakramentalisierung des Selbstmords in unerreichbare Ferne gerückt haben. Man muß da aber nicht nur an Seneca denken, sondern auch an Masada und Warschau. Am erstaunlichsten ist, dass dieser Zug der ›Modernität‹ noch nie sonst beschrieben worden ist.«[9] Lediglich Walter Benjamin hatte bereits in seinen Baudelaire-Studien bemerkt, die Moderne stehe »im Zeichen des Selbstmords«, der »das Siegel unter ein heroisches Wollen« setze; der Suizid sei schlicht »*die* Eroberung der Moderne im Bereiche der Leidenschaften«.[10]

Die Frage nach dem Suizid ist ein zentrales Leitmotiv der Moderne. Seit dem Fin de Siècle, spätestens aber nach dem Ende des Zweiten Weltkriegs, hat sich die radikale Umwertung des Suizids – einerseits als Prozess der Enttabuisierung, andererseits als Verbreitung einer emanzipatorischen »Selbsttechnik« – auf mehreren kulturellen Feldern vollzogen: als Protest in der Politik, als Strategie des Anschlags und Attentats in neueren Erscheinungsformen des bewaffneten Konflikts, als Grundthema der Philosophie und der Künste, in Literatur, Malerei und Film. Suizid und Suizidversuch wurden entkriminalisiert, im Vereinigten Königreich erst ab 1961; rechtlich liberalisiert wurden verschiedene Formen der Sterbehilfe und des assistierten Suizids in der medizinischen Praxis. Auch in den Wissenschaften vollzog sich eine Umwertung des Suizids. Die Drucklegung von Émile Durkheims *Le Suicide* von 1897, oft verglichen mit Sigmund Freuds *Traumdeutung* (1900), eroberte das Thema für die Sozialwissenschaften; kulturkritische Betrachtungen, wie sie noch Tomáš Masaryk, der spätere Präsident der Tschechoslowakei, mit *Der Selbstmord als sociale Massenerscheinung der modernen Civilisation* (1881) vorgelegt hatte, wurden zunehmend von Argumentationen verdrängt, die sich auf Statistiken und empirische Daten stützten. Durkheim unterschied vier elementare Typen des Suizids: den egoistischen, den altruistischen, den anomischen und den fatalistischen; und er formulierte eine Theorie des »sozialen Todes« als Korrelation zwischen Suiziden und den Bindungskräften einer Gemeinschaft. Zu den Pionieren der psychiatrischen Suizidforschung gehörte Jean-Étienne Esquirol, ein Schüler

Philippe Pinels. In seinem Werk *Des maladies mentales*, in deutscher Übersetzung unter dem Titel *Die Geisteskrankheiten in Beziehung zur Medizin und Staatsarzneikunde* (1838), unterschied er Suizide aus Leidenschaft und Suizide nach einem Mord, er bezog sich auf Jahreszeiten, Klima, Alter und Geschlecht als mögliche Ursachen eines Suizids, sowie auf Maßnahmen zur Vorbeugung und Therapie.[11] Esquirol stützte seine Darstellung nur selten auf Zahlen, vielmehr vorrangig auf Fallgeschichten. Und in gewisser Hinsicht ist es bis heute dabei geblieben: Soziologen kommentieren Statistiken, Psychologen besprechen Fallgeschichten. Nur der Brückenschlag zwischen Statistik und Fallgeschichte will nach wie vor nicht recht gelingen.

Als eigenständige Disziplin wurde die Suizidforschung erst nach dem Zweiten Weltkrieg etabliert. Noch 1938 beklagte der Psychiater und Psychoanalytiker Karl Menninger in *Man Against Himself* – ein Jahr vor dem Freitod Sigmund Freuds, der dabei von seinem Arzt und Freund Max Schur begleitet wurde[12] – die wissenschaftliche Tabuisierung der Frage. Angesichts hoher Suizidzahlen

> sollte man annehmen, daß ein weitverbreitetes Interesse an diesem Thema besteht, daß viele Untersuchungen und Forschungsprojekte im Gange sind, daß unsere medizinischen Zeitschriften und unsere Bibliotheken Bücher über das Thema enthalten. Dem ist nicht so. Es gibt Romane, Dramen, Legenden in Fülle, die sich mit Selbstmord befassen – Selbstmord in der Phantasie. Aber die wissenschaftliche Literatur darüber ist überraschend spärlich. Dies ist, wie ich meine, ein weiterer Beweis für das auf dem Gegenstand lastende Tabu, ein Tabu, das mit heftig verdrängten Emotionen zu tun hat. Die Menschen lieben es nicht, ernsthaft und realistisch über den Selbstmord nachzudenken.[13]

Im Jahr 1948 gründete der Psychiater und Individualpsychologe Erwin Ringel eine der weltweit ersten Einrichtungen zur Suizidprävention in Wien; damals hieß diese – unter dem Dach der Wiener Caritas angesiedelte – Beratungspraxis schlicht »Lebensmüdenfürsorge«. Sie hatte eine Vorläuferin: die »Lebensmüdenstelle« der »Ethischen Gemeinde Wien«, die 1928 von Wilhelm Börner gegründet und bis 1939 mit zahlreichen ehrenamtlichen Mitarbeitern und Mitarbeiterinnen, darunter August Aichhorn, Charlotte Bühler, Rudolf Dreikurs oder Viktor Frankl, geführt wurde.[14] 1975 wurde Erwin Ringels »Lebensmüdenfürsorge« in ein zeitgemäßes und kirchenunabhängiges Kriseninterventionszentrum umgewandelt, das bis heute besteht.[15] Die Differenz zwischen den beiden Begriffen »Lebensmüdenfürsorge« und »Krisenintervention« spiegelt einen Mentalitätswandel, der interpretationsbedürftig ist: »Lebensmüdigkeit« bezeichnet ja eine psychische Verfassung, die allmählich – am Ende eines langen Prozesses – erreicht wird und nur mehr schwer beeinflusst werden kann. Der Begriff »Krise« wurde dagegen schon in der griechischen Antike von der Gerichtssprache – *krísis* bedeutete ursprünglich die Entscheidung, das Urteil – in die ärztliche Terminologie eingeführt; als Krise galt der an bestimmten Tagen erreichte Zeitpunkt im Krankheitsverlauf, an dem eine Veränderung zur Genesung oder zum Tod eintritt. In diesem Sinne betonte Hippokrates im ersten Buch der *Epidemien*, dass »die Krisen zum Leben oder zum Tode führen oder entscheidende Wendungen zum Besseren oder Schlimmeren bringen werden«.[16] In einer Krise kann interveniert werden, Fürsorglichkeit wird dagegen mit affektiver Zuwendung assoziiert. Der ältere Begriff zielte auf Personen und deren Betreuung, der neuere Begriff könnte hingegen viele Arten von heiklen Situationen – politische, ökonomische oder strukturelle Krisen als Entscheidungsmomente einer Entwicklung – betreffen. Offene Frage: Warum sind so viele Wörter mit dem Präfix »für« aus unserem alltäglichen Sprachschatz verschwunden oder haben pejorative Bedeutungsverschiebungen erlitten? Warum sind »Fürsorger« oder »Fürsprecher« so unbeliebt? Werden sie vielleicht mit Vormundschaft, Paternalismus und Entmündigung verknüpft?

Im Jahr 1960 wurde die International Association for Suicide Prevention (IASP) gegründet, 1968 die American Association of Suicidology (AAS) in den USA, vier Jahre später die Deutsche Gesellschaft für Suizidprävention (DGS). Während Erwin Ringel im deutschsprachigen Raum – als erster Präsident der IASP – eine führende Position einnahm, war es in den USA der klinische Psychologe Edwin S. Shneidman, der – als Mitbegründer des Los Angeles

Suicide Prevention Center und von 1970 bis zu seiner Emeritierung 1988 als erster Professor für Thanatologie an der University of California in Los Angeles – die Etablierung der Suizidologie als eigene Wissenschaft nachhaltig förderte. Zunächst reüssierte die Suizidologie freilich als therapeutische Fachdisziplin zur Prävention und Verhinderung von Suiziden. Zu dieser Orientierung hatten auch Ringels Forschungen über das »präsuizidale Syndrom« – mit den drei relevanten Merkmalen der Einengung, Aggressionsumkehr und Suizidphantasie – beigetragen. Aber wie können Motive oder Fragen verstanden und interpretiert werden, wenn vorrangig die Voraussetzungen der möglichen Verhinderung ihres Auftretens im Vordergrund stehen? In seinen späteren Werken hat Shneidman das suizidale Bewusstsein – *suicidal mind* – in den Mittelpunkt seiner Arbeit gerückt und eine Art von *close reading* einzelner Fallgeschichten von Suiziden und Suizidversuchen unternommen.[17] Auf diesem Weg ist ihm David Lester, inzwischen emeritierter Professor für Psychologie an der Stockton University in New Jersey und ehemaliger IASP-Präsident, gefolgt. Lester hatte sowohl ein Doktorat für Psychologie (1968 an der Brandeis University) als auch ein Doktorat für Sozial- und Politikwissenschaften (1991 an der University of Cambridge) erworben und er initiierte einen *cultural turn* der Suizidologie, indem er die bereits zitierte Bemerkung Karl Menningers zum Suizid in der kulturellen, literarischen oder künstlerischen Phantasiebildung, die so auffällig reichhaltiger ausfalle als die wissenschaftliche Analyse des Suizids, schlicht umkehrte und die Romane, Filme oder Kunstwerke, in denen Suizide verhandelt werden, als Forschungsgegenstände ernstnahm. In *The »I« of the Storm* (2014) kommentierte Lester Tagebücher (Cesare Pavese), Briefe (Vincent van Gogh) und *suicide notes*, Gedichte (Sylvia Plath) oder Interviews mit Personen, die einen Suizidversuch überlebt hatten. Am Ende des Buchs betonte er, wie nötig es sei, den Worten und Texten der Suizidenten aufmerksam zuzuhören, denn klinische Fallgeschichten und Statistiken seien viel zu weit entfernt von den wirklichen Schmerzen, Erfahrungen und Gedankengängen einer suizidalen Persönlichkeit.[18]

Die Bestimmung der Suizidologie als Präventions- und Interventionswissenschaft ist schwierig und heikel, weil sie deskriptive und normative Ansätze vermischen muss, aber auch, weil sie implizit die traditionelle Bewertung des Suizids fortzusetzen droht: Suizide müssen verhindert werden, weil sie den Überlebenden – sei es den Angehörigen oder den Suizidenten selbst, etwa durch die Folgen eines Suizidversuchs – Schmerzen und Leid zufügen und der Gesellschaft schaden. Kurzum, Suizide sind schlecht: Sie gelten zwar nicht mehr als schwere Sünden oder Verbrechen, aber doch als irrationale, pathologische Handlungen. Dabei begehen jährlich – nach Berichten der Weltgesundheitsorganisation – signifikant mehr Menschen Suizid, als durch Kriege oder Gewalttaten ums Leben kommen. In Zahlen ausgedrückt: 2012 starben weltweit rund 56 Millionen Menschen, davon 620 000 durch Gewalt, nämlich 120 000 in Kriegen und etwa 500 000 durch Mord und Totschlag; aber mehr als 800 000 Menschen begingen im selben Zeitraum Suizid.[19] In Deutschland ist die Suizidrate seit den frühen neunziger Jahren deutlich gesunken und dennoch nahmen sich 2015 mehr Menschen das Leben als – zusammengenommen – durch Verkehrsunfälle, Morde, illegale Drogen und Aids zu Tode kamen. Ganz abgesehen von Dunkelziffern fordern die Zahlen eine neutralere Betrachtung des Suizids; nicht umsonst wird in Debatten um Alterssuizid und Sterbehilfe eine Enttabuisierung des Themas gefordert, konkret: eine Vertiefung der bereits vollzogenen Entheroisierung, Entkriminalisierung und Entmoralisierung des Suizids durch seine Entpathologisierung. Nicht alle, die sich das Leben nehmen, sind krank oder verrückt. Es kommt mir daher ganz passend vor, dass die im Deutschen übliche Redeweise »sich das Leben nehmen« in zahlreiche Sprachen nicht korrekt übersetzt werden kann. Schwierigkeiten bereitet dabei nicht nur die Verdoppelung der Akteure in den, der etwas nimmt, und den, dem etwas genommen wird, sondern auch der zweideutige Sinn des Verbs »sich etwas nehmen«, der bezogen werden könnte auf eine Aneignung: Ich ergreife etwas oder nehme es in Besitz. Ich mache das Leben zu *meinem* Leben, selbst indem ich es auslösche. *Das Leben nehmen*: Die Ambiguität von »annehmen« und »wegnehmen« muss ausgehalten werden; und sie benötigt kein rekursives »sich«. Dass Suizidphantasien nicht bloß ein »präsuizidales Syndrom« anzeigen, behauptete übrigens schon Friedrich Nietzsche: »Der Gedanke an den Selbstmord ist ein starkes Trostmittel: mit ihm kommt man gut über manche böse Nacht hinweg.«[20] Kate, die suizidale Heldin in Walker Percys Roman *Der Kinogeher* (1961), krönt dieses Argument mit der paradoxen Versicherung, der Selbstmord sei »das einzige, was mich am Leben hält. Wenn alles andere schiefgeht, muss ich nur an Selbstmord denken, und in Null komma nichts bin ich wieder gut drauf. Wenn ich mich nicht umbringen könnte – ja, das wäre ein Grund, es zu tun. Ich kann ohne Nembutal oder ohne Krimis leben, aber nicht ohne Selbstmord.«[21]

## 2.

Ich folge in diesem Buch einerseits der historischen Chronologie, andererseits konzentriere ich mich auf die verschiedenen Erscheinungsformen der kulturellen Erfahrung von Suiziden. Im Zentrum stehen also nicht die persönlichen Motive oder sozialen Hintergründe von Suiziden, und auch nicht die Möglichkeiten der Prävention und Therapie oder gar die praktikablen Methoden des Suizids; gefragt wird vielmehr, welche kulturellen Bedeutungen dem Suizid verliehen werden. Statistiken und Fallgeschichten werden zwar zitiert, aber nicht, um irgendeine Art von Ursachenforschung zu betreiben, sondern um dominante Diskurse und Kontexte beleuchten zu können. In diesem Sinne werden Thematisierungen des Suizids in Werken der Malerei, der Literatur oder der Filmkunst als Quellen, die zur Beschreibung von Suizidkulturen beitragen können, ebenso ernst genommen wie philosophische, sozialwissenschaftliche oder psychologische Untersuchungen. Welche Begriffe sollen dabei verwendet werden? Die meisten zeitgenössischen Studien entscheiden diese Frage gleich zu Beginn: Um präskriptive Wertungen zu vermeiden, erklären sie gewöhnlich den Verzicht auf Ausdrücke wie »Selbstmord« oder »Freitod«. Die Rede vom »Selbstmord«, die in der deutschen Sprache erst ab dem 17. Jahrhundert gebräuchlich wurde, sei allzu negativ konnotiert, während »Freitod«

– lateinisch: *mors voluntaria* – eine allzu positive Bedeutung nahelege. Daher hat sich der Begriff »Suizid« durchgesetzt, der moralisch neutraler klingt, vor allem aber der internationalen Verständlichkeit dient: *suicide* heißt es im Englischen und Französischen, *suicidio* im Italienischen und Spanischen; nur in den skandinavischen Sprachen oder im Niederländischen hat sich der Selbstmord – *selvmord* (dänisch, norwegisch), *självmord* (schwedisch), *zelfmoord* (niederländisch) – behauptet. Umgangssprachlich werden gern verschiedene Euphemismen verwendet: »sich umbringen«, »sich entleiben«, »Hand an sich legen«, »sich das Leben nehmen«; neuerdings kann im Englischen – unter Bezug auf die Schweizer Sterbehilfe-Vereine – auch von »going to Switzerland« gesprochen werden.[22]

Wie können Suizidkulturen charakterisiert werden? In manchen Kulturen ist es schwierig, vom Suizid zu sprechen; mitunter wird er schamhaft verschwiegen, häufig metaphorisch umkreist, wie Sterbeanzeigen und Grabinschriften bis heute bezeugen; öffentliche Debatten über Suizide können rasch Vokabular und Register wechseln. Dennoch ist die Unterscheidung zwischen Räumen und Zeiten heuristisch hilfreich, in denen der freiwillige Tod verschwiegen oder nur selten und zurückhaltend kommentiert wird und in denen er vor dem Horizont polymorpher kultureller Diskurse, ritueller, ästhetischer, literarischer, musikalischer oder philosophischer Gestaltung, häufig thematisiert und ausgemalt wird. Ich möchte daher eine Differenzierung vorschlagen zwischen suizidfaszinierten Kulturen und Epochen, die dem Suizid ein hohes Maß an Aufmerksamkeit schenken, und suizidkritischen Zeiten und Lebensformen, die den Suizid tendenziell tabuisieren und abwerten. Suizidfaszinierte Kulturen neigen zur Idealisierung des Suizids, der aus vielen Gründen anerkannt und bewundert wird; suizidkritische Kulturen halten den Suizid für eine moralische Schande und existentielle Niederlage. Suizidfaszinierte Kulturen heroisieren ein kurzes, intensives, abenteuerliches, amplitudenreiches und innovationsorientiertes Leben: »I hope I die before I get old«, sangen *The Who* 1965 in »My Generation«. Suizidkritische Kulturen favorisieren dagegen ein langes, ruhiges, friedliches, amplitudenarmes, traditionsorientiertes Leben. Diese Haltungen sind freilich nicht zwingend korreliert mit niedrigen oder hohen Suizidraten: China ist beispielsweise – anders als Japan – geprägt von einer eminent suizidkritischen Tradition und zugleich von steigenden Suizidraten, die sich teilweise gerade aus fehlendem Respekt vor dem Suizid ableiten lassen. Vor einigen Jahren wurde in der Boulevardpresse berichtet, ein chinesischer Passant habe einen zögerlichen Lebensmüden, der – auf einer Brücke in der südchinesischen Stadt Guangzhou – einen Verkehrsstau verursacht hatte, kurzerhand in die Tiefe geschubst. »Der von der Polizei festgenommene Lian Jiansheng sagte, er habe den Mann hinabgestoßen, weil jeder Selbstmörder egoistisch sei. Außerdem habe er gegen das öffentliche Interesse verstoßen.«[23] Während suizidkritische Kulturen die Suizidenten in ihrer Mitte häufig verachten und folglich gewähren lassen, waren es umgekehrt dominant suizidfaszinierte Kulturen, in denen die Techniken und Strategien der Suizidprävention entwickelt und institutionalisiert wurden: als wüssten deren Protagonisten nur allzu genau, welcher gewaltigen Verführung, welchem enormen Sog Widerstand geleistet werden muss. Vielleicht vertrat die christliche Religion gerade darum eine besonders rigorose Haltung gegenüber dem Suizid, weil sie ihren eigenen Faszinationskern – die Sehnsucht nach dem Martyrium als Königsweg der »Nachfolge Christi« – so gut kannte.

Vor dem Hintergrund der groben Unterscheidung zwischen suizidfaszinierten und suizidkritischen Epochen und Kulturen lässt sich Walter Benjamins These erweitern: Die Frage nach dem Suizid ist ein zentrales Leitmotiv, ja sogar die »Quintessenz der Moderne«; und die Moderne erscheint in vielfacher Hinsicht als Zeitalter wachsender Suizidfaszination, der zunehmend positiver imaginierten Idee, sich das Leben zu nehmen. Zwar versichern die meisten Abhandlungen zumindest im Vorwort, jeder Suizid sei ein tragisches und erschütterndes Ereignis; zugleich aber zirkulieren diverse Anleitungen zum Suizid in Buchhandel und Internet,[24] die den Aufstieg des Suizids in den Kanon der *techniques de soi*, der »Selbsttechniken« – nach einem Begriff Michel Foucaults[25] – begünstigen. Diese »Selbsttechniken«, die Foucault an Beispielen aus der Antike – von den Stoikern bis zu den frühchristlichen Asketen – untersuchte, erklären das eigene Ich, dessen physische oder psychische Entfaltung,

Steigerung und Optimierung, zum Projekt. Sie verfolgen verschiedene Ziele: Glück (als griechische *eudaimonía*), Reinheit, Weisheit, Vollkommenheit, Heiligkeit oder Unsterblichkeit. Dabei operieren sie mit vielfältigen Strategien der »Subjektspaltung«: Das Selbst als aktiver Produzent entwirft sich selbst als Werk, als Produkt, dessen Verbesserung angestrebt wird. In solchem Sinne sehen sich die Subjekte als Besitzende, die sich selbst als ihren Besitz gestalten, als Täter und Opfer – etwa im Sinne Ernst Jüngers, der den Suizid scheut, um sich nicht selbst als Opfer gegenüberzutreten, »das sich nicht wehren kann«[26] –, als Spieler und Spieleinsätze, als Schreiber und Leser, als »Erlöser« und »Erlöste«, als Wächter und Gefangene,[27] im Sinne Immanuel Kants: als transzendentale und empirische Subjekte, als *homo noumenon* und *homo phaenomenon*.[28] Völlig zu Recht schrieb Théodore Jouffroy 1842: »Suicide est un mot mal fait; ce qui tue n'est pas identique à ce qui est tué« – »Suizid ist ein schlecht gewähltes Wort; wer tötet, ist niemals identisch mit dem, der getötet wird.«[29] Derselben Logik folgte noch Bertolt Brechts Trost, den er in einem seiner letzten Gedichte als die Gewissheit ausdrückte, dass »nichts mir je fehlen kann, vorausgesetzt ich selber fehle«.[30] Die grammatikalische Konstruktion setzt das Subjekt, dem etwas fehlt, in Beziehung zum Fehlenden, den Verlierer zum Verlorenen. Häufig wird diese »Subjektspaltung« auch metaphorisiert als Differenz zwischen Seele oder Geist und dem Körper. So beginnt die Rede Domenicos, gespielt von Erland Josephson, in Andrei Tarkowskis Film *Nostalghia* (1983): Der alte Mathematiker steht auf dem Reiterstandbild Marc Aurels und bekennt, bevor er sich in Flammen setzt: »Ich kann nicht gleichzeitig in meinem Kopf und in meinem Körper leben. Deshalb gelingt es mir nicht, eine einzige Person zu sein.«

Selbsttechniken werden erzählt und mündlich gelehrt, aufgeschrieben, abgebildet und besungen. Sie setzen die Anwendung symbolischer Kulturtechniken – der Sprachen, Schriften, Bilder oder Gesänge – voraus. Symbolische Kulturtechniken wie Sprechen, Schreiben, Lesen, Abbilden oder Singen unterscheiden sich von anderen kulturellen Techniken durch ihre epistemischen Leistungen. Sie können als Techniken beschrieben werden, mit deren Hilfe symbolische Arbeiten verrichtet werden. Als symbolische Kulturtechniken sind sie der Möglichkeit nach selbstreferentiell: So kann vom Sprechen gesprochen, vom Schreiben geschrieben, vom Lesen gelesen, vom Singen gesungen werden; Bilder können auf Bildern erscheinen. Dagegen ist es so gut wie unmöglich, etwa das Jagen im Jagen, das Kochen im Kochen oder das Pflügen im Pflügen zu thematisieren, es sei denn durch Anwendung symbolischer Techniken: durch Anweisungen eines Bauern, durch die Lektüre von Kochrezepten oder durch die Herstellung von Amuletten, die auf den erhofften Jagderfolg Einfluss nehmen sollen. Die potentiell selbstreferentiellen symbolischen Kulturtechniken stehen in merkwürdigem Kontrast zu diesen anderen Kulturtechniken (Jagen, Kochen, Pflügen usw.), weil sie zwar ebenfalls in Praktiken der Übung, Habitualisierung und Routine angeeignet werden, jedoch stets bedroht bleiben vom Risiko reflexiver Unterbrechung. Die bei den Surrealisten so beliebte *écriture automatique* kann nicht dauerhaft praktiziert werden. Daraus lassen sich nicht nur hohe Irritationspotentiale, sondern auch ebenso hohe Innovationschancen ableiten. Wer stets Gefahr läuft zu bemerken, was er gerade tut, kann das, was er gerade tut, auch leichter verändern. Selbsttechniken – als symbolische Kulturtechniken – erschöpfen sich freilich nicht in Selbstreferenzen, sondern brauchen und generieren Medien. Als primäres Medium der Sprache figurierte die Stimme; Knochen, Stoßzähne, Steine oder Metallobjekte waren die frühen »Träger« verschiedenster Bilder und Aufzeichnungen, danach kamen flache Tafeln aus unterschiedlichen Materialien (Holz, Stein, Metall, Papier usw.), schließlich technische Apparate und Geräte, von der Fotokamera bis zum Telefon, vom Radio und Fernseher bis zum Computer. Auffällig ist, wie leicht die Medien ignoriert und übersehen werden. Die spiegelmetaphorische Deutung des Selbstbewusstseins in der Philosophie des deutschen Idealismus erkundete etwa niemals – ebenso wenig wie die psychoanalytische Beschreibung eines »Spiegelstadiums« (nach Jacques Lacan) – die konkreten Glasplatten mit Metallbeschichtung, die erst im 17. Jahrhundert ein akzeptables Reflexionsniveau erreicht hatten. Kulturtechniken erzeugen Medien – und umgekehrt; denn natürlich hängt auch ihre Geschichte ab von den Medien, die sie vermitteln und ermöglichen.

Der Begriff der Subjektspaltung klingt dramatischer als intendiert. Er erinnert an ältere Konzepte der Schizophrenie oder an das breite Feld der »dissoziativen Störungen«, die auch in psychologischer und psychiatrischer Fachliteratur über Suizidalität beschrieben und kommentiert werden.[31] Doch sind diese »dissoziativen Störungen« zumeist mit Bewusstseinstrübungen und Kontrollverlusten verbunden; die nach wie vor umstrittenen »multiplen Persönlichkeiten« wissen beispielsweise wenig voneinander. Dagegen erweitern die Subjektspaltungen, die durch die Ausübung von Selbsttechniken ermöglicht werden, den Spielraum der Handlungsmöglichkeiten und Freiheitserfahrungen; sie vertiefen die Hoffnung, sich verändern und ein anderer werden zu können. Beim Zeichnen oder Schreiben von Briefen und Tagebüchern entwerfen wir uns selbst; und manchmal entwerfen wir auch – wie Fritz Zorn oder Roberta Tatafiore – unseren eigenen Tod.[32] Zunehmend wird der Tod dann nicht mehr bloß als Schicksal wahrgenommen, sondern als kalkulierbares, gestaltbares Projekt. In den acht Räumen des Projekts *Nachlass*, die Stefan Kaegi von Rimini Protokoll, zusammen mit dem Bühnenbildner Dominic Huber, im September 2016 für das Théâtre de Vidy in Lausanne – und danach für Aufführungen in Douai, Zürich, Amsterdam, Dijon, Strasbourg, Dresden und Berlin – eingerichtet haben, werden wir mit letzten Botschaften, Liedern und Tonaufzeichnungen, Filmen, Fotos und Objekten konfrontiert; wir betreten »Mausoleen des 21. Jahrhunderts«, des digitalen Zeitalters der Hinterlassenschaften.[33] Unmittelbar wird evident, welchen Einfluss die Geschichte medialer Revolutionen auf die Verbreitung von Selbsttechniken genommen hat: etwa die Erfindung der Schrift, die bereits vor 4000 Jahren die Niederschrift des rätselhaften »Gespräch(s) eines Lebensmüden mit seiner Seele«[34] erlaubte, die Erfindung des Buchdrucks, der Fotografie, der Tonaufzeichnung, des Films oder des Computers. Freilich waren es jahrtausendelang nur kleine Eliten, die jene Selbsttechniken praktizierten, welche Foucault beschrieben hatte. Erst der Aufschwung des frühneuzeitlichen Theaters, die allmähliche Alphabetisierung breiter Bevölkerungsschichten ab der zweiten Hälfte des 18. Jahrhunderts, zuletzt die aktuelle digitale Globalisierung haben diese

Lage grundlegend verändert. Nicht umsonst wurden seither »Selbstmordmoden« oder gar »Selbstmordepidemien« auf den Besuch von Theateraufführungen oder die Lektüre von Romanen zurückgeführt. Die Faszination der Trauerspiele seit der Shakespeare-Zeit sei verantwortlich für die Ausbreitung der »English malady« steigender Suizidraten; 1786 schrieb Zacharias Gottlieb Hußty im ersten Band seines *Diskurs über die medizinische Polizei*:

> In England war es lang Mode, nicht leicht ein Trauerspiel aufzuführen, bei welchem nicht der Verfasser, am Ende, wenigstens fünf bis sechs Personen ermorden ließ: diese trauriggrausamen Vorstellungen gefielen dem tiefsinnigen Volke, und unvermerkt ward sein Hang zur Melancholie und finstern Kirchhofsgedanken vermehret. In Frankreich ist nie der Selbstmord so im Schwunge gewesen, als seitdem sich alle Woche auf einer öffentlichen Bühne, bald eine zärtlichliebende Verlassene den Dolch in die Brust stößt, bald ein Unglücklicher heldenmäßig das Leben sich raubt, um nicht länger leiden zu dürfen: die Schwermuth läßt sich nach und nach auf dieses Land nieder, seitdem des Gewinsels auf allen Schaubühnen kein Ende mehr ist, und so sieht sich die immer siegende, aufgewekte Nazion ihr schönstes Eigenthum, die Fröhlichkeit aus dem Herzen winden.[35]

Mit ähnlich polemischen Kommentaren wurde zu Beginn des 19. Jahrhunderts gegen das »Werther-Fieber« gewettert, und heute werden soziale Plattformen und das Internet, vor allem aber die Formen medialer Berichterstattung verdächtigt, die Benutzer zu Melancholie und Suizid zu verführen.[36]

## 3.

2014 hat der österreichische Schriftsteller Michael Köhlmeier den Roman *Zwei Herren am Strand* veröffentlicht, der um das Thema der Depression und Suizidalität, des »schwarzen Hundes«, kreist. Im Mittelpunkt steht die – in einem vielschichtigen Labyrinth dokumentarischer und fiktiver Referenzen beschriebene – Freundschaft zwischen Charlie Chaplin und Winston Churchill, die beide den wiederkehrenden »schwarzen Hund« genau kennen. Und so erkennen sie einander bei einem nächtlichen Strandspaziergang geradezu als Doppelgänger:

> Nachdem sie mit hochgezogenen Hosenbeinen über den Sand gelaufen und auf dem harten feuchten Streifen nahe am Wasser angekommen waren, wo sie parallel zu den erleuchteten Strandhäusern von Santa Monica Beach nordwärts gingen, frage Churchill: »Sind Sie krank?« »Sehe ich so aus?«, fragte Chaplin zurück. »Ja.« »Wie sehe ich aus?« »Wie ein Mann, der an Selbstmord denkt«, hatte Churchill geantwortet. »Das können Sie in der Dunkelheit nicht beurteilen.« »Ist es so?« Bei anderer Gelegenheit erklärte einer dem anderen, er habe in diesem Augenblick beschlossen, sich nicht vorzustellen. Beide fanden die Aussicht auf eine Beichte im Schatten von Nacht und Anonymität verlockender als eine namentliche Bekanntschaft mit welcher Zelebrität auch immer. Sie gaben zu, vielleicht nicht die Person des anderen erkannt zu haben, sehr wohl aber die Persönlichkeit, und meinten damit deren Drangsal. Chaplin – der ohne Zweifel eine Affinität zu romantischen Archetypen hatte – sagte, es sei ihm ein Schauder über den Rücken gelaufen bei dem Gedanken, einem Doppelgänger zu begegnen, freilich einem, dem er nicht im geringsten ähnlich sah, einem zweiten Ich im fleischlichen Kleid eines anderen, sozusagen.[37]

Es beginnt also mit einer beinahe unheimlichen Selbstbegegnung, einer Subjektspaltung, die prompt mit *Dracula* und *Dr. Jekyll und Mr. Hyde* assoziiert wird. Die Geschichte der Freundschaft zwischen Chaplin und Churchill, die einander am Strand versprechen, im Krisenfall den anderen sofort – von welchem Ort der Welt auch immer – aufzusuchen, wird darüber hinaus gespiegelt in einer Rahmenerzählung über die Beziehung zwischen dem Ich-Erzähler und seinem Vater, der als geradezu besessener Churchill-Kenner vorgestellt wird.

Köhlmeiers Roman skizziert eine Theorie der Geburt des Komischen aus dem Geist einer Selbsttechnik: der »Methode des Clowns«. Schon im ersten Teil des Buchs erläutert Charlie diese Methode seinem neuen Freund, der ihn sofort unterbricht: »Die Methode, Charlie! Keine Theorie! Uns interessiert nur die Praxis!« Chaplin antwortet:

> »Gut. Die Praxis. Ich schreibe mir einen Brief. Verstehen Sie, Winston? Einen Brief an mich selbst. […] Buster Keaton hat mich auf diese Methode aufmerksam gemacht. Ich soll mir einen großen Bogen Papier besorgen, hat er gesagt. Den soll ich über den Fußboden ausbreiten. […] Auf diesen Bogen Papier lege ich mich.« »Wie?« »Bäuchlings.« »Bäuchlings, gut. Weiter, weiter!« »Wie eine Speise auf einem Tischtuch liege ich auf dem Papier. Sie lachen mich aus, Winston?« »Nein, Charlie. Lache ich? Sehen Sie mich an! Lache ich? Ist das Lachen? Das ist nicht Lachen. So ist mein Gesicht.« »Gegen den Gedanken, ich könnte verrückt sein, hilft nur, etwas Verrücktes zu tun. Das ist etwas sehr Ernstes, Winston. Das ist die Methode des Clowns. Es gibt keinen Menschen auf der Welt, der ernster wäre als ein Clown.«

Und Chaplin erklärt, es sei notwendig, sich nackt auf das Papier zu legen – »Das ist sehr wichtig. Eine Hose bereits ist die Welt, und ein Hemd ist auch die Welt« –, und dann einen Brief an sich selbst zu schreiben: »Lieber Charlie, schreibe ich und schreibe, was mir gerade einfällt.« Dabei müsse sich der nackte Schreiber wie ein Uhrzeiger auf dem Bauch drehen und wie in einer Spirale von außen nach innen schreiben, gleichsam in einem »Mahlstrom«.[38] Und auch der Roman dreht sich wie in einer Spirale um diese »Methode des Clowns«, die am Ende noch einmal klar pointiert wird:

> Wir teilen unser Ich in zwei, sehen uns zwergenhaft und monströs – und finden beides komisch. Wir finden *uns* komisch. Und siehe da, für eine kleine Zeit kann uns die Welt nichts anhaben. Die *Methode des Clowns* bestehe also aus nichts anderem als der Leistung, sich selbst vor sich selbst lächerlich zu machen – mit dem Ziel, sich selbst zu entfremden. Ganz bei sich selbst kann der Mensch nämlich nicht über sich selbst lachen, denn Lachen bedeutet immer Lachen auf Kosten eines anderen. Er muss sein Ich aufspalten in ein Ich, das lacht, und in ein anderes, das ausgelacht wird. Dies ist das Ziel der Methode.[39]

Die Selbsttechnik der »Methode des Clowns« erinnert an ein Spiel: ein Spiel mit klaren Regeln, das ich mit mir selbst spielen muss, als ein Lachen mit dem Tod und über den Tod, wie Chaplin im Roman einmal bemerkt:

»Ich bin mir immer bewusst gewesen, dass der Tramp mit dem Tode spielt. Er spielt mit ihm, verspottet ihn auch, dreht ihm eine lange Nase, doch in jedem Augenblick des Lebens ist er sich des Todes bewusst, und gerade deshalb ist er sich so erschreckend klar darüber, dass er lebt.« [...] »Der Clown ist dem Tod so nahe, dass ihn nur eines Messers Schneide von ihm trennt, und manchmal überschreitet er sogar diese Grenze, doch kehrt er immer wieder zurück. Deshalb ist er auch nicht ganz wirklich, er ist in gewissem Sinn ein Geist.«[40]

Kann man spielen und lachen mit dem Tod? Schon die Toten in den spätmittelalterlichen Totentanzdarstellungen traten nicht als Bußprediger auf, die Gottes Vorsehung über das menschliche Unwissen triumphieren ließen. Manchmal schienen sie die Lebenden zu verhöhnen; häufiger jedoch wirkten sie selbst vergnügt, als würden sie lachen, grinsen, scherzen: ein wenig schadenfroh, denn sie hatten das Sterben bereits hinter sich. Nur selten war ihr Gesichtsausdruck grimmig und erzürnt; gelegentlich tanzten sie, spielten Flöte oder Laute. Ihre Erscheinung repräsentierte Traditionen des Totenkults, bei denen viel gelacht werden muss, wie im europäischen Karneval oder am Día de los Muertos, dem Tag der Toten in Mexiko. Auch dort wird praktiziert, was Nigel Barley eine »Spaßmacherbeziehung zum Tod« nannte:

Einmal im Jahr, um Allerheiligen (1. November) herum, werden die Toten ins Land der Lebenden zurückgebeten und königlich bewirtet. Sie bekommen neue Kleider geschenkt; ihnen werden Getränke und Leckerbissen vorgesetzt. Die regionalen Gebräuche sind verschieden, abhängig davon, wie sehr die kirchlichen Behörden auf »Achtung vor den Toten« und Nüchternheit dringen; die Tradition bevorzugt überbordende Fröhlichkeit, Exzesse und Tanz. Mancherorts verkleiden sich die Männer zum Tanz als Frauen. Die Toten werden unter Umständen durch Fährten aus

Ringelblumen zum Haus ihrer Angehörigen geleitet, oder man zieht mit festlichem Essen und mit Musik zum Friedhof. Für die Kinder werden zum Lutschen üppig glasierte oder schokoladenüberzogene Totenschädel aus Zuckermasse hergestellt. Figürchen aus Pappmaché, Zucker, Zinn und Papier zeigen die Toten bei allen möglichen Lebenstätigkeiten. Sie telefonieren, fahren in Straßenbahnen, verkaufen an Straßenecken Zeitungen oder auch sich selbst.[41]

Selbst Suizidversuche und Suizide können komisch dargestellt werden, in Filmen wie Hal Ashbys *Harold und Maude* (1971), *The World's Greatest Dad* (2009) oder in Nick Hornbys Roman *A Long Way Down* (2005), der 2014 von Pascal Chaumeil ebenfalls verfilmt wurde. Auch die unlängst erschienene *Kleine Geschichte des Suizids* von Anne Waak (2016) präsentiert mehrere Beispiele, die geeignet sind, unseren Sinn für schwarzen Humor zu testen.[42]

Düstere und tragische Dimensionen treten interessanterweise gerade dann in den Vordergrund, wenn wir wagen, Suizide und Suizidversuche im Kontext des Spielerischen zu diskutieren:[43] als Einsatz des Lebens, etwa in den römischen Spielen der Gladiatoren, in Kriegen, Turnieren, Duellen oder in gefährlichen Wettkämpfen, vom Autorennen bis zum Apnoe-Tauchen, dessen suizidale Faszination Luc Besson in seinem Kultfilm *Im Rausch der Tiefe* (1988) so virtuos herausgearbeitet hat. Bekannte Theorien des Spiels wie Johan Huizingas *Homo ludens* (1938)[44] erwähnen das suizidale Element des Spiels nicht; Roger Caillois spricht nur an einer einzigen Stelle in *Les jeux et les hommes* (1958) über imitative Suizide nach den Toden James Deans oder Rudolph Valentinos.[45] Und auch Georges Bataille kommentiert in seinem Essay zu Huizinga zwar das Spiel als »Risiko«, in dem »jeder Rivale *sich aufs Spiel setzt*«,[46] nicht aber den Suizid. Wie können Spiele klassifiziert werden? Huizinga bezieht sich auf die Felder, in denen das Spiel die Kultur durchdringt: in Sprache, Recht, Religion, Krieg, Wissen, Kunst und Philosophie; Caillois operiert mit den Kategorien *Agon* (Wettkampf), *Alea* (Glück und Zufall), *Mimicry* (Nachahmung) und *Ilinx* (Rausch und Ekstase), während Friedrich Georg Jünger die Glücksspiele, Geschicklichkeitsspiele und die »vorahmend-nachahmenden Spiele« unterscheidet.[47] Auch Jünger erwähnt zwar den Einsatz des Lebens und der eigenen Person,[48] nicht aber den Suizid. Vermutlich war der französische Soziologe Jean Baechler der erste Theoretiker, der in seiner Dissertation zu *Les Suicides* (1975 bei Raymond Aron) den spielerischen Suiziden neben den eskapistischen, aggressiven, oblativen und institutionalisierten Suiziden besondere Aufmerksamkeit schenkte. Unter Bezug auf die vier Kategorien von Roger Caillois erläuterte Baechler einige *suicide games*, etwa das *jeu du pendu*, bei dem es darum ging, mit einer Schlinge um den Hals von einem Baum zu springen und zu versuchen, während des Falls das Seil mit einem Messer zu durchtrennen. Heute wird das *jeu du pendu* nur mehr symbolisch, im Deutschen etwa als »Galgenmännchen-Spiel«, praktiziert. Bei einem anderen Spiel, es hieß *murder party*, erhielten alle Spielteilnehmer eine Pistole, von denen aber nur eine Pistole geladen war. Die Spieler wurden in ein verdunkeltes Zimmer eingesperrt und mussten auf Kommando ihre Pistolen abfeuern. Schließlich zitierte Baechler noch einen jugoslawischen Club der Zwischenkriegszeit, in dem Karten gespielt wurden; unter die Karten wurde eine zusätzliche Karte gemischt, die den Tod symbolisierte. Wer diese Karte zog, musste sich am folgenden Tag das Leben nehmen.[49]

Wesentlich populärer als diese Spiele ist »Russisch Roulette«. Der Begriff wird gewöhnlich auf eine Kurzgeschichte mit dem Titel »Russian Roulette« von Georges Surdez zurückgeführt, die im New Yorker Wochenmagazin *Collier's* am 30. Januar 1937 erschien.[50] Darin erzählt ein deutscher Fremdenlegionär namens Hugo Feldheim von den Wetten des russischen Sergeants Burkowski, der eine Kugel aus seinem Revolver entfernte, die Trommel drehte, den Abzug betätigte und regelmäßig – trotz einer Chance von 5 zu 1 für seinen Suizid – überlebte. Aber er hatte geschwindelt und heimlich alle Kugeln entfernt. Der Trick wurde allerdings aufgedeckt, und aus Scham habe sich der Sergeant dann wirklich erschossen. Vermutlich sollte auch seine Erzählung von den russischen Offizieren, die angeblich 1917 in Rumänien ihren Suizid auf diese Weise dem Zufall anheimgestellt hatten, bloß zum Wetteinsatz animieren. Kurzum, historische Quellen für russisches Roulette sind unbekannt, und vielleicht nahm das Spiel den direkten Weg von der Fiktion in die Realität. Zwar hat der Schriftsteller Graham Greene – etwa in einem BBC-Gespräch mit Christopher Burstall vom 15. August 1969 – behauptet, schon in seiner unglücklichen Jugend russisches Roulette gespielt zu haben, aber seine Biographen haben das zumindest bezweifelt. Wie auch immer, als literarisches und filmisches Thema hat sich russisches Roulette behauptet und verbreitet. In Alejandro Jodorowskys Film *El Topo* (1970), in Michael Ciminos *The Deer Hunter* (1978), in Luc Bessons *Léon* (1994) oder in Géla Babluanis *13 Tzameti* (2005) wird das Spiel in unterschiedlichen Kontexten präsentiert: als eine Art von Gottesurteil und Gottesbeweis in einer Kirche, als Foltermethode im Vietnamkrieg, als Erpressung eines Profikillers durch ein junges Mädchen, als düstere Parabel für den Finanzkapitalismus. Weitere Beispiele könnten genannt werden, doch darf nicht übersehen werden, dass russisches Roulette tatsächlich gespielt oder als Foltermethode – etwa in Chile nach 1973 – praktiziert wird. David Lester hat in einem Beitrag zum Sammelband *Suicide as a Dramatic Performance* (2015) einige konkrete Zahlen angeführt: 20 Russisch-Roulette-Opfer – 19 Männer, eine Frau – in Dade County, Florida, in den Jahren von 1957 bis 1985, was 0,31 Prozent sämtlicher Suizide in dieser Zeit und Region entspricht, 15 Opfer in Wayne County, Michigan, zwischen 1997 und 2005, und 71 Russisch-Roulette-Tote im gesamten US-Staatsgebiet von 2003 bis 2006.[51] Die Auswertung nach Geschlecht, Lebensalter, Alkohol- und Drogenkonsum, Höhe des Einkommens oder ethnischer Zugehörigkeit ist freilich wenig überraschend: Zumeist sind es jüngere, oft arbeitslose Männer aus afroamerikanischen oder hispanischen Familien; selten sind sie nüchtern, wenn sie russisches Roulette spielen, und so gut wie nie spielen sie allein. Aufschlussreicher erscheint dagegen der Vergleich mit dem Duell, das Lester ebenfalls als eine Art von Risiko-Suizid auffasst. Er bezieht sich auf das berühmte Duell zwischen Alexander Hamilton und Aaron Burr am 11. Juli 1804. Seinen Freunden hatte Hamilton, einer der Gründerväter der USA, zuvor mitgeteilt, dass er nicht schießen werde; er starb im Duell. Nach seinem Tod wurde ein Abschiedsbrief veröffentlicht, in dem Hamilton seine Entscheidung rechtfertigte. Unwillkürlich erinnert die Geschichte an das Duell zwischen Settembrini und Naphta im vorletzten Kapitel von Thomas Manns Roman *Der Zauberberg* (1924): Settembrini schießt in die Wolken, Naphta ist empört: »›Sie haben in die Luft geschossen‹, sagte Naphta mit Selbstbeherrschung, indem er die Waffe sinken ließ. Settembrini antwortete: ›Ich schieße, wohin es mir beliebt.‹ ›Sie werden noch einmal schießen!‹ ›Ich denke nicht daran. Die Reihe ist an Ihnen.‹« Settembrini repräsentiert also Hamilton; Naphta aber will dem Script nicht folgen. »›Feigling!‹ schrie Naphta, indem er mit diesem Aufschrei der Menschlichkeit das Zugeständnis machte, daß mehr Mut dazu gehöre, zu schießen, als auf sich schießen zu lassen, hob seine Pistole auf eine Weise, die nichts mehr mit Kampf zu tun hatte, und schoß sich in den Kopf.«[52] Auch auf dem Zauberberg mehren sich – nach dem Freitod Mynheer Peeperkorns – die Suizide, kurz vor Beginn des Ersten Weltkriegs. Heute dagegen wirken russisches Roulette und Duelle nahezu antiquiert, in einer Zeit, die zahlreiche Varianten virtueller *suicide games* kennt, Techniken digitaler Subjektspaltung, die mit Avataren und Todesarten auf allen Levels praktiziert werden können.[53]

## 4.

Die Frage nach dem Suizid ist das Leitmotiv der Moderne. Würde ein Besucher von einem fremden Stern unseren Planeten tatsächlich als Ort der Selbstzerstörung wahrnehmen, wie Karl Menninger zu Beginn von *Man Against Himself* mutmaßte?

> Menschen fliegen über schöne alte Städte und werfen Sprengbomben auf Museen und Kirchen, auf große Gebäude und kleine Kinder. Sie werden dabei von den offiziellen Vertretern von zweihundert Millionen anderer Menschen ermutigt, die alle täglich mit ihren Steuern zur wahnwitzigen Produktion von Instrumenten beitragen, dazu bestimmt, andere menschliche Wesen zu zerfetzen und zu verstümmeln, Wesen, die ihnen gleichen, die von denselben Trieben, denselben Empfindungen beherrscht sind, denselben kleinen Vergnügungen nachgehen und ebenso wie sie

> wissen, daß der Tod kommen und alle diese Dinge nur zu rasch beenden wird. Dieser Anblick würde sich jemandem bieten, der unseren Planeten flüchtig beobachtete, und wenn er tiefer in das Leben von Einzelnen und Gemeinschaften hineinschaute, würde er noch mehr sehen, was ihn verwirrte. Er würde Zänkereien, Haß und Kampf sehen, nutzlose Verschwendung und kleinliche Zerstörungslust. Er würde Leute sehen, die sich selbst opfern, um andere zu verletzen, die Zeit, Mühe und Energie vergeuden, um die jämmerlich kurze Unterbrechung der Vergessenheit, die wir Leben nennen, zu verkürzen. Und am erstaunlichsten von allem: Er würde einige sehen, die – als hätten sie nichts anderes zu zerstören – ihre Waffen gegen sich selbst richten.[54]

Wir könnten dieses Panorama für Marsmenschen leicht weiter ausmalen, etwa durch den Hinweis auf Menschen, die Bücher lesen, Bilder betrachten, Filme sehen und Spiele spielen, die um das Thema des Suizids und der Selbstzerstörung kreisen. Während die Akteure der Suizidprävention vor den Effekten imitativer Suizide und medialer Berichterstattung warnen, und während der Physiker Stephen Hawking gerade heute – am 6. Mai 2017 – die Auswanderung auf andere Planeten empfiehlt, weil die Erde schon in hundert Jahren kein bewohnbares Habitat mehr bilden werde, halten andere die Fähigkeit zum Suizid geradezu für einen Inbegriff des Humanen.

So viele Kompetenzen wurden ehemals als Alleinstellungsmerkmale der Menschengattung charakterisiert! Der Mensch sei einzigartig, behauptet schon Aristoteles, weil er zu Staatenbildung, zu Sprache und Kommunikation fähig sei.[55] Er sei das kluge Tier, das arbeiten, sprechen, denken, lernen, spielen, weinen und lachen könne; er sei das Tier, das in die Zeit gefallen sei, das – losgerissen vom »Pflock des Augenblicks« – als sorgendes und rächendes, planendes und trauerndes Wesen aufzutreten vermöge, als Tier, das sich erinnern kann und das »versprechen darf«.[56] Der Mensch sei das Tier, das eben *wisse*, dass es ein Tier ist,[57] und folglich die Sphäre des Animalischen überschreite. Inzwischen haben jedoch Experten und Expertinnen der Ethologie, der Kognitionswissenschaften und der Animal Studies diese Palette von Einzigartigkeitsbehauptungen systematisch relativiert: Sie haben demonstriert, dass verschiedene Tierarten Werkzeuge konstruieren und gebrauchen, dass sie – auch ohne menschliche Anleitung – Lernprozesse absolvieren, dass sie symbolische Kommunikationstechniken anwenden können und zur Selbsterkennung im Spiegel fähig sind, dass sie erinnern, planen, trauern, verzeihen, ja sogar lügen und täuschen und natürlich spielen. Gleich auf der ersten Seite von *Homo ludens* betont Johan Huizinga: »Ja, man kann ruhig sagen, daß die menschliche Gattung dem allgemeinen Begriff des Spiels kein wesentliches Kennzeichen hinzugefügt hat. Tiere spielen genau so wie Menschen. Alle Grundzüge des Spiels sind schon im Spiel der Tiere verwirklicht. Man braucht nur junge Hunde beim Spielen zu beobachten, um in ihrem munteren Balgen alle diese Züge zu erkennen.«[58] Zumindest in der Theorie wurden also die alten Grenzbefestigungen zwischen Menschen und Tieren erfolgreich abgebaut; und manchmal hat es sogar den Anschein, als sei die Fähigkeit, sich selbst zu töten und zu zerstören, als einzige Kompetenz übriggeblieben, die als singulär menschlich behauptet werden darf.

Können Tiere wirklich nicht Suizid begehen? Und warum wird die Diskussion über Kollektiv- und Nachahmungssuizide immer noch mit dem Verweis auf die Lemminge illustriert? Der Mythos vom »Massenselbstmord« der Lemminge – einer Familie der Wühlmäuse, die in den arktischen Tundren lebt – hat sich vermutlich in Skandinavien entwickelt; richtig daran ist allenfalls, dass erhebliche, periodisch auftretende Populationsschwankungen zu Wanderungen führen, bei denen ein Teil der Tiere zu Tode kommt. Aber die Vorstellung von den Lemmingen, die sich zu Tausenden von den Klippen ins Meer stürzen, gehört zweifellos ins Reich der Phantasie. Weltweit verbreitet wurde der Mythos ausgerechnet durch einen *Disney*-Dokumentarfilm aus dem Jahr 1958: *White Wilderness* (*Weiße Wildnis*), in dem die »Massensuizide« der Lemminge eindrucksvoll gezeigt wurden. Doch hatten die Tierfilmer nachgeholfen, wie der Journalist Brian Vallee in einem Beitrag für das kanadische Fernsehen von 1983 nachwies. Nach seiner Darstellung

> wurden die Szenen im kanadischen Bundesstaat Alberta gedreht, wo es gar keine Lemminge gibt. Die Filmemacher hatten die Tiere von Eskimokindern in Manitoba gekauft und dann zum Drehort geschafft. Um den Eindruck einer Massenwanderung zu erzeugen, wurden die Lemminge auf eine große, schneebedeckte Drehscheibe placiert, die dann in Rotation versetzt und aus allen möglichen Kamerawinkeln gefilmt wurde. Der Strom der Lemminge – nichts als eine »Schleife«, bei der immer wieder dieselben Tiere zu sehen sind. Und dann kommt der böse Teil der Geschichte. »Die Lemminge erreichen den tödlichen Abgrund«, raunt der Sprecher, »dies ist ihre letzte Chance zur Umkehr. Aber sie laufen weiter, stürzen sich in die Tiefe.« Aus einer dank perfekter Tiefenschärfe phantastisch anmutenden Kameraperspektive sieht der Zuschauer die Nager in die gähnende Schlucht eines Flußtales fallen, angeblich getrieben vom Todesinstinkt. Die Wirklichkeit war nach Vallees Recherchen erheblich profaner: Die Disney-Leute halfen nach, schubsten und warfen die wenig lebensmüden Lemminge in den Abgrund. In der Schlußeinstellung sieht man die sterbenden Tiere im Wasser treiben. »Langsam schwinden die Kräfte, die Willenskraft läßt nach, und der Arktische Ozean ist übersät mit den kleinen toten Leibern.«

Der Autor schließt entrüstet: »Von wegen Arktischer Ozean, von wegen nachlassende Willenskraft: Ein Massenmord an Tieren im Dienste der Illusionsfabrik Hollywood.«[59] Beglaubigt und in Szene gesetzt wurde insgeheim bloß unsere eigene Suizidfaszination.

In einem Beitrag für die Zeitschrift *Endeavour* sind die britischen Wissenschaftshistoriker Edmund Ramsden und Duncan Wilson der Frage nach Tiersuiziden genauer nachgegangen. Dabei beziehen sie sich nicht nur auf Mythen – wie die christliche Legende vom Pelikan, der sich die Brust aufreißt, um mit seinem Blut die Jungen zu füttern –, sondern auch auf wissenschaftliche Untersuchungen und Laborexperimente im 19. Jahrhundert, wie sie beispielsweise durch einen Bericht (abgedruckt in den *Illustrated London News* vom 1. Februar 1845) über die wiederholten Suizidversuche eines Hundes angeregt wurden, der sich angeblich ertränken wollte, indem er sich ins Wasser stürzte und mit dem Kopf untertauchte, ohne die Beine zu bewegen.[60] Neuerdings werden Forschungen zu *animal suicides* verfolgt, so legen die Autoren in ihrer Zusammenfassung dar, um biochemische oder genetische Ursachen des nicht intendierten Suizids bei Tieren wie Menschen klassifizieren und eruieren zu können.[61] Eine ganz andere Richtung schlägt dagegen Claire Colebrook, eine an der Pennsylvania State University lehrende australische Kulturwissenschaftlerin, in ihrem Beitrag zu dem von Patricia MacCormack herausgegebenen Sammelband *The Animal Catalyst* (2014) ein. Unter Bezug auf die Arbeiten von Jacques Derrida und Gilles Deleuze spricht sie von der »counter-animality« des Menschen, der gerade im Versuch, als organischer, materieller Organismus zu überleben, eine Existenz jenseits aller Grenzen seiner eigenen Natur entwerfe. Der Mensch sei ein »suicidal animal«, fähig zur Überschreitung der Interessen und Grenzen seines organischen Selbst.[62] In gewisser Hinsicht entspringen die menschlichen Suizide, so Colebrook, gerade der Konfrontation mit der eigenen Animalität: »Dem menschlichen Tier ist es nur möglich, einen Krieg gegen sich selbst zu führen, in seiner extremsten Form bis zur Selbstauslöschung, weil Humanität geradezu notwendig die Form eines Krieges gegen Animalität annimmt.«[63] Die menschliche Fähigkeit, das eigene Selbst als höher oder zumindest ganz anders als seine Animalität zu fassen, sei eine Art von Angriff gegen dieses Selbst, formuliert Colebrook mit Derrida, eben »ein Krieg des suizidalen Tiers«,[64] und dieser Krieg gegen Tiere und Umwelt sei nur möglich, solange sich der Mensch als autonomes, immunes Selbst jenseits der Welt wahrnehme. Anders gesagt: Die letzte Grenzziehung zwischen Menschen und Tieren – in Gestalt der These, der Mensch sei das einzige Tier, das Suizid begehen könne – ist ein rekursiver Effekt, gleichsam das finale Ergebnis einer ganzen Serie von Kriegen und Abgrenzungen gegen die Tiere und die eigene Animalität.

Umso bemerkenswerter ist vielleicht, dass gerade die technischen Träume von einer Überwindung organischer Animalität – die Visionen von Cyborgs und langlebigen, womöglich unsterblichen »Übermenschen« – zumindest im Kino auf eine Entscheidung für Sterblichkeit und Suizid hinauslaufen. Begonnen hatte es bereits mit Ridley Scotts *Blade Runner* (1982), mit dem grandiosen Schlussmonolog des Replikanten Roy Batty, gespielt von Rutger Hauer, der zuerst gegen die Programmierung seiner kurzen Lebenszeit von vier Jahren revoltiert, dann aber den Tod akzeptiert und beinahe zum christlichen Märtyrer – mit Taube und genagelter Hand – konvertiert: »Ich habe Dinge gesehen, die ihr Menschen niemals glauben würdet. Gigantische Schiffe, die brannten, draußen vor der Schulter des Orion. Und ich habe C-Beams gesehen, glitzernd im Dunkeln, nahe dem Tannhäuser Tor. All diese Momente werden verloren sein in der Zeit, so wie Tränen im Regen. Zeit zu sterben.« Gewiss, der Replikant begeht nicht Suizid, aber er ist auch nicht mehr sicher, ob er länger leben will. Neun Jahre später ist es der Cyborg-Killer in James Camerons zweitem *Terminator*-Film (1991), gespielt von Arnold Schwarzenegger, der ebenfalls nach christlichem Vorbild den Tod – allerdings nicht am Kreuz, sondern in der Stahlschmelze – wählt. Da er nicht auf Suizid programmiert ist, muss er Sarah Connor (Linda Hamilton) um die bereitwillig gewährte Assistenz bitten. Ein Jahr später stürzt sich auch die Heldin von David Finchers *Alien III* (1992) – Ellen Ripley (Sigourney Weaver) – in eine Stahlschmelze, um nicht ein Alien-Baby austragen zu müssen. Und in *Bicentennial Man* (1999), unter der Regie von Chris Columbus, ist es der Android Andrew Martin, gespielt von Robin Williams, der aus Liebe zu Portia (Embeth Davidtz) seiner Verwandlung in einen sterblichen Menschen zustimmt. Sie alle – und weitere Beispiele sind leicht zu finden – folgen dem Vorbild des Kentauren Cheiron, der im griechischen Mythos freiwillig der Unsterblichkeit entsagt. Liegt eine Epoche der *machine suicides* vor uns?[65] Schon am Abend des 17. März 1960 hatte der Schweizer Künstler Jean Tinguely im Skulpturengarten des Museum of Modern Art in New York seine Maschinenskulptur *Homage to New York* vorgestellt: ein kinetisches Arrangement aus verschiedensten Abfällen und Resten, die Tinguely auf den Müllhalden und Schrottplätzen der Stadt gefunden hatte – einer alten Badewanne, einem Wetterballon, mehreren Fahrrädern, einem Klavier. Nach seinem ursprünglichen Plan sollte sich das Gebilde rauchend und knatternd in Bewegung setzen, um zuletzt in einen kleinen Teich zu stürzen und somit »Suizid« zu begehen; allerdings geriet die Maschine rasch in Brand und musste von der Feuerwehr gelöscht werden. Marcel Duchamp grüßte die autodestruktive Maschine, indem er ein Gedicht aus dem Jahr 1912 auf seine Einladungskarte schrieb und nach New York schickte: »si la scie scie la scie/et si la scie qui scie la scie/est la scie que scie la scie/il y a suissscide métallique« – »Wenn die Säge die Säge sägt/und wenn die Säge, die die Säge sägt/die Säge ist, die die Säge sägt/dann liegt ein metallischer ›Suissscide‹ vor«.[66] Damals war von »going to Switzerland« aber noch keine Rede …

# 1. Wem gehört mein Leben?

»Die größte Sache der Welt ist,
daß man sich selbst zu gehören weiß.«
*Michel de Montaigne*[1]

## 1.

Albert Camus ist 28 Jahre alt, als er 1942 – mitten im Weltkrieg – zwei seiner wichtigsten Bücher publiziert: den Roman *Der Fremde* und den philosophischen Essay *Der Mythos des Sisyphos*. Der Essay beginnt mit einem programmatischen Satz: »Es gibt nur ein wirklich ernstes philosophisches Problem: den Selbstmord.«[2] Auch *Der Fremde* handelt nicht nur vom sinnlosen Mord an einem Araber und einer ebenso sinnlosen Hinrichtung, sondern in gewisser Hinsicht vom Suizid des Helden. Diese Wahrnehmung hat sogar Kamel Daoud in seinem 2013 in Algier erschienenen, von der Kritik gefeierten Zwillings- und Gegenroman *Der Fall Meursault* ausgedrückt: »Er hat getötet, aber ich wusste, dass es sich um seinen eigenen Selbstmord handelte.«[3] Die Anspielung auf den Roman *Der Fall* (1956), für den Camus 1957 mit dem Nobelpreis ausgezeichnet wurde und der ebenfalls um einen Suizid kreist, findet sich allerdings nur im Titel der deutschen Übersetzung; allein im Deutschen kann der Fall vor Gericht und der Fall als Sturz mit demselben Wort bezeichnet werden.

Warum wird der Suizid – zu Beginn der Abhandlung vom *Mythos des Sisyphos* – als einzig »wirklich ernstes philosophisches Problem« charakterisiert? Camus selbst hat diese Frage rasch übersetzt, nämlich in die Frage, »ob das Leben es wert ist, gelebt zu werden oder nicht«. Doch gegen diese Fassung des Problems lässt sich nicht nur einwenden, dass die Wahrnehmung des Lebens als »nicht lebenswert« historisch oft genug – etwa in den nationalsozialistischen Euthanasie-Programmen – als Urteil über das Leben anderer Menschen gefällt wurde, sondern auch, dass diese Wahrnehmung nicht zwingend zur Entscheidung für den Suizid führen muss. Es ist durchaus möglich, den Wert des Lebens zu leugnen, ohne das Leben aufgeben zu wollen; und für diese Möglichkeit argumentiert ja auch Camus, wenn er uns dazu auffordert, uns Sisyphos – mit dem letzten Satz seines Essays – als »glücklichen Menschen«[4] vorzustellen. Wir könnten sogar behaupten, vermutlich im Einklang mit Camus, die Welt sei bevölkert von Menschen, die weder an einen höheren Sinn und Wert des Lebens glauben noch an die Notwendigkeit, den Ausweg des Suizids zu wählen. Und umgekehrt: Manche Menschen entscheiden sich für den Suizid, etwa in Gestalt des Selbstopfers oder Martyriums, gerade *weil* sie an einen höheren Sinn und Wert des Lebens glauben.

Naheliegender als die These, der Suizid bilde das einzig »wirklich ernste philosophische Problem«, weil er eine Entscheidung für oder gegen den Wert des Lebens treffe, erscheint darum die Frage, die seit der antiken Philosophie – und bis zu unseren heutigen Debatten um Sterbehilfe – leidenschaftlich diskutiert wird: Ist der Suizid erlaubt oder verboten? Sie verbirgt sich gern hinter Aspekten der Terminologie oder Übersetzung: Sollen wir von Suizid sprechen, von Freitod oder von Selbstmord? Die Rede vom Selbstmord erinnert an das Tötungsverbot des Dekalogs; sie wird darum in aktueller Literatur zumeist vermieden. Dennoch hat Vincent von Wroblewsky in seiner Neuübersetzung des Traktats vom *Mythos des Sisyphos* das französische *suicide* stets mit »Selbstmord« übersetzt, und dies vermutlich zu Recht. Camus selbst hat den Suizid nämlich in die Nähe des Mordes gerückt, nicht nur im Roman *Der Fremde*, sondern auch in den Entwürfen zu diesem Werk, die zwischen 1936 und 1938 entstanden, aber erst 1971, mehr als zehn Jahre nach dem Tod des Autors, unter dem damaligen Arbeitstitel *Der glückliche Tod*, veröffentlicht wurden. In dieser Erstfassung des Romans tötet der Protagonist, hier heißt er Patrice Mersault, den reichen Roland Zagreus, der seit einem Unfall, bei dem er beide Beine verloren hat, im Rollstuhl sitzt. Mersault tarnt den Raubmord erfolgreich als Selbstmord, was ihm insofern leichtfällt, als Zagreus sein Geld in einer Kassette aufbewahrt, gemeinsam mit einem Abschiedsbrief und einem Revolver, mit dem er gelegentlich herumspielt, um sich dann doch für die Fortsetzung des Lebens zu entscheiden.[5] Sein Name verweist übrigens auf die thrakische Mythologie: Zagreus ist der Sohn des Zeus und der Persephone, häufig wird er als kleines Kind mit einem Stierkopf dargestellt. Mersault ist dagegen, offensichtlicher noch als in der publizierten Romanversion von 1942, ein Wiedergänger Rodion Raskolnikows.

Ist der Suizid erlaubt oder verboten? Das »Gesetz« Iwan Karamasows, von dem er sich »nie lossagen« will – »Alles ist erlaubt«[6] –, schließt ausdrücklich den Suizid ein; nicht umsonst spricht Iwan im Gespräch mit Aljoscha mehrmals davon, mit dreißig Jahren den Becher gegen die Wand werfen und dem Schöpfer das Eintrittsbillet für die Welt zurückgeben zu wollen. Alles erlaubt? Am 10. Januar 1917 schreibt der Philosoph Ludwig Wittgenstein – an der Ostfront des Ersten Weltkriegs – in sein Tagebuch: »Wenn der Selbstmord erlaubt ist, dann ist alles erlaubt.«[7] Der Satz lässt sich mühelos umkehren: Nur wenn alles erlaubt ist, dann ist auch der Selbstmord erlaubt. Diese Haltung hat jahrhundertelang die Rechtsprechung geprägt. Erst nach der Jahrtausendwende, am 3. November 2006, hat das schweizerische Bundesgericht den Suizid zum Menschenrecht im Sinne des Artikels 8 der Europäischen Menschenrechtskonvention erklärt; noch bis 1961 galt der Suizidversuch dagegen etwa im Vereinigten Königreich als Straftat. So verurteilte ein Londoner Gericht am 9. Dezember 1941 die 29-jährige Jüdin Irene Coffee zum Tod durch den Strang, weil sie zwei Monate davor – gemeinsam mit ihrer Mutter – eine Überdosis von Schlaftabletten eingenommen hatte, um sich das Leben zu nehmen. Die Mutter starb, die Tochter überlebte und wurde nach geltendem Gesetz des Muttermordes angeklagt. Die Todesstrafe wurde erst im letzten Augenblick in eine lebenslange Haftstrafe umgewandelt.[8] In *BBC News* vom 3. August 2011 erinnerte der Journalist Gerry Holt an einen anderen Fall aus dem Jahr 1958:

> Die Polizei fand Lionel Henry Churchill mit einer Schusswunde in der Stirn, neben dem bereits teilweise verwesten Körper seiner Frau. Es ist schwer vorstellbar, wie emotional aufgewühlt er ge-

wesen war. Er hatte versucht, sich im Bett der gemeinsamen Wohnung in Cheltenham das Leben zu nehmen und war gescheitert. Die Ärzte meinten, der 59-Jährige benötige eine medikamentöse Behandlung in einer psychiatrischen Klinik, aber die Behörden verweigerten die Zustimmung. Im Juli 1958 wurde er für sechs Monate inhaftiert, nachdem er des Suizidversuchs schuldig gesprochen worden war.[9]

Diese Urteile erscheinen uns heute widersinnig. Sie wurden begründet mit der Strafwürdigkeit des Versuchs, der Krone einen Untertanen (oder dessen künftige Steuerzahlungen) zu entziehen, was nichts anderes heißt als: Das Leben gehört nicht uns selbst. Auf diese scheinbar evidente Feststellung haben sich die meisten religiösen, moralischen oder rechtlichen Suizidverbote der Geschichte berufen. Die Frage, ob der Suizid erlaubt sei oder verboten, lässt sich daher in die Frage transformieren, wem unser Leben eigentlich gehört.

»Sich selbst gehören« heißt das vierte Kapitel von Jean Amérys berühmtem Plädoyer für den Freitod. Darin behauptet er als »Grundtatsache, *daß der Mensch wesentlich sich selbst gehört* – und dies außerhalb des Netzes gesellschaftlicher Verstrickungen, außerhalb desgleichen eines biologischen Verhängnisses und Vor-Urteils, das ihn zum Leben verurteilt«.[10] Selbst in der Antike, die den Suizid meist respektierte, wurde diese »Grundtatsache« keineswegs anerkannt. Allzu leicht bewirkte eine militärische Niederlage oder die Unmöglichkeit, eine ökonomische Schuld zurückzuzahlen, den Verlust der Bürgerrechte; und dieser Verlust konnte sich auch auf die nächsten Generationen erstrecken. Ein Sklave gehörte nicht sich selbst, sondern seinem Besitzer, denn »der Sklave ist ein Teil des Herrn«, behauptete Aristoteles in seiner *Politik*.[11] In den *Briefen an Lucilius* klagte Seneca, mehr als vierhundert Jahre später, »wie wenigen« es gelinge, »sich zu besitzen«, obwohl es doch »ein unschätzbares Gut« sei, »sein eigenes Eigentum zu werden«.[12] Seneca glaubte also nicht, dass wir uns von vornherein selbst gehören, sondern dass wir dieses Ziel anstreben sollten; und er wusste auch, dass dieses »unschätzbare Gut« von uns verlangt, stets sorgfältig zu prüfen, »wie beschaffen das Leben ist, nicht wie lang es ist«. Wenn dem

Weisen »vieles begegnet, was beschwerlich ist und die Ruhe stört, entlässt er sich; und das tut er nicht nur in äußerster Notlage, sondern sobald ihm sein Schicksal verdächtig zu werden beginnt, schaut er sich sorgfältig um, ob er etwa an dieser Stelle aufhören muss.«[13] Seneca selbst hat diese Maxime konsequent befolgt, als ihn Neros Befehl zur Selbsttötung erreichte.

## 2.

Warum sind wir nicht die Eigentümer unseres Lebens? Und warum hält Seneca die Idee, »uns selbst zu gehören«,[14] für keine »Grundtatsache«, sondern für ein schwer erreichbares Ziel und wertvolles Gut? Die Antwort liegt nahe, und sie wurde schon in frühester Zeit formuliert: Unser Leben gehört uns nicht, weil es uns geschenkt wurde, weil wir es uns nicht selbst gegeben haben. Wir haben uns nicht erzeugt; wir sind nicht unsere Urheber. Schon in den Veden – etwa in den rund dreitausend Jahre alten *Shatapatha Brahmana* – wurde diese Einsicht als elementares Schuldverhältnis imaginiert, weshalb David Graeber in seiner Geschichte der Schulden einige Sätze aus diesen Texten als Motto zitiert: »Durch die Geburt wird jedes Wesen als eine Schuld gegenüber den Göttern, den Heiligen, den Vätern und den Menschen geboren. Wenn man ein Opfer bringt, dann weil man den Göttern von Geburt an etwas schuldet.«[15] Das Opfer ist die Gabe, die eine vorherige Gabe – die Gabe des eigenen Lebens: dass es uns überhaupt gibt – erwidert. Graeber hätte auch manchen Satz aus den prophetischen Büchern Israels, aus den griechischen Tragödien oder den berühmten Spruch Anaximanders anführen können: »Das Vergehen der seienden Dinge erfolge in die Elemente, aus denen sie entstanden seien, gemäß der Notwendigkeit: Denn sie zahlten einander Strafe und Buße für die Ungerechtigkeit nach der Ordnung der Zeit.«[16] Dieser Satz ist übrigens rund tausend Jahre älter als die Theologie der Erbschuld, die der Bischof und Kirchenvater Augustinus im Streit mit dem britischen Mönch Pelagius entwickelt; er lässt allerdings – mit der Berufung auf einen Begriff der Gerechtigkeit und die »Ordnung der

Zeit« – offen, wem wir unser Leben tatsächlich verdanken oder schulden. Der vedische Spruch nennt dagegen die Götter, Heiligen, Väter und Menschen als Instanzen, die uns das Leben geschenkt haben und folgerichtig ein Verbot des Suizids – als Verwerfung dieses Geschenks – fordern könnten.

Wem verdanken wir also das Leben? Die ersten Antworten auf diese Frage verschwinden im prähistorischen Dunkel. Sie verlangen geradezu nach einer Projektion der »Urszene« auf die Geschichte.[17] Als »Urszene« hatte Sigmund Freud die Beobachtung des Geschlechtsverkehrs der Eltern bezeichnet, erstmals etwa in seiner Fallgeschichte des »Wolfsmanns«.[18] Implizit war jedoch klar: Das Pathos dieses Begriffs bezog sich nicht allein auf das Sexualverhalten der Eltern,[19] sondern auf das nachträgliche Wissen, selbst einer solchen Szene entsprungen zu sein. Seit Johann Jakob Bachofens *Mutterrecht* (1861) und Lewis Henry Morgans *Urgesellschaft* (1877) hat die Verwandtschaftsethnologie darüber gestritten, ob die sogenannten »Naturvölker« den Zusammenhang zwischen Sexualität und Fortpflanzung kennen. Bronisław Malinowski betont etwa in seiner Studie über das Geschlechtsleben der Trobriander (1929) deren »Unkenntnis vom ursächlichen Zusammenhang zwischen Geschlechtsverkehr und Schwängerung«. Ein Gewährsmann habe ihm berichtet, »daß er nach mehr als einjähriger Abwesenheit nach Hause zurückkehrte und ein neugeborenes Kind vorfand. Er erzählte mir das als Beispiel und endgültigen Beweis dafür, daß Geschlechtsverkehr mit Schwängerung nichts zu tun habe.«[20] Vaterschaft, so folgerte Malinowski, werde als »soziale Vaterschaft« praktiziert; die Kinder jedoch verdanken ihre Geburt den Geistern verstorbener Vorfahren, die das Kind auf den Kopf der Frau legen. »Blut aus ihrem Körper strömt in den Kopf, und auf diesem Blutstrom rutscht das Kind allmählich nach unten, bis es sich im Schoß festsetzt.«[21]

Für eine Beantwortung der Frage, wem wir unser Leben verdanken oder schulden, spielt es allerdings keine Rolle, ob wir eine natürliche oder soziale Konstruktion von Verwandtschaft postulieren. Denn die prähistorische »Urszene« setzt eine Imagination von Geburt und Sterben voraus, die nicht auf die Bildung von Differenzen zwischen Natur und Kultur bezogen werden muss: eine Symbolisierung der Wege, auf denen wir zur Welt kommen und sie irgendwann wieder verlassen. Spuren dieser Symbolisierung lassen sich ausgerechnet in jener Zeit – vor rund siebzigtausend Jahren – entdecken, die der israelische Historiker Yuval Noah Harari als »kognitive Revolution«,[22] analog zur agrarischen Revolution, bezeichnet. Als zentrale kulturelle Errungenschaft dieses Zeitalters, in dessen Verlauf Gruppen der Gattung Homo sapiens aus Ostafrika aufbrachen und Westeuropa besiedelten, auf die Neandertaler trafen und sich mit ihnen vermischten,[23] behauptet Harari die Entwicklung einer Sprache der Fiktion: die »Fähigkeit, große Mengen an Information über Dinge zu kommunizieren, die gar nicht existieren«.[24] Zu den eminenten Leistungen dieser neuen Sprache der Fiktion gehörte wohl die Symbolisierung von Geburt und Tod. Sie lässt sich aus den ersten Gräbern erschließen, in denen die Toten mit Steinwerkzeugen, Schmuckstücken, Tierresten oder rotem Ocker – vielleicht als Farbe des Lebens – bestattet worden waren; manche Gräber weisen eine signifikante Ost-West-Ausrichtung auf. Wurde das Leben mit dem Sonnenlauf assoziiert? Wurden Ideen über ein Weiterleben nach dem Tod entwickelt und rituell vertieft? In einer etwa dreißigtausend Jahre alten Grabanlage von Mammutjägern im russischen Sungir haben Archäologen ein Kindergrab mit zwei Kopf an Kopf bestatteten Skeletten gefunden; der Junge, vermutlich zwölf Jahre alt, »war mit 5000 Elfenbeinperlen bedeckt und trug eine Mütze mit 250 Fuchszähnen«, das Mädchen, rund neun Jahre alt, »war mit 5250 Elfenbeinperlen geschmückt. Um die Kinder herum lagen Figürchen und andere Gegenstände aus Elfenbein.«[25] Zu Recht betont Harari den enormen Aufwand einer solchen Beisetzung, über dessen Motive wir gar nichts wissen.

Die Grabfunde erlauben keine verlässliche Rekonstruktion ritueller Praktiken und Vorstellungen, doch können sie immerhin auf geplante Handlungen bezogen werden, ebenso wie die ungezählten Malereien an den Wänden paläolithischer Höhlen in Nordspanien oder Südfrankreich. Nicht weniger rätselhaft als das Kindergrab von Sungir ist die sogenannte Brunnenszene in der Höhle von Lascaux: Sie zeigt beim Abstieg zu einer vier bis fünf Meter tiefen Schachtöffnung, die in die unteren Höhlenräume führt, einen Mann mit einem Vogelkopf, der mit erigiertem Penis am Boden liegt; er scheint von dem direkt daneben abgebildeten Wisent angegriffen worden zu sein, in dessen Unterbauch ein Speer steckt, so dass die Eingeweide herausquellen. Vor dem Mann liegt ein Stab, dessen Spitze ein Vogel ziert, vielleicht eine Waffe oder ein symbolischer Verweis auf einen Mythos, den wir nicht kennen. Aber darauf kommt es auch nicht an. Für unsere Argumentation ist entscheidend, dass die Sprache und Bildtechnik der Fiktion die Formulierung einer Frage nach Herkunft und Zukunft ermöglichte, die nicht mehr an räumliche Orientierung gebunden war. Jetzt konnte ausgesprochen, gemalt, symbolisiert oder rituell praktiziert werden, was nicht aktuell existierte; die alten Fragen, die Ernst Bloch an den Beginn seines Hauptwerks gestellt hat: »Wer sind wir? Wo kommen wir her? Wohin gehen wir? Was erwarten wir? Was erwartet uns?«,[26] führten zu neuen Antworten. Seither haben die Menschen nicht mehr bloß mitgeteilt, aus welcher Gegend sie kommen, wohin sie wandern und zu welcher Gruppe sie gehören, sondern auch, dass es eine Welt gibt, die sie nur in ihren Träumen und Visionen erreichen können: eine Welt vor der Geburt, ja vor dem Eintritt in den Mutterleib, und eine Welt, die dann erst beginnt, wenn lebendige, atmende Menschen oder Tiere sich auf rätselhafte Weise in Leichen verwandeln.

Auf den Wänden der paläolithischen Höhlen finden sich zahlreiche stilisierte, häufig eingravierte Darstellungen einer Vulva; Spalten, schlauchförmige Gänge oder Grotten wurden mit rotem Ocker hervorgehoben. Vielleicht wurden die Höhlen selbst mit einer Vulva assoziiert? Dienten sie vielleicht als Zentren für Rituale zur »Wiedergeburt« verschwundener Tiere, wie Max Raphael oder Hans Peter Duerr mutmaßen?[27] Aus demselben Zeitalter stammen die missverständlich nach Venus benannten Figuren, beispielsweise die Venus von Willendorf, von Lespugue, von Dolní Věstonice, von Moravany nad Váhom, von Brassempouy, von Mal'ta oder von Kostjenki. Sie waren klein: meist um elf cm hoch (oder noch kleiner), geformt aus Mammut-Elfenbein, Kalkstein oder gebranntem Ton; die Venus von Savignano, die 1925 in der Nähe von Modena gefunden wurde, gehört mit einer Höhe von 22,5 cm schon zu den größten erhaltenen Artefakten. Über die Bedeutung dieser Statuetten und ihre mögliche zeremonielle Verwendung wissen wir nicht mehr als über den Sinn der paläolithischen Höhlenbilder. Fungierten die Handidole als Abbilder einer Muttergöttin, einer Herrin der Tiere, eines weiblichen Schutzgeistes? Als apotropäische Amulette? Als Symbole von Todes- und Wiedergeburtsritualen? Vermutlich handelte es sich bei den Elfenbeinfigurinen weder um Göttinnen noch um Objekte eines Fruchtbarkeitskults, aber vielleicht dürfen wir sie als frühen Ausdruck der Erfahrung ansehen, dass Leben entsteht und vergeht, auftritt und verschwindet, gegeben und genommen wird, so dass allenfalls versucht werden kann, den Rhythmus dieser Prozesse zu beeinflussen.

## 3.

Die Frage, wem unser Leben gehört, und ob wir über dieses Leben und sein Ende verfügen dürfen, stellte sich den prähistorischen Kulturen wahrscheinlich noch gar nicht. Denn diese Frage setzt zwei Konzepte voraus, die erst im Zuge der »agrarischen Revolution« entwickelt wurden: ein Konzept des Eigentums und ein Konzept der sozialen Distinktion, der Herrschaft und Verwandtschaft. Erst mit Hilfe dieser Vorstellungen konnten Dinge und Stoffe, Lebewesen und Personen den Prozessen des Stoffwechsels, der zeitlichen Zirkulation und der Kommunikation gleichsam entzogen werden. Jäger und Sammlerinnen kannten noch keinen Besitz. Als einige Menschengruppen – vor mehr als zehntausend Jahren – begannen, Städte zu gründen, Böden zu bewässern und Getreide anzubauen, stießen sie daher häufig auf Widerstand. Wieso sollte jemand Land und dessen Früchte exklusiv besitzen dürfen? Nach prähistorischer Evidenz stehen Felder, Wiesen, Seen, Meere oder Wälder und deren Erträge allen Lebewesen zur Verfügung, übrigens nicht nur den Menschen, sondern auch den Tieren. Dass Boden in Besitz genommen und zum Eigentum erklärt werden kann, muss unseren fernen Vorfahren wie eine Art von Raub erschienen sein, beinahe im Sinne Pierre-Joseph Proudhons, der in seiner Streitschrift zur Frage *Was ist das Eigentum?* (1840) behauptet, Eigentum sei Diebstahl.[28] Selbst

Immanuel Kant differenziert noch zwischen Sitz und Besitz: »Alle Menschen sind ursprünglich (d. i. vor allem rechtlichen Akt der Willkür) im rechtmäßigen Besitz des Bodens, d. i. sie haben ein Recht, da zu sein, wohin sie die Natur, oder der Zufall (ohne ihren Willen) gesetzt hat. Dieser Besitz (possessio), der vom Sitz (sedes), als einem willkürlichen, mithin erworbenen, *dauernden* Besitz unterschieden ist, ist ein *gemeinsamer* Besitz, wegen der Einheit aller Plätze auf der Erdfläche, als Kugelfläche.« Gerade heute empfiehlt es sich, diese Utopie globaler Gemeinschaft – Kants Annahme eines ursprünglichen, durch Natur konstituierten Gesamtbesitzes der »communio possessionis originaria«[29] – wieder in Erinnerung zu rufen.

Nicht weniger wichtig als die Frage nach den Gründen der Landnahme und Sesshaftigkeit[30] – als Behauptung territorialer Zugehörigkeit – ist die Entwicklung von Ideen temporaler Zugehörigkeit. Schon die Sekundärbestattungen in den noch von halbnomadischen Gruppen bewohnten Siedlungen vor mehr als zehntausend Jahren wurden mutmaßlich für jene Menschen inszeniert, die unterwegs – etwa auf der Jagd – gestorben waren. Am Sterbeort wurden sie zunächst nur provisorisch begraben oder skelettiert, um erst nach der Rückkehr in die Siedlung endgültig beigesetzt zu werden. Solche Leichen- oder Knochentransporte wurden gewiss nicht nur praktiziert, um die Bindung der Verstorbenen an einen zentralen Lebensort zu dokumentieren, sondern auch um die kollektive Identität der Gruppe zu sichern, der die Toten zu Lebzeiten angehört hatten. Nicht zufällig wurden die Toten in Gemeinschaftsgräbern (mit zwei bis zehn Personen) bestattet; das Totenritual sorgte für die Zusammenführung von Menschen gleicher Abstammung und Zugehörigkeit.[31] Verwandtschaft bildete die erste symbolische Ordnung, in deren Horizont die Frage gestellt und auch beantwortet werden konnte, wem das Leben eigentlich gehört und wem darum gehorcht werden muss; die Begriffe »gehorchen« und »gehören« werden ja auf dieselbe Wurzel zurückgeführt, nämlich auf das althochdeutsche Verb *gihōrian*, in dem sich Worte wie »hören«, »angehören« und »gehörig« versammeln. Wer ein Gebot oder einen Befehl hört und befolgt, erweist sich als gehorsam und bringt seine Zugehörigkeit zum Ausdruck. Diese Zugehörigkeit begründet Macht: Befehlsmacht, Strafmacht, die Macht zu töten; und gegen diese Macht zu rebellieren bedeutet eigentlich, einen sozialen Tod zu erleiden, sich selbst zu töten.

Somit sind wir bei der »Urszene« der »Urszene« angekommen, nicht bei Freuds viel kritisierter »Urhorde«, sondern bei der ersten Antwort auf die Frage, wem mein Leben gehört, nämlich jenen Menschen, die es mir gegeben haben, der Mutter und den Eltern, der Familie und der Verwandtschaftsgruppe, den Vorfahren und den Ahnen. Die Antwort erscheint bis heute plausibel. Nathalie Sarthou-Lajus betonte jüngst erst in ihrem *Lob der Schulden* (2012), »dass der Mensch nicht selbst Urheber seines Lebens ist und sich nicht zum Schöpfer seiner selbst erklären kann. Schon vor jeder konkreten Kreditaufnahme wird der Mensch als Erbe und Schuldner geboren.«[32] Die Formulierung zeigt einen Bruch an: den Wechsel von der mütterlichen zur väterlichen Genealogie, von der Gruppenmoral zur Ökonomie von Erbschaft und Schuld, vor allem aber die Verschiebung der Lebensurheberschaft von den Menschen auf Götter und Schöpfer, wie sie im bereits zitierten Spruch aus den Veden anklingt. Wollte man die Reihe der »Revolutionen« verlängern – wobei wir hier von jahrtausendelangen Umstürzen reden und nicht von vergleichsweise kurzen Revolutionen, wie sie dem Sturm auf die Bastille oder auf das Winterpalais folgten –, so könnte man die Analysen der »kognitiven« und »agrarischen Revolution« mit der Darstellung einer mentalen, »achsenzeitlichen« Revolution (nach Karl Jaspers[33]) fortsetzen. Im Zuge dieser »Revolution« führte die Erfindung der Schrift, die ja zunächst vorrangig für die Erstellung von Listen, beispielsweise dynastischen Registern, Verzeichnissen von Wirtschaftsgütern und Vieh, Sternkatalogen oder Rechtsregeln genutzt wurde, zur Entstehung der Buchreligionen und der Philosophie.

Die Buchreligionen haben die »Urszene« gewissermaßen sakralisiert: Nicht mehr den Eltern oder Ahnen gehört mein Leben, weil sie es mir gegeben haben, sondern einer göttlichen, metaphysischen Instanz. Diese Instanz setzt die Genealogie außer Kraft. Signifikant sind etwa die Erzählungen aus dem Buch Genesis. Sie dokumentieren die Erschaffung der Menschen, aber auch eine tiefe Ambivalenz des Schöpfergottes, der Geburt und Tod als Strafen für den verbotenen Genuss der Früchte vom Baum der Erkenntnis verhängt und seine Geschöpfe aus dem Paradies vertreibt. Auf die Vermehrungslust der Menschen reagiert er mit Abscheu und Sintflut: »Da reute es den Herrn, auf der Erde den Menschen gemacht zu haben, und es tat seinem Herzen weh. Der Herr sagte: Ich will den Menschen, den ich erschaffen habe, vom Erdboden vertilgen, mit ihm auch das Vieh, die Kriechtiere und die Vögel des Himmels, denn es reut mich, sie gemacht zu haben.« (Gen 6, 6-7) Und nicht zufällig handelt das Kapitel vor dem Bericht über die Sintflut von der Geschlechterfolge nach Adam. Die Fortpflanzung der Menschen ist Gott schlicht unheimlich; er konkurriert in gewisser Hinsicht mit den Ahnen, den »Helden der Vorzeit«. (Gen 6, 4) In verschiedenen Religionen sind deren Begründer – Moses, Buddha, Jesus, Mohammed – vaterlose Rebellen; das »anti-genealogische Experiment der Moderne«[34] begann schon vor mehr als zwei Jahrtausenden. Spuren dieser Haltung finden sich auch in den christlichen Evangelien: Im Matthäusevangelium erwidert Jesus einem Boten, der den Besuch der Mutter und Brüder ankündigt: »Wer ist meine Mutter, und wer sind meine Brüder?« (Mt 12, 48) Und an anderer Stelle betont er: »Ich bin nicht gekommen, um Frieden zu bringen, sondern das Schwert. Denn ich bin gekommen, um *den Sohn mit seinem Vater* zu entzweien *und die Tochter mit ihrer Mutter*«. Denn wer »Vater oder Mutter mehr liebt als mich, ist meiner nicht würdig; und wer Sohn oder Tochter mehr liebt als mich, ist meiner nicht würdig.« (Mt 10, 34-37)

Familiensinn wird also verworfen: Nicht den Eltern oder Ahnen gehört mein Leben, sondern dem göttlichen Schöpfer. In den meisten Religionen – übrigens auch im Islam und sogar im Buddhismus, der zwischen klarer Ablehnung des Suizids und seiner bedingten Anerkennung schwankt – ist darum der Suizid streng verboten, nämlich als unzulässige Aneignung eines göttlichen Besitzes durch den Menschen. Erst seit der europäischen Aufklärung und der mehr oder weniger klar vollzogenen Trennung zwischen Religionsgemeinschaften und Staaten wird die Antwort auf die Frage, wem mein Leben gehört, erneut verschoben: von den Ahnen und Göttern auf die Nationen. Auch Nationen erheben Besitzansprüche auf Leib und Leben ihrer Bürger. Junge Männer werden – seit Lazare Carnots *Levée en masse* von 1793 – zu Wehr- und Kriegsdienst verpflichtet; nicht umsonst wird Desertion schwer bestraft. Die nationale Propaganda verlangt von den Frauen, ihren Beitrag zur Sicherung des Nachwuchses durch Gebärleistungen zu erbringen. In Frankreich wurde 1896 die einflussreiche *Alliance nationale pour l'accroissement de la population*, ein »nationales Bündnis für die Vermehrung der Bevölkerung«, gegründet; und in der NS-Zeit wurden Frauen bekanntlich mit dem »Mutterkreuz« – analog zum »Eisernen Kreuz« – ausgezeichnet. Im Bundestagswahlkampf 2013 wurde über die Einführung von Mütterrenten diskutiert, und bevölkerungspolitische Traktate – wie Thilo Sarrazins *Deutschland schafft sich ab* (2010) – warnen vor den Konsequenzen eines Rückgangs der Geburtenrate.

## 4.

Wem gehört mein Leben? Nach den Ahnen und Göttern waren es Staaten und Nationen, die einen Eigentumsvorbehalt geltend machten, nicht zuletzt durch Verbote des Suizids oder zumindest der Beihilfe zum Suizid. Auffällig ist immerhin, dass sich die Argumentation häufig auf alle drei Instanzen – Eltern, Gott und Staat – berief; so konstatierte etwa der deutsche Urologe und Geburtshelfer Friedrich Benjamin Osiander zu Beginn seiner umfangreichen Untersuchung *Über den Selbstmord* von 1813, der Suizid sei »nichts anders als ein Mord an sich selbst, eine Grausamkeit gegen sich, eine Verletzung der Pflichten, die man dem Staate, den Eltern, den Verwandten, den Freunden und allen, denen das Leben hätte nützlich werden können und sollen, schuldig ist, und ein Verbrechen gegen den, der aus göttlicher Kraft das Leben gab«.[35] Auch Kant lehnte den Suizid in der *Metaphysik der Sitten* energisch ab: »Die Selbstentleibung ist ein Verbrechen (Mord)«, eine schwerwiegende Übertretung der Pflichten »gegen andere Menschen (Eheleute, Eltern gegen

Kinder, des Untertans gegen seine Obrigkeit, oder seine Mitbürger, endlich auch gegen Gott«, dessen »uns anvertrauten Posten in der Welt der Mensch verlässt, ohne davon abgerufen zu sein«.[36] Zumindest die zuletzt zitierte Formulierung erinnert an den militärischen Hintersinn des Suizidverbots: Wer seinen »Posten« ohne Not und Befehl aufgibt, desertiert gleichsam vom Leben.

Besondere Aufmerksamkeit verdient John Lockes *Zweite Abhandlung über die Regierung* (1690); seine vertragstheoretische Argumentation – etwa die Verwerfung genealogischer Autorisierung durch Berufung auf die Abstammung von Adam und Eva – hat manche Verfassung inspiriert. Im Abschnitt 27 dieses Werks findet sich immerhin die These, dass »jeder Mensch ein Eigentum an seiner eigenen Person« besitze, auf die »niemand ein Recht« habe als er selbst: »every Man has a *Property* in his own *Person*«, jeder Mensch gehört sich selbst. Dieser Satz zielt allerdings auf eine produktionsrechtliche Pointe, wie seine direkte Fortsetzung verrät: »Die Arbeit seines Körpers und das Werk seiner Hände, so können wir sagen, sind im eigentlichen Sinne sein.«[37] Darum formulierte Locke verschiedene Einschränkungen: Das Verbot der Tötung anderer Menschen wird beispielsweise nicht daraus abgeleitet, dass die »Selbst-Eigentümerschaft« (*self-ownership*) anderer Menschen respektiert werden müsse, sondern daraus, dass wir die Besitzrechte des göttlichen Schöpfers nicht verletzen dürfen: Denn

> alle Menschen nämlich sind das Werk [*workmanship*] eines einzigen allmächtigen und unendlich weisen Schöpfers, die Diener eines einzigen souveränen Herrn, auf dessen Befehl und in dessen Auftrag sie in die Welt gesandt wurden. Sie sind sein Eigentum, denn sie sind sein Werk, von ihm geschaffen, dass sie so lange bestehen, wie es ihm gefällt, nicht aber, wie es ihnen untereinander gefällt.

Aus dieser Bestimmung in § 6 kann – anders als aus § 27 – auch das Verbot der Selbsttötung abgeleitet werden. Denn der Mensch sei zwar frei, »über seine Person und seinen Besitz zu verfügen«, aber er habe »nicht die Freiheit, sich selbst oder irgendein in seinem Besitz befindliches Lebewesen zu zerstören«.[38]

Eine weitere Einschränkung betrifft die Kinder, die von den Eltern gezeugt wurden. »Kinder sind, wie ich zugebe«, so Locke,

> nicht in diesem vollkommenen Zustand der Gleichheit geboren, sie sind aber gleichwohl für ihn geboren. Ihre Eltern haben eine Art Herrschaft oder Rechtsprechung über sie, wenn sie zur Welt kommen und noch einige Zeit danach, sie ist jedoch nur vorübergehend. Die Fesseln dieser Unterwerfung [*bonds of this subjection*] gleichen den Windeln, in die sie zu ihrem Schutze während ihrer Kindheit gehüllt sind, solange sie hilflos sind. Alter und Vernunft lassen sie mit dem Wachstum der Kinder loser werden, bis sie endlich abgestreift werden und den Menschen ganz frei auf sich gestellt zurücklassen.[39]

Offenkundig kann *self-ownership* durch *workmanship* zumindest temporär außer Kraft gesetzt werden; und neben Gott werden auch den Eltern vorübergehende Eigentumsrechte an ihren Geschöpfen zugestanden. Dabei ließe sich diese Ordnung durchaus umkehren, wie Kant in § 28 der Rechtslehre seiner *Metaphysik der Sitten* festhielt, nämlich so, dass *self-ownership* die *workmanship*-Prinzipien relativiert, sofern »das Erzeugte eine *Person* ist«, und dass es »eine in *praktischer Hinsicht* ganz richtige und auch notwendige Idee« sei, »den Akt der Zeugung als einen solchen anzusehen, wodurch wir eine Person ohne ihre Einwilligung auf die Welt gesetzt, und eigenmächtig in sie herüber gebracht haben; für welche Tat auf den Eltern nun auch eine Verbindlichkeit haftet, sie, so viel in ihren Kräften ist, mit diesem ihrem Zustande zufrieden zu machen. – Sie können ihr Kind nicht gleichsam als ihr *Gemächsel* (denn ein solches kann kein mit Freiheit begabtes Wesen sein) und als ihr Eigentum zerstören oder es auch nur dem Zufall überlassen.«[40] Kurzum, die Zeugung eines Kindes ist eine Gewalttat, denn der »neue Erdenbürger wird, obgleich Person, nicht gefragt, ob er dasein will oder nicht; er wird zum Leben und ins Leben gezwungen«.[41] Kant folgert daher, dass »Kinder nie als Eigentum der Eltern angesehen werden können«, auch und obwohl sie »zum Mein und Dein derselben gehören«.[42]

Wem gehören wir also? Den Eltern und Vorfahren, die unsere Existenz ermöglicht haben? Einem Gott, der uns geschaffen hat?

Dem Staat, der unsere Identität beglaubigt und auf allen Geburts-, Heirats- und Reisedokumenten vermerkt, wann und wo wir auf diesem Planeten gelandet sind? Oder uns selbst, in merkwürdiger Aufspaltung zwischen Besitzenden und Besitz? Aus John Lockes Verschränkung von *self-ownership* und *workmanship* lässt sich als Prämisse ableiten, dass wir uns selbst gehören, sofern wir – durch Arbeit – uns selbst erhalten, unseren eigenen Lebensunterhalt verdienen können. Unter dieser Bedingung sind wir *self-made men*: Menschen, die sich selbst gehören, weil sie sich selbst »gemacht« haben. Den Begriff *self-made man* prägte übrigens Frederick Douglass, mit einer Rede, die er 1859 zum ersten Mal – und danach bei vielen weiteren Gelegenheiten – vortrug. Douglass war 1817 oder 1818 als Sklave geboren worden. Zu seiner Mutter hatte er kaum Kontakt; sie starb, als er sieben Jahre alt war. Sein Vater war vermutlich auch sein Besitzer. Lesen und Schreiben erlernte er als Haussklave in Baltimore, bevor er um 1838 nach New York in die Freiheit floh. 1845 veröffentlichte er sein erstes Buch, unter dem Titel *A Narrative of the Life of Frederick Douglass, an American Slave*. Douglass engagierte sich erfolgreich in der Bewegung zur Abschaffung der Sklaverei und für die Gleichberechtigung der Frauen. 1870 war er der Hauptredner bei den Feierlichkeiten zur Verabschiedung des 15. Verfassungszusatzes, mit dem verboten wurde, einer Person aufgrund ihrer ethnischen Zugehörigkeit das Wahlrecht vorzuenthalten. Vier Jahre vor seinem Tod im Jahr 1895 wurde Douglass zum Generalkonsul für die Republik Haiti ernannt. In seiner Rede von 1859 heißt es:

> Self-made men sind Menschen, die wenig oder gar nichts ihrer Geburt, Verwandtschaft, dem Umkreis ihrer Freunde, ererbtem Reichtum oder früh erworbener Bildung verdanken; sie sind, was sie sind, ohne Unterstützung durch irgendwelche günstigen Bedingungen, mit deren Hilfe andere Menschen gewöhnlich ihren Aufstieg in der Welt und bedeutende Leistungen erzielen.[43]

In klarer Übereinstimmung mit John Locke hielt er fest: »Meine Theorie der self-made men besagt ganz schlicht: Sie sind Menschen der Arbeit.«[44]

Es ist nicht überflüssig, daran zu erinnern, dass die Rede vom »self-made man« auf den Kontext des Kampfes gegen die Sklaverei bezogen werden muss, und nicht auf die Saga vom Aufstieg des Tellerwäschers zum Millionär. Und ebenso wenig ist es überflüssig, die Fortschrittserzählung des Liberalismus – von der Familie zur Religion, vom Staat zum Individuum – zu kritisieren. Jüngst erst hat Thomas Piketty nachzuweisen versucht, in welchem Umfang die Bedingungen für individuelle Karrieren nach wie vor von Geburt, Verwandtschaft, Freundeskreis, ererbtem Reichtum oder frühen Bildungschancen abhängen; die soziale Mobilität ist nach wie vor viel niedriger als noch vor einigen Jahren erwartet und prognostiziert.[45] Im Horizont solcher Kritik ist evident, dass der *self-made man* – mit Freud gesagt – »*nicht Herr sei in seinem eigenen Haus*«.[46] Freud wusste genau, dass Ödipus und Antigone oder Romeo und Julia in unserer Mitte leben und nicht einmal davon träumen können, sich selbst zu gehören. Ihre tragischen Geschichten werden vielmehr angetrieben von den konkurrierenden Befehlen der Väter, Götter, Herrscher, Richter und Händler, gleichsam erschüttert von der Gewalt, mit der die polyglotte Forderung zitiert wird, im Krisenfall auf das eigene Leben zu verzichten. Die Behauptung Lockes – *jeder Mensch gehört sich selbst* – wirkt lachhaft hilflos gegenüber den Eigentumsvorbehalten von Familien, Kirchen, Staaten, Armeen, Konzernen oder Syndikaten. Gegenwärtig arbeiten weltweit mehr als 190 Millionen Kinder (im Alter von fünf bis vierzehn Jahren) in der Landwirtschaft, in Steinbrüchen und Bergwerken, in der Textilindustrie, als Dienstpersonal in Privathaushalten und im Tourismus, als Straßenhändler, Bettler, Prostituierte und Soldaten. Niemals zuvor gab es so viele Sklaven wie heute, behaupten Lydia Cacho oder auch Benjamin Skinner,[47] der in *Foreign Policy* resümiert:

> Mitten in New York City sind Sie fünf Stunden entfernt von der Möglichkeit, am helllichten Tag den Kauf eines gesunden Jungen oder Mädchens auszuhandeln. Er oder sie kann für alles verwendet werden, wobei Sex und Hausarbeit am häufigsten vorkommen. Bevor Sie von dieser Möglichkeit Gebrauch machen, lassen Sie uns klären, was Sie kaufen. Ein Sklave ist ein Mensch,

der zur Arbeit gezwungen wird durch Täuschung oder Androhung von Gewalt, ohne Bezahlung jenseits der bloßen Lebenserhaltung. Einverstanden? Gut. Die meisten Leute glauben, dass die Sklaverei im 19. Jahrhundert ausgestorben ist. Seit 1817 wurden mehr als ein Dutzend internationale Vereinbarungen zur Abschaffung des Sklavenhandels unterzeichnet. Und jetzt, das heißt heute gibt es mehr Sklaven als jemals zuvor in der Geschichte der Menschheit.[48]

## 5.

Was besitzt jemand, der sich selbst gehört? Er besitzt nicht mehr als ein Projekt, ein Spektrum von Möglichkeiten, etwas aus sich zu machen durch Arbeit. In diesem Sinne behauptet Max Stirner im Prolog zu seiner Abhandlung *Der Einzige und sein Eigentum* (1845), das Ich sei »das schöpferische Nichts, das Nichts, aus welchem Ich selbst als Schöpfer Alles schaffe«.[49] Kurzum, ich gehöre zwar mir selbst, aber als Nichts. Ich habe nichts, wenn ich mich habe. Die Verneinung der Herrschaft, die aufklärerische Maxime, niemand anderem gehören zu wollen als mir selbst, wird zum Prinzip erhoben, jedoch um den Preis einer Identifikation mit dem positiv besetzten, zum Substantiv aufgewerteten Nichts: »Das Prinzip Nihil ist leer«, bemerkt Améry, »kein Zweifel, entgegen dem Prinzip Hoffnung, das alle Möglichkeiten des Lebens, des großen, intensiven, reflektierend erlebten, umfaßt. Aber es ist nicht nur leer, sondern auch mächtig, da es doch unser aller eigentliche Finalität ist. Diese Macht, Macht der Leere, der Unsäglichkeit, leere Mächtigkeit, die durch kein Zeichen zu signalisieren, durch keine Spekulation erreichbar ist«,[50] verschränkt die Aufklärungsphilosophie mit den Idealen frühromantischer Genieästhetik. In den philosophischen Debatten der Wende vom 18. zum 19. Jahrhundert zirkulierte bald der Begriff des »Nihilismus«, der zuvor kaum gebräuchlich war.[51] Über den »Nihilismus« Fichtes oder Schlegels wurde polemisch gestritten. So bemerkte etwa Friedrich Heinrich Jacobi in einem Sendschreiben an Fichte (vom 6. März 1799): »Wahrlich, mein lieber Fichte, es soll mich nicht verdrießen, wenn Sie, oder wer es sey,

Chimärismus nennen wollen, was ich dem Idealismus, den ich Nihilismus schelte, entgegensetze.«[52] Mit ähnlicher Intention kritisierte Jean Paul in der *Vorschule der Ästhetik* (1804) den »poetischen Nihilismus« der frühromantischen Dichtung, »der lieber ichsüchtig die Welt und das All vernichtet, um sich nur freien Spielraum im Nichts auszuleeren, und welcher den Verband seiner Wunden als Fessel abreißet«.[53]

Die Formulierung vom Wundverband als Fessel ist verräterisch, denn sie hebt hervor, dass jemand, der sich selbst gehört, verletzt ist. Wenn die »Selbsterschaffung« misslingt, wenn die Sicherung der eigenen Existenz – so reden wir heute umgangssprachlich, ohne zu bedenken, was wir da eigentlich sagen! – scheitert, bleibt nur das Nichts. Ein mögliches Motiv dieser Kritik hat Jean Paul schon 1796 – in seiner berühmten *Rede des toten Christus vom Weltgebäude herab, daß kein Gott sei* – benannt: In dieser Erzählung eines Alptraums oder einer Vision, die später zu einem regelrechten Manifest des Atheismus avancieren sollte, sagt der wiedergekehrte Jesus das Weltgericht ab. Er versichert den Scharen der Toten, ja sogar den toten Kindern, dass sie nicht auferstehen werden, und dass sie keinen Vater haben: »Da kamen, schrecklich für das Herz, die gestorbenen Kinder, die im Gottesacker erwacht waren, in den Tempel und warfen sich vor die hohe Gestalt am Altare und sagten: ›Jesus! haben wir keinen Vater?‹ – Und er antwortete mit strömenden Tränen: ›Wir sind alle Waisen, ich und ihr, wir sind ohne Vater.‹« Die Rede gipfelt schließlich in einer aufschlussreichen Umkehrung des Projekts der Selbstschöpfung: »Wie ist jeder so allein in der weiten Leichengruft des Alles! Ich bin nur neben mir – O Vater! o Vater! wo ist deine unendliche Brust, daß ich an ihr ruhe? – Ach wenn jedes Ich sein eigner Vater und Schöpfer ist, warum kann es nicht auch sein eigner Würgengel sein?«[54] Die Kompetenz der Selbsterschaffung schlägt um in die Kompetenz zur Selbstvernichtung, zur »leeren Mächtigkeit« des Suizids. Wenn ich mir selbst gehöre, ist auch der Selbstmord erlaubt – die Verwandlung des Ichs und Selbstschöpfers in einen »Würgengel«.

Während der ersten Hälfte des 19. Jahrhunderts traf die Kritik am Nihilismus einen rasch anwachsenden Kreis möglicher Adressaten. Als Nihilisten wurden nicht nur Künstler oder Philosophen charakterisiert, sondern auch politische Aktivisten in der Zeit des Vormärz. Mit dieser Stoßrichtung wurde Stirner kritisiert, etwa vom Hegelianer Karl Rosenkranz, der in sein Tagebuch notiert: »Theoretisch kann ein solcher Nihilismus alles ethischen Pathos sich zu nichts mehr fortentwickeln; ihm könnte nur noch die Praxis des egoistischen Fanatismus, die Revolution, folgen.«[55] In seinem Roman *Väter und Söhne*, der übrigens im selben Jahr 1861 erschien, in dem der Zar die Leibeigenschaft abschaffte, bezeichnet Iwan Turgenjew die Sozialrevolutionäre als Nihilisten. Was im Roman noch abwertend gemeint ist, übernehmen die russischen Anarchisten später als positive Selbstkennzeichnung. Auf diesen Zusammenhang bezieht sich Friedrich Nietzsche, als er in *Jenseits von Gut und Böse* (1886) »von Ferne her irgend ein böses bedrohliches Geräusch« beschreibt, »als ob irgendwo ein neuer Sprengstoff versucht werde, ein Dynamit des Geistes, vielleicht ein neuentdecktes Russisches Nihilin, ein Pessimismus bonae voluntatis, der nicht bloss Nein sagt, Nein will, sondern – schrecklich zu denken! Nein thut«. Und er charakterisiert »diese Art von ›gutem Willen‹« als einen »Willen zur wirklichen thätlichen Verneinung des Lebens«.[56] Er fragt: »Der Nihilismus steht vor der Thür; woher kommt uns dieser unheimlichste aller Gäste?«, um wenig später zu antworten, Nihilismus bedeute, »daß die obersten Werthe sich entwerthen«.[57] Nihilismus sei »das Symptom«, »daß die Schlechtweggekommenen keinen Trost mehr haben: daß sie zerstören, um zerstört zu werden, daß sie, von der Moral abgelöst, keinen Grund mehr haben, ›sich zu ergeben‹ – daß sie sich auf den Boden des entgegengesetzten Princips stellen und auch ihrerseits Macht wollen, indem sie die Mächtigen zwingen, ihre Henker zu sein. Dies ist die europäische Form des Buddhismus, das Nein-thun, nachdem alles Dasein seinen ›Sinn‹ verloren hat.«[58] *Zerstören, um zerstört zu werden*, und umgekehrt: *Zerstört zu werden, um zu zerstören*. Genauer lässt sich die Intention eines Suizidattentats kaum beschreiben.

Nietzsches Einsichten sind bestürzend aktuell; sie finden noch ein spätes Echo in einer Bemerkung von Heinrich Popitz, der in seiner Studie über die *Phänomene der Macht* (1992) konstatierte:

> Der Attentäter und der Märtyrer heben öffentlich sichtbar die Vollkommenheit der Macht auf. Beide zeigen, daß die Entscheidung über Leben und Tod nicht nur beim Machthaber liegt. Sie zeigen, daß gerade die Macht des Tötens jegliche Macht von Menschen über Menschen begrenzt. Macht kann vollkommen sein, weil sie das Äußerste tun kann. Macht ist unvollkommen, weil sich die Entscheidung zum Äußersten nicht monopolisieren läßt – jeder kann töten – und weil die Entscheidung, sich töten zu lassen, anderen nicht genommen werden kann.[59]

(Diese Lektion lernt noch Katniss Everdeen, die sechzehnjährige Heldin der erfolgreichen Jugendbuchtrilogie *Die Tribute von Panem*, als sie in der Arena den Tötungsbefehl verweigert und stattdessen nach den Giftbeeren greift.)[60] Nietzsches Denken mündete konsequent in ein engagiertes Plädoyer für den »freiwilligen«, den »vernünftigen« Tod. Schon im ersten Teil von *Also sprach Zarathustra* (1883) ließ er seinen Propheten predigen: »Viele sterben zu spät, und Einige sterben zu früh. Noch klingt fremd die Lehre: ›stirb zur rechten Zeit!‹ Stirb zur rechten Zeit: also lehrt es Zarathustra. [...] Meinen Tod lobe ich euch, den freien Tod, der mir kommt, weil i c h will. [...] Frei zum Tode und frei im Tode, ein heiliger Neinsager, wenn es nicht Zeit mehr ist zum Ja: also versteht er sich auf Tod und Leben.«[61] Und im zweiten Band von *Menschliches, Allzumenschliches* (1886) unterschied er den unfreiwilligen, natürlichen vom freiwilligen, vernünftigen Tod:

> Der natürliche Tod ist der von aller Vernunft unabhängige, der eigentlich u n v e r n ü n f t i g e Tod, bei dem die erbärmliche Substanz der Schale darüber bestimmt, wie lange der Kern bestehen soll oder nicht: bei dem also der verkümmernde, oft kranke und stumpfsinnige Gefängniswärter der Herr ist, der den Punct bezeichnet, wo sein vornehmer Gefangener sterben soll. Der natürliche Tod ist der Selbstmord der Natur, das heisst die Vernichtung des vernünftigen Wesens durch das unvernünftige, welches an das erstere gebunden ist. Nur unter der religiösen Beleuchtung kann es umgekehrt erscheinen: weil dann, wie billig, die höhere Vernunft (Gottes) ihren Befehl giebt, dem die niedere Vernunft sich zu fügen hat. Ausserhalb der religiösen Denkungsart

> ist der natürliche Tod keiner Verherrlichung werth. – Die weisheitsvolle Anordnung und Verfügung des Todes gehört in jene jetzt ganz unfassbar und unmoralisch klingende Moral der Zukunft, in deren Morgenröthe zu blicken ein unbeschreibliches Glück sein muss.[62]

Diese »Moral der Zukunft« ist auch die Moral des erlaubten, ja gebotenen Suizids.

Das 20. Jahrhundert beginnt im Zeichen Nietzsches, ja, es ist vielleicht sogar das Jahrhundert Nietzsches, wie gelegentlich behauptet wird. In diesem Jahrhundert wird die Frage, wem mein Leben gehört, immer klarer mit dem Ausruf beantwortet: *Mir selbst!* Aber zugleich tendiert diese Antwort ebenfalls immer offensichtlicher zur scheinbar paradoxen Gewissheit, dass mir mein Leben nur gehört, weil mir mein Tod gehört. *Mein Tod gehört mir*: So lautet der Titel einer klugen Analyse zeitgenössischer Debatten über selbstbestimmtes Sterben, die Svenja Flaßpöhler 2013 veröffentlicht hat. In ihrem Vorwort betont sie den dialektischen Zusammenhang zwischen der modernen Forderung, »sich des eigenen Verstandes zu bedienen und die in der Aufklärung gewonnene Souveränität effektiv in die unterschiedlichsten Kulturtechniken zu übersetzen«, und dem Freitod, »wenn Menschen sich in der letzten Phase ihres Seins an einen anderen wenden – und dies, um mit seiner Unterstützung selbstbestimmt aus dem Leben zu scheiden«.[63] »Mein Tod gehört mir«: Der Satz erinnert nicht nur an die feministische Parole »Mein Bauch gehört mir« oder an das »schöpferische Nichts« Max Stirners; er erinnert auch an die elementare und folgenreiche Verschränkung des Sterbens mit dem Possessivpronomen, die Nietzsches Zarathustra proklamierte: »Meinen Tod lobe ich euch«. *Meinen* Tod? Wie kann der Tod zu *meinem* Tod werden? Wie soll er *mir* gehören? Können wir noch Rilkes lyrischer Mystik von 1903 folgen, dieser Beschwörung des »großen« Todes, »den jeder in sich hat«, der »Frucht, um die sich alles dreht«?[64] Die deutsche Übersetzung von Harold Brodkeys Bericht über sein Sterben trägt den Titel *Die Geschichte meines Todes*;[65] die englische Originalfassung hieß dagegen, wahrer vielleicht: *This Wild Darkness* (1996) – diese wilde Dunkelheit.

# 2. Suizid vor der Moderne

»Die Idee des Selbstmords war ein Bekenntnis zum Leben. Welch ein Tod, nicht mehr sterben zu wollen.«
*Cesare Pavese*[1]

## 1.

Die Frage nach dem Suizid ist ein Leitmotiv der Moderne. Zwar ist der Epochenbegriff der Moderne ein wenig unscharf, je nachdem, ob er auf Säkularisierung, Aufklärung, Industrialisierung, die Französische Revolution oder die Erklärung der Menschenrechte bezogen wird. Doch in gewisser Hinsicht beginnt die Umwertung des Suizids im Jahr 1751, als Friedrich II. in Preußen die Suizidstrafen, übrigens in Anwesenheit Voltaires, aufhebt.[2] Zugleich hatten die Philosophen – von Montesquieu bis Jean-Jacques Rousseau und David Hume – eine solche Liberalisierung gefordert; 1770 schrieb etwa der Baron d'Holbach, freilich noch unter dem Pseudonym Mirabaud: »Der Tod ist das einzige Hülfsmittel der Verzweifelung. In einer trostlosen Lage ist ein Dolch der einzige Tröster, der den Unglücklichen übrig bleibt. Solange ihm noch ein Strahl Hoffnung schimmert; so lange seine Leiden ihm noch erträglich scheinen; so lange er sich schmeichelt, daß sie dereinst aufhören können; so lange ihm das Daseyn noch irgend einiges Vergnügen gewährt, wird es ihm nicht einfallen, sich selbst das Leben zu rauben.«[3] Dagegen können die Formen des Umgangs mit dem Suizid vor der Moderne, also vor den Gesetzen Friedrichs II. und dem späteren Auftritt der »heiligen Neinsager«, auf eine Grundregel zurückgeführt werden: Der Suizid ist verboten, weil er zerstört, was mir nicht gehört, mein Leben, das mir von den Ahnen und Eltern, von einem Gott, von einem Herrscher, dem Staat oder der Gesellschaft gegeben wurde. Das Leben wurde mir zwar geschenkt, aber nicht als Besitz, sondern als Leihgabe. »Homo vitae commodatus, non donatus est«,[4] »geliehen, nicht geschenkt ist uns das Leben«, schrieb Publilius Syrus, ein ehemaliger Sklave, der im ersten vorchristlichen Jahrhundert zum erfolgreichen Autor derber Komödien (Mimen) aufstieg. Nicht weniger interessant als die Grundformen des Suizidverbots sind freilich die jeweiligen Ausnahmen, die anerkannt oder geduldet wurden. Sie lassen sich in drei Begriffen konkretisieren, die einander auch überschneiden: Ehre, Selbstopfer und Not (Krankheit, Hunger, Schmerz, Alter). Diese Begriffe taugen nur bedingt zur klaren Abgrenzung von Epochen und Kulturen, selbst wenn zugestanden wird, dass Ehre eine bedeutende Rolle für Suizide in den antiken Kulturen gespielt haben mag, dass Selbstopfer und Martyrium während des christlichen Mittelalters in den Vordergrund traten, und dass der Suizid aus Not ab der frühen Neuzeit – seit Erasmus, Montaigne oder Morus – stärker betont und gerechtfertigt wurde; nur partiell spiegeln sich in diesen drei Begriffen auch die Idealtypen des Suizids, die Émile Durkheim in seiner bedeutenden Untersuchung von 1897 charakterisiert hat: Der Suizid aus Not erinnert an die »egoistischen Suizide«, die mit einer Schwächung sozialer Integration assoziiert werden, das Selbstopfer verweist auf »altruistische Suizide«, als Durchsetzung der Glaubens- und Gruppennormen gegen die Wünsche und Interessen einzelner Individuen, und der Ehrensuizid lässt sich entfernt mit »anomischen Suiziden« in Verbindung bringen, die Durkheim auf soziale und moralische Orientierungsverluste, etwa nach militärischen Niederlagen oder Vergewaltigungen, zurückführt.[5] Im Kontext der möglichen Antworten auf die Frage, wem denn mein Leben gehört, können wir auch folgern: Der Rekurs auf Ehre adressiert sich häufig an Vorfahren und Familien, das Selbstopfer an eine göttliche Instanz und der Notsuizid – bis heute oft genug – an die Gemeinschaft, die kranke und alte Menschen im Stich zu lassen droht oder, in scheinbar positiver Umkehrung, durch die eigenen Leiden und pflegebedürftigen Beschwerden nicht länger belastet werden soll.

Klassifikationen sind angreifbar und riskant, schärfen aber zugleich den Blick für Differenzen. So wurde beispielsweise Ruth Benedicts Unterscheidung zwischen Scham- und Schuldkulturen, die sie in ihrer Studie über die Kultur Japans (1946) entwickelt hatte, häufig kritisiert. Im Horizont einer Geschichtsschreibung des Suizids ist sie immer noch hilfreich. Benedicts These lautet:

> In anthropologischen Studien wird streng unterschieden zwischen Kulturen, die sich auf Schamgefühl gründen, und Kulturen, die sich auf Schuldgefühl gründen. [...] Vom Schamgefühl bestimmte Kulturen vertrauen auf externe Sanktionen, um richtiges Verhalten zu erzielen, und nicht, wie dies vom Schuldgefühl bestimmte Kulturen tun, auf eine von innen kommende Überzeugung der Sündhaftigkeit. Schamgefühl ist eine Reaktion auf die Kritik der anderen. Ein Mensch fühlt sich beschämt, wenn er öffentlich verlacht und kritisiert wird oder sich nur vorstellt, lächerlich gemacht worden zu sein. In beiden Fällen handelt es sich um eine wirksame Sanktion. Aber sie bedarf eines Publikums oder zumindest der Vorstellung, daß es ein Publikum geben könnte. Das Schuldgefühl bedarf dessen nicht.[6]

Im Lichte dieser Distinktion kann der antike Umgang mit Suiziden als Ausdruck einer Schamkultur interpretiert werden. So fragt Platon in seinem Buch über die Gesetze:

> Was soll aber dem widerfahren, welcher seinen vertrautesten, der für seinen besten Freund gilt, tötet? Ich meine dem, welcher sich selbst tötete und gewaltsam dem über ihn verhängten Todestage eine Bestimmung entzieht, ohne daß der Staat durch einen Rechtsspruch es anordnete, ohne daß ein höchst schmerzliches und unentfliehbares Schicksal ihn betraf, ja, ohne daß er einer unheilbaren, das Leben unerträglich machenden Schmach anheimfiel, sondern indem er aus Schlaffheit und feiger Verzagtheit sich selbst eine rechtswidrige Strafe auferlegte.[7]

Wer Suizid begangen habe, bestimmte Platon, solle an einem einsamen Ort bestattet werden, an einer unbebauten, namenlosen Stelle in Grenznähe, ruhmlos und anonym, ohne Bezeichnung des Grabs. Bemerkenswert sind die drei Ausnahmen, die Platon in der zitierten Passage aufzählt: erstens das staatliche Gerichtsurteil, das auf den Tod des Sokrates bezogen werden darf, zweitens das schmerzliche, unentrinnbare Schicksal einer Krankheit, des Wahnsinns oder Alters, und drittens unerträgliche Schande und Schmach. Alle drei

Ausnahmen erfüllen die Kriterien einer Schamkultur (nach Ruth Benedict): der öffentliche Gerichtsprozess, sichtbare Schmerzen und Gebrechlichkeit, erst recht die Schande und der Verlust an Ehre und Ansehen. Stets also wird der soziale Tod[8] als Anlass für einen ehrenvollen Suizid respektiert, während die Bestrafung des verbotenen Suizids auf eine nachträgliche Demonstration des sozialen Tods abzielt: durch die Bestattung in einem namenlosen Grab in einer unbewohnten Grenzregion.

Betrachten wir einige Fallgeschichten. Aufschlussreich ist etwa die Erzählung vom Suizid der Lucretia, die der Geschichtsschreiber Titus Livius überliefert hat und die zu den Gründungsmythen der römischen Republik gehört. Sie beginnt mit der Verschwörung gegen den Tyrannen Tarquinius Superbus, zu der sich mehrere Männer aus dem Familiengeschlecht der Tarquinier im Zelt des Königssohns Sextus Tarquinius zusammengefunden haben. Im Lauf der Gespräche rühmt Collatinus die Tugendhaftigkeit und Schönheit seiner Frau Lucretia. Zum Beweis lädt er die Mitverschwörer auf einen Besuch ein, bei dem sich ausgerechnet der Königssohn heftig in Lucretia verliebt. Nach wenigen Tagen kehrt er zurück. Livius berichtet:

> Als er nach dem Abendessen in die Gastkammer geführt war, ging er, sobald er es umher sicher und alle im tiefen Schlafe glaubte, von Liebe glühend, mit gezogenem Schwerte zur schlafenden Lucretia, hielt sie, die linke Hand ihr auf die Brust gesetzt, nieder, und sprach: »Schweig, Lucretia! Ich bin Sextus Tarquinius, mit dem Schwerte in der Hand. Du bist des Todes, so wie du einen Laut von dir gibst.« Indes die aus dem Schlafe Auffahrende nirgends Hilfe, nur den Tod vor Augen sah, bekannte Tarquinius seine Liebe, flehte, wechselte mit Bitten und Drohungen und versuchte das weibliche Herz von allen Seiten. Wie er sie standhaft und selbst gegen Todesgefahr nicht wanken sah, ließ er mit der Furcht die Schande zugleich wirken. Wenn er sie ermordet habe, sagte er, wolle er einen erwürgten Sklaven nackt zu ihr legen, damit es heißen solle, er habe sie in diesem schmutzigen Ehebruch getötet.[9]

Die Androhung der Schande überwindet den Widerstand. Tarquinius reist ab, doch Lucretia erzählt die Ereignisse dem Vater und ih-

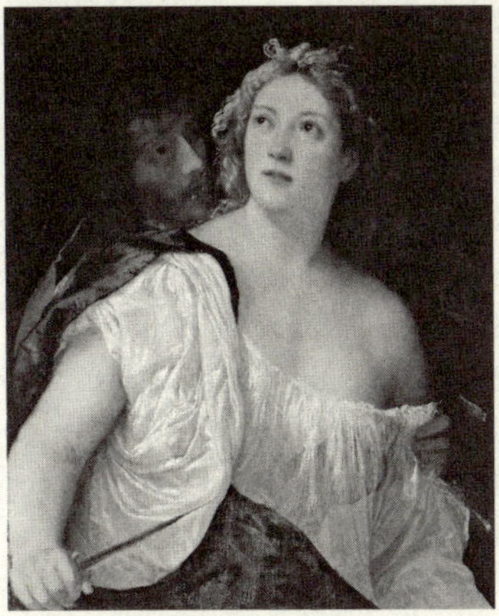

Abb. 1: Tizian,
*Tarquinio e Lucrezia* (1516/17).

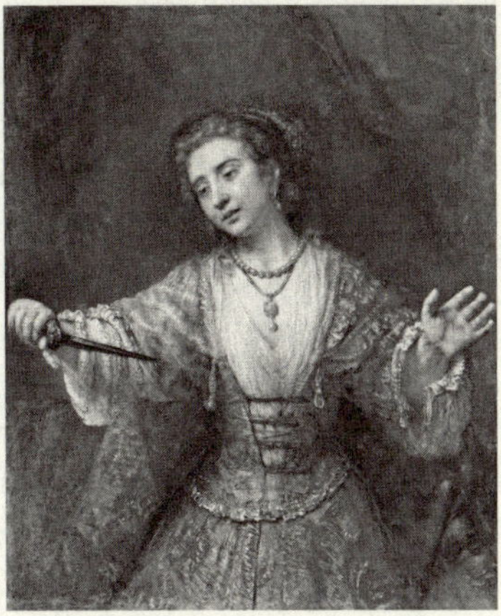

Abb. 2: Rembrandt van Rijn,
*Lucretia* (1664).

rem Ehemann, bevor sie sich das Leben nimmt. Ovid hat ihren Suizid – in den *Fasti* – anschaulich, fast ein wenig spöttisch beschrieben:

> Vater und Gatte verzeihn ihr: Getan habe sie's unter Zwang nur. »Ihr verzeiht mir, doch ich«, sprach sie, »verzeihe mir nicht!« Rasch durchbohrt sie die Brust mit dem Dolch, den im Kleid sie versteckt hielt; dann fällt blutüberströmt vor ihren Vater sie hin. Jetzt auch noch, als sie stirbt, gibt sie acht, daß sie möglichst mit Anstand hinfällt; während sie stürzt, ist ihre Sorge nur dies! Über ihrem Körper liegen, die Haltung vergessend nun, Mann und Vater, und jeder beklagt laut den Verlust, der sie traf.[10]

Die Trauer mündet rasch in Zorn, und die Tyrannei der Königsherrschaft wird gestürzt.

Lucretias Suizid hat eine Vielzahl von Gemälden, Skulpturen, Opern und Romanen inspiriert. Ihre Vergewaltigung und Selbsttötung – an der Grenze zwischen Mythos und Historie, irgendwann vor dem fünften vorchristlichen Jahrhundert – erinnert an den Zusammenhang von Landnahme, politischem Umsturz und Frauenraub, den Klaus Theweleit in seinem materialreichen *Buch der Königstöchter* (2013) plausibel dargestellt hat.[11] Nicht zufällig ist Lucretia die einzige Römerin im Familienclan der Tarquinier, alle anderen Mitglieder des Adelshauses sind mit Etruskerinnen verheiratet; nicht zufällig initiiert ihr Tod den Beginn des Aufstands gegen die Despotie und die Errichtung der römischen Republik; und nicht zufällig avancierte sie in der europäischen Rezeptionsgeschichte zu einer Vorläuferin »nationaler Jungfrauen« wie Jeanne d'Arc, Marianne, Germania oder die Freiheitsstatue von New York.[12] Unabhängig von dieser Resonanz könnte Lucretia aber auch mit einer ganzen Reihe mythischer Schwestern – Medea, Iokaste, Antigone – verglichen werden, die an den Konzepten der Ehre, Scham und Familienloyalität tragisch scheitern. Von Livius und Ovid könnte ein Bogen gespannt werden bis zu Plutarchs Bericht über eine antike Suizidepidemie. Die Mädchen von Milet, so erzählt er, wurden einst »von einer schrecklichen und sonderbaren« Plage befallen, deren Gründe unbekannt waren, so dass zunächst vermutet wurde, ein *miasma* – verseuchte Luft – habe bewirkt, dass bei den Mädchen plötzlich eine Todessehnsucht auftrat, ein »Verlangen zu sterben«, eine unwiderstehliche »Neigung sich zu erhängen«. Manche Mädchen erhängten sich heimlich, »allen Bitten und Tränen der Eltern« und Freunde zum Trotz; nicht einmal Wächter konnten die Suizide verhindern. Folglich hielt man die Plage für eine Strafe der Götter. Dann aber schlug ein Mann folgendes Verfahren vor: Alle Mädchen, die sich erhängt hatten, sollten »nackt über den Markt zur Begräbnisstätte« getragen werden. Der Vorschlag wurde befolgt und setzte der Epidemie ein rasches Ende, denn er nahm den Mädchen »das Verlangen nach dem Tod«. Plutarchs Bericht schloss mit einer Bezeugung des Respekts vor den jungen Frauen aus Milet: Deren »Furcht vor Schande« sei »ein großer Beweis ihres edlen Charakters und ihrer Tugend«, da sie furchtlos waren angesichts der Schrecken von Tod und Schmerz, aber »die Vorstellung der Schande unerträglich fanden«, die sie doch erst nach dem Tod treffen sollte.[13]

Natürlich hat Georges Minois recht, wenn er in seiner *Geschichte des Selbstmords* (1995) betont, dass die Alte Welt viele Positionen zum Suizid tolerierte:

In der griechischen Welt vertritt jede philosophische Schule ihren eigenen Standpunkt, und von der kategorischen Ablehnung der Pythagoräer bis hin zur wohlwollenden Billigung der Epikureer und Stoiker, ist das gesamte Spektrum vertreten. Diese Vielfalt findet sich im Recht wieder: Einige Städte wie Athen, Sparta, Theben sehen Strafen für die toten Körper von Selbstmördern vor, andere nicht. Überall jedoch ist die Praxis überaus nachsichtig, und die griechische Geschichte ist voll von aufsehenerregenden, verbürgten oder halblegendären Selbstmorden aus den unterschiedlichsten Motiven.[14]

Ein ähnliches Bild kann für Rom skizziert werden: Mit dem Einfluss der stoischen Philosophie – der Einsicht, dass nicht der Tod, sondern ein schlechtes Leben gefürchtet werden müsse – verbreitete sich auch die Toleranz gegenüber dem Suizid. Tarquinius hatte Selbstmörder noch ans Kreuz nageln lassen, weil er den Suizid als Kritik an seiner Herrschaft wahrnahm. Doch seit Gründung der Republik setzte sich die Neigung zum freiwilligen Tod (*mors voluntaria*) durch, die Yolande Grisé mit einer umfangreichen Aufzählung von 314 Suiziden prominenter Römerinnen und Römer dokumentiert.[15] Lediglich zwei Gruppen war der Suizid untersagt: den Sklaven und den Legionären. Als bedeutendes Vorbild für einen heroisch-ehrenvollen Suizid wurde in der Kaiserzeit der jüngere Cato angesehen, der sich nach dem Sieg Caesars im römischen Bürgerkrieg (am 6. April 46 v. u. Z.) in sein Schwert gestürzt hatte. Die Bauchwunde wurde zunächst medizinisch versorgt, aber wenig später soll Cato die Nähte wieder aufgerissen und seine Eingeweide eigenhändig zerfetzt haben. Vor seinem Freitod habe er – zweimal hintereinander – Platons *Phaidon* gelesen. Cato hat übrigens in der europäischen Kunst- und Literaturgeschichte kaum weniger Spuren hinterlassen als Lucretia; in Dantes *Divina Commedia* tritt er als ehrwürdiger Wächter des Purgatoriums auf.[16]

## 2.

Auch im Judentum ist der Suizid verboten, weil er Gottes Eigentum raube und das Gesetz der Lebensheiligkeit verletze. Noch bis 1966 galt der Suizid in Israel als Straftat. Suizidenten müssen in einem sichtbaren Abstand zu den anderen Gräbern bestattet werden, und die üblichen Trauerriten werden nur vollzogen, sofern sie den Hinterbliebenen gelten; ein Kaddisch wird nicht gesprochen. Wie in der griechisch-römischen Antike bildeten lediglich heroische, ehrenvolle Suizide eine Ausnahme. Doch die Kriterien waren streng: So wurde beispielsweise der Suizid König Sauls, der sich nach einer verlorenen Schlacht mit den Philistern in sein Schwert stürzte, um nicht in die Hände der Feinde zu fallen, auf den verbotenen Besuch bei der Totenbeschwörerin von En-Dor zurückgeführt; zunächst bat Saul um Beihilfe zum Suizid, indem er zu seinem Waffenträger sagte: »Zieh dein Schwert und durchbohre mich damit! Sonst kommen diese Unbeschnittenen, durchbohren mich und treiben ihren Mutwillen mit mir. Der Waffenträger wollte es nicht tun; denn er hatte große Angst. Da nahm Saul selbst das Schwert und stürzte sich hinein.« (1 Sam 31, 4) Der Massensuizid auf der von den Römern belagerten Festung Masada im Judäischen Krieg (73/74 n. u. Z.) folgte dagegen der Logik umfassender Suizidbeihilfe, die der Waffenträger Sauls noch verweigert hatte. Die Verteidiger von Masada gehörten zu den Sikariern, einer radikalen Gruppe der Zeloten, die gegen die römische Fremdherrschaft rebellierten. Sie verübten häufig Attentate mit dem Dolch, lateinisch *sica*, woraus sich ihr Name ableitete. In aussichtsloser Lage, nach einer Brandrede ihres Anführers Eleazar, wurden durch Losentscheid die Männer bestimmt, die Frauen, Kinder und zuletzt einander selbst ums Leben bringen sollten. In seiner *Geschichte des Judäischen Kriegs* hat Flavius Josephus die unheimliche Szene beschrieben:

> So setzten sie, indem sie ihre Frauen liebevoll umarmten, ihre Kinder herzten und sie unter Tränen zum letztenmal küßten, ihren Entschluß ins Werk, als stände ihnen eine fremde Hand zu Gebot; Trost fanden sie dafür, daß sie zum Morden gezwungen waren, in dem Gedanken an die Mißhandlungen, die ihre Ange-

hörigen erdulden müßten, wenn sie in Feindeshand fallen würden. Schließlich erwies sich keiner als zu schwach für das grausige Werk, sondern alle erfüllten die Aufgabe an ihren Nächsten. Opfer der Not, die es den Unglücklichen als das kleinste Übel erscheinen ließ, mit eigener Hand Frauen und Kinder hinzuschlachten![17]

Zwar haben Archäologen nach ihren Ausgrabungen die Schilderungen von Josephus angezweifelt; doch noch zwischen 1965 und 1991 wurde die militärische Grundausbildung der israelischen Soldaten mit einem Schwur auf der Festung Masada abgeschlossen.

In seinem jüngst erschienenen Roman über die Frühgeschichte des Christentums streift Emmanuel Carrère die Ereignisse von Masada,[18] im Zentrum stehen allerdings – neben den Berichten über eine eigene Konversion und den späteren Glaubensverlust, in einer bemerkenswerten Umkehrung der *Confessiones* des Augustinus – die Lebensgeschichten von Paulus und Lukas, vor allem aber die Rekonstruktion der allmählichen Verbreitung einer »guten Nachricht«, griechisch *eú-angelion*, über die Auferstehung eines Gekreuzigten. Die Kreuzigung, ursprünglich eine phönizische und persische Todesstrafe, fungierte im Römischen Reich als demonstrative Strafe: Demonstriert wurde dem Bestraften – und zugleich dem Hinrichtungspublikum – eine elementare Abhängigkeit. Wer unter Qualen und Schmerzen, oft Stunden und Tage, am Kreuz hing, in Atemnot und mit zunehmenden Muskelkrämpfen immer wieder versuchte, sich aufzurichten, um noch einmal Luft zu schöpfen, demonstrierte wider Willen den Zusehenden die Vergeblichkeit jedes Aufstands. Kein Wunder also, dass die Strafe der Kreuzigung insbesondere über Sklaven und Rebellen verhängt wurde. Die grausame Lehre lautete: Wer sich gegen seine Herren im Aufstand erhebt – wie etwa Spartacus und seine Rebellen in der Spätzeit der römischen Republik –, fällt unweigerlich zurück in eine Abhängigkeit, die erst mit dem Tod endet. Vor diesem Hintergrund wird die Radikalität der »guten Nachricht« sichtbar: Jesus, der Gekreuzigte, ist nach drei Tagen wiederauferstanden. In seinem ersten Brief an die Korinther betonte Paulus: »Gibt es keine Auferstehung der Toten, so ist auch

Christus nicht auferstanden. Ist aber Christus nicht auferstanden, so ist unsre Predigt vergeblich, so ist auch euer Glaube vergeblich.« (1 Kor 15, 13-14) Um die Auferstehung des Gekreuzigten, um das Versprechen einer Auferstehung der Toten, drehte sich die zentrale Botschaft des Christentums. Mit der Verbreitung dieser Botschaft verband sich eine Umwertung der Werte, die den heroischen Suizid – wie noch in Masada – zugunsten des Selbstopfers, des Martyriums, in den Hintergrund treten ließ. Zugleich wandelte sich die Schamkultur der Alten Welt in eine Schuldkultur.

Diesen Wandel hat Franz Borkenau – ehemals Mitglied der KPD und Komintern, 1929 wegen seiner Kritik an den stalinistischen Säuberungen ausgeschlossen, dann Mitarbeiter am Frankfurter Institut für Sozialforschung, ab 1933 als Emigrant in Paris und Panama – in seinen späteren Untersuchungen zur Geschichtsphilosophie aus der Perspektive einer faszinierend ungewöhnlichen Klassifikation von Kulturen analysiert. Borkenau ging aus von einer Antinomie (im Sinne Kants), die er als »Todesantinomie« bezeichnete: Die Menschen können sich weder vorstellen, tot zu sein, noch können sie sich vorstellen, unsterblich zu sein. Todesgewissheit, Heideggers »Sein zum Tode«, und die These Freuds, der eigene Tod sei »unvorstellbar, und sooft wir den Versuch dazu machen, können wir bemerken, daß wir eigentlich als Zuschauer weiter dabeibleiben«,[19] bilden einen unauflösbaren Widerspruch. Dieser Widerspruch habe jedoch keinen kulturellen Verzicht auf Mythen und Rituale erzwungen, sondern – ganz im Gegenteil – eine Vielzahl konkurrierender Bilder und Deutungen inspiriert. Diese Bilder und Deutungen richten sich entweder auf ein Nichts, das als Nirwana, als Ruhe, Frieden oder ewiger Schlaf ausgemalt werden mag; oder sie richten sich auf ein Weiterleben nach dem Tod: entweder auf die religiöse Imagination einer teils erhofften, teils gefürchteten Unsterblichkeit oder auf die säkulare Imagination eines Überlebens im Gedächtnis der Nachwelt, in den eigenen Kindern, Taten und Werken. Borkenau will Hochkulturen klassifizieren, die in ihren Gründungsmythen entweder für Todesgewissheit oder für Unsterblichkeit eintreten, was jeweils mit spezifischen Risiken einhergehe, die zur kulturellen Dynamik beitragen: einerseits dem Risiko der Paranoia, die jeden

Tod als Unglück oder Resultat eines Mordanschlags wahrzunehmen neigt, andererseits dem Risiko der Depression, die alle Ereignisse und Handlungen in den Schatten der Vergänglichkeit rückt. So führte die Behauptung von Unsterblichkeitsmythen in der altägyptischen Kultur der »Todesüberwindung« zu einem immer höheren Aufwand bei der Errichtung von Grabmonumenten und Ausübung von Mumifizierungstechniken, der geradezu den ökonomischen Ruin dieser Kultur provozierte, während die »Todeshinnahme« in der griechischen und jüdischen Kultur eine – in sakralen oder philosophischen Texten vielfach dokumentierte – Melancholie förderte. Der Klage Hiobs, er müsse bald fortgehen »ohne Wiederkehr ins Land des Dunkels und des Todesschattens« (Ijob 10, 21), lässt sich die bittere Bemerkung des toten Achilles im elften Gesang der Odyssee an die Seite stellen, lieber wolle er als Tagelöhner dem ärmsten Bauern dienen, als Herrscher über alle Toten zu sein (XI, 488-491).

Borkenau kommentiert freilich nicht nur die konkreten Gestalten der Todesantinomie, sondern vor allem deren historische Dynamik, die nicht – wie in Oswald Spenglers *Untergang des Abendlandes* – auf die Vegetationsmetaphorik von Blüte, Reife und Absterben bezogen wird, sondern auf die Effekte des unauflösbaren Widerspruchs zwischen Leitbildern der Todesüberwindung und der Todeshinnahme:

> Jede Hochkultur beginnt mit einem Mythus, der die eine Seite der Todesantinomie hervorhebt, und endet mit einer Rationalisierung, die sich bemüht, der entgegengesetzten Seite zu ihrem Recht zu verhelfen. [...] Jede Nachfolgekultur (»affiliated civilization«) beginnt mit einem Urmythus, der inhaltlich den Rationalisierungen der Spätphase der vorangehenden Kulturgeneration entspricht, und endet daher mit einer Rationalisierung, die inhaltlich dem Urmythus der vorangegangenen Kultur entspricht.[20]

So verschieben sich die kulturellen Paradigmen von der Todesüberwindung zur Todeshinnahme und umgekehrt; zugleich verschieben sich aber auch die Darstellungs- und Symbolisierungsformen, vom Mythos zur Rationalisierung und wieder zum Mythos: Dialektik einer Aufklärung, die gerade nichts endgültig aufzuklären vermag. Aus dieser Perspektive interpretiert Franz Borkenau den historischen Erfolg des Christentums als einen Triumph über die hebräisch-hellenischen Kulturen der Todeshinnahme: »Man braucht kaum zu betonen, daß Todesüberwindung der Kern der christlichen Botschaft ist. Die Evangelien und Paulus stimmen darin überein: ›Tod, wo ist dein Stachel!‹ Man hört hier ein fernes Echo der alten Stromtal-Religionen, die vom Christentum durch das hellenische ›Zwischenspiel‹ getrennt erscheinen.«[21] Das Kreuz avancierte zum Versprechen der Auferstehung und des ewigen Lebens; es fungierte nicht mehr als Zeichen des Todes. Darin bestand die christliche Umwertung aller Werte, deren Spuren erst in der Moderne allmählich verblassen.

Was leistet Borkenaus These für eine Geschichte des Suizids vor der Moderne? Naheliegend wäre gewiss, die Kulturen der Todeshinnahme mit den Schamkulturen und der Toleranz des ehrenvollen Suizids zu assoziieren, und die Kulturen der Todesüberwindung mit den Schuldkulturen, der Anerkennung des Selbstopfers und Martyriums, bei gleichzeitiger Behauptung rigoroser Suizidverbote. Aber mit der Einordnung in ein Schema ist noch wenig gewonnen. Wir dürfen nicht vergessen: Die christliche Lehre von der Todesüberwindung, wie sie etwa Paulus predigte, verbreitete sich im Geist der Erwartung des Jüngsten Tages, des Untergangs der Welt. Siebzig Jahre nach jenem Wendepunkt, der inzwischen die meisten Kalenderrechnungen regiert, zerstörte der römische Feldherr und spätere Kaiser Titus, ein Sohn Vespasians, die Stadt Jerusalem und den Tempel der Juden. Ungefähr zur selben Zeit, im Umkreis der Tempelschleifung und des Massensterbens auf Masada, entstand vermutlich das älteste christliche Evangelium, das Evangelium des Markus, das sein argumentatives Zentrum mit der Schilderung von Kreuzigung und Auferstehung erreicht. Davor aber wird berichtet, wie Jesus den Jüngern beim Verlassen des Tempels prophezeit, dass von diesem großen Bau kein Stein auf dem anderen bleiben wird: denn »alles wird niedergerissen« (Mk 13, 1-2). Im Detail werden die Schreckensszenarien des Krieges ausgemalt, und zwar als die ersten Vorboten der Wiederkunft des Erlösers. Nach Eintritt der Katastrophe werde »sich die Sonne verfinstern, und der Mond wird nicht mehr scheinen, die Sterne werden vom Himmel fallen und die Kräfte des Himmels werden erschüttert sein. Dann wird man den Menschensohn mit großer Macht und Herrlichkeit auf den Wolken kommen sehen« (Mk 13, 24-26). Der Zeitpunkt der Rückkehr Jesu wird nicht exakt präzisiert: »[J]enen Tag und jene Stunde kennt niemand, auch nicht die Engel im Himmel, nicht einmal der Sohn, sondern nur der Vater« (Mk 13, 32). Versprochen wird immerhin, »diese Generation« werde »nicht vergehen, bis das alles eintrifft« (Mk 13, 30). Spuren dieser Erwartung finden sich in allen Evangelien, gleichlautend etwa bei Matthäus (Mt 24, 34) oder Lukas (Lk 21, 32). Geboten wird sogar eine dauerhafte Wachsamkeit, damit die Gläubigen nicht vom Anbruch des letzten Tages überrascht werden. Kurzum, das Ende sei nah, die Vernichtung der Welt und die glorreiche Errichtung des neuen Jerusalem, der Gottesstadt, die keinen Tod mehr kennen werde: »Der Tod wird nicht mehr sein, keine Trauer, keine Klage, keine Mühsal« (Offb 21, 4).

## 3.

Doch diese Erwartung einer direkten Todesüberwindung wurde enttäuscht. Zur Zeit der Abfassung der Johannesapokalypse – vermutlich gegen Ende des ersten nachchristlichen Jahrhunderts – war die Generation, die nicht vergehen sollte, bereits tot. Also musste ein anderer Weg in das Gottesreich gebahnt werden; zum Königsweg avancierte bald das Martyrium, die Nachfolge Christi. Die »Bluttaufe« sollte einen direkten Aufstieg ins Paradies bewirken. Signifikant ist in dieser Hinsicht etwa die Vision der Perpetua, die am 7. März 203 im Amphitheater von Karthago hingerichtet wurde:

> Ich sah eine eherne, sehr hohe Leiter, die bis an den Himmel reichte, aber so eng war, daß immer nur einer hinaufsteigen konnte; an den Seiten der Leiter waren allerlei Eisenwerkzeuge eingesteckt: Schwerter, Lanzen, Sicheln, Messer und Spieße, so daß, wer saumselig und nicht mit dem Blicke nach oben hinaufstieg, zerfleischt wurde und sein Fleisch an den Eisen hängen blieb. Unten an der

> Leiter lag ein gewaltig großer Drache, der den Aufsteigenden nachstellte und sie vom Aufstieg abschrecken sollte.[22]

Perpetua, so der Passionsbericht, habe diese Vision als Ankündigung ihres baldigen Martyriums wahrgenommen, das dann zunächst durch eine wilde Kuh vollstreckt werden sollte, danach durch das Schwert eines Gladiators. Aber die Hand des Gladiators musste geführt werden, wie das Ende des Berichts verrät: »Perpetua aber, um doch auch etwas von Schmerzen zu kosten, schrie auf, als sie zwischen die Rippen getroffen wurde, und führte die schwankende Hand des noch unerfahrenen Gladiators zu ihrer Kehle. Vielleicht hätte eine solche Frau anders nicht getötet werden können, da sie von dem unreinen Geiste gefürchtet wurde, wenn sie nicht selbst gewollt hätte.«[23] Wie sehr darf das Martyrium, als Sieg über den Tod, selbst gewollt (»nisi ipsa voluisset«) werden? In Zeiten epidemischer Begeisterung für den blutigen Zeugentod mag sich mancher römische Richter gefragt haben, warum so viele junge Menschen – Perpetua soll erst 22 Jahre alt gewesen sein – den grausamen Tod in der Arena einer schlichten Geste der Loyalität zum Kaiser vorzogen. Alternative Glaubensüberzeugungen wurden von den Römern zumeist respektiert, sofern sie den Machtanspruch des Imperiums nicht in Frage stellten.

Wann ist das Martyrium ein freiwilliger Tod? Wann ist der Suizid Martyrium? Eine klare Abgrenzung fiel den christlichen Theologen schwer. So argumentierte beispielsweise Augustinus im ersten Buch von *Der Gottesstaat*, das Martyrium – etwa der heiligen Frauen, die sich »in Verfolgungszeiten, um ihre Unschuld vor Angriffen zu retten, in die reißende Strömung der Flüsse« stürzten – müsse unterschieden werden von der Sünde des Selbstmords. Doch um nicht missverstanden zu werden, fügte er gleich hinzu: »Das aber sagen, das versichern wir, daran halten wir mit aller Entschiedenheit fest, daß niemand freiwillig den Tod suchen darf, um zeitlicher Pein zu entgehen, er würde sonst der ewigen anheimfallen.« Auch sei es nicht erlaubt, sich das Leben zu nehmen »aus Verlangen nach einem besseren Leben«, das »nach dem Tode erhofft« wird, denn »die am eigenen Tode Schuldigen erwartet kein besseres Leben«. Aufschlussreich sind die Beispiele, an denen Augustinus demonstrieren will, dass einzig der Befehl Gottes als Kriterium für die Rechtfertigung einer Tat tauge:

> Wenn aber Gott etwas befiehlt und seinen Willen unzweideutig zu erkennen gibt, wer dürfte da den Gehorsam zum Unrecht stempeln? Wer die fromme Folgsamkeit anschuldigen? Doch würde nicht jeder, der sich entschließt, seinen Sohn Gott zu opfern, darum vom Verbrechen freizusprechen sein, weil Abraham, der dies tat, deswegen gepriesen wird. Denn auch der Soldat, der in Gehorsam gegen die rechtmäßige Gewalt einen Menschen tötet, wird durch kein Gesetz seines Staates zum Mörder erklärt; vielmehr macht er sich, wenn er es nicht tut, der Übertretung und Verachtung des Befehles schuldig. Täte er es dagegen auf eigene Faust und Verantwortung, würde er sich mit Blutschuld belasten. [...] Wer also um das Verbot, sich selbst zu töten, weiß, mag es dennoch tun, wenn der es befohlen hat, dessen Befehle niemand verachten darf, aber er sehe wohl zu, ob dieser Befehl auch keinen Zweifeln ausgesetzt ist.[24]

Implizit wird also zugestanden, dass das Martyrium als ein von Gott befohlener Suizid betrachtet werden kann; aber das Kriterium der Unterscheidung ist weich, weil der Gottesbefehl – im Gegensatz zum militärischen Befehl – intersubjektiv nicht überprüfbar ist. Skepsis und Zweifel sind folglich geboten.

Die Frage »Martyrium oder Suizid?« blieb heikel. Nicht umsonst bemerkte Athanasius, der Bischof von Alexandria, in seiner *Schutzschrift an Kaiser Constantius*, es sei »Selbstmord, wenn man sich seinen Feinden zur Ermordung preisgibt«. Denn »nach der Ermahnung des Heilandes fliehen heißt so viel, als die Zeit erkennen und in Wahrheit für seine Verfolger Sorge tragen, damit sie sich nicht zum Blutvergießen hinreißen lassen und gegen das Gebot sündigen: ›Du sollst nicht töten‹«.[25] Das Argument ist plausibel, aber nicht ungefährlich: Hat nicht auch Jesus die Flucht vor seinen Feinden verweigert? Hat er nicht sogar Petrus, der ihn mahnte: »Das darf nicht mir dir geschehen« schroff zurechtgewiesen: »Weg mit dir, Satan, geh mir aus den Augen«? Und sich auf den Willen Gottes, den Befehl, berufen: »Du willst mich zu Fall bringen, denn du hast nicht das im Sinn, was Gott will, sondern was die Menschen wollen«? (Mt 16, 22-23) Judas, der Verräter, avancierte dagegen zum exemplarischen Prototyp des Suizidenten, dessen Selbstmord seine Schuld besiegelt: »Dann ging er weg und erhängte sich« (Mt 27, 5). Bemerkenswert ist eine spätrömische Elfenbeinschatulle, die im British Museum aufbewahrt wird: Das Relief ihres Deckels zeigt auf der linken Seite Judas, der am Ast eines Baumes hängt, unter ihm liegt der Beutel mit den Silberlingen. Auf der rechten Seite hängt Jesus mit angenagelten Händen am Kreuz, links neben ihm stehen Maria und der Jünger Johannes, rechts der römische Soldat Longinus, der ihn mit der Lanze durchbohren wird. Die Annäherung der Tode des Verräters und des Erlösers – am Holz des Baumes, am Holz des Kreuzes – scheint nochmals die Frage aufzuwerfen, welche Einwilligung in den eigenen Tod legitim ist. Die Darstellung erinnert von fern an die gnostische Deutung der aktiven Beteiligung des Judas am Erlösungswerk, etwa im sogenannten Judasevangelium, dessen Fragmente Elaine Pagels und Karen Leigh King vor einigen Jahren veröffentlicht und kommentiert haben.[26] Judas sieht nicht böse aus in diesem Relief, und seine Füße schweben ebenso in der Luft wie die Füße des Gekreuzigten, die nicht angenagelt sind. Ungewöhnlich wirkt das Bildmotiv zumal im Vergleich mit späteren Darstellungen von Judas' Tod, etwa der von Gislebertus, die ihn meist in Gegenwart verschiedener Dämonen zeigen.

In seinen unlängst erschienenen *Notes on Suicide* (2015) – ein schwer übersetzbares Wortspiel, denn *suicide notes* heißen im Englischen auch die Abschiedsbriefe der Suizidenten – hat Simon Critchley das Dilemma klar formuliert:

> Die christlichen Märtyrer entschieden sich, in den Tod zu gehen aus Liebe zu Gott und Hass auf den Staat und auf alle Formen diesseitig paganer Autorität. Wenn die Kreuzigung Christi selbst als ein quasisuizidaler Akt betrachtet werden kann, vollzogen aus Liebe, dann ist das *a fortiori* auch der Fall bei den Toden der Heiligen und Märtyrer, die das Opfer Christi nachahmen. Es würde völlig widersprüchlich erscheinen, den Suizid zu verbieten und zugleich die quasisuizidalen Taten der Heiligen zu feiern.[27]

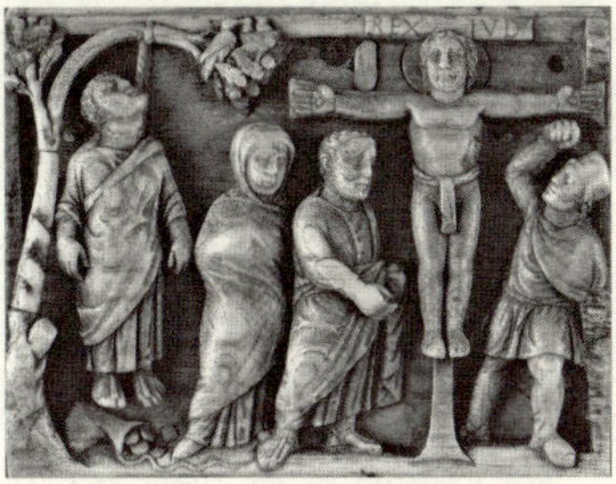

Abb. 3: Römische Elfenbeinschatulle (um 420/430).

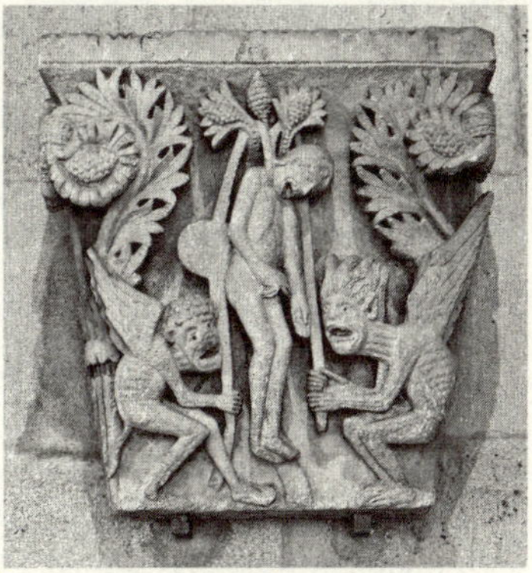

Abb. 4: Gislebertus, *Le Suicide de Judas* (um 1120-1135), Kapitell der Kathedrale Saint-Lazare in Autun.

Schon Nietzsche sprach übrigens von der »Sehnsucht zum Tode«, die den »Hebräer Jesus«[28] befallen habe; der gewählte Begriff – »Sehnsucht zum Tode«, nicht »Sehnsucht nach dem Tod« – erinnert wohl an Søren Kierkegaards *Krankheit zum Tode* (1849). Um dieser Sehnsucht oder Krankheit vorzubeugen, wurde der Suizid nach christlicher Doktrin als eine der schwersten Sünden bewertet, die ein Mensch begehen kann, schlimmer als der schwerste Diebstahl, denn der Suizident, der sich aus dem Leben stehle, beraube seinen Schöpfer. Noch bis ins 17. Jahrhundert hinein wurde sogar behauptet, der Suizid sei schlimmer als Mord, denn ein Mörder töte bloß den Körper des Ermordeten, nicht dessen Seele, während der Selbstmörder eigentlich einen Doppelmord begehe: nämlich die Tötung des eigenen Leibs *und* der eigenen Seele.[29]

Martyrium oder Suizid? Die Frage blieb virulent, auch und gerade nach den Kreuzzügen und den apokalyptischen Bewegungen des Spätmittelalters, in Reaktion auf die Pestepidemien, nach den frühneuzeitlichen Religionskriegen, nach den Wellen protestantischer Martyrien und Selbstopfer, die Peter Burschel, seit 2016 Direktor der Herzog-August-Bibliothek von Wolfenbüttel, in seiner Habilitationsschrift untersucht hat.[30] Während all dieser Jahrhunderte waren indirekte Suizide weit verbreitet, wie Georges Minois betont:

> Guibert von Nogent berichtet, daß viele Christen sich ertränken, da »sie es vorziehen, die Art ihres Todes selbst zu wählen«, statt sich den Türken zu ergeben. Joinville war Zeuge ähnlicher Vorfälle, die sogar Geistliche betreffen: der Bischof von Soissons, der es ablehnt, die Niederlage hinzunehmen, wirft sich den Türken entgegen, um den Tod zu finden; die Königin, Gemahlin des heiligen Ludwig, bittet einen alten Ritter, ihr den Kopf abzuschlagen, falls die Sarazenen drohen, sich ihrer zu bemächtigen. Als Joinville und seine Gefährten im Begriff stehen, gefangengenommen zu werden, ruft einer seiner Geistlichen aus: »Ich bin dafür, daß wir uns alle töten lassen, wir werden alle ins Paradies kommen.« Der Rat wird zwar nicht befolgt, aber er veranschaulicht die Mentalität der Ritterschaft, in der man es ablehnt, das freiwillige Martyrium als Selbstmord anzusehen. Dieselbe Geisteshaltung trifft man bei einigen Mönchen an wie jenen Franziskanern, die im Sevilla des 13. Jahrhunderts die Moslems provozieren, indem sie lauthals Mohammed beleidigen.

Sogar im Kontext des Prozesses gegen Jeanne d'Arc spielt die Frage nach dem Suizid eine gewisse Rolle. Die Heldin von Orleans

> stürzt sich als Gefangene aus ungeklärten Gründen von einem Turm. Beim Verhör erklärt sie, »sie wolle lieber sterben als nach einer solchen Zerstörung braver Leute weiterleben«, womit sie auf ein Gemetzel unter Zivilpersonen anspielt; doch ein andermal antwortet sie, »sie habe lieber sterben als ihren Feinden, den Engländern, in die Hände fallen wollen«. Dann versichert sie – und widerspricht damit ihren vorherigen Erklärungen –, sie habe nicht die Absicht gehabt, sich zu töten. Einer der Anklagepunkte wird auf versuchte »Selbsttötung« aus Verzweiflung lauten.[31]

Eine plausible Grenzziehung zwischen Martyrium und Suizid war also dauerhaft schwierig, ähnlich wie bis heute im Islam, schließlich lässt sich auch aus einigen Suren des Korans und manchen Hadithen – den Überlieferungen der Reden und Taten Mohammeds –

theologisch ein strenges Suizidverbot ableiten.[32] Martyrium oder Suizid? Aktuelle Konjunkturen dieser Debatte spiegeln sich exemplarisch in den Anstrengungen der katholischen Kirche, ein deutsches Martyrologium des 20. Jahrhunderts herauszugeben,[33] oder im differenzierten Kultur- und Epochenvergleich der *Märtyrer-Porträts*, die aus einem Forschungsprojekt des Berliner Zentrums für Literatur- und Kulturforschung hervorgegangen sind,[34] aber auch im heftigen Streit um die Eröffnung eines temporären »Martyr Museum« in einem ehemaligen Schlachthof Kopenhagens am 26. Mai 2016.

## 4.

Halten wir fest: Zwar wurde in der Antike der heroische-ehrenvolle Suizid als erlaubt angesehen, ebenso wie das Martyrium im christlichen Mittelalter; doch generell galt ein Suizidverbot, dessen Übertretung durch Strafen geahndet wurde, die auf verschiedenste Weisen auch an toten Körpern vollzogen werden konnten. Zweifel an der Legitimität dieses Verbots tauchten pünktlich zu Beginn der Neuzeit auf. Noch in den ersten Dekaden des 14. Jahrhunderts lässt Dante die Selbstmörder im zweiten Ring des siebenten Höllenkreises als Sträucher und Bäume büßen, deren Blätter von Harpyien – vogelartigen Mischwesen der griechischen Mythologie – zerpflückt werden. Wenn die Seele, so heißt es im dreizehnten Gesang, sich so eigenmächtig »aus dem Bunde mit ihrem Leib« losgerissen habe, soll sie nicht besitzen, was sie geraubt hat.[35] Zwei Jahrhunderte später leiht der Humanist Erasmus von Rotterdam der Narrheit eine Stimme. Wenige Zeilen nach der scharfen Kritik am »Überstoiker Seneca«, der »sogar den Göttern bedenkenlos den Strick« empfehle,[36] bemerkt sie:

> Von hoher Warte mag wohl einer Umschau halten, so wie die Dichter es manchmal Jupiter nachrühmen. Dann sieht er das menschliche Leben in maßloses Unheil verstrickt, in großem Elend. Er sieht die Peinlichkeiten der Geburt, die Mühen der Er-

ziehung, die vielfältigen Ungerechtigkeiten, denen die Kindheit ausgesetzt ist, den argen Schweiß der Jugend, die Beschwerlichkeit des Alters, die harte Not des Todes. Er sieht, welch endloser Zug von Krankheiten droht, wie viele Zufälle uns auflauern, wieviel Missgeschick uns zustößt und wie alles allerorten mit Galle getränkt ist. Ich will gar nicht erst erwähnen, was die Menschen einander an Übeln selbst zufügen, wie Armut, Gefängnis, Schande, Scham, Martern, Hinterhältigkeiten, Verrat, Schmähungen, Streitigkeiten und Betrügereien. Doch allmählich komme ich offensichtlich dazu, den Sand zu zählen. Gegenwärtig steht es mir nicht an auszuführen, womit die Menschen das alles verdient haben und welcher zornige Gott sie zur Geburt in diesem Jammertal genötigt hat. Würde man nicht das noch so bejammernswerte Beispiel der Mädchen aus Milet billigen müssen, wenn man dies im einzelnen betrachten wollte? Haben sie nicht hauptsächlich aus Lebensüberdruss ihr Verhängnis selbst beschworen? Waren sie etwa nicht im Banne der Weisheit? Von Diogenes, Xenokrates, den Catonen, den Cassius und Brutus, die auch dazu gehören, will ich schweigen; nur auf jenen Chiron möchte ich noch hinweisen, der aus freien Stücken den Tod vorzog, obwohl er unsterblich sein durfte. Ihr seht also wohl, was einträte, wenn alle Menschen weise wären: ein neuer Lehm und eine neue prometheische Töpferhand wäre dann wohl bald nötig.[37]

Die Narrheit rät also scheinbar zum freiwilligen Tod; Georges Minois hat den Umschwung betont, der sich zwischen Sebastian Brants *Narrenschiff* (1494) und dem Traktat des Erasmus vollzogen habe. Für Brant sei es noch »Narrheit, den Tod zu suchen, denn der Tod findet uns allemal«; Brant meinte, »man müsse verrückt sein, um sich umzubringen; Erasmus, man müsse verrückt sein, um am Leben zu bleiben«.[38] Freilich übersieht Minois dabei, dass die Argumentation der Narrheit gegen die Weisheit gerichtet ist, die den Suizid zwingend erscheinen lässt.

Erasmus hat das *Lob der Torheit*, in lateinischer Originalfassung unter dem Titel *moriae encomium*, während eines Besuchs bei seinem Freund Thomas Morus in London geschrieben; ihm hat er das Buch auch gewidmet, mit einem kleinen Scherz über den Familiennamen des Freundes, »der ebenso auf die Torheit anspielt, wie

Du Dich von allem törichten Wesen gründlich unterscheidest«.[39] Fünf Jahre nach der Drucklegung der Lobrede (in Paris 1511) veröffentlichte Morus, mit Unterstützung durch Erasmus, sein gewiss berühmtestes Werk *Utopia*, dessen Titel in den folgenden fünfhundert Jahren ein ganzes Genre begründen sollte. *Utopia* ist ein Roman mit einer Rahmenhandlung, der eine ideale Gesellschaft beschreibt, wobei Morus in mehreren ironischen Brechungen durchaus offenlässt, ob er die Einrichtung einer solchen Gesellschaft für wünschenswert hält. In mancher Hinsicht praktiziert *Utopia* ein spielerisches Verfahren, wie es Erasmus in seiner Widmung auch für sich in Anspruch nahm: »Ist es nicht eine hanebüchene Ungerechtigkeit, wenn wir jeder Lebenslage ihre eigentümlichen Spiele zugestehen, dem Schriftsteller aber sein Spiel verwehren wollen, besonders wenn es ernsthafte Einsichten vermittelt und seine Kurzweil einem urteilsfähigen Leser doch oft genug mehr die Augen öffnet als die abgenutzten Paradeargumente gewisser Leute.«[40] Ein Adressat des *Utopia*-»Spiels« war Peter Gilles, der Stadtschreiber von Antwerpen, dessen Besuch Erasmus in einem Brief an Morus angekündigt hatte. Bei Gilles, der unter dem latinisierten Namen Petrus Aegidius schrieb, will Morus einen fiktiven Reisebegleiter Amerigo Vespuccis namens Raphael Hythlodaeus kennengelernt haben; er fungiert im Roman als Alter Ego und Dialogpartner des Verfassers. Und es ist Hythlodaeus, nicht Morus, der die Beschreibung der Gesetze und Einrichtungen auf der Insel Utopia vorträgt, so dass die Haltung des Autors selbst unklar bleiben kann. Hinter dieser rhetorisch spielerischen Strategie verbirgt sich ein Dilemma der Humanisten: Die Faszination für die griechisch-römische Antike und für die neuentdeckten Welten sollte nicht in Widerspruch treten zu den Werten der christlichen Welt, denen Morus treu blieb bis zu seiner Hinrichtung – wegen der Verweigerung des Eids auf König Heinrich VIII. als Oberhaupt der anglikanischen Kirche – am 6. Juli 1535.

Die Doppeldeutigkeit des Romans manifestiert sich auch im Titel: *Utopia* referiert eigentlich auf *oú-topos*, »Nicht-Ort«, kann aber auch in korrekter englischer Aussprache als *Eutopia*, »guter Ort« (*eú-topos*), verstanden werden. Die raffinierte Konstruktion des Romans erlaubte es Morus, eine Art von Balance zwischen Christentum und humanistischer Zeitkritik zu wahren. So konnte er beispielsweise den Suizid im Sinne der christlichen Sündenlehre verurteilen und zugleich ein Verfahren der Euthanasie auf Utopia porträtieren, das erschreckend modern wirkt. Im zweiten Buch wird es ausführlich vorgestellt: Ihre Kranken pflegen die Bewohner von Utopia

> mit großer Hingebung, und sie unterlassen nichts, wodurch sie ihnen wieder zur Gesundheit verhelfen könnten, sei es durch Arzneien oder durch Diät. Sogar die unheilbar Kranken sucht man zu trösten, indem man sich zu ihnen setzt, mit ihnen spricht und ihnen überhaupt alle mögliche Erleichterung verschafft. Indessen wenn die Krankheit nicht nur unheilbar ist, sondern auch noch den Kranken beständig quält und martert, dann reden die Priester und Behörden ihm zu, er möge bedenken, dass er allen Berufspflichten seines Leben nicht mehr gewachsen, anderen zur Last und sich selber schwer erträglich sei und somit seinen eigenen Tod bereits überlebe; deshalb möge er nicht darauf bestehen, die Seuche und Ansteckung noch weiter zu nähren und nicht zaudern, in den Tod zu gehen, da ihm das Leben doch nur eine Qual sei; somit möge er getrost und guter Hoffnung sich selbst aus diesem schmerzensreichen Leben wie aus einem Kerker oder einer Folter befreien oder willig gestatten, dass andere ihn der Qual entrissen. Daran werde er weise handeln, da er durch den Tod ja nicht die Freuden, sondern nur die Marter des Lebens abkürze; zugleich aber werde es eine rechtschaffene und fromme Tat sein, da er ja damit nur dem Rate der Priester gehorche, die Gottes Willen auslegen. Wen sie mit diesen Gründen überzeugen, der endet sein Leben freiwillig durch Fasten oder findet in der Betäubung ohne eine Todesempfindung seine Erlösung.

Immerhin betonte Morus, niemand werde gegen seinen Willen getötet, und auch wer sich weigere, in den freiwilligen Tod einzuwilligen, werde weiterhin gepflegt und nicht vernachlässigt. Wer sich zur Euthanasie überreden lasse, werde »hoch in Ehren gehalten«, im Gegensatz zu gewöhnlichen Selbstmördern, die sich das Leben nehmen »aus einem von Priestern und Senat nicht gebilligten Grunde«. Sie werden »weder der Beerdigung noch der Verbrennung für würdig gehalten«, sondern »in irgendeinen Sumpf« geworfen, »schimpflich unbegraben«.[41]

In der *Utopia* wird ein Wechsel der Akteure vorgeschlagen: Nicht mehr Priester allein, sondern Ärzte und Behörden sollen einen Suizid unterstützen und aktive Sterbehilfe leisten, sofern diese Maßnahme aufgrund unheilbarer Krankheit und qualvoller Schmerzen legitimiert werden kann. Radikaler noch als dieser Vorschlag wirkt indes die Berufung auf einen orientalischen Stamm, der den Pompeius im Bürgerkrieg gegen Caesar unterstützt habe; sie findet sich in dem umfangreichen Werk über die Fürstenuhr – *Relox de principes* –, das Antonio de Guevara, franziskanischer Bischof im Dienste Karls V., 1529 veröffentlicht und dem Philosophenkaiser Mark Aurel sowie dessen Brief- und Dialogpartnern in den Mund gelegt hat. Im dritten Teil lobte Guevara begeistert das »ungeheure Volk«, das ein Gesetz erlassen habe, dass niemand länger leben dürfe als fünfzig Jahre:

> Wenn sie das fünfzigste Jahr erreicht hatten, errichteten sie große Scheiterhaufen, zündeten sie an, verbrannten sich bei lebendigem Leibe und opferten sich also freiwillig ihren Göttern. Niemand soll sich verwundern über das, was ich jetzt geredet habe, sondern über das, was ich noch reden will, dass nämlich, wenn einer sich selbst lebendig verbrannte, seine nächsten Freunde das Fleisch des halbverbrannten Körpers aßen und die Asche seiner Gebeine in Wein oder Wasser tranken, so dass die Eingeweide der noch lebendigen Kinder eine Grabstätte der toten Eltern wurden.

Ob der Bischof dabei an ein protoeucharistisches Ritual dachte? Jedenfalls empfahl er, die Barbaren nicht zu verachten, sondern vielmehr zu preisen:

> O goldenes Zeitalter, in dem solche Menschen lebten! O glückseliges Volk, das für ewige Zeiten ein Gedächtnis hinterlassen! Wie hätte einer die Welt besser verachten können? Wie hätte einer besser sich selbst vergessen können? Wie hätte einer besser das Glück von sich stoßen können? Wie hätte einer besser kasteien können sein Fleisch? Und wie hätte einer geringer schätzen können den Tod?[42]

Das Kriterium der fünfzigjährigen Lebensdauer wird in der *Fürstenuhr* mehrfach erwähnt; noch kurz vor dem Ende heißt es lapidar, »Kaiser Augustus pflegte zu sagen, dass der Mensch, nachdem er fünfzig Jahre erlebt, entweder sterben oder aber mit Gewalt ums Leben gebracht werden sollte, sofern das fünfzigste Jahr ein Termin und Ziel ist, an dem alle Glückseligkeiten, Freude und Wohlfahrt des menschlichen Lebens aufhören und ein Ende nehmen«.[43] Im Unterschied zu Morus bezieht sich also Guevara, dreizehn Jahre nach der *Utopia*, nicht mehr auf die Qualen unheilbarer Krankheit, die den Suizid rechtfertigen, sondern schlicht auf die Erreichung einer Lebensspanne, die exakt auf ein halbes Jahrhundert begrenzt wird; zum Zeitpunkt der Drucklegung seines fast tausend Seiten umfassenden Werks war Guevara übrigens gerade neunundvierzig Jahre alt.

Wollten wir danach fragen, was in den rund zweihundert Jahren zwischen Dantes Beschreibung des blutenden Walds der Selbstmörder und Guevaras Begeisterung für die Selbstverbrennung nach fünfzig Lebensjahren in Europa geschehen ist, sind viele Antworten möglich, etwa der Verweis auf den wachsenden Einfluss des Humanismus und der Frührenaissance, die Erfindung des Schießpulvers und des Buchdrucks, die Entdeckung Amerikas, den Beginn der Reformation und den Anbruch des Jahrhunderts der Religionskriege, das der britische Historiker Henry Kamen treffend als *Iron Century* bezeichnet hat.[44] Im Wechselspiel zwischen dem Aufstieg der Wissenschaften und Künste, der Rückbesinnung auf die Antike, aber auch den Erfahrungen blutiger Kriege – von den Bauernaufständen bis zum Dreißigjährigen Krieg –, wiederkehrender Seuchen und Hungersnöte änderte sich auch die Haltung gegenüber dem Suizid, dessen Motive der Not – Panik, Krankheit, Schmerz, Verwirrung – zunehmend respektiert wurden. In solchem Sinne argumentierte Michel de Montaigne in seinem Essay »Ein Brauch auf der Insel Keos«: »Wie ich die Gesetze gegen Diebstahl nicht verletze, wenn ich mein eignes Hab und Gut davontrage oder mir selber den Geldbeutel abschneide, noch die gegen Brandstiftung, wenn ich mein Holz verbrenne, so breche ich auch nicht die Gesetze gegen Mord, wenn ich mir das Leben nehme.«[45] Und am Ende resümierte er:

»Unerträglicher Schmerz und die Befürchtung eines schlimmren Todes scheinen mir die verzeihlichsten Beweggründe für die Selbstentleibung zu sein.« Wenige Zeilen davor schwärmte er sogar von einem Land, in dem »dank des milden Klimas die Lebenstage der Einwohner gewöhnlich nur durch ihre freie Willensentscheidung endeten; und wenn sie ihres Daseins in hohem Alter müde und satt seien, hätten sie den Brauch, noch einmal tüchtig zu tafeln und sich dann von einem eigens hierzu bestimmten Felsen ins Meer zu stürzen«.[46] Was für eine fröhliche Utopie! Von Montaignes Essay kann eine belastbare Brücke geschlagen werden – zu deren Pfeilern John Donnes Apologie des Suizids (1608), die unter dem Titel *Biathanatos* nach dem Tode ihres Verfassers publiziert wurde,[47] ebenso gezählt werden mag wie Robert Burtons *Anatomie der Melancholie* (1621)[48] – bis zu David Humes Abhandlung über den Freitod (1755), die zur bündigen Schlussfolgerung gelangte, dass der Suizid »oft mit dem Interesse und mit der Pflicht gegen uns selbst verträglich ist«, was niemand bezweifeln könne, »der zugibt, daß Alter, Krankheit oder Unglück das Leben zu einer Last und selbst schlimmer als seine Vernichtung machen können. Ich glaube, daß noch niemand ein Leben wegwarf, das zu erhalten der Mühe wert war.«[49]

# 3. Werther-Effekte

»Jeder Selbstmord ist ansteckend, und das auf überaus subtile Weise, weil er die Umsetzbarkeit eines Gedankens zeigt, der in vielen Köpfen steckt.«
*Roberta Tatafiore*[1]

## 1.

Wie ich zu zeigen versucht habe, wurden Suizide vor der Moderne unter bestimmten Bedingungen – trotz prinzipieller Ablehnung – respektiert: als heroisch-ehrenvolle Suizide, als Selbstopfer und Märtyrertode, manchmal auch als Notsuizide bei unheilbarer Krankheit, quälenden Schmerzen oder hohem Alter. Als Ausnahmen wurden diese Suizide gerade von den Instanzen gebilligt, die einen gewissen Eigentumsanspruch auf unser Leben erheben, im Fall des Ehrensuizids von Familie, Staat oder Militär, im Fall des Martyriums von Gott, Kirchen und religiösen Autoritäten. Dagegen bezog sich die Rechtfertigung der Notsuizide auf medizinische Urteile und Argumente. Entscheidend für die Umwertung des Suizids in der Moderne war der Aufstieg der Medizin, Psychiatrie und Psychologie, die zunehmend zur Rechtfertigung des Suizids beitrugen, freilich um den Preis seiner Pathologisierung. An die Stelle der Sünde, so könnte man sagen, trat die Krankheit, an die Stelle der Priester die Ärzte. Noch die Protagonisten des Asklepios-Kults, der sich zwischen dem 7. und 5. vorchristlichen Jahrhundert in Griechenland und danach im Römischen Reich auszubreiten begann, waren Priester und Ärzte in Personalunion;[2] und vielleicht hatte Thomas Morus an diesen Zusammenhang gedacht, als er auf seiner utopischen Insel die Priester im Verbund mit Ärzten amtieren ließ, um den Notsuizid zu empfehlen und gegebenenfalls die Euthanasie zu praktizieren. Doch bereits in der Spätantike wurden die Asklepios-Tempel von christlichen Kultstätten verdrängt, und während des Mittelalters dominierte die Theologie das ärztliche Handwerk. Sektionen menschlicher Leichen waren jahrhundertelang verboten, gerade um den Leib – paradox genug – für die Auferstehung des Fleisches am Jüngsten Tag zu bewahren. Heil und Heilung konnten divergieren; die Erlösung von Leid und Schmerzen war zweitrangig gegenüber der Erlösung von Sünden. Die Krankenpflege galt zwar als christliche Pflicht, der sich manche Orden, etwa die Antoniter und Franziskaner, mit großem Engagement widmeten, nicht aber die fachkundige Ausbildung der Ärzte und Chirurgen. Vermutlich inspirierten erst die Verbreitung neuer Instrumente, Techniken und Übersetzungen griechischer und arabischer Abhandlungen zur Medizin, die ab dem 13. Jahrhundert nicht nur in Spanien, sondern auch in Westeuropa zu zirkulieren begannen, den Aufstieg der ärztlichen Künste, ebenso wie der Beginn der Frührenaissance und des Humanismus. Vor allem aber erzwangen die Schreckenserfahrungen der Seuchen und des Schwarzen Todes eine neue Orientierung, die auch die Wahrnehmung der Suizide prägte: Spätestens ab dem 17. Jahrhundert wird von Suizidepidemien und »ansteckenden« Suiziden gesprochen, von riskanten Vorbildwirkungen und Nachahmungseffekten.

Die Pest war die zentrale Bruchstelle zwischen Mittelalter und Neuzeit. Ab der Mitte des 14. Jahrhunderts wurden zahlreiche Städte und Länder Europas von ihr heimgesucht; nach realistischen Schätzungen starben damals rund 25 Millionen Menschen, fast ein Drittel der gesamten Bevölkerung des Kontinents. Immer wieder flackerte die Seuche auf; England soll »zwischen 1348 und 1377 40 Prozent seiner Bevölkerung« verloren haben, und im »Jahre 1350 soll die Seuche in Magdeburg 50% der Bevölkerung, in Hamburg 50 bis 66% und in Bremen sogar 70% der Bevölkerung dahingerafft haben«.[3] Die mentalen Effekte dieser beschleunigten Entvölkerung können kaum überschätzt werden; sie entluden sich in den Pogromen gegen Juden und später in den Hexenverfolgungen, aber auch in regelrechten Suizidwellen, die bereits Boccaccio beklagt hatte. Die apokalyptischen Schrecken der Pest prägten die folgenden Jahrhunderte; und während die Kirche ihre »Pestblätter« verteilte, in denen die Seuche als Strafe Gottes dargestellt wurde, verkündeten die gemalten Totentänze, die zahlreiche Friedhofsmauern – von Paris bis Basel oder Lübeck – zu schmücken begannen, den Triumph des Todes, der alle Stände und Zünfte traf, Frauen und Männer, Kinder und Alte, Mächtige und Schwache, Ärzte und Patienten. »Der Tod erwürget alle gleich, wie er sie findet, arm und reich«, kommentierte ein deutsches Sprichwort. Ein mörderischer Egalitarismus der Ansteckung! Die Totentänze zeigten keine Allegorien des Todes, wie manchmal missverständlich behauptet wurde, sondern zumeist konkrete, individuelle Leichen in allen möglichen Stadien der Verwesung, häufig eine Art von Doppelgänger der Lebenden. »Tu fui, ego eris«, steht auf manchen Grabsteinen: »Ich war (wie) du, du wirst sein (wie) ich«. Ist nicht der Tote, der Papst und Kaiser, Bischof und Kaufmann, Soldat, Jungfrau und Bauer abholt, dessen künftige Gestalt? Ein Vorgänger als Wiedergänger, der die unvermeidliche Richtung anzeigt? Solche Mahnungen wurden nicht zuletzt den Ärzten erteilt, die ihre Hilflosigkeit bekennen mussten. Im Pariser *danse macabre* (von 1425) heißt es: »Arzt, bei all Eurem Urin, seht Ihr denn, wie hier zu helfen ist? Einst wußtet Ihr von der Medizin genug und konntet wohl befehlen. Nun kommt der Tod und ruft Euch. Wie jeder andere müßt Ihr sterben. Dagegen gibt es keinen Einspruch.« Und der Arzt resigniert: »Gegen den Tod gibt es kein Kraut.«[4] Häufig traten die Toten als Prediger auf, die Gottes Plan über das menschliche Unwissen triumphieren ließen.

Um die rätselhaften Wege der Ansteckung kreisten die Debatten. Beschuldigt wurden die Juden als »Brunnenvergifter«, die Hexen, die Aussätzigen, denen nachgesagt wurde, dass sie die Krankheit durch Sexualkontakte übertrugen,[5] aber auch die Ärzte selbst, die angeblich durch mörderische Salben die Seuche verbreiteten.

> Im Jahre 1530 wurde in Genf eine Verschwörung aufgedeckt, die von »Salbern« angezettelt worden war und der, wie man glaubte, der Leiter des Seuchenspitals, dessen Frau, der Wundarzt und sogar der Armenpfleger der Anstalt angehörten. Als man sie der Folter unterwarf, gestanden die Verschwörer, sich dem Teufel verschrieben zu haben, der ihnen im Austausch dafür verraten

hatte, wie die tödliche Mixtur herzustellen sei: Sie wurden alle zum Tode verurteilt.[6]

Zuletzt wurde gar den Pestkranken selbst vorgeworfen, die Gesunden absichtlich anstecken zu wollen. So berichtete noch Daniel Defoe von der Londoner Pestepidemie im Jahr 1665, bei der etwa 68 500 Menschen von 460 000 Einwohnern starben, dass

> da eine scheinbare Neigung oder gar ein böser Hang bei denen, die angesteckt waren, bestand, die andern anzustecken. Es sind große Debatten unter unseren Ärzten gehalten worden, was den Grund dafür angeht. Einige meinen, daß es in der Natur der Krankheit liege und daß sie jeden, der von ihr ergriffen worden ist, mit einer Art von Raserei erfüllt und mit einem Haß auf die eigene Art, als ob da eine Bosheit aufbreche, nicht nur in der Seuche, sich weiter mitzuteilen, sondern in der Natur des Menschen selbst, die ihn, mit einem üblen Willen oder dem bösen Blick, dazu bringt, daß er – wie man es von einem tollwütigen Hund sagt, der, obwohl vorher die sanfteste Kreatur seiner Art – dann doch über den ersten, der vorbeikommt, herfällt und ihn beißt, und nicht nur solche, sondern auch jemand, dem er bislang ergeben gehorchte. Andere machten die Verderbnis der menschlichen Natur verantwortlich, die es nicht ertragen könne, sich selbst elender als andere seiner eigenen Spezies zu wissen, und von so etwas wie dem unfreiwilligen Wunsch beseelt sei, alle Menschen möchten so unglücklich oder in einer so schlimmen Lage sein wie sie selbst.[7]

In Entsetzen und Rücksichtslosigkeit, aber auch in der Brutalität der Verfolgungen und Pogrome manifestierte sich die Ohnmacht der Menschen, die keine Ursachen für die wiederkehrenden Epidemien kannten. Die Ärzte erklärten, eine Verseuchung der Luft sei die Ursache der raschen Ansteckungen; diese Verseuchung führten sie einerseits auf Kometen oder unheilvolle Planetenkonjunktionen zurück, andererseits auf den Verwesungsgestank nicht bestatteter Leichen und faulige Ausdünstungen des Bodens. Jeder kannte die üblen Gerüche auf Friedhöfen und die Geräusche aus Gräbern, die – wie wir heute wissen – aus explosionsartigen Entladungen von Verwesungsgasen resultieren. Naheliegend war also, dass rasch

»eine Beziehung zwischen den Geräuschen aus den Gräbern, den Ausdünstungen der Friedhöfe und der Pest« hergestellt wurde.[8] Und während einer Pestepidemie verwandelte sich ja die halbe Stadt in einen Friedhof! Defoe bemerkte:

> Und in der Tat, das Werk der Leichenüberführung auf Wagen war nunmehr so widerlich und gefährlich geworden, daß man Beschwerden hören konnte, die Totenträger verabsäumten es, Häuser, in denen alle Einwohner tot waren, von Leichen auszuräumen, statt dessen seien manchmal die Leichen mehrere Tage unbeerdigt liegen geblieben, bis benachbarte Familien vom Gestank belästigt und in der Folge infiziert worden seien; [...] zahllose Totenträger starben an der Seuche, von den Leichen, denen sie so nahezukommen genötigt waren, infiziert.[9]

Wirkungslos blieben alle Vorsichtsmaßnahmen, mit denen das Ansteckungsrisiko vermindert werden sollte: Briefe oder Münzen, die von Hand zu Hand gingen, wurden etwa mit Essig desinfiziert; offene Feuer an Straßenkreuzungen sollten die verseuchte Luft reinigen. Die Einwohnerschaft imprägnierte ihre Häuser, Kleider und Körper mit starken Parfums und Schwefeltinkturen, um der Infektionsgefahr vorzubeugen, und auf der Straße wurden häufig Vogelmasken getragen, deren Schnäbel mit Kräutern und wohlriechenden Essenzen gefüllt waren.

In Europa wütete die Pest in zahlreichen Ländern und Städten noch bis zum späten 18. Jahrhundert: 1456 bis 1459 und 1524 bis 1526 in den Niederlanden, 1505 bis 1508 in Skandinavien, 1547 bis 1550 und 1625 in Deutschland, 1665 und 1666 in England und 1678 bis 1679 in Wien. 1683 starb nahezu die Hälfte der Einwohner Erfurts an der Seuche; zwischen 1708 und 1714 überschritt die Zahl der Pestopfer in Siebenbürgen, Polen, Litauen, Ostpreußen, Russland, Finnland, Schweden, Dänemark, Hamburg, Ungarn und Österreich die Millionengrenze. Erst gegen Ende einer zentralasiatischen Pestpandemie – in der zweiten Hälfte des 19. Jahrhunderts –, die rund zwölf Millionen Menschen ums Leben brachte, gelang der Nachweis des Erregers. Der Schweizer Arzt und Bakteriologe Alexandre Yersin, der am Pariser Pasteur-Institut, kurzfristig auch bei Robert Koch in Berlin, gearbeitet und 1890 einige Forschungsreisen in Indochina absolviert hatte, fuhr anlässlich des Ausbruchs einer Pestepidemie, die sich von der Mongolei rasch nach Südchina verbreitet hatte, im Auftrag des Pasteur-Instituts nach Hongkong; und am 20. Juni 1894 konnte er den Erreger der Pest aus befallenen Lymphknoten von Pestleichen isolieren und auf Mäuse und Meerschweinchen übertragen. Nach seinem Entdecker wurde der Erreger *Yersinia pestis* genannt;[10] in der südvietnamesischen Stadt Nha Trang, in der Yersin am 28. Februar 1943 gestorben war, wurden dem Arzt ein Museum und ein Denkmal errichtet. Yersin verkörperte überzeugend die Ideale, die Albert Camus in seinem Roman *Die Pest* (1947) am Arzt Bernard Rieux porträtierte. Als atheistischer Vertreter eines aufgeklärten Humanismus, der daran glaubt, dass die Menschen »eher gut als böse« sind, konstatiert Rieux: »Das Heil des Menschen ist ein zu großes Wort für mich. Ich gehe nicht so weit. Mich interessiert seine Gesundheit, in erster Linie seine Gesundheit.«[11] Rieux weiß von der Vorläufigkeit seiner Erfolge im Kampf gegen den Tod, doch ohne zu verzweifeln oder aufzugeben. So endet die Chronik des Romans mit einem Lob der Ärzte, »die zwar keine Heiligen sein können, und die Plagen nicht zulassen wollen, sich aber bemühen, Ärzte zu sein«.[12] Mediziner sind die modernen Priester und Heiligen.

## 2.

Kaum hatte sich die Pest – mit einer letzten Epidemie, die 1771 in Moskau aufflammte – aus Europa zurückgezogen, trat die Cholera ihr Erbe an. Vermutlich war es der wachsende Kolonial- und Orienthandel, der die viele Jahre lang vorrangig in Südasien auftretende Infektionskrankheit in mehreren Wellen nach Europa einschleppte. Besonders dramatisch verlief die zweite Pandemie zwischen 1826 und 1841, in deren Verlauf die europäischen Metropolen heimgesucht wurden: Berlin, London, Paris. Vom Wüten der Cholera in Paris, die zunächst unterschätzt worden war, berichtete Heinrich Heine am 19. April 1832:

Nur ein Tor konnte sich darin gefallen, der Cholera zu trotzen. Es war eine Schreckenszeit, weit schauerlicher als die frühere, da die Hinrichtungen so rasch und so geheimnisvoll stattfanden. Es war ein verlarvter Henker, der mit einer unsichtbaren Guillotine ambulante durch Paris zog. »Wir werden einer nach dem andern in den Sack gesteckt!« sagte seufzend mein Bedienter jeden Morgen, wenn er mir die Zahl der Toten oder das Verscheiden eines Bekannten meldete. Das Wort »in den Sack stecken« war gar keine Redefigur; es fehlte bald an Särgen, und der größte Teil der Toten wurde in Säcken beerdigt.[13]

Offenkundig hatten die Strategien zur Bekämpfung fauliger Gerüche und schlechter Luft – durch Einsatz von Ventilationstechniken und die Errichtung von Gebäuden oder Städten auf Hügeln ohne Schutzmauern, die der reinigenden Luft irgendwelche Widerstände entgegensetzen könnten – versagt.[14] Erneut begann die Suche nach Schuldigen: Erst wurden die Reichen verdächtigt, denn die Seuche traf in erster Linie die unteren Schichten; bald danach wurden auch die Ärzte angegriffen. »Man belagerte Ambulanzen, Krankenhäuser und Behelfslazarette, plünderte Apotheken, malträtierte Ärzte in aller Öffentlichkeit [...]. In Rußland und Polen hatten sich solche Gefühle ein Jahr zuvor noch sehr viel heftiger Luft gemacht, dort wurden Krankenhäuser demoliert und Krankenschwestern und Ärzte ermordet; in Frankreich kam das Pflegepersonal wenigstens nur durch die Cholera um.«[15] Zwar behauptete John Snow, der englische Arzt und Pionier der Anästhesie, schon 1854, die Cholera verbreite sich durch verschmutztes Trinkwasser, und im selben Jahr fand der italienische Anatom Filippo Pacini die Krankheitserreger im Darminhalt einiger Choleraleichen. Aber weder Snow noch Pacini konnten ihre Hypothesen gegen die herrschenden Auffassungen von der fauligen, verdorbenen Luft durchsetzen. Das gelang erst Robert Koch 1884, mehr als fünfzig Jahre nach dem Bericht Heinrich Heines.

Es wäre gewiss nicht überraschend, wenn belegt werden könnte, dass sich in den Jahrhunderten der Pest und Cholera besonders viele Menschen das Leben genommen haben. Doch verfügen wir über keine genauen Zahlen. Die beschleunigte Häufung der Sterbefälle überforderte die Behörden und Kirchenämter, sofern ihre Vertreter überhaupt am Leben blieben. Immerhin erinnert sich Montaigne an die Pest im Gebiet seines Schlosses und Weinguts im Périgord, wo von der Bevölkerung nicht einmal »der hundertste Teil« überlebte. Mit kaum verhohlener Bewunderung erzählt er: »Manche schaufelten sich schon bei voller Gesundheit ihr Grab, andre legten sich in das ihre sogar lebendigen Leibes hinein; und einer meiner Tagelöhner scharrte im Sterben mit Händen und Füßen die Erde über sich. Heißt das nicht sich wahrlich tief einhüllen, um gelöster zu entschlafen?«[16] Einige Jahrzehnte später berichtete Defoe, es sei vorgekommen, dass »Menschen, die krank lagen und schon im Fieberwahn und dem Ende nahe waren, zu den Gruben liefen, in Decken oder Bettücher gehüllt, und sich hinunterstürzten, um, wie sie sagten, sich selbst zu begraben«. Und er beobachtete, dass »Menschen, die in der Hitze des Fiebers oder in der Pein ihrer Geschwülste, die in der Tat unerträglich war, außer sich gerieten, rasend und wahnsinnig wurden und oft gewaltsam Hand an sich legten, sich zum Fenster hinausstürzten, sich erschossen«.[17] Jean Delumeau zitiert den Bericht eines Arztes aus Málaga, in dem es heißt: »Eine Frau begrub sich lebendig, um nicht den Tieren als Fraß zu dienen. Ein Mann zimmerte sich seinen eignen Sarg, nachdem er seine Tochter begraben hatte, und starb neben ihr.«[18] Gewiss kann die Aussagekraft dieser spärlichen Zeugnisse und Quellen relativiert werden; dass jedoch Katastrophen wie die geschilderten Epidemien keinen realen Einfluss auf die Suizidzahlen hatten, ist höchst unwahrscheinlich.[19]

Vor allem aber haben die periodisch wiederkehrenden Seuchen den Aufstieg eines Ansteckungs-Dispositivs gefördert, das noch unsere aktuellen Debatten über Suizide nachhaltig prägt. Die Frage nach exakten Suizidzahlen – und deren Zunahme etwa in England zwischen 1580 und 1620[20] oder während des gesamten 19. Jahrhunderts[21] – wird nicht zufällig im Kontext moderner Suiziddiskurse so häufig aufgeworfen und kontrovers kommentiert. *Denn diese Diskurse sind Diskurse der Ansteckung*, und zwar bis heute; und sie waren eminent beeinflusst von den epochalen Erfahrungen mit Pest und Cholera. Die Diagnose von »Selbstmordepidemien« ist auch gegenwärtig gebräuchlich. Doch als Quellen dieser »Epidemien« figurieren nicht mehr faulige Luft, vergiftetes Brunnenwasser oder mysteriöse Bakterien, sondern Zeitungsnachrichten, Bücher, Filme oder Computerspiele. Als lebensgefährlich erschien im 19. Jahrhundert nicht mehr das Atmen, Trinken oder Berühren von Seuchentoten, sondern das Lesen, das sich im Zuge der Aufklärung und Einführung allgemeiner Schulpflicht gleichsam »epidemisch« verbreitet hatte. Und so war es denn auch ein literarischer Text, dem zuerst nachgesagt wurde, er verführe zum Suizid und löse Suizidepidemien aus: Johann Wolfgang Goethes 1774 anonym veröffentlichter Briefroman *Die Leiden des jungen Werther*. Das Ende des Romans berichtet detailliert vom Freitod des jungen, unglücklich verliebten Titelhelden:

> Als der Medikus zu dem Unglücklichen kam, fand er ihn an der Erde ohne Rettung, der Puls schlug, die Glieder waren alle gelähmt. Über dem rechten Auge hatte er sich durch den Kopf geschossen, das Gehirn war herausgetrieben. Man ließ ihm zum Überfluß eine Ader am Arme, das Blut lief, er holte noch immer Atem. Aus dem Blut auf der Lehne des Sessels konnte man schließen, er habe sitzend vor dem Schreibtische die Tat vollbracht, dann ist er heruntergesunken, hat sich konvulsivisch um den Stuhl herumgewälzt. Er lag gegen das Fenster entkräftet auf dem Rücken, war in völliger Kleidung, gestiefelt, im blauen Frack mit gelber Weste. [...] Von dem Weine hatte er nur ein Glas getrunken. »Emilia Galotti« lag auf dem Pulte aufgeschlagen.[22]

Schon Werther stirbt nicht nur durch einen Pistolenschuss, sondern auch an gefährlicher Lektüre.

Die genaue Beschreibung der Szene schien geradezu zur Nachahmung einzuladen: die »Werther-Tracht« (der blaue Frack mit gelber Weste), der Schreibtisch, das aufgeschlagene Buch – wobei Lessings Trauerspiel von 1772, in dem zum Schluss der Vater die verzweifelte Tochter ersticht, um ihre Ehre zu wahren (und ihren Suizid zu verhindern), natürlich ersetzt wurde durch Goethes Roman. Zwar wurde der Begriff »Werther-Effekt« erst rund zweihundert Jahre später, in soziologischen Untersuchungen über kausale Korrelationen zwischen Suizidraten und der Ausstrahlung von Filmen und TV-Nachrichten geprägt,[23] doch in der Sache selbst wurden bereits zu Goethes Zeit engagierte Diskussionen über das »Werther-Fieber«, die »Werther-Seuche«, geführt:

> Quellenmäßig belegt ist in jedem Fall eine zweistellige Zahl von Suiziden in verschiedenen europäischen Ländern, die in direkter Verbindung mit Goethes Buchpublikation stehen. Das Phänomen der Nachahmung des literarischen Vorbildes war bei diesen Fällen insofern evident, als sich die Suizidenten genau wie die tragische Romanfigur mit blauer Jacke und gelber Weste kleideten oder das Buch direkt beim Suizid bei sich führten, wie im Fall eines jungen Mannes namens Karstens, der sich bei aufgeschlagenem Buch erschoss, oder Christine von Lassberg, die sich mit dem Buch in der Tasche ertränkte. Nach der Selbsterschießung des 18-jährigen Karl von Hohenhausen im Jahre 1833 klagte dessen Mutter Goethe sogar nach dessen Tod als Schuldigen an: »Auch mein Sohn hatte mehrere Stellen im Werther angestrichen. [...] Von euch wird Gott Rechenschaft fordern über die Anwendung eurer Talente.« Goethe selbst erkannte ebenfalls die fatalen Wirkungen seines Briefromans, war persönlich bei der Bergung der Leiche von Christine von Lassberg anwesend und schrieb rückblickend: »Die Wirkung dieses Büchleins war groß, ja ungeheuer« und verglich sie mit einem »geringen Zündkraut«, das eine »gewaltige Mine« zur Explosion brachte.[24]

Kurzfristig wurden *Die Leiden des jungen Werther* – wegen verhängnisvoller Verführung zum Suizid – sogar verboten; schon im Januar 1775, wenige Monate nach der Veröffentlichung des Romans, schrieb der Dekan der Theologischen Fakultät der Universität Leipzig an die sächsische Zensurbehörde, das Buch sei eine gefährliche »Apologie und Empfehlung des Selbst-Mordes«. Er zitierte einige »gelehrte und sonst gesetzte Männer«, die »sich nicht getrauet hätten das Buch durchzulesen, sondern es etliche Male weggelegt hätten«.[25] Ein Jahr später wurde *Werther* auch in Mailand und Kopenhagen verboten, und Goethe ließ die zweite Auflage mit Versmottos vor dem ersten und zweiten Buch erscheinen. Das zweite Motto endete bekanntlich mit der Empfehlung: »Sei ein Mann, und folge mir nicht nach.« Implizit verarbeitete der Roman ein reales Ereignis, nämlich den Suizid des Wetzlarer Gesandtschaftssekretärs Carl Wilhelm Jerusalem (in der Nacht vom 29. zum 30. Oktober 1772). Bevor *Werther* zur Ansteckungsquelle eines kollektiven »Fiebers«, einer Art von »Selbstmordepidemie«, avancieren konnte, war er selbst schon gleichsam »infiziert«,[26] und zwar von der Erzählung über einen leidenschaftlichen Leser, wie August Kestner in seinem Bericht vom Suizid Jerusalems betonte: »Er las viel Romane, und hat selbst gesagt, daß kaum ein Roman seyn würde, den er nicht gelesen hätte. Die fürchterlichsten Trauerspiele waren ihm die liebsten.«[27] Goethe hat übrigens den medizinisch detailreichen Bericht Kestners (vom November 1772) fast wörtlich übernommen; schon auf dem Pult Jerusalems habe eine aufgeschlagene Ausgabe der *Emilia Galotti* gelegen.[28]

Während der Suizid im 18. Jahrhundert als entweder religiös oder politisch inkriminierbare Handlung betrachtet wurde, als Zerstörung fremden Eigentums, das Gott und König gehört, oder als Ausdruck einer fragwürdig freien Selbstbeziehung, vergleichbar mit der Onanie,[29] wurde er im 19. Jahrhundert zunehmend als Tat imaginiert, die zur Nachahmung verführt. Im 18. Jahrhundert diskutierten Gegner des Suizids wie Immanuel Kant, der sogar die Verpflanzung eines Zahns als »partialen Selbstmord«[30] verurteilte, oder Befürworter des Freitods wie David Hume, heftig über die Frage der Pflichten gegen Gott und Gesellschaft; ihr Streit wurde jedoch bald im Kontext einer Kritik am *Werther* rezipiert, wie sie der lutherische Theologe, Schlossprediger und Schulleiter Gottfried Less im Jahr 1776 – dem Todesjahr Humes – ausgedrückt hatte:

> Dichter! Romanenschreiber! Wizige Köpfe! Wohin füren alle die Vernisse, die ihr dem Selbstmorde anstreicht? Alle die glänzenden Larven, womit ihr ihn bekleidet? Jene melancholischen Gemälde der Vereitelung einer ehelichen Liebe, oder gar einer viehischen Lust; jene Lobpreisungen der Selbstmörder, vom Cato an bis zum Werther herab! Wohin füret dies alles? – Allen Lastern die Thore zu eröffnen; alle Verbrechen zu begünstigen; und das menschliche Geschlecht durch sie zu Grunde zu richten! Wer

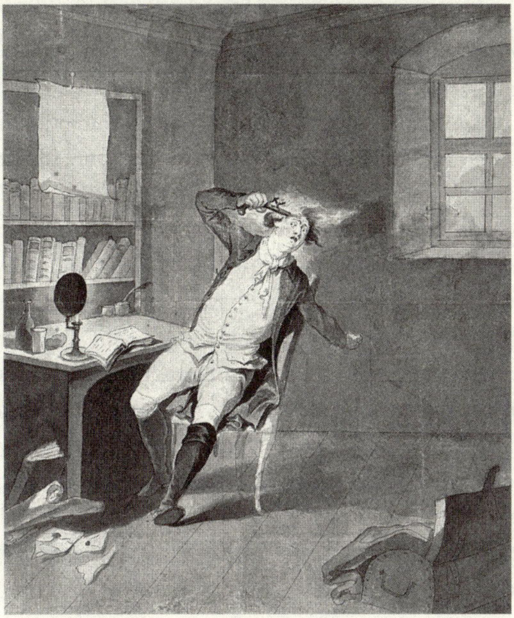

Abb. 5: Johann David Schubert, *Werther erschießt sich* (1822).

> Selbstmord predigt, oder beschöniget, der ist – der größte Feind des menschlichen Geschlechts![31]

Immerhin räumte Less ein, von Selbstmord als »Verbrechen, unser Leben zu endigen«, könne nur gesprochen werden,

> wo das Betragen 1) Gottes Gesez zuwider, das heißt von Ihm nicht befohlen; oder wohl gar verbothen; 2) wirklich frei ist, und 3) aus keiner unverschuldeten Unwissenheit fließt. – Frei muß es seyn; das heißt, der Mensch muß dabei den vollen Gebrauch seines Verstandes haben; und durch keine äussere Gewalt unwiderstehlich gezwungen seyn. Und nicht allein mit solcher völligen Freiheit muß er handeln; sondern auch mit der nötigen Kentniß oder doch Gelegenheit dazu; ohne eine unverschuldete Unwissenheit.[32]

Das »Verbrechen, unser Leben zu endigen«, setzt also Wissen voraus.

## 3.

Michel Foucault und Pierre Hadot haben die Entwicklung einer neuen »Sorge um sich selbst« in der stoischen und frühchristlichen Antike als Verbreitung von »Selbsttechniken« untersucht.[33] Dabei zeigten sie auch, dass diese Selbsttechniken nicht nur als Techniken der Meditation, des Gebets, der Askese oder Körperpflege, sondern vor allem im Schreiben, Lesen und Diktieren praktiziert wurden, als »ethopoetische« Strategien. In diesem Sinne bedeutete der Titel der Aufzeichnungen Mark Aurels – *ta eis heauthon* – in wörtlicher Übersetzung weder »Selbstbetrachtungen« noch »Selbstermahnungen«, sondern schlicht und einfach eine Art von Adressierung: gleichsam Briefe an sich selbst.[34] Selbsttechniken ermöglichen und vertiefen eine Aufspaltung des Subjekts: Der Lesende spaltet sich auf in ein sprechendes und ein hörendes Selbst; der Schreibende spaltet sich auf in Autor und Adressat seiner Texte, gleichgültig ob er Dialoge mit sich selbst, Tagebucheintragungen oder Briefe verfasst. Von solchen strategischen Verdoppelungs- und Spaltungstechniken erzählen bereits die platonischen Dialoge, etwa wenn sie Auskunft geben über die Beziehung zwischen Sokrates und seinem *daimon*, dem Begleiter, der die Seelen nach dem Tode in die Unterwelt führt,[35] aber auch Senecas 25. Brief an Lucilius, der dem Freund empfiehlt, sich probehalber einen prominenten Zeugen vorzustellen, der seine Handlungen beaufsichtigt, bis er irgendwann selbst in der Lage sein werde, diese Aufgabe zu übernehmen.[36] Und noch Paul Valéry betonte, es sei unmöglich, »die ›Wahrheit‹ von sich selber zu empfangen. Wenn man sie Gestalt annehmen fühlt (das ist ein Eindruck), formt man gleichzeitig ein *anderes ungewohntes Selbst* … auf das man stolz ist – auf das man eifersüchtig ist … (Das ist ein Höhepunkt innerer Politik).«[37] Mit diesem »ungewohnten Selbst« befasste sich Valéry während seines gesamten intellektuellen Lebens: Er nannte es passend den »Herrn Zeugen«, Monsieur Teste.

Zu den bevorzugten Selbsttechniken gehört seit der Antike die *meléte thanátou*, die meditative Vorwegnahme des eigenen Todes. Anders als Arthur Schopenhauers Rede vom Tod als »Musaget der

Philosophie«[38] suggeriert, fungierte die *meléte thanátou* als Übung, bei der es darauf ankam, sich in ein transzendentales Selbst – einen Begleiter, Zeugen, Beobachter – und ein empirisches Ich aufzuspalten. Die *meléte thanátou* oder *meditatio mortis*, die Peter Sloterdijk als Inszenierung eines »Scheintods« beschreibt,[39] wurde seit den antiken Philosophenschulen als Perspektivenwechsel praktiziert, der dabei helfen sollte, sich aus der Blickrichtung eines »höheren Selbst«, eines »großen Anderen«, zu betrachten, der mit dem Allgemeinen – dem Gesetz der Polis, dem Kosmos, dem Göttlichen – verschmilzt. In solchem Sinne charakterisierte Sokrates seine Philosophie als Übung und Versuch, »möglichst nahe dem Tot-Sein zu leben«.[40] Wer sich selbst als »tot« anschauen konnte, rettete sich auf die andere Seite der transzendentalen Differenz, wo der Doppelgänger zum Absoluten aufsteigt und stets denselben Namen bekennt: »Ich bin der ›Ich-bin-da‹« (Ex 3, 14), und wo Kants »I c h d e n k e«, das »alle meine Vorstellungen begleiten k ö n n e n« muss,[41] zuletzt auch am eigenen Sterbebett sitzt. Daher sollten sich, mit Sokrates, »die rechten Philosophierenden im Sterben«[42] üben und in der *meléte thanátou* zu einer Gelassenheit finden, die allen Todesdrohungen widersteht. Solcher »Scheintod« gleicht nicht dem Totstellreflex unterlegener Tiere, sondern eher einer Unabhängigkeitserklärung. Die *meléte thanátou* »ist Vorbedenken der Freiheit«, bemerkte Montaigne. Denn wer »sterben gelernt hat, hat das Dienen verlernt. Sterben zu wissen entlässt uns aus jedem Joch und Zwang.« Folglich empfahl er, wir sollten versuchen, dem Tod die »stärkste Trumpfkarte« aus den Händen zu schlagen:

> Berauben wir ihn seiner Unheimlichkeit, pflegen wir Umgang mit ihm, gewöhnen wir uns an ihn, bedenken wir nichts so oft wie ihn! Stellen wir ihn jeden Augenblick und in jeder Gestalt vor unser inneres Auge. Fragen wir uns beim Stolpern eines Pferdes, bei einem herabstürzenden Ziegel, beim geringsten Nadelstich immer wieder sogleich: »Wie, könnte das nicht der Tod persönlich sein?« Reißen wir uns dann zusammen, spannen wir die Muskeln![43]

Können wir also von einer *longue durée* der Selbsttechniken – von Platon bis Montaigne, von Seneca bis Paul Valéry – sprechen? An einem entscheidenden Punkt täuscht diese Perspektive. Sie blendet nämlich aus, dass Selbsttechniken seit der Antike – trotz christlicher Mission, der Einübung von Gebeten, Passionsmeditationen und Praktiken der Gewissenserforschung – jahrhundertelang bloß zum Verhaltensrepertoire einer zahlenmäßig kleinen Elite zählten. Nur eine Minderheit im Römischen Reich – und danach im christlichen Mittelalter – hat Platons Dialoge, Mark Aurels Aufzeichnungen, Senecas Briefe oder die *Bekenntnisse* des Augustinus gelesen. Unter diesem Aspekt kann erst die Geschichte der Modernisierung als ein Prozess der Popularisierung von Selbsttechniken beschrieben werden. Er begann zunächst mit der Erfindung des Buchdrucks, erreichte einen ersten Gipfel durch die Einführung der allgemeinen Schulpflicht und die nachfolgende Massenalphabetisierung und hat heute – seit Anbruch des digitalen Zeitalters, mit Internet und millionenfacher, weltweiter Nutzung sozialer Medienplattformen – eine neue, historisch bisher unvorstellbare Gestalt angenommen. Zwar gehört es zu den beliebten Themen zeitgenössischer Kulturkritik, sich über Blogs, »Selfies« oder die Flut autobiographischer Alltagsmitteilungen im Netz lustig zu machen, aber vielleicht zu Unrecht; denn die Umrisse einer Welt, in der nicht mehr nur einzelne Stoiker, Heilige oder Genies ihre jeweiligen Selbsttechniken praktizieren, sondern ungezählte Gruppen und Individuen aus den verschiedensten sprachlichen und kulturellen Kontexten, können gegenwärtig allenfalls erahnt werden. Salopp gesagt: Das Internet ist die technisch avancierteste Form einer Art von »Ansteckung« durch Selbsttechniken, ein Medium vielfältiger Praktiken des Sprechens, Schreibens, Lesens und Abbildens, aber auch ein Medium der Subjektspaltung und Suizidreflexion im Sinne einer modernen Fassung der *meléte thanátou*.

Die Popularisierung und Verbreitung von Selbsttechniken ab dem 18. Jahrhundert generierte nicht nur eine Vielzahl von Ansteckungsdiskursen, die um Fieber, Epidemie und eine Verführung zum Suizid kreisten, sondern auch ein neues Genre: den Abschiedsbrief. Zwar war es seit der Antike üblich, die letzten Worte eines Sterbenden aufzuzeichnen, und natürlich wurden Testamente verfasst; aber eben keine Abschiedsbriefe. Im ersten Kapitel seiner Sammlung von *Suicide Notes* spricht Marc Etkind von der »Geburt« des Abschiedsbriefs im 18. Jahrhundert; er bemerkt:

> Aus einer Hollywood-Sicht auf die Welt ist ein Suizid ohne Abschiedsbrief schwer vorstellbar. Doch vor dem 18. Jahrhundert plagten sich nur sehr wenige Menschen während der letzten qualvollen Momente mit der Niederschrift ihrer Gedanken. Wenige Menschen konnten lesen oder schreiben, und selbst wenn sie es gekonnt hätten, wäre der Welt ihren Suizid zu verkünden so ungefähr das Letzte gewesen, was sie hätten machen wollen. Denn sie wären verteufelt worden, ihre Körper durch die Stadt geschleift und an einer Wegkreuzung angepflockt worden, das Eigentum und der Besitz ihrer Familien wären beschlagnahmt worden. Doch im 18. Jahrhundert, im Zuge dramatischer Steigerungen der Alphabetisierungsrate, entschieden sich einige exzentrische Geister für Kommunikationsversuche, auch wenn sie ewige Verdammnis bedeuten sollten. Zur selben Zeit begannen die Zeitungen, die ein anwachsendes Lesepublikum versorgen mussten, solche letzten Mitteilungen zu publizieren. Und als sich herausstellte, dass die Öffentlichkeit nicht empört, sondern sehr daran interessiert war, diese Dokumente zu lesen, war ein neues Phänomen geboren: die seltsame Kombination von Schreibfähigkeit und Wahnsinn, die wir als Abschiedsbrief bezeichnen.[44]

Und Etkind betont, was zum Common Sense der bis heute geführten Debatten um den Medieneinfluss auf Suizide zählt: »Die Rolle der Presse bei der Verbreitung von Abschiedsbriefen darf nicht unterschätzt werden.« Allmählich »verschafften die Zeitungen potentiellen Suiziden, erstmals in der Geschichte, Zugang zu einem Massenpublikum. Selbstmörder konnten durch den Gebrauch von Abschiedsbriefen den Tod nutzen, um Sympathie, Rache oder Nachleben zu erreichen. Der Suizid wurde nun zum Ausdruck des Selbst.«[45] Von »suizidärer Sterbekunst« spricht Marie Isabel Schlinzig in ihrer Untersuchung zu Abschiedsbriefen in der Literatur und der Kultur des 18. Jahrhunderts.[46]

Die Beispiele, die Marc Etkind in seiner Sammlung kommentiert – und auf die sich auch Simon Critchley in seinen *Notes on Suicide* ausführlich bezieht[47] –, berühren häufig durch ihre Schlichtheit. Zu sagen gibt es etwas, auch wenn es nichts zu sagen gibt: »No Comment« steht auf einem Zettel, der bei einem Suizidopfer gefunden wird; ein Bauarbeiter, der sich in einem Haus erhängt, das er gerade saniert, malt davor an die Wand: »Sorry about this. There's a corpse in here. Please inform police« (»Es tut mir leid. Drinnen ist eine Leiche. Bitte informieren Sie die Polizei«). George Eastman, der Gründer der Firma Kodak, schreibt: »To my friends: My work is done. Why wait?« (»An meine Freunde: Meine Arbeit ist getan. Warum warten?«). Ein fünfzigjähriger Mann aus Massachusetts hinterlässt die Botschaft: »I'm done with life. I'm no good. I'm dead« (»Ich habe genug vom Leben. Ich bin zu nichts gut. Ich bin tot«). Und neben der Leiche eines Handelsvertreters, der sich erschossen hat, liegt die Notiz: »Somebody had to do it. Self awareness is everything« (»Jemand musste es tun. Selbsterkenntnis ist alles«).[48] Der kurze Schlusssatz bringt zum Ausdruck, wie wichtig – neben den Gesten der Rechtfertigung, der Verzweiflung, der liebevollen oder zornigen Botschaften – das schriftliche Dokument ist: als könnte ein Suizid gar nicht begangen werden ohne Abschiedsbrief, ohne eine Notiz für die Zurückbleibenden. Es sind gerade die knappen, oft grammatikalisch und stilistisch mangelhaften Aufzeichnungen, die den Imperativ der Schrift, die Selbsttechnik des Suizids, zum Abschied eindringlich bezeugen. Die anonymen Abschiedsbriefe, mit deren Hilfe Roger Willemsen seine Sammlung prominenter Briefe, Manifeste und literarischer Texte zum Suizid gegliedert hat, beeindrucken nicht nur durch existentielle Not, sondern auch durch ihre schriftliche Liminalität. Zwei Beispiele: »Ich habe keinen Grund habe nichts Böses getan, nur habe ich mich in diese Nervosität gearbeitet; kann nicht mehr leben. Bitte schicke der Frau M. die Sache in der schwarzen Tasche. Ich bin im Estrich.« Und: »Da ich versuche also, tapfer zu sein, ob es mir gelingen wird? Es wird mir so schwer, es Dir zu sagen, aber ich habe seit meiner Jugendzeit immer ein Bedürfnis nach der großen Ruhe in mir herumgetr...«[49]

Manchmal konnte die Niederschrift von Abschiedsbriefen, die übrigens bis heute so verbreitet ist, dass ein Suizid ohne schriftliches Zeugnis stets zweifelhaft bleibt, allerdings auch ein Leben retten.

Folgende kuriose Anekdote erzählt Jeffrey Merrick in seiner Studie über Suizide im Paris des 18. Jahrhunderts:

> 1781, wenige Jahre nach der Veröffentlichung der französischen Übersetzung der *Leiden des jungen Werthers*, unterhielt die *Correspondance secrète* ihre Leser mit der Geschichte eines suizidalen Schusters aus dem Faubourg Saint-Germain, der beinahe dasselbe Schicksal erlitten hätte wie Goethes unglücklicher Held. Gesegnet mit einer herrischen Gattin, einer widerspenstigen Tochter und einem unbegabten Sohn, pflegte der Schuster während des Tages die Maße zu nehmen und seine Verkäufe abzuwickeln. Dann eilte er nach Hause, um in seinem Zimmer das dort versteckte Geld nachzuzählen, und verbrachte den Abend in der Taverne, um mit seinen Freunden über Literatur zu diskutieren. Als er einmal spät in der Nacht, gegen Jahresende, nach Hause zurückkehrte, musste er entdecken, dass seine Frau mit dem Vorarbeiter durchgebrannt war, dass seine Tochter im Gefängnis saß, weil sie Fremden auf der Straße unziemliche Avancen gemacht hatte, dass sein Sohn in die Armee eingetreten war, und dass, am schlimmsten von allem, sein ganzes Geld gestohlen war. Erschüttert von diesem Unglück beschloss der Schuster, sich das Leben zu nehmen. Er war schon dabei, sich die Kehle durchzuschneiden, als ihm einfiel, dass es in Paris nicht nur Mode war, Suizid zu begehen, sondern eben auch üblich, einen erklärenden Abschiedsbrief zu hinterlassen. Er legte also sein Messer nieder, ergriff seine Feder, kritzelte wenige Zeilen und schloss mit einigen passenden Versen von Molière. Molière? Oder war es Jean-Baptiste Rousseau, fragte er sich. In Sorge, posthum einen Narren aus sich zu machen, entschied er, den Suizid auf den nächsten Tag zu verschieben, gerade lange genug, um seine Freunde über die Quelle der Verse konsultieren zu können. Der eine schrieb sie Corneille zu, der andere Marmontel. Am Ende gaben sie einander eine Woche, um die Angelegenheit zu klären. Während dieser Woche erkannte der Schuster, dass ihm seine Frau einen Gefallen getan hatte, indem sie ihn verließ, dass seine Tochter erhalten hatte, was sie für ihr Fehlverhalten verdiente, dass sein Sohn die Ehre hatte, dem König zu dienen, und dass er im Laufe der Zeit das Geld ersetzen konnte, das er gehortet und verloren hatte. Soviel zu Suizidgedanken![50]

## 4.

Auch Carl Wilhelm Jerusalem hatte einen Abschiedsbrief verfasst, den Kestner in seinem Bericht an Goethe zitiert: »Lieber Vater, liebe Mutter, liebe Schwestern und Schwager, verzeihen Sie Ihrem unglücklichen Sohn und Bruder; Gott, Gott, segne euch!«[51] Obwohl mögliche Eigentümer des eigenen Lebens – Eltern oder Gott – in diesem Schreiben noch angesprochen und um Vergebung gebeten werden, verkehrte das »Werther-Fieber« die Diskussion um die Legitimität des Suizids, das heißt die Frage, wem denn mein Leben gehöre, in eine Diskussion der Ansteckung, des Zwangs zur Nachahmung. Ein unwiderstehlicher mimetischer Sog rückte ins Zentrum der Aufmerksamkeit, und anstelle der Autonomie wurde eine verhängnisvolle Abhängigkeit diskutiert, genauer: die Verführungskraft von Romanen, Theaterstücken oder Bildern. Schon Johann Michael Sailer, angebliches Mitglied der Illuminaten und späterer Bischof von Regensburg, berichtet über den Selbstmord eines Bekannten, der »im Blute schwimmend« gefunden wurde: »Auf seinem Tische liegt der Werther aufgeschlagen, S. 218, wo es heißt: es ist zwölf – sie sind geladen.« Sailer folgerte: »Sogar das Lesen solcher Schriften, die wider den Selbstmord geschrieben sind, kann einem Schwermüthigen, der mit Gedanken vom Selbstmord zu kämpfen hat, zur Falle werden. [...] Gewissen zum Trübsinn oder Schwärmerey geneigten Seelen können sogar Schriften für die Unsterblichkeit gefährlich werden.«[52] Ähnliche Beobachtungen verdichtet der Gynäkologe und Geburtshelfer Friedrich Benjamin Osiander zur Beschreibung von »Selbstmord-Moden«: Die »einheimische Celebrität von Männern und Frauen deutscher Nation« verleite ihre Anhänger, »Thorheiten nachzuahmen, und erregt zuweilen unter schwachen Seelen eine Sucht, den selbstgewählten Tod irgend eines berühmten Theaterhelden zu sterben. Daher giebt es Perioden, wo eine Art des Selbstmordes vor der andern Mode ist.«[53] Auch Osiander zog eine radikale Schlussfolgerung, die an die Maßnahmen der Seuchenquarantäne erinnert:

> Man verbiete, unterdrücke und zernichte alle Romane, Trauerspiele oder schöngeisterische Schriften, in welchen der Selbst-

> mord als eine rühmliche Handlung, als eine Heldenthat oder eine Handlung eines großen Genie's dargestellt wird. Gleichviel, wer das Buch geschrieben hat, ein Shakespeare, Schiller oder von Goethe. Die Welt verliert nichts dabei, so wenig als ein Küchengarten, aus welchem man die Belladonna, das Bilsenkraut und den Schierling ausrottet.[54]

In dieselbe Kerbe schlägt der französische Psychiater Jean-Pierre Falret, ein Schüler von Philippe Pinel und Dominique Esquirol, der betont, wenn nicht »strenger Geschmack« und »geläuterte Moral die Wahl der Bücher bestimmt, welche die Jugend zum Gegenstande ihres Nachdenkens und ihrer Unterhaltung macht«, so könne die »Übung des Verstandes eine Ursache zum freiwilligen Tode werden«.[55] Nicht nur Romane, sondern auch Gemälde oder Musik seien gefährlich. Falret beruft sich auf Zeugnisse aus Almanachen und Kunstjahrbüchern, die bewiesen hätten, dass – neben bestimmten Opernarien – sogar »die Harmonika den freiwilligen Tod herbeiführen kann«.[56] Er stützt seine Überlegungen auf statistische Tabellen, mit deren Hilfe er die Suizidraten der Jahre 1817 und 1818 im Seine-Departement auswertete, differenziert nach Suizid »mit oder ohne erfolgtem Tod«, nach Geschlecht, Familienstand, Methode und Motiv;[57] und er bezieht sich nicht nur auf Modeströmungen (wie Osiander), sondern auf regelrecht »epidemische Selbstmorde«.[58] Falret zitiert Belege für »Selbstmordepidemien« in Versailles, Rouen und Montpellier; den Chroniken von Marseille entnahm er Indizien für eine »Selbstmord-Epidemie, die auf die Mädchen dieser Stadt durch die Unbeständigkeit ihrer Liebhaber einwirkte«.[59] Seine Fallbeispiele und Berechnungen wurden im 19. Jahrhundert häufig zitiert, etwa im *Archiv der Deutschen Gesellschaft für Psychiatrie und gerichtliche Psychologie* (1859):

> Statistische Tabellen von 1793 wiesen in Versailles 115 Selbstmorde nach. – […] Im Juni und Juli 1806 entleibten sich, nach Falret, in Rouen 60 Personen. – Auffallend viele Selbstmorde wurden 1811 in Stuttgart, und 1813 in St. Pierre Monjeau beobachtet. – Im Jahre 1811 berichteten die englischen Zeitungen von vielen Selbstmorden unter den jungen Frauen eines Distric-

tes in Lincolnshire. – Nach Esquirol fielen im Jahre 1820 zu Montpellier mehr Selbstmorde vor, als in zwanzig Jahren vorher zusammengenommen. – [...] Ein erschreckender Census! – Sind diese Thatsachen nicht redende Beweise, dass der Selbstmord Epidemien hat?[60]

Wichtiger als alle Beispiele und Fallgeschichten war indes die Frage nach den möglichen Ursachen dieser »Selbstmordepidemien«, die weder auf Vererbung noch auf klimatische Bedingungen oder die Lektüre von Romanen und den Besuch von Theateraufführungen allein zurückgeführt werden konnten. Darum bemerkt Carl August Diez in seiner Studie über den Selbstmord (1838), das intensive Studium von Trauerspielen oder Briefromanen verursache keinen Suizid, sondern sei selbst ein Symptom: »Wer nach der Lectüre dieses Romans (der Durchaus keine Apologie des Selbstmordes enthält, sondern vielmehr zeigt, wie Unstetigkeit, gereizte Empfindlichkeit und Unzufriedenheit mit der Welt und ihren Verhältnissen zum Selbstmorde führen) zum Selbstmörder wird, der wäre es ganz gewiss auch geworden, wenn Werthers Leiden nie geschrieben worden wären.«[61] Auch Diez beruft sich auf statistische Tabellen (etwa zur Zahlenrelation zwischen Morden und Suiziden);[62] und er lobt die Untersuchungen Johann Ferdinand Heyfelders, der bereits 1828 umfangreiche Zahlenlisten erstellt hatte.[63] Heyfelder benennt darüber hinaus unmissverständlich die politisch-ökonomischen Motive für statistische Untersuchungen und Vergleiche der Selbstmordraten:

Die Zunahme des Selbstmords ist die Klage, welche in neuerer Zeit von allen Seiten erhoben wird. Der Staatsmann jammert über so viele der edelsten Kräfte, die dem Vaterlande verloren gehen, mit ihm der Menschenfreund, dass so manches blütenreiche Jünglingsleben die Schranken des menschlichen Geistes verkenne; und der Sclavenhändler, der von Afrikas Küsten viele Tausend Menschen in entfernte Kolonien zum Verkaufe schleppt, mag seinen Unmuth nicht unterdrücken, dass auch den Schwarzen die Mittel bekannt seyen, dem Daseyn ein Ziel zu setzen. Die Sterbelisten aller Länder und aller Nationen rechtfertigen diese Klage, und bestätigen, dass mit jedem Jahre die Zahl der Selbst-

> morde steigt, zu welcher jedes Alter und jedes Geschlecht seinen Tribut zollt.[64]

Die stetige Zunahme der Suizidzahlen wurde freilich nicht auf die Verbreitung der Massenmedien oder die Verfeinerungen statistischer Erhebungen zurückgeführt, sondern auf die Wirkungen der Nachahmung, die Diez als einen natürlichen »Trieb« der Menschen beschreibt, vom Spiel und der Erziehung der Kinder bis zu Eheleuten, die einander im Laufe der Zeit nicht nur in »Denkungsart und Neigungen«, sondern selbst in den Gesichtszügen immer ähnlicher werden.[65] Auch und gerade der Suizid könne auf die Effekte des »Nachahmungstriebs« zurückgeführt werden:

> Die Beispiele, dass in einem Orte, wo lange Zeit kein Selbstmord vorgefallen war, schnell nacheinander mehrere sich ereigneten, sind gar nicht selten. [...] Auch die Selbstmord-Epidemien scheinen sich, wenigstens zum Theil, auf Nachahmung zu gründen. Es ist diess um so wahrscheinlicher, als sie fast immer nur beim weiblichen Geschlechte beobachtet worden sind, bei welchem die Gewalt des Nachahmungstriebes immer noch grösser, als beim männlichen Geschlechte ist. Ebenso muss auch die Wirkung von Werthers Leiden, wenn ihnen überhaupt irgend eine zuzuschreiben ist, auf Rechnung des Nachahmungstriebes gesetzt werden. [...] Als in einem kleinen Städtchen an der Loire ein junger Mann mit diesem Buche in der Hand ermordet gefunden worden war, ward es Ton unter den jungen Leuten beiderlei Geschlechts ein Gleiches zu thun. Im Jahr 1772 erhängten sich im Invalidenhause zu Paris in sehr kurzer Zeit fünfzehn Individuen an dem gleichen Hacken, der in einem dunkeln Gange sich befand. Man nahm den Hacken hinweg und brach ein Fenster durch, um den Gang mehr zu erhellen, und sogleich war dem Uebel für immer abgeholfen.[66]

Unter Berufung auf Plutarch, *Werther* und die Pariser Invaliden führt auch der britische Chirurg Forbes Winslow – zwei Jahre nach Diez – den »imitativen oder epidemischen Suizid« auf die Natur zurück: »Der Mensch wurde definiert als nachahmendes Tier; und in verschiedener Hinsicht können wir diese Neigung bezeugen, die fast unwiderstehlich die Handlungen des Individuums regiert.«[67] Mit Blick auf die Möglichkeit der Ansteckung bleibt Winslow aber vorsichtig: »Wir können nicht sicher sagen, das sei nicht der Fall.« Und er betont, dass sich die Disposition zum Suizid oder zu geistiger Verwirrung nicht wie bei den Seuchen so einfach durch Kontakt übertrage, dass wir Angst haben müssten, uns den Patienten zu nähern.[68] Beide, Diez und Winslow, sind sich also noch nicht ganz sicher in ihrem Urteil über den Nachahmungssuizid, »suicide from fascination«.[69] Und doch beschreibt Winslow am Ende seines Buchs einen merkwürdigen Fall von Selbstkreuzigung, der zumindest implizit die Suizidalität jahrhundertelanger Bemühungen um eine *imitatio Christi* auszudrücken scheint; eine bildliche Darstellung dieser Tortur fungiert als Frontispiz seiner *Anatomy of Suicide*.[70]

Erst im letzten Drittel des 19. Jahrhunderts rückten kollektive Praktiken der Wiederholung und Nachahmung – jenseits ehemals religiöser oder ritueller Bedeutungen – ins Zentrum einer neuen Wissenschaft: der Soziologie. Es war der französische Jurist, Kriminologe und langjährige Richter Gabriel de Tarde – nach der Jahrhundertwende Professor am Collège de France –, der diese neue Wissenschaft mit Hilfe von zwei zentralen Begriffspaaren begründete: Erfindung und Innovation auf der einen Seite, Nachahmung und Imitation auf der anderen Seite. 1890 erschien Tardes Untersuchung über *Les lois de l'imitation*, die Gesetze der Nachahmung. Eine Gesellschaft, so argumentiert er, werde nicht durch Vererbungsprozesse, sondern durch komplexe, vielfältige »Nachahmungsketten« konstituiert, die von innen nach außen wirken, von einer Idee, einer Überzeugung, einem Begehren, zur geteilten Realität. »Eine soziale Gruppe ist eine Gruppe von Wesen, die sich gegenseitig momentan nachahmen oder einander ähnlich sind, ohne sich gegenwärtig nachzuahmen, deren gemeinsame Merkmale aber früheren Nachahmungen desselben Vorbilds entstammen.«[71] In *Les lois de l'imitation* wird die Frage des Suizids nicht erwähnt; umso ausführlicher hatte sich Tarde bereits in *La criminalité comparée* (1886) mit diesem Thema befasst – und danach in *La philosophie pénale*, einem Werk, das ebenfalls 1890 publiziert wurde. In diesem kriminologisch-rechtstheoretischen Traktat vergleicht Tarde den Suizid mit Zeugungen und Geburten, Duellen und Kriegen als Effekte universaler Nachahmung:

> Man pflanzt sich fort oder nicht, aufgrund von Nachahmung; die Statistiken der Geburtenrate haben es uns gezeigt. Man tötet oder tötet nicht, aufgrund von Nachahmung; würden wir die Idee eines Duells oder einer Kriegserklärung erfassen, wenn wir nicht heute wüssten, dass diese Dinge schon immer in dem Land getan wurden, das wir bewohnen? Man tötet sich selbst oder man tötet sich nicht selbst, aufgrund von Nachahmung; es ist eine anerkannte Tatsache, dass der Suizid in höchstem Grade ein Phänomen der Nachahmung ist […]. Wie sollten wir nach allem daran zweifeln, dass einer stiehlt oder nicht stiehlt, mordet oder nicht mordet, aufgrund von Nachahmung?[72]

Die Originalität dieser Theorie der sozialen Nachahmung bestand in der Darstellung des Wechselspiels zwischen Invention und Imitation; darüber hinaus wollte Tarde demonstrieren, dass sogar die Strategien der Distinktion zumeist auf Nachahmungen zurückgeführt werden können. Daher behauptete er, dass Ähnlichkeiten in einer Gesellschaft durch Nachahmung oder »Gegen-Nachahmung« (*contre-imitation*) hervorgebracht werden.

> Denn Menschen ahmen sich in hohem Maße durch Entgegensetzung nach [*contre-imiter*], vor allem dann, wenn sie weder die Bescheidenheit haben, schlicht und einfach zu imitieren, noch die Kraft zu erfinden. Durch diese Gegen-Nachahmung, das heißt, durch das Tun oder Sagen des Gegenteils dessen, was sie sehen, wie durch das Tun und Sagen genau dessen, was um sie herum gesagt oder getan wird, gleichen sich die Menschen einander immer stärker an. […] Wenn ein Dogma oder ein politisches Programm verkündet ist, teilen sich die Menschen in zwei ungleiche Kategorien: in jene, die sich dafür begeistern, und in jene, die entschieden dagegen sind.[73]

So ließe sich die Ansteckungskraft von Parteien und Revolutionen, aber auch von »Selbstmordepidemien« erklären. Suizid als *contre-imitation*? Erstaunlich bleibt freilich, dass Tarde – dessen Theorien durch den Einfluss Émile Durkheims und seiner Schule zurückgedrängt wurden, bevor sie von Gilles Deleuze, René Girard, Bruno Latour und Peter Sloterdijk wiederentdeckt und rehabilitiert wurden – keinen Begriff der Alphabetisierung und der Medien, vom *Werther* bis zur Presse und zum frühen Kino, konzipiert. Auch die Statistik, die ja ebenfalls im 18. Jahrhundert aus der Wahrscheinlichkeitsrechnung entwickelt wurde und in weiterer Folge zur elementaren Regierungstechnik der Moderne avancierte, wird zwar häufig angewendet, aber ihrerseits nicht als mögliche Quelle von Nachahmungseffekten oder deren Wahrnehmung betrachtet. Ist Nachahmung nicht geradezu ein zwangsläufiges Ergebnis medialer Synchronisationsprozesse? Zumindest verstärken Medien jenen Nachahmungssog (wenn sie ihn schon nicht erzeugen), den auch Émile Durkheim, sieben Jahre nach Tarde, in seiner Untersuchung des Suizids kritisch kommentiert. Durkheim verwendet zwar den Begriff der »Selbstmordepidemie« und betont, es sei »nicht zweifelhaft«, dass »die Idee des Selbstmords sich durch Ansteckung überträgt«;[74] doch will er zeigen, dass die Wirkmechanismen sozialer Nachahmung von der Statistik nicht eindeutig bestätigt werden können, und dass »mit sehr seltenen Ausnahmen die Nachahmung nicht die erste Ursache für den Selbstmord ist«.[75] Wie Tarde erinnert Durkheim an die kollektiven Suizide im Krieg, etwa nach der Eroberung einer Stadt; auch die Fallbeispiele von der Tücke einzelner Objekte – wie vom Haken im dunklen Gang des Pariser Invalidenhauses – waren ihm vertraut: Er erwähnt etwa das »Militärlager von Boulogne, wo sich ein Soldat im Schilderhäuschen erschoß. Binnen weniger Tage taten andere das gleiche im selben Schilderhaus, aber die Ansteckung hörte auf, als man es verbrannte.«[76] Und dennoch warnt Durkheim – wie Paul Aubry in einer kriminalanthropologischen Studie zur Ansteckung des Todes[77] – vor einer Überschätzung des Einflusses der Medien und der Presse:

> Einige Autoren, die der Nachahmung Kräfte zuschreiben, die sie nicht hat, haben verlangt, daß Meldungen über Selbstmorde und Verbrechen nicht mehr in den Zeitungen erscheinen dürften. Es ist durchaus möglich, daß ein solches Verbot in dem einen oder

> anderen Fall verhindernd wirken könnte, aber es ist sehr zweifelhaft, ob die entsprechende soziale Rate dabei beeinflußt werden würde. Die Stärke der kollektiven Anfälligkeit würde sich nicht ändern, denn der moralische Zustand der Gruppen würde sich dadurch nicht ändern. Bei einer Gegenüberstellung der problematischen und sehr geringen Vorteile, die eine solche Maßnahme möglicherweise haben könnte, mit den schweren Nachteilen einer Unterdrückung jeder Publizität über Gerichtsangelegenheiten, sieht man ohne weiteres, warum der Gesetzgeber zögert, dem Rat solcher Fachleute zu folgen.

Durkheims Schlussfolgerung lautet: »Was wirklich der Entwicklung des Selbstmordes oder des Mordes Vorschub leistet, ist nicht, *daß* man davon spricht, sondern *wie* man davon spricht.«[78]

# 4. Fin-de-Siècle-Suizide

»Wir haben nichts als ein sentimentales Gedächtnis, einen gelähmten Willen und die unheimliche Gabe der Selbstverdoppelung. Wir schauen unserem Leben zu; wir leeren den Pokal vorzeitig und bleiben doch unendlich durstig ...«
*Hugo von Hofmannsthal*[1]

## 1.

Als Bedingung der Möglichkeit von Debatten über das »Werther-Fieber«, über suizidale Ansteckungen, Epidemien, Modeströmungen oder »Wellen«, kann die Suizidstatistik gelten, die allerdings erst in der zweiten Hälfte des 19. Jahrhunderts ein Niveau erreichte, das einen Vergleich zwischen Entwicklungen in verschiedenen Staaten erlaubt. Aber auch solche Vergleiche bleiben prekär, abhängig von Definitionen und der Differenzierung zwischen Suiziden und Unfällen, Suiziden und Suizidversuchen, aktiven und passiven Suiziden. Wie der Jesuit und Statistiker Hermann Anton Krose in seiner Untersuchung zum Suizid im 19. Jahrhundert (von 1906) bemerkt, kommt noch erschwerend hinzu, »daß der Feststellung des Tatbestandes beim Selbstmord große Schwierigkeiten entgegenstehen. Ein sehr erheblicher Teil aller Selbstmordfälle gelangt niemals zur amtlichen Kenntnis. Das Verhältnis der entdeckten zu den unentdeckten Fällen läßt sich auch nicht annähernd bestimmen und variiert je nach Beobachtungszeit und Beobachtungsgebiet sehr bedeutend. So viel ist aber gewiß, daß die amtlichen Angaben überall und zu allen Zeiten hinter der Wirklichkeit zurückbleiben.« Sogar in jenen Fällen,

> in welchen eine behördliche oder ärztliche Untersuchung der Todesursache stattgefunden hat, ist das Ergebnis keineswegs immer

> ein sicheres und zuverlässiges. Oft wird es selbst Ärzten und Sachverständigen schwer möglich sein, zu entscheiden, ob ein Unglücksfall, ein Verbrechen oder ein Selbstmord die Ursache des Todes gewesen ist. Besonders, wenn der Tod durch Ertrinken erfolgt ist, läßt sich aus dem Befund der Leiche meist schwer feststellen, ob der Verstorbene absichtlich seinem Leben ein Ende gemacht hat oder wider seinen Willen dem Tode zum Opfer gefallen ist. Ähnliche Schwierigkeiten ergeben sich bei Vergiftung durch Einatmen von Kohlenoxydgas und andern Fällen. Viel häufiger aber wird es sich ereignen, daß diejenigen, die den Selbstmord richtig als solchen erkannt haben, dennoch eine andere Todesursache angeben. Selbst Ärzte und behördliche Organe lassen sich bisweilen durch ein begreifliches Mitleid mit den schwer getroffenen Angehörigen des Selbstmörders zu einer derartigen unrichtigen Angabe verleiten.[2]

Und selbst die Weltgesundheitsorganisation musste zum Ende des 20. Jahrhunderts einräumen, »dass von ihren 166 Mitgliedsstaaten lediglich 56 Auskunft über Suizidhandlungen gaben, von denen wiederum viele keine exakteren Informationen lieferten«.[3] Krose operierte übrigens noch mit Suizidraten, die jeweils auf eine Million Personen in einem Land oder einer Stadt bezogen waren, um jeden Einfluss der Bevölkerungszunahme auf den Anstieg absoluter Suizidzahlen ausschließen zu können; inzwischen ist es üblich geworden, die Suizidrate auf 100 000 Menschen zu beziehen, was wiederum exaktere Vergleiche mit kleineren Städten oder Ländern ermöglicht. Jedoch: Grönland hatte beispielsweise in den frühen neunziger Jahren des 20. Jahrhunderts eine erschütternd hohe Suizidrate von 107, aber nur rund 55 000 Einwohner; die Zahl musste also extrapoliert werden.

Trotz dieser Schwierigkeiten bei der Ermittlung verlässlicher Zahlen und Daten stimmen die meisten Autoren darin überein, dass die Suizidraten im 19. Jahrhundert anstiegen. So betont etwa Georges Minois, unter Berufung auf Jean-Claude Chesnais:[4] »In Frankreich steigt die zwischen 1826 und 1830 ermittelte jährliche Zahl der Selbstmorde von 1827 zwischen 1841 und 1845 auf 2931, d.h. um 70%, was die Moralisten alarmiert.«[5] Und Marzio Barbagli stellt fest, dass zahlreiche europäische Wissenschaftler in der zweiten Hälfte des 19. Jahrhunderts den Suizid zu untersuchen begannen, und zwar in Reaktion auf die Flut von Statistiken, die manche Regierungen veröffentlichten. Und obwohl die Forscher »über sehr unterschiedliche wissenschaftliche Hintergründe verfügten, mit voneinander abweichenden religiösen und politischen Überzeugungen, gelangten sie doch zu derselben Schlussfolgerung«: zur Anerkennung der »überaus schmerzlichen Tatsache«, dass Suizide seit Beginn des Jahrhunderts »kontinuierlich in fast allen zivilisierten Ländern Europas und der Neuen Welt zunehmen«.[6] Dieser Anstieg wurde auf Effekte der Industrialisierung zurückgeführt, auf wachsende Armut, Teuerungen, Wohnungsnot, Alkoholismus und Tuberkulose, aber auch auf eine Art von Todesfaszination, die dem Fin de Siècle – als einem »Zeitalter der Nervosität«[7] – zugeschrieben wurde. Verstärkt wurde diese Wahrnehmung durch spektakuläre Suizide in Herrscherhäusern. Am 13. Juni 1886 suchte etwa Ludwig II., König von Bayern, der wenige Tage davor entmündigt und von einer Regierungskommission in Gewahrsam genommen worden war, den Tod im Starnberger See. Die Absetzung eines verschuldeten Monarchen aufgrund psychiatrischer Gutachten war historisch neu. Sie führte nicht nur zu Gerüchten und Verschwörungstheorien, sondern auch zu nachträglicher Verklärung, etwa in Romanen wie Gabriele D'Annunzios *Die Jungfrauen vom Felsen* (1896), oder in den Filmen von Helmut Käutner (1955), Luchino Visconti (1972) und Hans-Jürgen Syberberg (1972). Ludwigs mutmaßlicher Suizid trug freilich nicht so stark zur Mythenbildung um den Märchenkönig bei wie seine Schlösser, seine Technikbegeisterung und seine Förderung Richard Wagners, die zuletzt den Titel der Bayerischen Landesausstellung von 2011 auf Schloss Herrenchiemsee inspirierte: *Götterdämmerung – König Ludwig II. und seine Zeit.*

Ganz anders verhielt es sich bei dem österreichisch-ungarischen Kronprinzen Rudolf, der – zweieinhalb Jahre nach Ludwig II. – am 30. Januar 1889 auf Schloss Mayerling Suizid beging, gemeinsam mit seiner erst 17 Jahre alten Geliebten, der Baronesse Mary Vetsera. Der Mythos von Erzherzog Rudolf bildete sich zentral um den Doppelsuizid, wohingegen die politischen Ziele des Thronfolgers rasch in Vergessenheit gerieten, ebenso wie sein wissenschaftlicher Ruf als Ornithologe, den er als zeitweiliger Schüler Alfred Brehms genoss. Rudolfs Suizid wurde als Tabubruch wahrgenommen; in der Restaurationszeit stand selbst der Ausweg eines heroisierbaren Ehrensuizids – im Gegensatz etwa zur liberalen Gesetzgebung Friedrichs des Großen von 1751 – dem Adel nur ausnahmsweise offen.[8] Entsprechend unternahm der katholische Wiener Hof zunächst erhebliche Anstrengungen, um den Suizid zu vertuschen. Dokumente wurden vernichtet, Zeugen zu lebenslangem Schweigen verpflichtet, und noch bis zu ihrem Tod im Jahr 1989 behauptete Zita, die Gattin des letzten österreichischen Kaisers, Rudolf und Mary seien einem politischen Mord zum Opfer gefallen. Am 10. Februar 1889 wurde eine Ausgabe der *Land-Presse* beschlagnahmt, in der es hieß, man wolle nicht die verschiedenen Gerüchte kommentieren oder fragen, was den Thronfolger bewegt habe, »Hand an sich selbst zu legen. Die Thatsache allein, daß ein Kronprinz eine solche That begehen konnte, ein Mann, der im Vollgenusse alles dessen stand, was des Menschen Herz auch nur immer begehren kann, wirkt so niederdrückend, daß man den Glauben an die moralische Freiheit des einzelnen Individuums verlieren könnte. Welche Rückwirkung in moralischer Beziehung die unselige That auf alle Schichten der Bevölkerung haben muß, das wagen wir bloß anzudeuten«; denn wenn schon ein Kaisersohn nicht »mehr die moralische Kraft besitzt, sich der Familie und dem Reiche, das Anspruch auf seine Person hat, zu erhalten, wer will dann Jenen verurtheilen, der in der Kümmernis des Lebens, in Noth und Mühsal die Hand an sich legt?«[9] Immerhin attestierten die Wiener Hofärzte eine geistige Verwirrung Rudolfs, um das Recht auf eine kirchliche Beisetzung in der Kapuzinergruft zu wahren; Mary Vetsera wurde auf dem Friedhof der Zisterzienserabtei Heiligenkreuz begraben, und das Jagdschloss Mayerling auf kaiserliche Anordnung in ein Kloster der Karmelitinnen umgewandelt.

Der Mythos von Mayerling blieb dennoch unvermindert attraktiv. Seine Rezeptions- und Faszinationsgeschichte bezog sich ausschließlich – anders als im Falle des Bayernkönigs – auf die Motive und Hintergründe der Tat. Der Doppelsuizid, den Heinrich von

Kleist und Henriette Vogel am 21. November 1811 begingen, kann mit Themen des literarischen Werks in Zusammenhang gebracht werden, beispielsweise mit Kleists Trauerspiel *Penthesilea* (1808) oder seiner Erzählung *Die Verlobung in St. Domingo* (1811). Die Tragödie von Mayerling fasziniert dagegen durch ungeklärte Fragen und Spekulationen. Erst vor kurzem wurden die verloren geglaubten Abschiedsbriefe Mary Vetseras aufgefunden: In einer Pressemeldung vom 31. Juli 2015 teilte die Österreichische Nationalbibliothek mit, in einem Safe der Schoellerbank sei bei einer Archivrevision ein »Verwahrstück aus dem Jahr 1926 entdeckt« worden: »Eine unbekannte Person hatte in einem Ledereinband zahlreiche Lebensdokumente, Briefe und Fotografien der Familie Vetsera deponiert, darunter Abschiedsbriefe von Mary Vetsera aus dem Jahr 1889, die bislang als vernichtet galten. Diese historisch bedeutsamen Dokumente zur Tragödie von Mayerling kamen nun als Dauerleihgabe an die Österreichische Nationalbibliothek.«[10] Die letzte Zeile aus Marys Abschiedsbrief an ihre Mutter – »Ich bin glücklicher im Tod als im Leben«[11] – erinnert entfernt an den Anfang des Abschiedsbriefs der kranken Henriette Vogel an ihren Ehemann Louis: »Nicht länger kann ich mehr das Leben ertragen, denn es legt sich mir mit eisernen Banden an mein Herz – nenne es Krankheit, Schwäche, oder wie Du es sonst magst, ich weiß es selbst nicht zu nennen – nur so viel weiß ich zu sagen, daß ich meinem Tode als dem größten Glücke entgegensehe.«[12]

Zum 200. Jahrestag des Doppelsuizids am Kleinen Wannsee wurden mehrere Kleist-Biographien publiziert, verfasst von Anna Maria Carpi, Wilhelm Amann, Günter Blamberger und Peter Michalzik;[13] 2007 waren bereits die Biographien von Jens Bisky und Gerhard Schulz erschienen.[14] Ebenfalls zum Jubiläum von 2011 wurde der TV-Dokumentarfilm *Die Akte Kleist* – von Simone Dobmeier, Hedwig Schmutte und Torsten Striegnitz – produziert, mit Meret Becker als Henriette Vogel und Alexander Beyer als Kleist. 2014 kam Jessica Hausners Film *Amour Fou*, mit Birte Schnöink als Henriette und Christian Friedel als Kleist, in die Kinos; und bereits 1977, zum 200. Geburtstag des Dichters, hatte Helma Sanders-Brahms ihren mehr als zwei Stunden langen Spielfilm *Heinrich* mit Hannelore Hoger als Henriette und Heinrich Giskes als Kleist auf den Internationalen Filmfestspielen von Cannes vorgestellt. Alle diese Filme kreisen um den Doppelsuizid, wobei Jessica Hausner sich noch am ehesten um kritische Distanz bemüht. Auch die Ereignisse auf dem Jagdschloss von Mayerling fanden ein vielfältiges Echo in Büchern und Filmen. Auf den Kinoleinwänden reüssierten beispielsweise Rudolf Jugerts Spielfilm *Kronprinz Rudolfs letzte Liebe* von 1956 (mit Rudolf Prack und Christiane Hörbiger), der Film *Mayerling* (1968), unter der Regie von Terence Young (mit Omar Sharif und Catherine Deneuve) oder Miklós Jancsós *Die große Orgie* von 1976 (mit Lajos Balázsovits als Kronprinz und Teresa Ann Savoy als Mary Vetsera). Kürzlich neu aufgelegt wurde Ernst Lothars Exilroman *Der Engel mit der Posaune*, der 1944 erstmals in englischer Übersetzung erschienen war, nun mit einem Nachwort von Eva Menasse.[15] Dieser Roman schildert die Geschichte eines Hauses in der Wiener Seilerstätte, das von der Klavierbauerfamilie Alt bewohnt wird. Franz Alt will sich mit Henriette Stein, der eigentlichen Heldin des Romans, verloben, doch Henriette ist in den Kronprinzen Rudolf verliebt, der sie bittet, mit ihm gemeinsam Suizid zu begehen. Sie lehnt ab und heiratet Franz. Doch am Hochzeitstag erfährt sie von der Tragödie in Mayerling und ist zutiefst erschüttert. Die Handlung des Romans erstreckt sich von diesen Ereignissen bis zum Einmarsch Hitlers in Wien; zum Ende wird Henriette von Gestapo-Leuten erwürgt. Ein Jahr nach der Veröffentlichung der deutschen Originalfassung im Jahr 1947 verfilmte Karl Hartl – mit außerordentlichem Erfolg – den Roman mit Paula Wessely als Henriette, Attila Hörbiger als Franz und Fred Liewehr als Kronprinz Rudolf. Lediglich der Schluss wurde verändert: Henriette wird nicht von Gestapo-Schergen erwürgt, sondern nimmt sich selbst das Leben, indem sie aus dem Fenster ihrer Wiener »Engelsburg« springt.

## 2.

Heinrich von Kleist wurde eine Totenmaske abgenommen, ebenso wie König Ludwig II.; lediglich eine Totenmaske Kronprinz Rudolfs konnte bis heute nicht nachgewiesen werden, auch wenn es wahrscheinlich ist, dass eine solche im Zuge der offiziellen Bestattungsroutine angefertigt wurde. Totenmasken waren im 19. Jahrhundert sehr populär und keineswegs nur frisch verstorbenen Adeligen vorbehalten; sie wurden auch prominenten Künstlern, Staatsmännern, Offizieren, Klerikern oder Wissenschaftlern abgenommen. Die bekannteste Totenmaske des Fin de Siècle zeigt freilich keinen Herrscher, Komponisten, Dichter oder General, sondern eine unbekannte Frau. Irgendwann in den Jahren um 1900, vielleicht sogar noch früher, stürzte eine junge Frau in die Seine. Sie wurde im Leichenschauhaus hinter der Kathedrale Notre-Dame aufgebahrt, ein namenloses Mädchen, das nicht identifiziert werden konnte, obwohl damals ein Sonntagsausflug in die Morgue zu den beliebten Aktivitäten der Pariser Bevölkerung gehörte. Rasch verbreitete sich die Legende von der *inconnue de la Seine*, deren friedlich und geheimnisvoll lächelndes Gesicht einen Mitarbeiter des Leichenschauhauses so gerührt habe, dass er der Toten eine Gipsmaske abnahm. Behauptet wurde, er habe sich in das gestorbene Mädchen verliebt und ihr Abbild bewahren wollen; erzählt wurde aber auch, dass ohnehin allen unbekannten Leichen eine Totenmaske abgenommen wurde, damit die Bemühungen um Identifikation auch nach der Bestattung fortgeführt werden konnten. Obwohl die Totenfotografie längst üblich war,[16] zirkulierten keine fotografischen Porträts der unbekannten Toten aus der Seine, sondern lediglich verschiedene Aufnahmen der Totenmaske, die – neben zahlreichen Abgüssen – bald die Ateliers bedeutender Künstler und Schriftsteller schmückte.

Schon in Rainer Maria Rilkes *Aufzeichnungen des Malte Laurids Brigge* (1910) wird ein »Mouleur« erwähnt, der »zwei Masken neben seiner Tür ausgehängt« hatte, die Totenmaske Beethovens und das »Gesicht der jungen Ertränkten, das man in der Morgue abnahm, weil es schön war, weil es lächelte, weil es so täuschend lächelte, als wüßte es«.[17] Im Jahr 1926 erschien Ernst Benkards *Das ewige Antlitz*, eine fotografische *Sammlung von Totenmasken*, in der die Abbildung der *inconnue* mit getragenen Worten kommentiert wurde:

> In geheimnisvolles, aber auch gnädiges Dunkel scheint alles gehüllt, was die Geschichte dieses holden, aber offenbar nicht glücklichen jungen Weibes anlangt. Vor den Augen dieser Welt und vor den Maßstäben ihres selbstgerechten Urteils eine Selbstmörderin, die den Tod in den Fluten der Seine erwählt, da die Bürde, mit der ihre schwachen Schultern beladen, ihr wohl zu schwer geschienen. Uns jedoch ein zarter Schmetterling, der, sorglos beschwingt, an der Leuchte des Lebens seine feinen Flügel vor der Zeit verflattert und versengt hat.[18]

Nicht weniger pathetisch äußerte sich Alfred Döblin drei Jahre später, im selben Jahr, in dem sein Roman *Berlin Alexanderplatz* veröffentlicht wurde, in einem Geleitwort zu August Sanders *Antlitz der Zeit*. Sein Kommentar ist umso bemerkenswerter, als in Sanders Porträtstudien gar keine Fotografie der Unbekannten vorkommt.

> Es ist das Gesicht einer jungen Frau oder eines jungen Mädchens vielleicht von 20-22 Jahren. Sie hat schlichte Haare, die nach rechts und links glatt vom Scheitel herabfallen. Die Augen sieht man nicht, die Augen sehen nicht, nun, dieses Mädchen ist tot, und ihr Auge hat zuletzt das Ufer der Seine und das Wasser der Seine gesehen, und dann haben sich die Augen geschlossen, und dann ist der kurze kalte Schreck gekommen und der Schwindel und das rapide Hereinbrechen des Erstickens und die Betäubung. Aber dabei ist es nicht geblieben. Ich möchte glauben, das Mädchen ist nicht freudig in die Seine gegangen. Was nach der anfänglichen Verzweiflung und dem kurzen Entsetzen des Erstickens kam, das sehen wir jetzt auf dem Bild, auf ihrem Gesicht, und darum hat man sie nicht einfach wie die Hunderte dieser Morgue bei Seite geschafft. Der Mund der Unbekannten ist leicht eingezogen, er ist beinah gespitzt, und da sind die Wangen nachgefolgt und nun entsteht unter den ruhevoll geschlossenen Augen – sie sind geschlossen vor dem kalten Wasser und auch um ganz für

ein inneres Bild da zu sein –, nun entsteht unter diesen Augen, um diesen Mund ein wirklich süßes Lächeln, kein Lächeln der Verzückung und der Wonne, sondern ein Lächeln der Annäherung an eine Wonne, ein Erwartungslächeln, das ruft oder flüstert und das irgend etwas sieht, wozu es Du sagt. Die Unbekannte nähert sich einem Glück. So wie dieses Gesicht aussieht und wie das Bild es wiedergibt, steckt übrigens eine unheimliche Verführung und Versuchung darin. Und wenn schon jedem Todesgedanken auch eine gewisse Beruhigung innewohnt, so strömt dieses Gesicht direkt etwas wie eine Betörung und Lockung aus.[19]

Auch andere Autoren waren betört, zum Beispiel Ödön von Horváth, der 1933 die Komödie *Eine Unbekannte aus der Seine* veröffentlichte,[20] oder Reinhold Conrad Muschler, in einer Erzählung über *Die Unbekannte* (1934),[21] die 1936 von Frank Wisbar mit Sybille Schmitz und Jean Galland in den Hauptrollen (und dem 20-jährigen Curd Jürgens in einer Nebenrolle) verfilmt wurde. Zu dieser Zeit avancierte die Unbekannte fast zu einer Art von Role-Model, wie Alfred Alvarez – in seiner Analyse des Suizids – bemerkt; die *inconnue* »sei, wie die Bardot in den fünfziger Jahren, das erotische Ideal der damaligen Epoche gewesen. Deutsche Schauspielerinnen wie etwa Elisabeth Bergner hätten sie sich zum Vorbild genommen. Greta Garbo habe sie schließlich als Paradigma abgelöst.«[22] Während des Zweiten Weltkriegs experimentierte Man Ray mit fotografischen Spiegelungen und Verdopplungen der berühmten Totenmaske, die den Anschein von Lebendigkeit suggerieren sollten, Louis Aragon verfasste den Roman *Aurélien* (1944), in dem die Maske der *inconnue*, dieses »weiße Ding mit den geschlossenen Augen« zitiert wurde, ihr »Lächeln jenseits des Schmerzes«,[23] und Maurice Blanchot ließ sich von der Unbekannten zu seinen Reflexionen über Bild und Tod (1951) inspirieren.[24] In einer Studie über die Lyrik von Louis-René des Forêts erinnert er sich an sein Zimmer in Èze (an der französischen Mittelmeerküste), wo eine Reproduktion der *inconnue* an der Wand hing: »[E]in jugendliches Mädchen mit geschlossenen Augen, lebendig jedoch durch ein Lächeln, das so gelöst ist, so beglückt (aber doch verschleiert), so dass man hätte glauben können, sie habe sich in einem Augenblick höchsten

Glücks ertränkt. Seinen Werken so fern, hatte sie Giacometti derart verführt, dass er eine junge Frau suchte, die bereit gewesen wäre, von Neuem die Erprobung dieser Glückseligkeit im Tod zu wagen.«[25]

Man Rays fotografische Reanimationsversuche der *inconnue*[26] fanden bald ein handfestes medizinisches Pendant. In den fünfziger Jahren begann der aus Wien stammende US-amerikanische Anästhesist Peter J. Safar die Techniken der Wiederbelebung zu erforschen und zu propagieren: die Mund-zu-Mund-Beatmung, in Verbindung mit rhythmischen Kompressionen des Brustkorbs. 1958 gründete Safar die erste Intensivstation der USA, und im selben Jahr gelang es ihm, den norwegischen Spielzeug- und Puppenhersteller Asmund S. Laerdal zu überreden, eine Rettungspuppe zu produzieren, an der die Mund-zu-Mund-Beatmung und die Herzmassage geübt werden konnten. Laerdal, der bereits seinen beinahe ertrunkenen zweijährigen Sohn durch Anwendung von Wiederbelebungstechniken gerettet hatte, verlieh dieser Puppe die Gesichtszüge der Unbekannten aus der Seine. Laerdal gab seiner *inconnue* den Namen *Anne* und verhalf ihr zu seriell wiederholter Reanimation. Die grotesken Implikationen dieser Entscheidung hat Chuck Palahniuk in einer Erzählung (2005) dargestellt:

> Dieses Gesicht da auf dem Fußboden ist das Gesicht einer Selbstmörderin, die vor über einem Jahrhundert aus dem Wasser gezogen wurde. Diese blauen Lippen. Diese leblos starren Augen. Alle Exemplare dieser Produktreihe sind nach dem Gesicht einer jungen Frau geformt, die sich vor hundert Jahren in die Seine gestürzt hat. Ob das Mädchen aus Liebe oder Einsamkeit in den Tod gegangen ist, werden wir nie erfahren. […] Trotz des Risikos, dass in irgendeiner Schule, Fabrik oder Armee-Einheit eines Tages jemand sich über die Attrappe beugen und seine seit Jahren tote Schwester, Mutter, Tochter oder Ehefrau erkennen könnte, wird dieses tote Mädchen von Millionen Leuten geküsst. Seit Generationen drücken Millionen von Fremden ihren Mund auf diese ertrunkenen Lippen. Bis ans Ende der Geschichte werden Leute auf der ganzen Welt versuchen, diese eine tote Frau zu retten. Diese Frau, die nur hatte sterben wollen.[27]

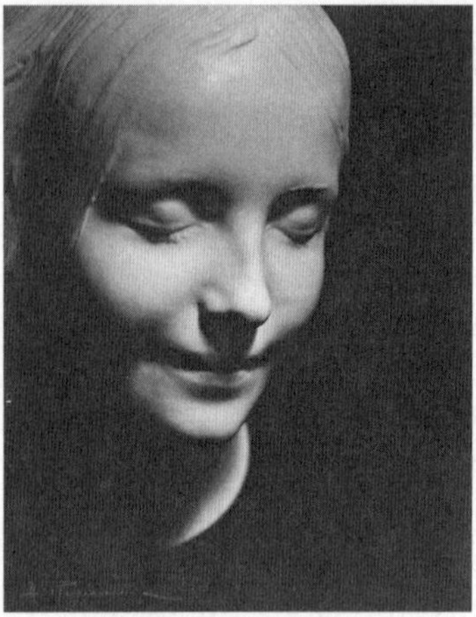

Abb. 6: Albert Rudomine, *La Vierge Inconnue. The Unknown Woman of the Seine* (1900).

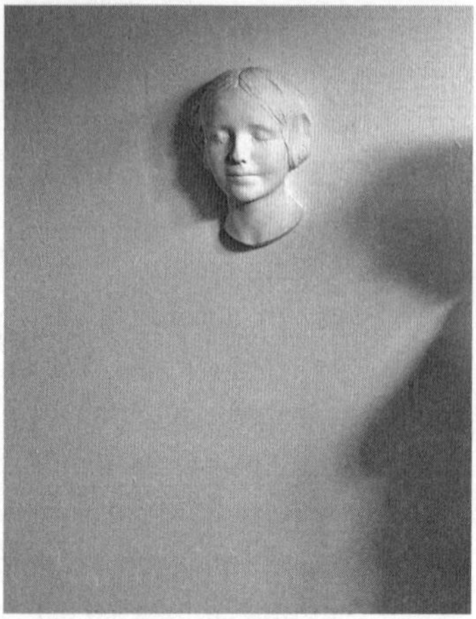

Abb. 7: Dragana Jurisic, *My Own Unknown* (2014).

Suizidfaszination als Suizidprävention: Die »Lockung« der unbekannten Toten überlebt in der Rettungsübung und wird in ihr zugleich abgewehrt.

Während Peter J. Safar und Asmund S. Laerdal in den späten fünfziger Jahren die ersten Pläne für ihre Rettungspuppe entwickelten, erforschte der exzentrische Historiker Richard Cobb – seit 1972 Professor für Modern History an der Universität Oxford – die Archive der Revolutionszeit in der Seine-Metropole. Ein Teil seiner literarisch eindrucksvollen Charakterisierungen der Toten, die zwischen 1795 und 1801 aus dem Fluss in Paris geborgen wurden, betraf Suizidenten und Suizidentinnen »zwischen Nachahmung und Gelegenheitstat«. In seiner späteren Zusammenfassung der Archivrecherchen kommentierte Cobb:

> Fast könnte man sagen, der Suizid, und besonders das Ins-Wasser-Gehen, zeuge von einer ganz eigenen Form von Geselligkeit, die sich, wenn auch eher lose, an bestimmte Orte und Zeiten bindet, ja sogar Elemente der Imitation, des Nacheiferns enthält –

> vielleicht als Reaktion auf die allgemein herrschende erstickende Vertrautheit und die ungeschriebenen kollektiven Glaubenssätze. Häufig zieht ein Suizid einen anderen nach sich, es gibt Suizidenten mit dem gleichen – auch ungewöhnlichen – Familiennamen. […] Bei einer jungen Frau, die sich ertränkte, deutet manches darauf hin, dass sie einem jungen Mann aus ihrer Nachbarschaft in den Tod folgen wollte, der ein paar Monate zuvor gefallen war. Manchmal kommt es an bestimmten Orten zu regelrechten Selbstmordwellen. Die Lebensmüden sind eben manchmal genauso konformistisch wie die Verkäuferin oder der Lehrling, die zur Anknüpfung zarter Bande all die Gelegenheiten zu nutzen wissen, bei denen man sich unauffällig begegnen kann«.[28]

Richard Cobbs Fallgeschichten zum Tod in Paris wurden 1978 bei Oxford University Press veröffentlicht – und 1988 von Peter Greenaway unter dem Titel *Death in the Seine* verfilmt. Greenaway inszeniert einen rhythmischen Wechsel von Auftritten mit Gerichtsschreibern, Ärzten, Zeugen und Angehörigen, wiederholten Manövern der Bergung, Waschung und Herrichtung der Leichen, Overlays, in denen Namen und Daten geschrieben werden, Fotos, im Kontrast zu Filmbildern, die aufgerollt werden wie Tapeten und zumeist sichtbar lebende, zuckende und atmende Menschen zeigen, die eine Leiche nur darstellen, von Schriftstücken, Listen und Abbildungen kleiner Objekte (Seife, Schnur) oder Geräuschen vom Sturz ins Wasser. So entsteht, untermalt von der Musik Michael Nymans, ein reicher Kosmos der Bezüge und Bedeutungen, in dessen Zentrum das Publikum die Serialisierung verfolgt, um den Einzelfall zu erwarten: die singuläre Unbekannte vom Jahrhundertende mit dem magischen Lächeln als mythische Personifikation des frei gewählten Todesglücks, das auch die Abschiedsbriefe Henriette Vogels oder Mary Vetseras zu bezeugen scheinen.

## 3.

Heute ist man sich in der Forschung mehr oder weniger einig, dass die Unbekannte aus der Seine als eine Art von Fälschung betrachtet werden muss. Die junge Frau, die gar keine Spuren, Akten oder Dokumente hinterlassen hat, war vermutlich am Leben, als ihr die Maske abgenommen wurde, die anschließend zur »Totenmaske« stilisiert wurde. Die *inconnue* – »une très jolie légende«,[29] eine hübsche Legende? Role-Model eines Suizids, dessen Evidenz aus dem Abguss gar nicht erschlossen werden kann? Eine zählebige Quelle männlicher Phantasien über die schöne weibliche Leiche,[30] wie sie etwa in der präraffaelitischen *Ophelia* von John Everett Millais (um 1851) exemplarisch dargestellt wurde? Ophelia liegt hier auf dem Rücken und breitet ihre Arme aus; ihr Mund ist leicht geöffnet, der Tod scheint mit einem Liebesakt zu verschmelzen. Im Fin de Siècle, dem Zeitalter der »schwarzen Romantik«,[31] entstand ein Assoziationsraum, in dem Sexualität und weiblicher Suizid eng verbunden sind. Auch auf den Opernbühnen erscheinen neue Heldinnen: An die Stelle der geradezu genrekonstitutiven Eurydike traten Donizettis Lucia di Lammermoor (1835), Wagners Senta, die ihrem Geliebten folgt und von einer Klippe ins Meer springt (*Der fliegende Holländer*, 1843), Isolde, die den Liebestod stirbt (1865), oder Brünnhilde, die den Scheiterhaufen besteigt (*Götterdämmerung*, 1876), Verdis Violetta (*La Traviata*, 1853), Bizets Carmen (1875) oder Puccinis Mimi (*La Bohème*, 1896).

Pünktlich zu Beginn des 20. Jahrhunderts – mit einer Uraufführung am 14. Januar 1900 im römischen Teatro Costanzi – stürzt sich schließlich Puccinis Tosca von der Engelsburg. Die Sängerin Floria Tosca war allerdings keine Persönlichkeit mehr, die ihr Schicksal – als Wahnsinn (Lucia), tödliche Ekstase des Liebestods (Isolde) oder Lungenkrankheit (Mimi) – erlitt, sondern ihr von politischen Idealen geprägtes Leben selbst gestaltet. Sie gleicht also eher den zur selben Zeit aktiven britischen Suffragetten, die auch mit dem Mittel des Hungerstreiks für das Wahlrecht und die Emanzipation der Frauen kämpfen. Kurz zur Handlung der Oper: Tosca ist verliebt in den Maler Cavaradossi, der den geflohenen politischen Gefange-

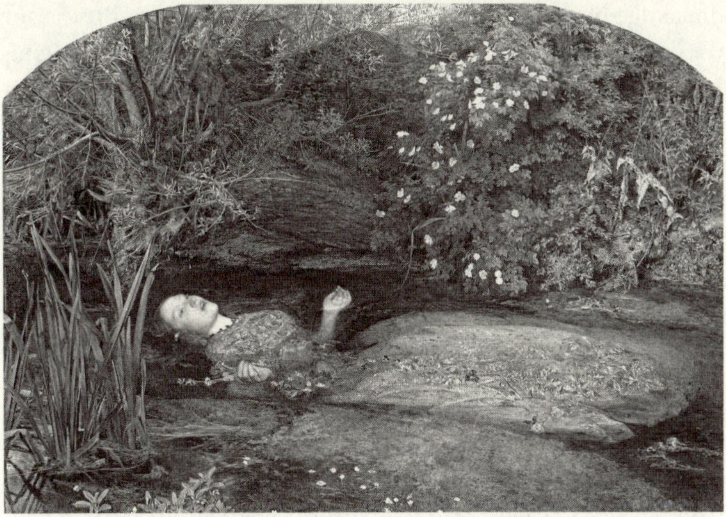

Abb. 8: John Everett Millais, *Ophelia* (um 1851).

nen Angelotti in seinem Haus versteckt hat. Als Cavaradossi auf Befehl des Polizeichefs Scarpia im Nebenzimmer gefoltert wird, gibt Tosca das Versteck preis, doch Angelotti bringt sich um, bevor er gefasst werden kann. Cavaradossi soll nun erschossen werden, doch Tosca geht auf einen schrägen Handel mit Scarpia ein: Der Maler soll nur zum Schein erschossen werden, sofern sie eine Liebesnacht mit dem verhassten Scarpia verbringt. Tosca lässt sich einen Passierschein für Cavaradossi und sich selbst ausstellen, bevor sie Scarpia ersticht. Doch auch der Polizeichef hat sie betrogen: Am nächsten Morgen wird Cavaradossi wirklich erschossen, und sie stürzt sich mit dem Ausruf »O Scarpia, avanti a Dio!« – O Scarpia, rasch zu Gott! – von der Brüstung der Engelsburg in den Tod.

Puccinis *Tosca* war sofort sehr erfolgreich und zählt auch heute noch zu den fünf Opern, die weltweit am häufigsten aufgeführt werden; in der Spielzeit 2012/13 kam es etwa zu 429 Aufführungen in 94 Städten. Und Puccini legte nach: Am 17. Februar 1904 wurde *Madama Butterfly* im Mailänder Teatro alla Scala uraufgeführt; eine dreiaktige Neufassung kam danach am 28. Mai 1904 in Brescia auf die Bühne. Während es in *Tosca* um den Zweiten Koalitionskrieg ging, in dem sich die französische Armee Napoleons und eine Allianz der Habsburgermonarchie mit Großbritannien, Russland, dem Osmanischen Reich und dem Kirchenstaat gegenüberstanden, genauer: um die Schlacht bei Marengo am 14. Juni 1800, in der Napoleon einen wichtigen Sieg errang, schildert *Madama Butterfly* einen interkulturellen Konflikt: Der amerikanische Marineoffizier Pinkerton erwirbt während der Zeit seiner Stationierung in Nagasaki nicht nur ein Haus, sondern gewinnt auch ein Mädchen, nämlich die Geisha Cio-Cio-San, genannt Butterfly. Er heiratet sie rasch, woraufhin sie von ihrem Onkel, einem Priester, verflucht wird, weil sie die amerikanische Religion angenommen und ihre eigene Herkunft verraten habe. Doch bald verlässt Pinkerton Japan, und obwohl er versprochen hat, rasch zurückzukehren, wartet Cio-Cio-San jahrelang auf ihn. Das Kind, das kurz nach der Hochzeit gezeugt wurde, ist inzwischen drei Jahre alt, als sie endlich erfährt, dass der Geliebte kommen wird. Sie schmückt ihr Haus mit Blumen, doch Pinkerton erscheint erst am folgenden Tag, in Begleitung seiner amerikanischen Ehefrau Kate, um das Kind nach Amerika mitzunehmen. Butterfly zieht sich zurück und begeht rituellen Suizid mit demselben Dolch, mit dem sich bereits ihr Vater das Leben genommen hat. In gewisser Hinsicht symbolisiert dieser Suizid ihre Rückkehr zur japanischen Tradition, freilich auch die Unterwerfung unter das väterliche Gesetz, das durch den Priesteronkel repräsentiert wird. Butterflys Suizid ist kein anomischer Suizid im Sinne Durkheims, auch kein rebellischer Suizid wie Toscas Sprung von der Engelsburg, sondern eine Art von Versöhnung, die am Ende der Oper auch durch den unerwarteten Wechsel von h-Moll zu G-Dur angedeutet wird. Ihr Suizid rückt so wieder in die Nähe des Selbstopfers und ähnelt hierin Wagners Senta und sogar Bizets Carmen.[32]

Eine andere Version des suizidalen Liebestods hat Antonín Dvořák zur selben Zeit in seiner Oper *Rusalka* gestaltet, die am 31. März 1901 im Nationaltheater von Prag uraufgeführt wurde. Die Oper variiert das bekannte Undinen-Motiv von der Nixe, der Meerjungfrau, die sich in einen Prinzen verliebt. Für die Gabe der Beine (und wohl auch des Geschlechts) bezahlt die Nixe Rusalka nicht allein mit ihrer Unsterblichkeit, sondern auch mit Sprache und Stimme; und obwohl sie den Prinzen durch ihre Schönheit bezaubert, verliert sie doch als stumme Braut bald wieder seine Gunst. Sie kann aber nicht mehr zurückkehren ins Wasserreich, was ihr die Hexe bereits prophezeit hatte; verwandelt in ein todbringendes Irrlicht ist sie zu ewigem Leben ohne Glück verdammt. Der kurzfristig untreue Prinz jedoch, der sich inzwischen wieder nach Rusalka verzehrt, opfert sein Leben für einen letzten Kuss: »Alles von dir soll willkommen sein. Küss mich, und ewig bin ich dein. Gönn' mir den letzten Liebesgruss, gib mir, mein Lieb, den Todeskuss!« Es ist also ein Mann, der den Liebestod stirbt und eine Art von Suizid begeht, denn die irrlichternde Nixe hat ihm klar angekündigt: »Du mein Lieb, kennst du das Gebot, küss' ich dir jetzt den Mund so rot, dass du versinkst in Nacht und Tod!« Wider Willen verwandelt sich Rusalka in das – ebenfalls in der »schwarzen Romantik« häufig evozierte – Schreckensbild der *belle dame sans merci*, der unbarmherzigen Schönheit, die ihre Liebhaber anzieht, um sie dem Tod auszuliefern. Häufig wurde dieser Tod mit der Syphilis oder der Tuberkulose assoziiert, also erneut mit einer Ansteckung. Im Gegensatz zu Wagners Isolde oder Puccinis Tosca spendet Dvořáks Oper keinen Trost. Männer und Frauen sind hier so weit voneinander entfernt wie Sterbliche und Unsterbliche, und das Ideal des Liebestods wird mit melancholischer Strenge als Illusion demaskiert.

Wie ein fernes Echo des *Rusalka*-Themas wirkt die Geschichte des katalanischen Malers Carlos Casagemas, der sich fast zur selben Zeit – kaum zwanzig Jahre alt – am 17. Februar 1901 im Pariser Café de l'Hippodrome erschoss, nachdem er zuvor versucht hatte, die Moulin-Rouge-Tänzerin Germaine Gargallo zu töten. Seine Liebe zu Germaine war unglücklich; Casagemas wurde von Impotenzängsten, Depressionen und Alkoholabhängigkeit gequält. Seit der Jahrhundertwende war er eng befreundet mit dem gleichaltrigen Pablo Picasso. Sie hatten sich ein Atelier geteilt und waren 1900 gemeinsam nach Paris gereist. Als Picasso, der sich in Montmartre niedergelassen hatte, kurz nach Madrid zurückgekehrt war,

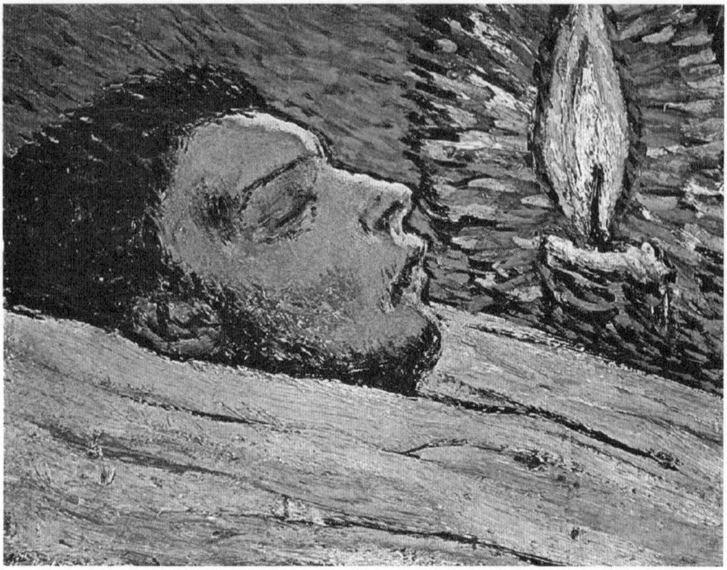

Abb. 9: Pablo Picasso, *La mort de Casagemas* (1901).

ereignete sich die Katastrophe. Picasso, der selbst eine Affäre mit Germaine unterhielt, war tief schockiert und malte mehrere Bilder des toten Freundes. Auf einem Bild sieht man den ruhenden Kopf des Toten mit einer Schusswunde in der Schläfe, daneben brennt eine große Kerze. Mit den zwei nächsten Bildern begann Picassos »blaue Periode«, die von 1901 bis 1904 dauerte. Picasso soll zu Apollinaire gesagt haben, dass er nach dem Suizid des Freundes in Blau zu malen anfing.[33] Im Sommer 1901 entstand die *Evocation*, eine symbolische Darstellung der Bestattung von Casagemas. Die unbekleideten Frauengestalten wurden gelegentlich auf die Zurückweisungen bezogen, die der Maler bei seinen erotischen Liebesversuchen erfahren hatte. Ein drittes Ölbild von 1903 zeigt schließlich ein Maleratelier: Im linken Bildteil steht ein nacktes Paar. Der Mann trägt die Züge von Carlos Casagemas, die Frau erinnert an Germaine Gargallo. Mit einer seltsam künstlichen Fingerhaltung zeigt der Mann auf eine bekleidete Frau am rechten Bildrand, die

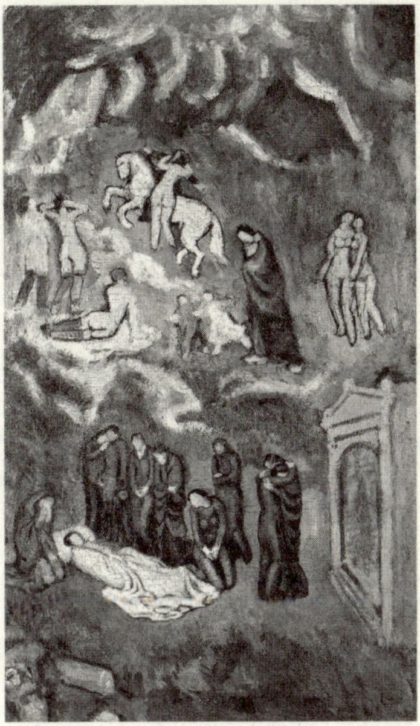

Abb. 10: Pablo Picasso, *Evocation – L'enterrement de Casagemas* (1901).

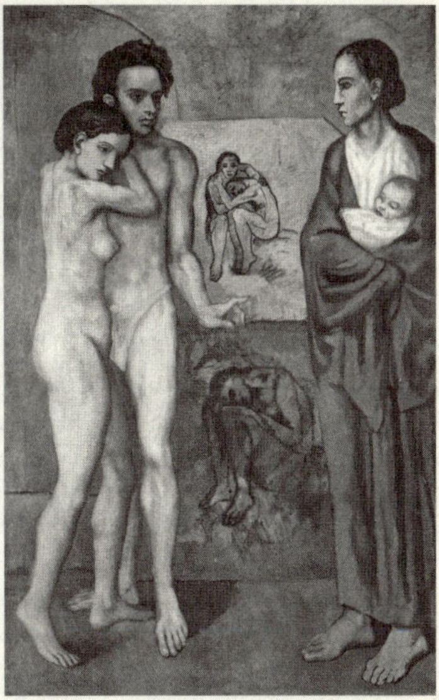

Abb. 11: Pablo Picasso, *La Vie* (1903).

ein kleines Kind in ihren Armen hält – eine Geste, die das *Noli me tangere* Christi gegenüber Maria Magdalena zitiert, eine Pathosformel, die vielfach künstlerisch verarbeitet wurde, etwa in den jeweils so betitelten Arbeiten von Fra Angelico (um 1440), Hans Holbein d. J. (1524) und Antonio da Correggio (um 1525). Getrennt werden die beiden Figurengruppen durch zwei Bilder oder Skizzen in der Bildmitte, die an Motive Paul Gauguins und Vincent van Goghs – die Lithographie *Sorrow* von 1882 – erinnern.

Vincent van Gogh war am 29. Juli 1890, zwei Tage nach einem Suizidversuch, in Auvers-sur-Oise gestorben. Gauguin starb am 8. Mai 1903 in Polynesien. Auch er hatte 1898 einen Suizidversuch mit Arsen unternommen, kurz nachdem er das nahezu vier Meter lange Gemälde *Woher kommen wir? Wer sind wir? Wohin gehen wir?* (*D'où venons-nous? Que sommes-nous? Où allons-nous?*) vollendet hatte'. Ein Suizid als Antwort auf die großen Fragen, mit denen noch Ernst Bloch sein Hauptwerk *Das Prinzip Hoffnung* beginnt?[34] Am 15. Juli 2016 wurde eine Ausstellung im Amsterdamer Van Gogh Museum eröffnet, zum Thema »Am Rande des Wahnsinns. Van Gogh und seine Krankheit«; als besondere Attraktion dieser Ausstellung fungierte der erstmals öffentlich gezeigte, völlig verrostete Revolver, mit dem van Gogh Suizid begangen haben soll. Nicht zu Unrecht fragte das Kunstmagazin *art* auf seiner Website unter dem Titel »Premiere für die Tatwaffe«: »Warum prahlt ein Museum, das sich seiner überdurchschnittlichen Besucherzahlen sicher sein kann, mit einer verrosteten Pistole?« Mit dem »wie eine archäologische Kostbarkeit hinter Glas präsentierten Beweisstück«?[35]

## 4.

Jahrhundertwenden wurden nicht immer gefeiert. Zu den Schrecken des Jahres 1000 gehörte gewiss nicht die Angst vor der Schwelle zu einem neuen Jahrhundert oder Jahrtausend. Eine solche Angst wäre auch nicht leicht möglich gewesen; denn die allgemeine Verbreitung des christlichen Kalenders gelang erst im späten Mittelalter. Davor »zählte man noch nach Regierungsjahren: so die Langobarden und Franken nach den Jahren ihrer Könige, die Päpste (seit 781) nach den Pontifikatsjahren; auch die zyklischen Indiktionen (15-jährige Steuerzyklen) behaupteten sich lange. Für die Tageszählung galt noch immer der römische Kalender.«[36] Ein revolutionärer Millenarismus konnte frühestens ab dem 12. Jahrhundert öffentlich propagiert werden, etwa im Kontext der Kreuzzüge, die im Jahr 1096 begannen. Die häufig zitierte Legende von der allgemeinen Katastrophenstimmung, einer kollektiven Erwartung des Jüngsten Gerichts zum Ende des Jahres 1000 – eine Legende, die nicht zufällig im 19. Jahrhundert verbreitet wurde, beispielsweise von dem französischen Historiker Jules Michelet – ist schlicht und einfach »vollständig unwahr«, wie schon José Ortega y Gasset in seiner 1904 approbierten Dissertationsschrift nachzuweisen versuchte, und zwar mit einer geradezu charmanten Konklusion:

> Die Legende läßt sich nicht – und ließ sich nie – aufrechterhalten. Wie konnte sie also entstehen? [...] Nachdem die Legende ausgebildet war, setzte sie sich ungehindert durch, weil sie wunderschön war. Wir Liebhaber des Pittoresken beklagen, obwohl wir nichts von Chiliasten haben, daß diese Fabel nicht wahr ist, die darstellt, wie die Menschen dem Tod in die Arme sinken und das Dasein aufgeben, wie man ein altes zerlumptes Kleid aufgibt.[37]

Etwas nüchterner notiert Elias Canetti 1962, im Jahr der Kubakrise: »Die Angst vorm Jahre 1000. Ein Irrtum, es hätte 2000 heißen müssen, – wenn es dazu kommt.«[38] Im November 1999 schrieb die 18-jährige Theresia Oeburg in ihr Tagebuch, bevor sie sich im Februar 2000 das Leben nahm: »... Ich gehöre nicht in dieses Zeitalter und unter die Leute, wir betreten das zweitausendste Jahr Einsamkeit, ich gehöre genauso wenig hierher wie überall sonst auch ...«[39]

Die Geschichte der Jahrhundertwenden begann eigentlich erst im Zeitalter der Reformation und nicht zuletzt aufgrund des Streits zwischen Katholiken und Protestanten um die gregorianische Kalenderreform. Am 1. Januar 1600 eröffnete Papst Clemens VIII. ein Heiliges Jahr, doch »Ende 1599 und Anfang 1600 konnte man in protestantischen Kirchen Predigten von dem ›pompösen Aberglauben‹ hören, den der Papst mit seinem Heiligen Jahr betrieb«.[40] Auch die Wende vom 17. zum 18. Jahrhundert wurde von Streit überschattet, wobei es vorrangig um die Frage ging, wann das neue Jahrhundert wirklich beginnt: am 1. Januar 1700 oder 1701. Immerhin führte der Streit zu einer gewissen Popularisierung des Begriffs der Jahrhundertwende. Deutlich prominenter wahrgenommen wurde die Jahrhundertwende von 1800, die nicht mehr im Zeichen diverser Weltuntergangsberechnungen und apokalyptischer Ängste stand, sondern mit Hoffnungen auf Fortschritt und eine offene Zukunft verbunden wurde. »Die Metaphorik dieser Tage sah die Menschheit auf der Schwelle der Zeiten, sprach von der Höhe des Augenblicks, von der aus man in eine verlorene Vergangenheit und in ein noch unbekanntes Jahrhundert blicke. [...] Um 1700 hatte es vereinzelte Reaktionen auf den Jahrhundertwechsel gegeben, nicht aber eine mit 1800/1801 vergleichbare Festkultur.«[41] Arndt Brendecke zitiert in seiner Geschichte der Jahrhundertwenden aus einem Brief des jungen Karl Friedrich Gauß, der an einen ungarischen Freund schrieb, die Schwelle der Jahrhundertwende sei ihm »besonders heilig«, denn in dieser Zeit gerate »sein Geist in eine höhere Stimmung, in eine andere geistige Welt; die Scheidewände des Raums verschwinden, unsere kothige kleinliche Welt mit allem, was uns hier so gross dünkt, uns so unglücklich und so glücklich macht, verschwindet«.[42] Proklamiert wurde der Geist einer neuen Zeit, ein *genius saeculi*; und der sächsische Prediger Gottfried Christian Cannabich pries den 1. Januar 1801 als einen »Tag des allgemeinen Frohlockens, den Tausende von Menschen mit uns feiern, und mit den frohesten und lautesten Gefühlen begehen«.[43]

Weit weniger euphorisch war die Stimmung bei der Wende vom 19. zum 20. Jahrhundert, es blühten die Dekadenz- und Degenerationstheorien. Schon der Begriff »Fin de Siècle«, der zunächst in Frankreich, danach rasch in ganz Europa zu zirkulieren begann, fokussierte ja das Ende, nicht den Anfang. Mitgeprägt wurde die Untergangsstimmung um 1900 durch einen Fortschrittsglauben,[44] der den Untergang als unverzichtbare Bedingung der Erneuerung betrachtete. In dieser scheinbar paradoxen Haltung manifestierte sich nicht nur eine frühe Version des ökonomischen Programms der »kreativen Zerstörung« (Joseph Schumpeter[45]), sondern auch das Leitbild eines kollektiven Geniekults. Hatte nicht bereits Nietzsches Zarathustra erklärt: »Immer vernichtet, wer ein Schöpfer sein muss«?[46] Moderne Genies sind nicht vergangenheits-, sondern zukunftsorientiert. Sie sind die Helden einer parareligiösen Strömung, die der Wissenschaftshistoriker und später dem Wiener Kreis nahestehende Edgar Zilsel in einer 1918 publizierten, hellsichtigen Analyse unter den Begriff der »Geniereligion« fasste. Als Dogmen dieser Religion des 19. Jahrhunderts und besonders des Fin de Siècle charakterisiert Zilsel erstens die Vorstellung von der Seltenheit der Genies, die sich gegenüber der Masse durch »beinahe göttliche Schöpferkraft« auszeichnen und »sich zum Unterschied von allen anderen Menschen alle ihre Gedanken, Meinungen und Werturteile ganz selbständig bilden«; zweitens die Vorstellung von einem »ewigen

Bund« aller Genies, die sich – trotz ihrer jeweiligen Originalität – als »zusammengehörig« empfinden, »als Brüder einer erlauchten Gemeinde«; und drittens die Vorstellung von einer höheren Unsterblichkeit aller Genies, die geradezu voraussetze, dass sie zu Lebzeiten »verkannt« werden.[47] Erst die Nachwelt erkenne plötzlich das Genie, um es fortan in den Himmel zu erheben und geradezu zeremoniell zu verehren. Genies werden posthum in Sterne verwandelt, die mit ihren längst erloschenen Strahlen die Zukunft erleuchten: Sterne, die ihre unvergänglichen Werke von vornherein »nur für die Nachwelt« produzieren. Und darum sind sie alle, so resümierte Zilsel, »Zukunftsmusiker, Zukunftsmaler, Zukunftsdichter und Zukunftsphilosophen: Futuristen«.[48]

Dieser Futurismus ist womöglich tödlich: Ewiger Ruhm scheint geradezu einen frühen Tod vorauszusetzen. Als Vincent van Gogh sich erschoss, war er gerade 37 Jahre alt; im selben Alter starb Arthur Rimbaud (am 10. November 1891), der mit 16 Jahren den programmatischen »Seher-Brief« an seinen zehn Jahre älteren Dichterfreund Paul Demeny verfasst hatte, wenige Tage vor Beginn der blutigen Woche, in der die Herrschaft der Pariser Kommune gebrochen wurde. In diesem Brief skizziert Rimbaud die Umrisse einer Poetologie der Geniereligion: als Überzeugung, dass Ich ein Anderer sei – »Je est un autre«[49] –, weshalb es darauf ankomme, der Versuchung zum »Egoismus« zu widerstehen und die eigene »Seele ungeheuerlich zu machen«. Ausdrücklich bestätigt Rimbaud das tödliche Risiko der Praktiken der Subjektspaltung, der mentalen Übungen, die den unbekannten Anderen, den dämonischen Genius, mit Hilfe von Gift, Wahnsinn und Ausschweifung freisetzen sollen. Möge der Dichter, den er als den großen Kranken, Verbrecher, Verdammten und Wissenden beschreibt, »an all dem Unerhörten, Unnennbaren krepieren: es werden neue Arbeiter des Grauens kommen; und sie werden von den Horizonten aufbrechen, an denen der andere zusammengebrochen ist!«.[50]

Zu den Fin-de-Siècle-Suiziden, die von geniereligiösen Ideen beeinflusst waren, zählt der Tod des österreichischen Philosophen Otto Weininger, der sich am 4. Oktober 1903 im Alter von 23 Jahren in Wien das Leben nahm, ausgerechnet im Sterbehaus Ludwig van

Beethovens in der Schwarzspanierstraße 15. Neben Wagner und Goethe war Beethoven ja eine der wichtigsten Gottheiten auf dem Olymp der Geniereligion. Geschichten über den leidend-ringenden Komponisten, verkannt von seiner Umgebung, wurden 1900 massenhaft verbreitet und offenkundig gern gelesen. Ein markantes Beispiel zitiert auch Zilsel: In der Novelle *Beethovens Gang zum Glück* von Rudolf Hans Bartsch, einem steirischen Schriftsteller, trifft der schon ziemlich schwerhörige Komponist bei einem Spaziergang am Wiener Neustädter Kanal auf einen fischenden Jungen, ohne ihn näher zu beachten. Dieser aber

> sah den gänzlich Weltfernen und Bedrohlichen, der ihm mit seinem tiefen, versunkenen Glück wie ein Tollhäusler vorkam, und erkannte mit der Ahnung der jungen, grausamen Bestie augenblicklich das Wetterleuchten der ungeheuersten Weltferne und Ahnungslosigkeit. So schrie er denn in seiner ganzen Bosheit heraus: »Trottel, Trottel!« Beethoven fegte vorbei wie ein Schiff an einer toten Katze. Und der Junge starrte ihm, mit seinem Käsegesicht und den verlasterten, blauen Schatten unter den Augen in jenem unausrottbaren Hasse nach, den Gemeinheit, Bosheit, Markt und Alltag je und je gegen Entrücktheit erfüllen muß.[51]

So entrückt und abgelehnt zugleich fühlte sich auch Otto Weininger. 1903 war sein Hauptwerk *Geschlecht und Charakter* erschienen, ohne zunächst ein besonderes Echo hervorzurufen. Sein Buch schildert die radikalen Dualismen von Gut und Böse, Gott und Teufel, Christ und Jude – gegen den Willen des Vaters war Weininger zum Protestantismus konvertiert –, vor allem aber von Mann und Frau, von Genie und bloßem Talent. Zugleich geistert durch das gesamte Werk die Ahnung, dass sich die Dinge nicht so sauber voneinander trennen lassen. Eine finale und dauerhafte Scheidung der Gegensätze scheitert an der bisexuellen Konstitution der Menschen, die weibliche und männliche Anteile in sich tragen, am Wechselspiel von Genialität und Versagen, an der Zweideutigkeit von guten und bösen Antrieben. Der Genius, Rimbauds Anderer, ist ein Doppelgänger, besseres Selbst und zugleich unheimlicher Dämon. In seinem Vorwort zur von ihm herausgegebenen Sammlung letzter Texte Weiningers – überschrieben mit dem Titel »Ecce Homo!« – erzählt sein Freund Artur Gerber:

> Oft gedenke ich eines Abends: Lange waren wir um die Votivkirche gewandert; dann war er mit mir bis zu meinem Hause gegangen, ich hatte ihn ein Stück zurückbegleitet, bis wir endlich nach stundenlanger Wanderung spät nachts wieder vor meinem Hause standen. Wir reichten einander die Hände. Kein Laut war hörbar außer seiner Stimme, kein Mensch auf der Gasse außer uns beiden. Er sah mich an und flüsterte: »Hast du schon an deinen Doppelgänger gedacht? Wenn er jetzt käme! Der Doppelgänger ist derjenige Mensch, der von einem alles weiß, auch das, was man niemand sagt!« Dann wandte er sich und verschwand.[52]

In *Geschlecht und Charakter* schreibt Weininger: »Man braucht das Wort Doppelgänger nur zu nennen, um in den meisten Männern heftiges Herzklopfen hervorzurufen.«[53] Der Glaube an den Doppelgänger gehört zum Credo der Geniereligion, zur Praxis der Subjektspaltung und zu einer Suizidalität, wie sie in bekannten Erzählungen und Filmen – von Oscar Wildes *Das Bildnis von Dorian Gray* (1890) bis zum Stummfilm *Der Student von Prag* (1913) – ausgedrückt wird. In seiner berühmten Untersuchung über den Doppelgänger (1925) bemerkt Otto Rank: »Die häufige Tötung des Doppelgängers, durch die sich der Held vor den Verfolgungen durch sein Ich endgültig zu schützen sucht, ist eigentlich ein Selbstmord – und zwar in der schmerzlosen Form der Tötung eines anderen Ichs: eine unbewußte Illusion von Abspaltung eines bösen, strafwürdigen Ich, welche übrigens die Vorbedingung jedes Selbstmordes zu sein scheint.«[54]

Von Suizidgedanken wurde Weininger häufig gequält: »Bei jedem hervorragenden Menschen gibt es solche Zeiten, kürzere und längere; Zeiten, wo er in völliger Verzweiflung an sich selbst sein, wo es bei ihm zu Selbstmordgedanken kommen kann.«[55] Und einer seiner letzten Aphorismen lautete: »Der anständige Mensch geht selbst in den Tod, wenn er fühlt, daß er endgültig böse wird.«[56] In einem Essay zu Henrik Ibsens *Peer Gynt* assoziierte Weininger den Satz »Du selbst sein, heißt sich selbst ertöten« mit der Botschaft des Markusevangeliums (Mk 8, 34-36): »Wer sein Leben will behalten, der wird es verlieren, und wer sein Leben verliert um meinet- und des Evangelii willen, der wird es behalten.«[57] Denselben Satz ließ Erika Mann – in englischer Sprache und in der Version des Lukasevangeliums – auf den Grabstein ihres Bruders Klaus setzen, der sich am 21. Mai 1949 in Cannes das Leben genommen hatte: »For Whosoever Will Save His Life Shall Lose It. But Whosoever Will Lose His Life The Same Shall Find It« (Lk 9, 24). Klaus Mann hatte diesen Satz als Motto für seinen fragmentarischen Roman *The Last Day* gewählt. Die Tafel mit der Inschrift ist allerdings, nach wiederholter Umgestaltung der Grabstätte, inzwischen verschwunden. Genie, Sexualität, Martyrium, Suizid – diese Begriffe ließen um 1900 einen Resonanzraum entstehen, der noch lange nach dem Fin de Siècle und nach Weiningers Tod produktiv blieb. Exemplarisch und im Detail ließe sich dieser Raum anhand der verschlüsselten Aufzeichnungen[58] und Tagebücher Ludwig Wittgensteins genauer explorieren, wo Evokationen des Genius direkt neben den Protokollen sexueller Selbstdisziplinierung oder der bedrückenden Auseinandersetzung mit Suizidgedanken stehen. Zwei ältere Brüder des Philosophen hatten sich bereits kurz nach der Jahrhundertwende das Leben genommen: Hans sprang 1902, mit 25 Jahren, in die Chesapeake Bay an der nordamerikanischen Atlantikküste, der 23-jährige Rudolf vergiftete sich 1904 in einer Berliner Bar mit Zyankali. Und im November 1918 erschoss sich dann auch noch der älteste Bruder Kurt als Kavallerieoffizier an der italienischen Front, angeblich um der Schmach von Niederlage und Gefangenschaft zu entgehen. Wittgenstein war ein faszinierter Leser Weiningers, wie sein Biograph Ray Monk mehrfach betont hat.[59] Wie Weininger rang er mit seiner Homosexualität, die um die Jahrhundertwende – in manchen Ländern bis heute – geächtet war. Seinem Freund David Pinsent erzählte er, es habe »in seinem ganzen Leben kaum einen Tag gegeben, an dem er nicht an Selbstmord gedacht« habe.[60] Doch am 10. Januar 1917 schreibt er in sein unverschlüsseltes Tagebuch, alles hänge davon ab, ob der Selbstmord erlaubt sei oder nicht. Denn der Selbstmord sei »sozusagen die elementare Sünde«, was ein »Licht auf das Wesen der Ethik« werfe. Doch findet er schon im nächsten Satz ein merkwürdiges Bild: Wenn man den Selbstmord untersuche, »so ist es, wie wenn man den Quecksilberdampf untersucht, um das Wesen der Dämpfe zu erfassen«. Quecksilberdämpfe sind freilich keinem moralischen Urteil unterworfen. Und folgerichtig schließt Wittgenstein seinen Eintrag mit der Feststellung: »Oder ist nicht auch der Selbstmord an sich weder gut noch böse!«[61] Wir würden ein Fragezeichen erwarten. Wittgenstein aber verwendet ein Rufzeichen, als wollte er die Frage gleich beantworten. In dieser Antwort – repräsentiert bloß durch ein überraschendes Satzzeichen – wird eine Umwertung des Suizids angedeutet: als die Gewissheit, dass Selbstmorde wie Quecksilberdämpfe weder gut noch böse sind.

# 5. Suizide in der Schule

SUICIDE
A b c d e f
g h i j k l
m n o p q r
s t u v w
x y z
*Louis Aragon*[1]

## 1.

Zu den Fin-de-Siècle-Suiziden, die mit besonderer Aufmerksamkeit in Zeitungen mitgeteilt, statistisch untersucht und diskutiert wurden, zählten Selbsttötungen von Kindern und Jugendlichen. Dabei dominierte die Meinung, diese Suizide würden immer häufiger auftreten. So betonte etwa der preußische Arzt und Sanitätsrat Abraham Adolf Baer in seiner Abhandlung *Der Selbstmord im kindlichen Lebensalter* (1901): »Die Mahn- und Klagerufe über die Zunahme der Kinderselbstmorde werden in der neueren Zeit bei allen civilisirten Nationen immer lauter und eindringlicher. Noch zu Anfang des 19. Jahrhunderts war der Selbstmord im Kindesalter wenig verbreitet und wenig gekannt.« Als Zeugen dieser Beobachtung zitiert Baer verschiedene Autoritäten aus Frankreich, England, Italien und Preußen, darunter Adolphe Quetelet, den belgischen Astronomen und Statistiker, der festgestellt hatte, »dass Selbstmord in neuerer Zeit viel häufiger als sonst bei Individuen, die noch dem Kindesalter angehören oder dieses kaum überschritten haben, vorkommt«.[2] Und er schloss sich Gustav Siegert an, der in einer Schrift *Das Problem der Kinderselbstmorde* (1893) – übrigens unter einem Motto aus Goethes Ballade *Die Braut von Korinth*: »Opfer fallen hier, weder Lamm noch Stier, aber Menschenopfer unerhört!« – behauptet hatte:

> Die Häufigkeit, mit welcher die Kinderselbstmorde namentlich in Deutschland, dem klassischen Lande der Selbstmorde, auftreten, bietet hinreichend Veranlassung, diesem dunkelsten Punkte im Leben der Gegenwart eine eingehende Untersuchung zu widmen. Aus der Fülle der statistischen Belege, aus dem grausigen Totentanz [...] läßt sich vor allem zuerst die weite Verbreitung des Übels ermessen. Alle Länder Europas und, wir dürfen es ohne Bedenken annehmen, alle Länder der Erde zahlen dem Tode in dieser entsetzlichen Weise ihren Tribut.[3]

Folglich gehöre der »neueren Zeit der traurige Ruhm, das Zeitalter der Kinderselbstmorde genannt zu werden«. Gustav Siegerts These wirkt verblüffend. Denn dieses »Zeitalter der Kinderselbstmorde« war zugleich ein Zeitalter des Jugendkults und Jugendstils: Seit 1896 erschien im Münchener Verlag Georg Hirth die *Jugend*, eine »illustrierte Wochenschrift für Kunst und Leben«; der Begriff »Jugendstil« wurde erstmals im Jahr 1897 anlässlich der Sächsisch-Thüringischen Industrie- und Gewerbeausstellung in Leipzig verwendet. Im Spätsommer 1896 brachen die ersten Berliner Jugendlichen auf, um – ausgerüstet mit Rucksäcken und Gitarren – den Weg in eine romantische Gegenwelt anzutreten. Mit der Kritik an den Zwängen und Abstraktionen des Modernisierungsprozesses verband sich die Sehnsucht nach neuer »Unmittelbarkeit«, nach einem Abschied von der Großstadt, zurück zur Natur. Dabei hatte alles mit der Gründung eines Stenographenvereins begonnen. »Schüler des Gymnasiums Steglitz schlossen sich zusammen, um Stenographie zu lernen. Aus der Arbeitsgruppe wurde ein Freundeskreis. Der Student Hermann Hoffmann wirkte als Lehrer und ›Führer‹; er regte die Jungen zu den ersten Wanderungen an.« Zunächst wurden noch die konventionellen Schuluniformen getragen; erst nach einigen Jahren – der Funke war inzwischen auf andere Schülergruppen inner- und außerhalb Berlins übergesprungen – entwickelten sich Praktiken und Rituale, die der bürgerlichen Welt von 1900 entschiedener eine Absage erteilten: die »Rückkehr zum ›einfachen Leben‹, das Übernachten in Wäldern und Scheunen, das Kochen unter freiem Himmel, die Wanderkleidung mit kurzen Hosen und offenem Hemd, die gemeinsame Fahrtenkasse«.[4] Kurz nach der Jahrhundertwende verbanden sich die einzelnen Wandergruppen, die jeweils zwischen 8 und 20 Mitglieder – ab 1910 auch Mädchen – umfassten, zu einer formellen Organisation: dem »Wandervogel«. Im Jahr 1903 waren bereits ungefähr 1500 »Wandervögel« an 78 Orten Deutschlands organisiert; sie besetzten Häuser und bauten sich »Nester«, Treffpunkte in irgendwelchen verfallenen Gebäuden außerhalb der Stadt, die sie für ihre Zwecke renovierten. Dort trafen sie einander zu Gruppenabenden, an denen gesungen und musiziert, gespielt und diskutiert wurde. 1911 gab es bereits 412 »Wandervogel«-Ortsgruppen, mit annähernd 35 000 Mitgliedern. Zum 100. Jahrestag der Völkerschlacht bei Leipzig wurde vom 10. bis 12. Oktober 1913 ein programmatisches Treffen der neuen Jugendbewegung veranstaltet, und zwar auf dem Hohen Meißner in Nordhessen, wo sich rund 2000 Jugendliche versammelten, um »ein neuartiges Fest zu feiern«, das »Fest der Jugend«. Im Aufruf zu diesem Treffen hieß es: »Die deutsche Jugend steht an einem entscheidenden Wendepunkte. [...] Uns allen schwebt als gemeinsames Ziel vor die Erarbeitung neuer Lebensformen, zunächst für die deutsche Jugend. [...] Das Fest der Jugend wollen wir begehen«, als »Gedenk- und Auferstehungsfeier jenes Geistes der Freiheitskämpfe, zu dem wir uns bekennen«.[5]

Spätestens jetzt stand die einer simplen Schriftreform entsprungene »Wiederverzauberung« der Welt durch die Jugend im Zeichen eines Krieges. Die neue Jugendbewegung wollte sich zwar von der Bierseligkeit mancher Jubiläumsfeiern abgrenzen, nicht jedoch vom »Geist der Freiheitskämpfe« selbst. Kein Wunder also, dass die aufkommende Kriegshysterie der zweiten Jahreshälfte 1914 auch und vor allem die organisierte Jugend erfasste. In der *Kölnischen Zeitung* vom 17. September 1914 pries der Neukantianer und Pestalozzi-Herausgeber Paul Natorp die Jugendbewegung als Vorbotin der deutschen Kriegsbegeisterung:

> Es besteht in Deutschland und Österreich keine Meinungsverschiedenheit über das heilige Recht und die absolute Notwendigkeit dieses Krieges. Beweis die beispiellose Tatsache, daß in Deutschland und Österreich zusammen mehr als 2,3 Millionen

> Freiwillige sich zu den Fahnen gemeldet haben, über all die Millionen, die ohnehin zufolge der allgemeinen Wehrpflicht, als Aktive, Reserven, Landwehr und Landsturm, freudig dem Rufe zu den Waffen gefolgt sind. Ich möchte wissen, ob es eine Nation gibt, die uns das nachmacht. [...] Der eine große Augenblick hat all die finstern Geister hinweggefegt wie ein frischer Herbststurm die drückende Sommerschwüle. Schon die seit einigen Jahren überraschend aufgeblühte »Jugendbewegung« war ein fröhliches Vorzeichen, daß ein neuer Geist im Anzug war, ein heiliger Wille, auf die Gesundung des ganzen Volkes mit allen Kräften hinzuarbeiten.[6]

Kurzum, die »Wandervögel« und Jugendgruppen wurden – im Namen des »heiligen Willens«, im Namen eines pathetisch apostrophierten Lebens, im Namen des sogenannten Natürlichen, Einfachen und Wesentlichen – in den Ersten Weltkrieg geschickt. Man kann nicht sagen, dass sie auf ihren Untergang nicht sorgfältig vorbereitet wurden. Jener Typus von Kulturkritik, der sich bis heute auf eine insgeheim theologisch aufgeladene Ursprungsmythologie – sei es der Natur oder der Nation – zu stützen pflegt, hatte die mörderische Katastrophe längst postuliert. Schon 1906 wurde beispielsweise in der Zeitschrift *Der Wandervogel* die folgende Tirade abgedruckt: »Wir wollen dazu mithelfen, daß in der Knabenwelt der alte ideale Schwung wieder zu Ehren kommt. Wir wollen unsere liebe Wandervogeljugend auf die Schönheiten unseres deutschen Vaterlandes hinweisen, daß sie von verzehrender Liebe zu ihm durchdrungen wird; wir wollen die Achtung vor deutschem Mannestum und die Verachtung aller nationaler oder internationaler Waschlappigkeit systematisch groß ziehen, soweit wir dies mit unseren schwachen Kräften vermögen, kurz, wir wollen mithelfen, Jünglinge und Männer zu bilden, die bereit sind, für ihr Vaterland zu leben, und wenn es not tut zu sterben. Und letzteres ist immer noch die Hauptsache.«[7] Zu *sterben* sei also die »Hauptsache«: Erst im letzten Satz wird unmissverständlich ausgesprochen, worauf der Jugendkult – dieses lebensphilosophische Programm einer romantischen Naturnähe – hinauslief: auf das Einverständnis der Jugendlichen mit dem eigenen Kriegstod.

Das »Zeitalter der Kinderselbstmorde« entpuppte sich als Zeitalter der Kriegspropaganda. Nirgendwo wächst die blaue Blume der Romantik so häufig wie auf dem Schlachtfeld. Diese Behauptung lässt sich an einem wichtigen Mythos der Zwischenkriegszeit exemplarisch demonstrieren: am Mythos der »Jugend von Langemarck«. Dabei sind die barbarisch simplen Ereignisse, die diesem Mythos zugrunde liegen, rasch erzählt. Kurz nach dem 9. November 1914 wurde an der flandrischen Front die 6. Reservedivision, ein schlecht ausgebildetes Regiment von Freiwilligen, fast völlig aufgerieben. Die militärstrategisch geringe Bedeutung dieses Opfers – es ging um eine Begradigung der Front bei Ypern – wurde verblüffend schnell ideologisch kompensiert: Der Todesmut des jungen Regiments, das laut Wehrmachtstagebuch »unter dem Gesange ›Deutschland, Deutschland über alles‹ gegen die erste Linie der feindlichen Stellungen«[8] vorpreschte, wurde auf den Titelseiten der meisten Tageszeitungen bejubelt und gefeiert. In gewisser Hinsicht war es gerade die Sinnlosigkeit des blutigen Angriffs, die zu späterer Verherrlichung einlud.[9] Während Ernst Jünger in seiner Abhandlung *Der Arbeiter* 1932 die Überlegenheit von Maschinengewehren gegenüber dem zweifelhaften Todesmut junger Soldaten betonte, übernahmen die Nationalsozialisten den Mythos von Langemarck als Element eines Toten- und Gefallenenkults, der nicht nur mit der SS, sondern insbesondere mit der Hitlerjugend eingeübt wurde. Die Konversion der Jugendbewegung zu einer – bis in die letzten Kriegstage – suizidal kämpferischen Organisation, exekutierte gewissermaßen den Zusammenhang zwischen Jugendkult und Krieg. Die Kulturkritik der ehemaligen Wandervögel wurde zur Bereitschaft umgedeutet, den Heldentod – eben die zitierte »Hauptsache« – zu sterben; und diese Bereitschaft wurde anlässlich von Langemarck-Feiern als die wiederholte Begegnung »der lebenden Jugend mit den Geistern der Gefallenen«, als ein »Fest des Wiedersehens« zwischen den Hitler-Jungen und den toten Soldaten von 1914 zelebriert.[10] Während Otto Dietrich, Hitlers Pressechef, schrieb: »Jugend und Nationalsozialismus sind miteinander wesensverwandt«,[11] wusste Hitler bereits: »Wenn ich eines Tages den Krieg befehlen werde, kann ich mir nicht Gedanken machen über die zehn Millionen junger Männer, die ich in den Tod schicke.«[12]

Der Mythos der Jugend – jener tatsächliche Mythos des 20. Jahrhunderts – schloss das Selbstopfer ein: die Zustimmung zum eigenen Tod. Der Sakralisierung der Jugend entsprach die Sakralisierung des Suizids. Zu den wenigen Autoren, die schon seit Beginn des Ersten Weltkriegs diese suizidale Logik anprangerten, gehörte übrigens Romain Rolland. In seinen Tagebüchern kritisiert er die »Sucht nach dem Nichts«, den »Selbstmord der Kultur des Abendlandes«, und er zitiert aus einem Brief Auguste Rodins, in dem der Bildhauer die »Sintfluten des Massenselbstmords« beklagt.[13] Er hätte vermutlich Eduard Spranger entschieden widersprochen, der in *Psychologie des Jugendalters* von 1925 bemerkte, dass die Jugend eben dazu neige, »dem Leben ein Ultimatum zu stellen«, ja dass »etwas von Todessehnsucht, Thanatophilie« zur »jungen, normalen Jugendentwicklung« gehöre.[14] Und vielleicht hätte er daran erinnert, dass der Mythos von der Kampflust und »Todessehnsucht« der jungen Menschen auch auf die – seit der Entstehung moderner Nationalstaaten erzwungene – Notwendigkeit reagierte, an Stelle von transnationalen Söldnerheeren und Berufstruppen den eigenen Nachwuchs als freiwillige Armee auf die Schlachtfelder zu schicken; die Erfindung eines nationalen Jugendkults antwortete schlicht und einfach auf ein Postulat neuzeitlicher Heeresorganisation. Nicht zufällig leitet sich der Terminus »Infanterie« – als Bezeichnung für die Fußsoldaten, die in der modernen Schlachtordnung häufig als »Kanonenfutter«, als Opfer eigener wie fremder Artillerie, eingesetzt wurden – vom lateinischen Wort *infans* ab: kleines Kind, Knabe. Die Rede von der Infanterie hat sich erst zu Beginn des Dreißigjährigen Krieges in Europa verbreitet; noch etwas später – in Deutschland ab 1801 – setzte sich der Ausdruck »Infanterist« durch.

## 2.

Auf zwei organisatorischen Säulen ruhte der Umgang moderner Nationalstaaten mit der eigenen Jugend: Wehrpflicht und Schulpflicht. Schon Gustav Siegert hatte gefragt, weshalb die Kinderselbstmorde vor allem unter »gebildeten Völkern«[15] auftreten; die meisten Kindersuizide, so sein Fazit,

> entspringen, wie unsere statistischen Belege darthun, dem Erziehungsleben in seiner Gesamtheit, dem Familienleben und dem Schulleben, und heißen: a) häusliches Elend, Kummer über Familienunglück, harte, unwürdige Behandlung durch Eltern und Pfleger; b) Examenfurcht, Nichtversetzung, Zerwürfnisse mit Lehrern, Furcht vor Wiederbeginn der Schule, Furcht vor Strafe, sonstige mit dem Schulbesuche zusammenhängende Gründe.[16]

Auch aus den zahlreichen steckbriefartig knappen Fallgeschichten, die Siegert und der Sanitätsrat Baer zusammengetragen haben, ergibt sich ein klares Bild: Die meisten Kinderselbstmorde können als Schülerselbstmorde bezeichnet werden. Hatte nicht auch Ellen Key in ihrer vielfach aufgelegten Programmschrift *Das Jahrhundert des Kindes* (1902) die »Seelenmorde in den Schulen« beklagt?[17] Einige Beispiele: »Der 11jährige Gemeindeschüler Paul J. sollte gestern vormittag gezüchtigt werden, weil er die Schule schon oft vorher geschwänzt hatte. Der Knabe stürzte sich infolgedessen aus dem Fenster des 3. Stockwerkes und verstarb nach kurzer Zeit, ohne die Besinnung wiedererlangt zu haben (14.5.1898).« »Der 9jährige Karl Br. war einige Tage hinter die Schule gegangen und erhielt, als den Eltern von dem Lehrer die Anzeige gemacht war, von der Mutter ernste Vorwürfe und hatte von dem Vater eine körperliche Strafe zu erwarten. Als die Mutter abends gegen 9 Uhr das Zimmer auf einige Augenblicke verlassen hatte, sprang Karl Br. aus dem Fenster der in der 4. Etage gelegenen Wohnung. Er wurde mit einem Bruch beider Beine und des Rückgrats besinnungslos und in einem hoffnungslosen Zustande ins Krankenhaus gebracht (24.5.1900).«[18] »Die ›Münchener Post‹ berichtet aus Münchaurach, daß ein geistlicher Lokalschulinspektor ein 10jähriges Mädchen trotz dessen heftigen Widerstrebens vor der Klasse auf den entblößten Hinterkörper schlug. Das Kind nahm sich darauf aus Scham im nahen Wasser das Leben (Allgemeine deutsche Lehrerzeitung, 15. November 1891).« »In Dortmund nahm sich ein 11jähriger Knabe das Leben, weil er wegen einer Lüge seiner Vertrauensstellung als erster in der Klasse vorläufig enthoben worden war (General-Anzeiger für Leipzig, 15. Mai 1892).« »Zwickau. Aus Furcht vor dem Wiederbeginn der Schule nach den Sommerferien erhängte sich ein 12jähriger Knabe in der Wohnung seiner Eltern (Sächsische Schulzeitung, 4. September 1892)«. »Ein 11jähriger Elementarschüler hat sich im Teich ertränkt. Beweggrund war in der Schule erhaltener Tadel (Dresdner Nachrichten, August 1891).«[19]

Die Erziehungsmethoden in Familie, Schule oder Militär waren einander zum Verwechseln ähnlich, Prügel und Drill gehörten in allen drei Institutionen zum Standardrepertoire, Ängste vor Prüfungen, brutalen Züchtigungen sowie – bei Lehrlingen oder Dienstmädchen – vor Entlassung, bildeten häufige Suizidmotive, nicht zu vergessen die repressive Sexualmoral, die etwa zum Doppelsuizid eines minderjährigen Liebespaars in Stuttgart führte: »Aufsehen erregt hier der gemeinsame Selbstmord eines 15jährigen Knaben und eines 13jährigen Mädchens aus achtbaren Bürgerfamilien. Die beiden, welche seit längerem ein intimes Liebesverhältnis hatten, ertränkten sich im Neckar. Das für sein Alter ungewöhnlich entwickelte Mädchen soll sich in gesegneten Umständen befunden haben (Berliner Morgenzeitung, 16. Juni 1892).«[20] Ein gutes Jahr davor hatte Frank Wedekind seine Kindertragödie *Frühlings Erwachen*, an der er seit Herbst 1890 in München gearbeitet hatte, abgeschlossen. 1891 erschien die Erstausgabe des Theaterstücks im Zürcher Verlag von Jean Gross, mit einem vom symbolistischen Maler Franz von Stuck nach Vorgaben Wedekinds gestalteten Titelbild – eine Blumenwiese, ein Baum mit ersten Knospen und zwei Schwalben. Der Kontrast zum Inhalt könnte nicht schärfer ausfallen: Wedekinds Stück handelt vom Suizid des Gymnasiasten Moritz Stiefel, der sich am Ende des zweiten Akts, gequält von unerfüllten erotischen Wünschen, der Angst davor, nicht versetzt zu werden, zuletzt auch von der Ablehnung seiner Bitte um Geld für eine Auswanderung nach Amerika, erschießt. Wer nur auf Umwegen erfährt, wie er selbst auf die Welt gekommen ist – Moritz ist ebenso unaufgeklärt wie seine Mitschülerin Wendla, die am Ende an einer verpfuschten Abtreibung stirbt –, kann den Zufall der Geburt nicht in Lebenswillen verwandeln.

> Ich ziehe die Tür hinter mir zu und trete ins Freie. – Ich gebe nicht so viel darum, mich herumdrücken zu lassen. Ich habe mich nicht aufgedrängt. Was soll ich mich jetzt aufdrängen! – Ich habe keinen Vertrag mit dem lieben Gott. Mag man die Sache drehen, wie man sie drehen will. Man hat mich gepreßt. – Meine Eltern mache ich nicht verantwortlich. Immerhin mußten sie auf das Schlimmste gefaßt sein. Sie waren alt genug, um zu wissen, was sie taten. Ich war ein Säugling, als ich zur Welt kam – sonst wäre ich wohl auch noch so schlau gewesen, ein anderer zu werden. – Was soll ich dafür büßen, daß alle andern schon da waren! Ich müßte ja auf den Kopf gefallen sein ... macht mir jemand einen tollen Hund zum Geschenk, dann gebe ich ihm seinen tollen Hund zurück. Und will er seinen tollen Hund nicht zurücknehmen, dann bin ich menschlich und .... Ich müßte ja auf den Kopf gefallen sein! Man wird ganz per Zufall geboren und sollte nicht nach reiflichster Überlegung – – – es ist zum Totschießen![21]

Am Ende des dritten Akts versucht der tote Moritz seinen Freund Melchior zu überreden, sich ebenfalls das Leben zu nehmen; aber ein »vermummter Herr«, klassischer Deus ex machina, tritt plötzlich auf und weist den Totengeist in die Schranken. Diesem »vermummten Herrn« hat Wedekind das Stück gewidmet. Zwanzig Jahre nach der Züricher Publikation betont er, der Text habe sich »aus persönlichen Erlebnissen oder Erlebnissen meiner Schulkameraden« zusammengesetzt: »Fast jede Szene entspricht einem wirklichen Vorgang.«[22] Zufällig war Wedekind im Jahr 1880, gemeinsam mit seinem Freund Oskar Schibler, am Tatort eines Doppelsuizids vorbeigekommen; gerade hatten sich die beiden Schüler Rotner und Rüetschli gegenseitig erschossen.[23] Ein Jahr danach verlor er den Mitschüler Frank Oberlin, und schließlich 1885 seinen Freund

Moritz Dürr durch Suizid. Am 27. April 1886 schrieb er an den Vater: »Von dem Unglück, was meinen Freund M. Dürr betroffen, wirst Du wohl auch gehört haben. Es ist das ein unendlich trauriges Geschick und doch nur die Unterbrechung eines beinah ebenso traurigen Lebenspfades.«[24]

Wedekinds *Frühlings Erwachen* war lange umstritten, manchen galt es als »reine Pornographie«.[25] Zur Uraufführung kam es erst am 20. November 1906 an den Berliner Kammerspielen, unter der Regie von Max Reinhardt.[26] Im selben Jahr erschienen Hermann Hesses *Unterm Rad* und Robert Musils *Die Verwirrungen des Zöglings Törleß*. Beide Texte lassen sich als Kritik am Schulsystem lesen, einer Pädagogik der Abrichtung durch quasimilitärischen Drill. Als Motto könnte ein Satz fungieren, den Wedekind dem Marquis von Keith – im gleichnamigen Drama von 1900 – in den Mund legt: »Der Mensch wird abgerichtet oder er wird hingerichtet.«[27] Musils Törleß erlebt eine Vielzahl von quälenden Demütigungen in einem Provinzinternat der Donaumonarchie; Hermann Hesses Hans Giebenrath besucht – nach bestandenem »Landexamen« – die Klosterschule von Maulbronn. Sein Rektor verfolgt konsequent die pädagogische Maxime der Disziplinierung:

> Und wie ein Urwald gelichtet und gereinigt und gewaltsam eingeschränkt werden muß, so muß die Schule den natürlichen Menschen zerbrechen, besiegen und gewaltsam einschränken; ihre Aufgabe ist es, […] Eigenschaften in ihm zu wecken, deren völlige Ausbildung alsdann die sorgfältige Zucht der Kaserne krönend beendigt.[28]

In der Klosterschule freundet sich Hans mit dem intelligenten und künstlerisch kreativen, aber auch rebellischen Hermann Heilner an, der jedoch bald wegen eines Fluchtversuchs von der Schule verwiesen wird. Hans verfällt in einen Zustand der Müdigkeit und Erschöpfung, der sich in ersten Suizidgedanken manifestiert:

> Es war ja leicht, sich etwa eine Schießwaffe zu verschaffen oder irgendwo im Walde eine Seilschlinge anzubringen. Fast jeden Tag begleiteten ihn diese Vorstellungen auf seinen Gängen, er be-

trachtete sich einzelne, still gelegene Örtchen und fand schließlich einen Platz, wo es sich schön sterben ließ und den er endgültig zu seiner Sterbestätte bestimmte. Er suchte ihn immer wieder auf, saß da und fand eine seltsame Freude daran, sich vorzustellen, daß man ihn dort nächstens einmal tot finden würde. Der Ast für den Strick war bestimmt und auf seine Stärke geprüft, keine Schwierigkeiten standen mehr im Wege; allmählich wurde auch, mit längeren Pausen, ein kurzer Brief an den Vater und ein sehr langer an Hermann Heilner geschrieben, die man bei der Leiche finden sollte.[29]

Hans kommt unter die Räder. Doch obwohl das Rad eine Art von Leitmetapher der gesamten Erzählung bildet, wirft er sich nicht – wie Anna Karenina in Tolstois Roman (1878) – vor den Zug; er erhängt sich auch nicht an einem Ast, sondern wird im Wasser, das der Junge als leidenschaftlicher Angler geliebt hatte, aufgefunden:

Niemand wußte auch, wie er ins Wasser geraten sei. Er war vielleicht verirrt und an einer abschüssigen Stelle ausgeglitten; er hatte vielleicht trinken wollen und das Gleichgewicht verloren. Vielleicht hatte der Anblick des schönen Wassers ihn gelockt, daß er sich darüber beugte, und da ihm Nacht und Mondblässe so voll Frieden und tiefer Rast entgegenblickten, trieb ihn Müdigkeit und Angst mit stillem Zwang in die Schatten des Todes. Am Tage fand man ihn und trug ihn heim.[30]

Hesse lässt offen, ob Hans Giebenrath sich das Leben genommen hat. Musils Törleß überlebt die Schinderei im Internat; bloß der Titel der Erzählung erinnert überdeutlich an *Die Leiden des jungen Werther*, und somit an einen finalen Suizid.

Vor Hesse haben auch Marie von Ebner-Eschenbach oder Emil Strauß das Thema des Schülersuizids literarisch gestaltet, stellten aber nicht die Kritik an einem militarisierten Schulsystem – wie sie auch Rainer Maria Rilke in seiner Erzählung *Die Turnstunde* (1902) ausgedrückt hatte[31] – in den Vordergrund, sondern innerfamiliäre Konflikte, insbesondere ausgelöst durch hochgesteckte Erwartungen eines dominanten Vaters. So träumt der Vater Pfanner in Ebner-Eschenbachs Erzählung *Der Vorzugsschüler* (1898), ein kleiner Beamter der österreichischen Eisenbahnen, vom Aufstieg seines Sohnes Georg zu einem bedeutenden Staatsmann. Diesem Ziel soll der schulische Erfolg und das unentwegt geforderte Lernen dienen, wohingegen die musikalische Begabung des Jungen ignoriert wird. Zur Mutter unterhält Georg eine zärtliche Beziehung, aber die Mutter ist schwach, wird oft gescholten und dem rücksichtslosen Diktat der väterlichen Wünsche unterworfen. So kommt es immer wieder zu heftigem Streit, der nicht selten in Prügel mündet:

»Musik? gut, gut! Ich kauf dir einen Leierkasten, kannst in den Häusern orgeln und auf die Kreuzer warten, die sie dir aus den Fenstern werfen.« Georg preßte das Kinn auf die Brust und starrte zu Boden. Pfanner sprang auf und führte einen schweren Schlag auf den Nacken des Kindes: »Kein Wort mehr! Und – das merke, komm mir nicht noch einmal mit einer schlechten Note nach Hause. Untersteh dich nicht!« »Nein, nein«, murmelte Georg. Er war jetzt ganz furchtlos. Um so besser, wenn er nicht mehr nach Hause zu kommen braucht. Der Vater wird sich nicht mehr über ihn ärgern und wird die Mutter nicht mehr quälen um seinetwillen. Wäre er doch nicht auf die Welt gekommen … – oder wäre er schon draußen – wäre er tot![32]

Im triangulären Konflikt zwischen Vater, Mutter und Sohn entscheidet sich das Kind für den Suizid, um seinen Eltern Frieden zu schenken:

Jetzt mußte er sie bekommen, die schlechte Note, die erste wirklich schlechte. Was wird der Vater jetzt tun? Und wie wird die Mutter sich kränken … Nein, nein, Vater und Mutter, er wagt es nicht, er kommt nicht mehr zurück, er geht wohin schon mancher unglückliche Schüler gegangen ist: in die Donau. Und diesen Gedanken hält er fest, hegt ihn, befreundet sich mit ihm. Dieser Gedanke mit dem dunklen Kerne hatte eine blendende Atmosphäre und fing an, eine große Helligkeit zu verbreiten. Er gestaltete sich jetzt so: »Ich m u ß in die Donau, ich will aber auch, und gern. Wie gut ist es, tot zu sein, nicht mehr hören müssen: Lern! Wie gut auch, wenn es keinen Zwiespalt mehr zwischen den Eltern gibt. Aber du begehst einen Selbstmord«, fuhr

> es ihm durch den Sinn, »und ein Selbstmord ist eine Todsünde.« Ihn schauderte. »Lieber Gott! Allgütiger!« stöhnte er und blickte flehend zum Himmel empor. »Rechne mir meinen Tod nicht als Sünde an! Ich will keine Sünde begehen, ich will sterben für den Frieden meiner Eltern. Mein Tod ist ein Opfertod.« Ein Opfertod! An dieses Wort klammerte er sich; es brachte ihm Trost. Es verwandelte die Tat der Verzweiflung in eine Heldentat und schwerste Schuld in ein Märtyrertum.[33]

Der Sprung in den Fluss erreicht tatsächlich eine Versöhnung zwischen den Eltern, zugleich aber auch die Verschmelzung mit dem weiblichen Element des Wassers: »Die Donau, die ist ein kühles, weiches Bett, da findet man Ruhe und Labung. Nur sie erreichen, nur bis zu ihr hinkommen!«[34]

Einer ähnlichen Dramaturgie folgt *Freund Hein* (1902) von Emil Strauß. Auch in diesem Roman – mit dem Untertitel *Eine Lebensgeschichte* – geht es um einen musikalisch begabten Sohn (Heinrich Lindner), der nach dem Willen des Vaters die Schule mit besten Noten und Zeugnissen absolvieren soll, um Staatsanwalt zu werden: »Die Väter wünschen gewöhnlich, aus ihren Söhnen etwas Besseres zu machen, als sie selbst sind; es zeugte also von nicht geringer Ehrlichkeit dieses Vaters, der mit der Zeit ein gesuchter Rechtsanwalt geworden war, – daß er aus seinem Sohne gern einen Staatsanwalt gemacht hätte.«[35] Die Mutter fördert die musikalischen Talente Heinrichs; sie repräsentiert in gewisser Hinsicht das Ideal einer Förderung des Kindes nach Maßgabe seiner Anlagen, fügt sich aber auch den Vorstellungen ihres Mannes, und zwar selbst, als er verlangt, sie solle Heinrich nicht mehr im Klavierspiel unterrichten. Heinrich verzichtet danach schweren Herzens auf die Musik, scheitert aber dennoch an den Anforderungen des Mathematikunterrichts und wird mehrfach nicht versetzt. So geht er in den Wald – mit Ebner-Eschenbachs Georg Pfanner und Hesses Hans Giebenrath teilt Heinrich Lindner die Liebe zu Natur und Musik, also zu den Idealen der neuen Jugendbewegung – und erschießt sich. Mit einer letzten Geste vertauscht er das mitgebrachte Musikinstrument, eine Okarina, mit der Waffe: Er »steckte rasch das Instrument ein, zog den Revolver und setzte ihn an die Stirn. ›Nein‹, hauchte er, sich schüttelnd, ›das ist scheußlich!‹ Er schoß sich ins Herz und sank vornüber. Das Krachen des Schusses erregte die Vögel ringsum im Wald, und lauter, inbrünstiger, tönte ihr Gesang durch die folgende Stille.«[36] Heinrichs Suizidmotiv ist Scham, nicht Schuld; weder der Vater noch die Lehrer werden bei Strauß – im Gegensatz zu den meisten anderen Romanen, die um Schülersuizide kreisen – als sadistisch-autoritäre Persönlichkeiten gezeichnet, und auch religiöse Motive spielen kaum eine Rolle. Der Titel – *Freund Hein* – verweist sowohl auf die Selbstbeziehung Heinrichs, der von der Mutter Heiner gerufen wird, als auch auf eine intime Freundschaft mit dem Tod. Die Rede vom Tod als »Freund Hein«, so erläutern die Brüder Grimm in ihrem *Deutschen Wörterbuch*, sei erst in der zweiten Hälfte des 18. Jahrhunderts aufgekommen; »Hein« sei eine Koseform von Heinrich, erinnere aber auch an den Hain der Gräber auf einem Friedhof.[37]

## 3.

Die Schülersuizid-Romane – zu denen noch Friedrich Huchs *Mao* (1907) gezählt werden könnte, dessen träumerischer Protagonist Thomas in einer magischen Geisterwelt lebt und schließlich Suizid begeht in seinem verfallenen Geburtshaus[38] – spiegeln in ihrer Kritik am Schulsystem nicht nur die Anfänge der Reformpädagogik und Jugendbewegung, sondern auch Elemente der Geniereligiosität: Nicht zufällig sind es ja stets sensible, künstlerisch begabte Kinder, talentiert für Dichtung und Musik, mit Liebe zur Natur und einer tiefen Abneigung gegen Mathematik, die am Ende gleichsam als verkannte Genies scheitern. Einen Eindruck von dem gerade unter Künstlern verbreiteten Zorn auf die Schule vermittelt der programmatische Leitartikel, den Franz Pfemfert in einer der ersten Ausgaben seiner Zeitschrift *Die Aktion* am 17. April 1911 publizierte: »Im Zeichen der Schülerselbstmorde«. Darin heißt es: »Wieder und wieder hören wir von Schülern, die durch Selbstmord geendet. In einem Alter, da ihnen die Welt noch ein Wonnerausch eitler Glücksahnungen sein sollte, werfen sie das Leben weg wie eine hohle Nuß. Weshalb?« Die Antwort folgt auf dem Fuße. Als schuldig klagt Pfemfert das »Polizeiregime« an, »unter dem wir ächzen«, aber auch die Schule:

> Den drei Leipziger Oberprimanern werden noch viele viele blühende Leidensgenossen folgen – unsere verpfaffte Schule aber wird ihre Schreckensherrschaft weiter ausüben. Unsere Schulen werden geistige und körperliche Strafanstalten bleiben, werden Opfer auf Opfer kosten, solange die Eltern nicht einmütig dagegen Front machen. Vom Staate ist eine Abhilfe nicht zu erwarten, greifen wir zur Selbsthilfe: hören wir endlich auf, in unseren Kindern die Autoritätsgläubigkeit vor dieser Schule zu stärken! [...] Wir können aber die Furcht vor der Schule, vor den geistigen und körperlichen Strafen der Schule von unseren Jungen und Mädchen nur fernhalten, wenn wir aufhören, die Qualen, die ihnen die Unterrichtszeit bereitet, als etwas für das spätere Leben unbedingt Notwendiges darzustellen, wenn wir aufhören, für die Schule und gegen die Kinder Partei zu ergreifen.[39]

Wie sah dagegen die soziale Realität der Schülersuizide aus, jenseits von Leitartikeln und Presseberichten, Gedichten und Romanen? Am 26. Februar 1907 hielt der Arzt und Sexualforscher Albert Eulenburg, Mitbegründer – gemeinsam mit Magnus Hirschfeld und Iwan Bloch – sowie erster Präsident der Ärztlichen Gesellschaft für Sexualwissenschaft und Eugenik, einen Vortrag im Berliner Verein für Schulgesundheitspflege, der in der *Zeitschrift für Pädagogische Psychologie, Pathologie und Hygiene* im April 1907 abgedruckt wurde. In diesem Vortrag stützt sich Eulenburg auf das gesamte Aktenmaterial des preußischen Unterrichtsministeriums zu Schülersuiziden aus den Jahren 1880 bis 1903. Diese Akten aus 24 Jahrgängen betreffen, so Eulenburg,

> nicht weniger als 1152 Selbstmordfälle, wovon allerdings nur 284 in Form eingehender und selbständiger, auf die Bekundungen von Direktoren, Klassenlehrern, Mitschülern, Angehörigen, Ärzten usw. aufgebauter Einzelberichte vorliegen. Während diese 284 Fälle ausschließlich höheren Lehranstalten (Gymnasien) entnommen sind, entstammt das gesamte Material teils niederen,

> teils höheren Schulen, und zwar kommen auf die niederen Schulen insgesamt 812 Fälle (alle den Altersklassen unter 15 Jahren angehörig), auf die höheren Schulen insgesamt 340 Fälle.[40]

Anhand umfangreicher Tabellen errechnet Eulenburg, dass sich im Schnitt 54 Schüler pro Jahr das Leben nehmen, wobei es 1903 geringfügig weniger waren als im Jahr 1883, und zwar trotz des beträchtlichen Bevölkerungswachstums, »was immerhin als ein einigermaßen beruhigendes Ergebnis anzusehen sein dürfte«.[41] Dagegen sei die Zahl der Suizide, die nach einer akribischen Klassifikation der vermuteten oder explizit benannten Suizidmotive auf den schulischen Kontext bezogen werden müsse, erschreckend hoch: Eulenburg resümiert, dass weit mehr als ein Drittel aller Schülersuizide »aus Furcht vor Bestrafung wegen Schulvergehen oder wegen geringen Schulerfolges begangen« wurde.[42] Frappierend sei darüber hinaus, dass so häufig »geistige Störungen« oder »Geisteskrankheiten« als Suizidursachen angegeben werden, sowie mitunter »ganz geringfügige, als reine Lappalien erscheinende Dinge«; noch öfter freilich spiele »Furcht vor Nichtversetzung, vor drohenden Schul- und Hausstrafen, vor einem aufgezwungenen Berufe dabei wesentlich mit«.[43] In kasuistischen Analysen kommentiert Eulenburg auch Liebes- und Doppelsuizide, die auf die Herrschaft einer repressiven Sexualmoral zurückgeführt werden könnten; und er schließt mit dem Hinweis, dass die wichtigste Voraussetzung aller Erziehung – nämlich die »liebevolle Versenkung in die individuelle Eigenart des Zöglings«, die »Charakter- und Willensfestigung und Gemütsvertiefung«[44] – von der Schule allein nicht erwartet werden könne, sondern auch vom Elternhaus abhänge. Als charakteristisches Beispiel zitiert er die »Äußerung eines Vaters, der auf die Nachricht vom Selbstmord seines Sohnes, eines Tertianers, – der Unglückliche hatte sich von einem Eisenbahnzug überfahren lassen – dem Direktor gegenüber kurzweg meinte: ›Ach, schade ist es um den Jungen nicht, es ist gut, daß er fort ist. Gott sei Dank, für das Leben war er doch nichts nütze‹«.[45]

Schwierig und umstritten blieb die Auswertung und Interpretation der Statistiken, wie auch Eulenburg mehrfach betont. 1910 argumentiert Heinrich Ditzel in einem kurzen Beitrag für die Monatsschrift *Pädagogisches Archiv*, es sei nicht fair, dass die Presse jeden Schülersuizid zum Anlass »einer wüsten Hetze gegen unser gesamtes höheres Schulwesen« nehme. »Jeder Einzelfall wurde aufgebauscht; der Schule und ihren Einrichtungen wurde wo es nur immer anging die Schuld zugeschoben. Traf wirklich einmal die Schule ein Teil der Schuld, dann kam es zu maßlosen Übertreibungen und Verallgemeinerungen.« Aus den Statistiken lasse sich keine stetige Zunahme oder Abnahme der Schülersuizide erschließen,[46] vielmehr müsse unterstrichen werden, »daß in der gesamten männlichen Bevölkerung die Zahl der Selbstmorde im Alter von 15 bis 20 Jahren eine merkliche Zunahme erfahren hat. [...] Das angeführte Tatsachenmaterial enthält für die höhere Schule nichts Belastendes, wohl aber für die Kultur unserer Zeit.«[47] Anlässlich der Berichterstattung über den Suizid eines Wiener Gymnasiasten beschloss auch der 1903 gegründete Wiener Psychoanalytische Verein, am 20. und 27. April 1910 eine Diskussion zum Suizid und insbesondere zum Schülersuizid zu veranstalten; die Veröffentlichung der Beiträge – von Alfred Adler, Sigmund Freud, Josef Karl Friedjung, Rudolf Reitler, Isidor Sadger, Wilhelm Stekel und den beiden Gymnasiallehrern Carl Furtmüller (unter dem Pseudonym Karl Molitor) und David Ernst Oppenheim (unter dem Pseudonym unus multorum) – erfolgte im Juni 1910. Im ersten Vortrag eröffnet Oppenheim die Debatte – ähnlich wie Ditzel – mit einem Plädoyer zur Verteidigung der Schule. So bezieht er sich zwar auf die Untersuchungen Baers und Eulenburgs, kommt aber zu anderen Schlussfolgerungen. Während Eulenburg die Zahl der Schülersuizide für alarmierend hoch hält, betont Oppenheim, die »Schülerselbstmorde, die ihren Namen verdienen, weil sie durch die Schule motiviert sind«, seien »bei weitem in der Minderzahl«.[48] Und obendrein trage die Gesellschaft und das Elternhaus schwerere Schuld: »Wie kurz erscheint im Zeitraum eines Jahres die Frist, die der Schule für ihre Arbeit an der Jugend gesetzt ist. Die ganze übrige Zeit wirken die gesellschaftlichen Mächte, vor allem das elterliche Heim, aber auch die Geselligkeit, die öffentliche Meinung, die neue Literatur und Kunst.«[49] Freud antwortet kurz und freundlich, man solle sich von der »Sympathie für den Teil, dem hier Unrecht geschehen ist, nicht zu weit fortreissen« lassen. Denn die Mittelschule solle

> mehr leisten, als dass sie die jungen Leute nicht zum Selbstmord treibt; sie soll ihnen Lust zum Leben machen und ihnen Stütze und Anhalt bieten in einer Lebenszeit, da sie durch die Bedingungen ihrer Entwicklung genötigt werden, ihren Zusammenhang mit dem elterlichen Hause und ihrer Familie zu lockern. Es scheint mir unbestreitbar, dass sie dies nicht tut, und dass sie in vielen Punkten hinter ihrer Aufgabe zurückbleibt, Ersatz für die Familie zu bieten und Interesse für das Leben draussen in der Welt zu erwecken.[50]

In der weiteren Debatte wurde dann die Schädlichkeit der Sexualverdrängung, etwa in Gestalt des »Abwehrkampfs gegen die Onanie« (Reitler), ebenso diskutiert wie Nachahmungssuizide und Suizidmoden (Sadger) oder die Umkehrung eines Tötungswunschs gegen sich selbst: »Niemand tötet sich selbst«, bemerkt Stekel, »der nicht einen anderen töten wollte, oder zumindest einem andern den Tod gewünscht hätte.«[51] Sadger behauptet dagegen: »Das Leben gibt bloss jener auf, der Liebe zu erhoffen aufgeben musste!«[52] Adler unterstreicht die Bedeutung des Minderwertigkeitsgefühls und der erzwungenen »Doppelrolle« des Kindes,[53] während Freud in seinem Schlusswort vorschlägt, Untersuchungen zum Vergleich von Trauer und Melancholie anzustellen:

> Wir wollten vor allem wissen, wie es möglich wird, den so ausserordentlich starken Lebenstrieb zu überwinden, ob dies nur mit Hilfe der enttäuschten Libido gelingen kann, oder ob es einen Verzicht des Ichs auf seine Behauptung aus eigenen Ichmotiven gibt. […] Ich meine, man kann hier nur von dem klinisch bekannten Zustand der Melancholie und von deren Vergleich mit dem Affekt der Trauer ausgehen.[54]

Fünf Jahre später – von Februar bis Mai 1915 – schrieb Freud die berühmte Abhandlung über Trauer und Melancholie.[55] In einem ausführlichen Rückblick auf die Diskussion des Schülersuizids im Wiener Psychoanalytischen Verein – übrigens fälschlich auf 1918 datiert – würdigte Paul Federn die Studie Freuds als entscheidenden Fortschritt der Psychoanalyse, stellte aber auch fest:

> Liest man die damalige Diskussion, so staunt man, wie schnell die neuen, überraschenden Funde zum Bestand der Psychoanalyse geworden sind, wie viel seither gewonnenes Wissen schon angedeutet zu erkennen ist. [...] Hingegen überrascht die Distanz von Damals zum Heute in Bezug auf die allgemeinen Ansichten über die öffentliche Schule und über die Forderung, die an die Schule zu stellen sind. Das gesamte Publikum, die gesamte Öffentlichkeit ist heute psychoanalytisch beeinflußt. Niemandem fiele heute ein, das Verhältnis von Lehrer und Schüler, wie es damals als selbstverständliches galt, zu verteidigen. Charakteristisch dafür ist, daß der damalige Vertreter der Lehrer seinen Beitrag zur Diskussion nicht mehr aufrecht erhält.[56]

Paul Federns Rückblick ist der Eröffnungsbeitrag eines Sonderhefts der *Zeitschrift für psychoanalytische Pädagogik*, das zum Thema »Selbstmord« im Herbst 1929 veröffentlicht wurde. Die Ausgabe enthält sowohl einige kasuistische und theoretische Beiträge zum Schüler- und Kindersuizid als auch einige literaturpsychologische Studien, etwa zu den Suizid-Phantasien Tom Sawyers oder zum Schülersuizid in André Gides Roman *Die Falschmünzer*, der eben erst in deutscher Übersetzung (1928) erschienen war.[57]

Tatsächlich waren Debatten um Schülersuizide gegen Ende der zwanziger Jahre wieder höchst aktuell. Am 28. Juni 1927 ereignete sich eine Katastrophe im Berliner Bezirk Steglitz, die rasch – über die nationalen Grenzen hinweg – als »Steglitzer Schülertragödie« großes Aufsehen erregte. Offenbar hatten die Gymnasiasten Paul Krantz und Günther Scheller, die kurz vor dem Abitur standen, eine Art von Suizidpakt geschlossen: Scheller sollte seinen Freund, den Kochlehrling Hans Stephan, erschießen; Krantz sollte anschließend Scheller, dessen Schwester Hilde und sich selbst töten. Vermutlich erfüllte Scheller, der in Hans Stephan unglücklich verliebt war, seinen Teil des Pakts: In Gegenwart von Krantz erschoss er Hans, danach sich selbst. Die Hintergründe wurden nie ganz aufgeklärt. Die 16-jährige Hilde hatte wohl erst mit Paul, danach mit

Hans geschlafen; Eifersucht spielte also eine gewisse Rolle. Obwohl Krantz und Scheller stark betrunken waren, planten sie ihre Tat ganz genau, wie die Abschiedsbriefe bezeugen; Paul Krantz schrieb etwa an einen Mitschüler: »Ich erschieße erst Hilde, dann Günther, während Günther Hans Stephan erschießen wird. […] Lache nicht. Dies ist die letzte Konsequenz eines, der vom Leben getötet ist.« Ein gemeinsamer Abschiedsbrief richtete sich gar an das Weltall, das nicht böse sein solle, weil ihm eine Zelle genommen werde.[58] Paul Krantz wurde verhaftet, und es kam zu einem spektakulären, von zahlreichen Medienberichten umringten Gerichtsprozess, in dem auch Magnus Hirschfeld und der Dramatiker Arnolt Bronnen als Gutachter auftraten. Kurz vor Verkündung des Freispruchs am 20. Februar 1928 schrieb Theodor Lessing im *Prager Tagblatt* vom 14. Februar 1928:

> Zwei Tote standen im Gerichtssaal. Sie verklagen nicht die verworrenen Altersgenossen. Sie verklagen das führende Geschlecht: ihre Lehrer, denen sie nie Vertrauen schenken konnten, ihre Richter, die ihr Zartestes ins Licht zerrten, ihre Seelenforscher, die bald das letzte Restchen Scham »hinweganalysiert« haben werden, ihre Eltern, die im Wechseltanz zwischen Geschäft und Vergnügen, das heißt Geld verdienen und Geld ausgeben, von der Seele ihrer Kinder (die doch immerhin noch für Gefühle sterben können) so wenig wissen wie von einer eigenen.[59]

Die »Steglitzer Schülertragödie« hat vielfältige Spuren hinterlassen: Paul Krantz, der später nach Frankreich und in die USA ging, verarbeitete seine Erfahrungen – unter dem sprechenden Pseudonym Ernst Erich Noth – im Roman *Die Mietskaserne*, der 1931 erschien, jedoch nach der Machtergreifung der Nationalsozialisten rasch verboten wurde; Carl Boese drehte 1929 den Stummfilm *Geschminkte Jugend*, den Max Nosseck 1960 – als Tonfilm-Remake mit demselben Titel – erneut in die Kinos brachte. Arno Meyer zu Küingdorf verfasste 1999 den Roman *Der Selbstmörder-Klub*, der 2004 ebenfalls verfilmt wurde, und zwar von Achim von Borries (mit Daniel Brühl als Paul Krantz) unter dem Titel *Was nützt die Liebe in Gedanken*.

Drei Jahre nach den Steglitzer Ereignissen veröffentlichte Friedrich Torberg seinen vielleicht bekanntesten Roman: *Der Schüler Gerber*, der in der Erstausgabe übrigens noch *Der Schüler Gerber hat absolviert* hieß. Die Dramaturgie des Textes wirkt vor dem Hintergrund der bisher kommentierten Beispiele recht konventionell: Der hochbegabte Kurt Gerber quält sich nicht nur mit dem Fach Mathematik, sondern auch mit dem sadistischen Mathematiklehrer Artur Kupfer, Spitzname: »Gott Kupfer«; zusätzlich verdüstert wird sein Leben durch die schwere Krankheit seines Vaters und die unglückliche Liebe zur Mitschülerin Lisa Berwald. Am Ende stürzt sich Kurt aus Angst, das Abitur nicht bestanden zu haben, kurz vor Bekanntgabe der Prüfungsresultate aus dem Fenster des Klassenraums. Torberg bezieht die Geschichte in einer Vorbemerkung direkt auf eine Serie tatsächlicher Schülersuizide: »Mit der Niederschrift des Buches wurde (nach einem seit Jahresfrist bestehenden Entwurf) im Winter 1929 begonnen. In einer einzigen Woche dieses Winters, vom 27. Januar bis zum 3. Februar 1929, gelangten durch Zeitungsnotizen zehn Schülerselbstmorde zur Kenntnis des Schreibenden.«[60] Bemerkenswert ist gewiss auch, dass Torberg die nahende Katastrophe in der mehrfach wiederholten Metapher vom geschundenen Pferd ausdrückte: »Der Zelter hatte sich aufrichten wollen. Aber er strauchelte und brach wieder in die Knie. Kraft war vergeudet. Die Peitsche ging nach jedem Hieb von neuem hoch, ohne Eile.« Und an einer anderen Stelle: »Das Pferd folgt nur sehr langsam seinem Druck. Der Kutscher wird ungeduldig und traktiert es mit der Faust. Und weil das Pferd noch immer nicht schneller macht, holt er die Peitsche aus dem Kummet, dreht sie um und schlägt mit dem Stiel auf die Weiche des Pferdes.«[61] Kurz vor dem fatalen Sturz aus dem Fenster imaginiert Kurt noch einmal das Bild des geprügelten Pferdes, das bereits seit dem 19. Jahrhundert wohlvertraut war, etwa aus Romanen von Victor Hugo, Eugène Sue und besonders aus Dostojewskijs *Schuld und Sühne*.[62] Maurice Agulhon kommentiert den Aufstieg dieser Metaphorik in seiner Skizze der Geschichte des Tierschutzes in Frankreich:

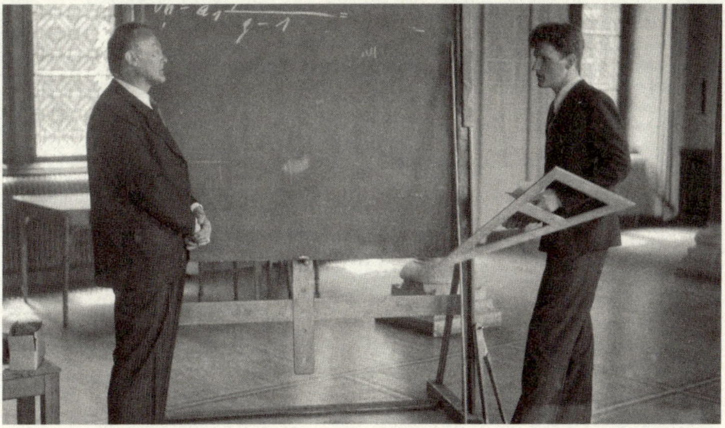

Abb. 12: Werner Kreindl (links) und Gabriel Barylli in *Der Schüler Gerber* von Wolfgang Glück (1981); Film-Still.

> Zur Zeit der Juli-Monarchie war das Martyrium der Pferde, der Zugpferde, die, vor einen Karren oder einen schweren Wagen gespannt, den Mißhandlungen eines brutalen Fuhrmanns ausgesetzt waren, geradezu ein Gemeinplatz geworden. Man könnte fast den Eindruck haben, sämtliche Fuhrunternehmer von Paris hätten ihre Pferde einem rohen, ungehobelten, unqualifizierten Subproletariat ausgeliefert, das kein anderes Instrument kannte als die Peitsche und Beschimpfungen.[63]

Was noch bis zur Turiner Wahnsinnsepisode vom 3. Januar 1889, in der Nietzsche einem verprügelten Pferd weinend um den Hals fiel,[64] für die Pferde galt, wurde also Anfang der dreißiger Jahre auf die Beziehung zwischen Schülern und Lehrern übertragen. »Gott Kupfer« führte die Peitsche, Kurt Gerber strauchelte und fiel. Auch die Geschichte vom *Schüler Gerber* wurde 1981 von Wolfgang Glück verfilmt. Gabriel Barylli spielte den Schüler, den Mathematiklehrer verkörperte Werner Kreindl.

## 4.

Riskieren wir einen Sprung von fünfzig Jahren. Im selben Jahr, in dem Wolfgang Glücks Verfilmung vom *Schüler Gerber* in die Kinos kam, strahlte das ZDF eine sechsteilige TV-Serie aus, deren Drehbuch von Robert Stromberger, dem späteren Autor der erfolgreichen Familiensaga *Diese Drombuschs*, verfasst wurde; Regie führte Claus Peter Witt. Die Serie trägt den Titel *Tod eines Schülers*. Sie handelt vom Bahnsuizid eines Darmstädter Abiturienten namens Claus Wagner, gespielt von Till Topf, der in jeder Episode aus einer anderen Perspektive beleuchtet wird: aus Sicht des Kriminalhauptmeisters Löschner (Hans Helmut Dickow), der Eltern (Günter Strack und Eva Zlonitzky), der Lehrer, der Mitschüler, der ehemaligen Freundin (Ute Christensen) und des toten Schülers selbst. Die erste Folge – *Das fehlende Motiv* – zeigt zunächst Sequenzen vom Darmstädter Heinerfest, mit Achterbahn und Riesenrad; ein Regionalzug nimmt das überwiegend junge Festpublikum auf, doch kurze Zeit später muss der Lokführer scharf bremsen. Er meldet: »Ich glaube, dass ich eine Person überfahren habe. Verständigen Sie sofort die Bahnpolizei.« Der Bergung, Identifikation und Obduktion (zur Abklärung der Frage nach möglichem Fremdverschulden) folgen Gespräche zur Ermittlung des Motivs für den Freitod. Von der Polizeistation aus – in der gut sichtbar ein Terroristen-Fahndungsplakat hängt – brechen Löschner und der Notarzt zunächst auf, um die Eltern zu informieren. Die Durchsuchung des Schülerzimmers – »So sieht kein Zimmer aus, wenn einer nicht wiederkommen will«, kommentiert der Vater – bleibt ergebnislos; ein Abschiedsbrief wird nicht gefunden. In weiteren Gesprächen mit den Lehrern, den Mitschülern und der ehemaligen Freundin kommen verschiedene Details ans Licht: Claus Wagner war ein Einzelgänger, nicht sonderlich beliebt in der Klasse; das Abitur hat er bestanden, allerdings mit einem Notendurchschnitt von 2,3, der kein Medizinstudium erlaubt hätte; die Freundin hat sich vor einem halben Jahr von ihm getrennt; in seiner früheren Schule hatte Wagner als Kurssprecher gelegentlich Streiks, Proteste und Diskussionen organisiert; in der neuen Schule, an der er das Abitur ablegte, wurde er unwissentlich in einen kleineren Heroinschmuggel verwickelt, verriet danach aber den Namen des verantwortlichen Mitschülers, was ihn noch unbeliebter machte. Aus der Vernehmung des Hausarztes lassen sich keine Hinweise auf eine psychische Erkrankung ableiten. Als Löschner von seinem Vorgesetzten gefragt wird: »Hast du was herausgefunden?«, antwortet der Kriminalhauptmeister zögernd: »Ja. Da haben einige allen Grund, sich mit sich selbst zu unterhalten. Aber das ist weder Vorschrift noch strafbar im Unterlassungsfall.« Die erste Episode endet mit der Bestattung; in seiner Predigt zieht Pfarrer Gonzelberg (Rolf Beuckert) den allgemeinen Rahmen für die nächsten Folgen:

> Und so stellt sich immer wieder dieselbe Frage: Ein neunzehn Jahre junger Mensch hat sein Leben weggeworfen. Warum? Hielt er es für sinnlos, weil er an seine Zukunft in unserer Gesellschaft nicht glaubte, an eine Zukunft, in der die materiellen Werte immer fragwürdiger werden, angesichts von Arbeitslosigkeit, von fehlenden Studienplätzen und angesichts der Zufälligkeiten eines Numerus clausus? War unsere Welt des Konkurrenzbewusstseins, des Ellbogendenkens, war diese Welt, in der sich menschliche Vereinsamung bereits in den Schulen bemerkbar macht, stärker als das Vertrauen, das wir ihm geben konnten?

Die Frage nach dem Motiv wird explizit in die Frage nach der Schuld übersetzt: »Wer hat versagt?« Die weiteren Episoden beginnen stets mit einer kurzen Zusammenfassung; in der zweiten Folge ist auch der Schüler selbst zu sehen, wie er von einer mit Blüten herzförmig umrankten Böschung zu den Schienen herabklettert und sich – in einer Sequenz von kurzen Schuss-Gegenschuss-Schnitten – dem bremsenden Zug entgegenstellt.

*Tod eines Schülers* war sehr erfolgreich; die Serie wurde im Jahr ihrer Erstausstrahlung mit der Goldenen Kamera ausgezeichnet und rund eineinhalb Jahre später erneut gesendet. Allerdings erhoben sich bald mahnende Stimmen, die – unter Bezug auf die statistisch fundierten Forschungsergebnisse über Werther-Effekte der Presseberichte zu Suiziden, die David P. Phillips, ein Schüler von Talcott Parsons, im Juni 1974 publiziert hatte[65] – eine Welle von Nachahmungssuiziden befürchteten. Eine Studie von Heinz Häfner und Armin Schmidtke – im Auftrag des Zentralinstituts für Seelische Gesundheit in Mannheim – belegt eine Steigerung jugendlicher Bahnsuizide nach der Erstausstrahlung um 175 Prozent und nach der Wiederholung um 115 Prozent.[66] Der Fernsehsender gab seinerseits zwei Studien in Auftrag, aus denen hervorging, dass sich ein solcher direkter Zusammenhang nicht nachweisen lasse. Dennoch war die Serie fast dreißig Jahre lang für eine Video-Veröffentlichung gesperrt und wurde erst 2009 freigegeben. Unabhängig von solcher Vorsicht blieb das Thema des Schülersuizids in Kino und Literatur aktuell, zumal vor dem Hintergrund jener Gesellschaftskritik, die der Pfarrer in jeder Folge wiederholen durfte. Zu Beginn der achtziger Jahre dominierten Ängste vor ökologischen Katastrophen, vom Waldsterben bis zum Atomunfall, der sich am 28. März 1979 in Harrisburg ereignet hatte; verschärft wurde die Lage durch die Konfrontation mit dem europäischen und nahöstlichen Terrorismus oder durch die neue Seuche Aids, die am 1. Dezember 1981 seitens der WHO offiziell anerkannt wurde. Nicht zuletzt schürten die Ost-West-Spannungen, die im Nato-Doppelbeschluss vom 12. Dezember 1979 gipfelten, die Furcht vor einem Atomkrieg in Mitteleuropa. Anfang 1977 kam Robert Bressons *Le diable probablement* (*Der Teufel möglicherweise*) in die Kinos. Der vorletzte Film des bedeutenden Regisseurs – inzwischen war Bresson 75 Jahre alt – schildert die Hoffnungslosigkeit des 20-jährigen Charles (gespielt von Antoine Monnier), der durch Paris streift und weder in Studium noch in Politik, Religion, Sexualität oder Psychoanalyse Halt und Antworten findet. Dieser frühe Vertreter der No-Future-Generation beschließt seinen Freitod, doch weil er sich nicht selbst ums Leben zu bringen vermag, engagiert er einen Freund aus der Drogenszene, ihn für Geld zu erschießen; der vereinbarte Schuss trifft ihn ausgerechnet am Grab des 1964 verstorbenen, langjährigen Generalsekretärs der Kommunistischen Partei Frankreichs Maurice Thorez. Bresson hat in seinen Film apokalyptisch wirkende dokumentarische Sequenzen eingefügt, die gefällte Wälder zeigten, erschlagene Robbenbabys und plötzlich aufsteigende Atompilze. *Le diable probablement* wurde zwar mehrfach ausgezeichnet, beispielsweise mit dem Silbernen Bä-

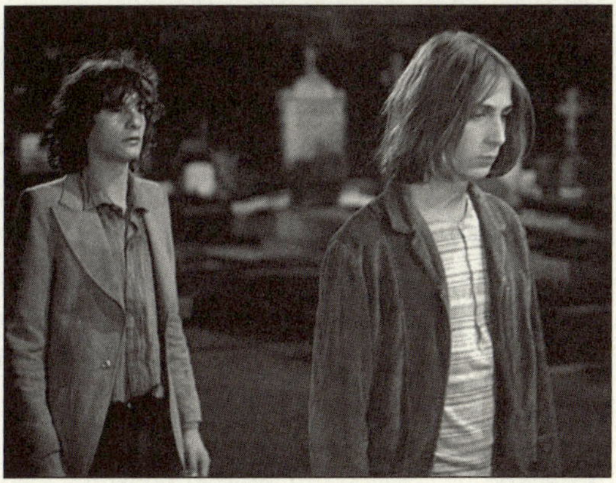

Abb. 13: Henri de Maublanc (links) und Antoine Monnier in *Le diable probablement* von Robert Bresson (1977); Film-Still.

ren auf der Berlinale 1977, aber auch scharf kritisiert. Für einige Irritationen sorgte Bresson selbst, der in einem Interview bekannte, sein dritter Film über einen Suizid – nach *Mouchette* (1967) und *Une femme douce* (*Die Sanfte*) von 1969 – beschreibe den Freitod als finalen Protest gegen die »organisierte Vergiftung unseres Planeten«; er schwärmte sogar: »Von Zeit zu Zeit öffnen sich einem erleuchteten Jugendlichen die Augen, er übergießt sich mit Benzin und verbrennt sich im Hof seines Gymnasiums.«[67]

Robert Bressons Teufelsfilm war ein radikales Experiment. Diabolisch erscheint die Welt, nicht der charismatische Junge mit Engelsgesicht, der sich erschießen lässt. Dagegen wirken spätere Filme, die einen Schülersuizid kommentieren, vergleichsweise harmlos. Peter Weirs *Dead Poets Society* (*Der Club der toten Dichter*) von 1989 feierte etwa den Literaturlehrer John Keating, gespielt von Robin Williams, als personifizierte Kritik an einem konservativen Schulsystem und seiner Nähe zu militärischer Ausbildung; der Schüler Neil Perry (Robert Sean Leonard) nimmt sich ja das Leben, weil er von seinem Vater gezwungen werden soll, in die Militärakademie einzutreten. Fünf Jahre vor seinem eigenen Suizid (am 11. August 2014) hat Robin Williams erneut die Rolle des Lehrers in einer bitteren Travestie des *Clubs der toten Dichter* gespielt: Der Lehrer in *World's Greatest Dad* (2009) nutzt den versehentlichen Tod seines missratenen Sohns Kyle (bei einer autoerotischen Atemkontrollpraxis), um ein fiktives, vom Vater selbst verfasstes Suizid-Tagebuch des eigentlich unbeliebten Schülers in Umlauf zu bringen, das prompt einen regelrechten Hype an der Schule auslöst. Implizit verhandelt diese schwarze, selten komische Komödie die Funktionen der neuen Medien und sozialen Netzwerke, aber auch den Kult um den »Club 27«, der spätestens seit dem Suizid Kurt Cobains, des Lead-Sängers und Gitarristen der Grunge-Band *Nirvana* (am 5. April 1994), erneut faszinierte. Bis dahin galten lediglich Brian Jones, Jimi Hendrix, Janis Joplin und Jim Morrison als offizielle »Mitglieder« dieses »Clubs« der im Alter von 27 Jahren verstorbenen Pop-Stars. Vermutlich hatten sie sich aber nicht das Leben genommen, sondern waren in den Jahren 1969-1971 an Drogen-Überdosen gestorben. In anderer Hinsicht wirkt *World's Greatest Dad* (mit dem phonetischen Wortspiel von *Dad* und *Dead*) geradezu wie aus der Zeit gefallen. Denn seit Ende der neunziger Jahre hat sich eine historische Transformation des Schülersuizids vollzogen, als deren Schlüsseldatum der 20. April 1999, ausgerechnet der 110. Geburtstag Adolf Hitlers, gelten könnte: An diesem Tag ereignete sich das Massaker an der Columbine High School in einem Vorort von Denver im US-Bundesstaat Colorado. Seither ist unklar, wie solche Taten bezeichnet werden sollen: als Massenmord, Amoklauf, erweiterter Suizid, Schulmassaker oder School Shooting? Dass sie vom suizidalen Terrorismus und politischen Suizidattentat »inspiriert« sind, die jede Distinktion von Suizid und Mord unterlaufen, liegt dagegen auf der Hand. Vor Columbine gab es nur vereinzelte Anschläge, die einen auch nur annähernd ähnlichen Charakter hatten; vor allem waren es gar keine Schüler, sondern ein arbeitsloser Lehrer (in Bremen am 20. Juni 1913), ein Mitglied des Schulkomitees (am 18. Mai 1927 in Bath, Michigan), ein 42-jähriger Frührentner (am 11. Juni 1964 in Köln), ein Wachmann (am 3. Juni 1983 im hessischen Eppstein), ein arbeitsloser Hausmeister (am 19. August 1987 im englischen Hungerford) oder ein 43-jähriger Jugendbetreuer (am 13. März 1996 im schottischen Dunblane), die diese Taten begingen.

Rund acht Monate vor den Millenniumsfeiern läutete das Massaker von Columbine also noch eine andere Art von Zeitenwende ein, der zahlreiche weitere Anschläge folgten: am Gutenberg-Gymnasium in Erfurt (26. April 2002), an der Geschwister-Scholl-Realschule in Emsdetten, Nordrhein-Westfalen (20. November 2006), an der Virginia Tech in Blacksburg (16. April 2007), am Schulzentrum des finnischen Orts Jokela (7. November 2007), an der Albertville-Realschule von Winnenden, nördlich von Stuttgart (11. März 2009), am Gymnasium Carolinum im mittelfränkischen Ansbach (17. September 2009), an der Schule Tasso da Silveira in Realengo, einer Vorstadt von Rio de Janeiro (7. April 2011) oder an der Sandy Hook Elementary School in Newtown, Connecticut (14. Dezember 2012).

Das »Vorbild« blieb jedoch Columbine, 1999. Damals töteten der 18-jährige Eric Harris und der 17-jährige Dylan Klebold zwölf Mitschüler und Mitschülerinnen und einen Lehrer, verletzten 24 weitere Personen und begingen anschließend Suizid. Die Ereignisse wurden in mehreren Romanen und Filmen verarbeitet, die Tagebuchnotizen der beiden Täter, die auf fast tausend Seiten auch Fotos und Zeichnungen enthalten, können im Internet frei eingesehen werden. Der Fernseh- und Hörspielautor Joachim Gaertner hat aus diesen Materialien und den noch weit umfangreicheren Ermittlungsakten einen dokumentarischen Roman komponiert, der rasche Antworten und Theorien vermeidet. Die Montage lässt vielmehr die Widersprüche deutlich hervortreten. Gewiss, die Jungen haben gern DOOM gespielt, sie haben gern Rammstein gehört, sie haben Nazi-Dokumentationen im Fernsehen und Oliver Stones *Natural Born Killers* im Kino angeschaut. Aber noch am 12. Dezember 1996 schreibt Eric Harris in einem Schulaufsatz, er sei ähnlich wie Zeus, weil er versuche, »Probleme in einer reifen, gewaltlosen Weise zu lösen«.[68] An vielen Stellen ist von Hass die Rede, manchmal aber auch von Verzweiflung, etwa wenn Dylan Klebold am 5. September 1997 notiert: »Gott ... Ich will sterben. So sehr. So traurig, verzweifelt, unrettbar, einsam fühle ich mich ... Nicht fair!

NICHT FAIR!!! Ich wollte Glück, ich habe es nie gekriegt. Fassen wir mein Leben zusammen: Die erbärmlichste Existenz aller Zeiten.«[69] Manche Aufzeichnungen sind offen rassistisch. Am 17. November 1998 schreibt Eric: »ICH HASSE MENSCHEN«, und danach: »Ja, ich bin ein Rassist, und ich habe nichts dagegen. Nigger und scheiß Latinos sind selber schuld, aber ich bin auch sehr rassistisch gegenüber White-Trash-Scheiße. Sie verdienen den Hass.«[70] Aber dieser Hass gilt vor allem ihnen selbst; ihnen ist klar, dass sie das Massaker nicht überleben werden, und sie sprechen Abschiedsbotschaften auf Band. Sie sind intelligent und gebildet. Und natürlich wissen sie genau, was sie tun. Der FBI-Psychologe Dwayne Fuselier erzählt in einem Interview vom 19. Oktober 2006: »In seinen Kalender hatte Eric für den Muttertag, also für zwei Wochen nach dem Columbine-Anschlag – und er wusste, oder glaubte zumindest, dass er dann tot sein würde –, am Muttertag hatte Eric ein Shakespeare-Zitat notiert: ›Good wombs have born bad sons.‹ / ›Gute Schöße haben böse Söhne geboren.‹ Es berührt mich noch immer: Da ist ein intelligenter junger Mann, der verstand, was er war.«[71]

In seinem Dokumentarfilm *Bowling for Columbine* (2002) geht Michael Moore zwar vom Columbine-Massaker aus, widmet sich dann aber vorrangig dem Waffenrecht in den USA, der Rüstungsindustrie (Lockheed Martin), der National Rifle Association (NRA) und der Geschichte Nordamerikas. Zur Unterstützung seiner Thesen über eine US-spezifische Kultur der Angst und Paranoia präsentiert er Statistiken zum Vergleich der jährlichen Schusswaffentode in den USA, in Deutschland, Frankreich, Kanada, Großbritannien, Australien und Japan, aber auch Interviews mit Charlton Heston – einem engagierten Anhänger der NRA – oder Marilyn Manson. Der Film wurde 2003 mehrfach ausgezeichnet, etwa mit einem französischen César für den besten ausländischen Film und einem Oscar für den besten Dokumentarfilm. Gegen Ende des Films will Moore dem Schauspieler Heston das Foto einer toten Columbine-Schülerin zeigen, doch Heston lässt ihn wortlos stehen. Der Regisseur kommentiert: »Ich verließ das Anwesen Hestons in Beverly Hill und kehrte zurück in die reale Welt, ein amerikanisches Leben und Atmen in Angst. In deinem Kopf stellst du dir jemand vor, der in dein Haus einbrechen könnte, um dich oder deine Familie zu verletzen. Wem sieht diese Person ähnlich?«[72] 2003, ein Jahr nach Michael Moore, wurde Gus Van Sants *Elephant* auf den Internationalen Filmfestspielen von Cannes vorgestellt; der Film gewann die Goldene Palme für die beste Regie.[73] Auch *Elephant* behandelt das Columbine-Massaker, ist jedoch viel stiller, meditativer, unheimlicher als Moores Dokumentation. Er verfolgt keine Agenda. Der Filmtitel bezieht sich einerseits auf den gleichnamigen Experimentalfilm Alan Clarkes von 1989, in dem unkommentiert Tötungen von Zivilisten in Belfast während des Nordirlandkonflikts aneinandergereiht werden, andererseits auf die buddhistische Parabel von den Blinden, die einen Elefanten betasten und zu ganz unterschiedlichen Aussagen darüber gelangen, was das wohl für ein Tier sei, je nachdem welchen Körperteil sie berührt hatten. Natürlich spielt dabei auch die Redensart vom *elephant in the room* eine Rolle, die ein Problem bezeichnet, das – trotz seiner offensichtlichen Größe und Dominanz – von allen ignoriert wird. Der Elefant wird unsichtbar. Sieben Jahre nach dem Massaker fragt sich der FBI-Psychologe noch immer, was in den vierzig Minuten zwischen der Mordserie und den Suiziden geschehen ist:

> Wir wissen heute, dass sie ihren ersten Schuss gegen 11.20 Uhr, noch außerhalb der Schule, abfeuerten. Und sie begingen spätestens um 12.15 Uhr Selbstmord. Wir wissen, dass sie die Bibliothek der Schule 17 ½ Minuten nach dem ersten Schuss verließen. In diesen 17 ½ Minuten erschossen sie 13 Schüler und Lehrer und verwundeten 21. Danach liefen sie fast 40 Minuten lang durch die Schule, in die Cafeteria, durch die Flure, ohne noch jemanden zu verletzen, bis sie in die Bibliothek zurückkehrten und sich dort selbst umbrachten.[74]

Gus Van Sant hat diese Lücke mit einem anderen Shakespeare-Zitat gefüllt, nicht aus *Sturm* (wie in Erics Eintragung zum Muttertag), sondern aus *Macbeth*. Kurz vor dem Ende sitzt der schwerbewaffnete Eric in der Schulkantine und resümiert das Massaker, das er und sein Freund eben veranstaltet haben, und zwar mit dem ersten Satz, den Macbeth zu seinem späteren Opfer Banquo sagt, in der dritten Szene des ersten Aktes: »So foul and fair a day I have not seen« – »So wüst und schön sah ich noch keinen Tag«. Wenig später erschießt Eric auch den Freund, danach sich selbst.

# 6. Suizid, Krieg und Holocaust

»Im Faschismus ist der Staat weniger totalitär als vielmehr *selbstmörderisch.*«
*Gilles Deleuze/Félix Guattari*[1]

## 1.

Schul- und Wehrpflicht sind – neben der Steuerpflicht – elementare Säulen der Nationalstaaten; und die Differenz zwischen schulischer und militärischer Ausbildung ist noch bis zum Ende des Ersten Weltkriegs und dem Aufschwung der Reformpädagogik eher gering, wie auch die im vorangegangenen Kapitel dargestellten Debatten, Romane und Filme zum Schülersuizid belegen. Während aber die Schülersuizide ein unüberhörbares Echo in der Gesellschaft und Kultur des Fin de Siècle fanden, wissen wir nur wenig über diejenigen Suizide im Militär, bei denen es sich nicht um Ehrensuizide nach einer Niederlage handelt. Die Gründe hierfür sind evident: Die Verpflichtung zum möglichen Kriegseinsatz setzt den Anspruch, das eigene Leben gehöre mir selbst, außer Kraft, während einzig der Suizid geradezu penetrant das Recht behauptet, über das eigene Leben zu entscheiden. Darum wird er häufig diskriminiert und verschwiegen: als Feigheit, Flucht oder Verrat. Suizid ist Desertion. Am 29. April 1941 notiert der Offizier Ernst Jünger in Vincennes: »Wohin wir auch desertieren, wir führen die angeborene Montur mit uns; und auch im Selbstmord entrinnen wir uns nicht.«[2] Dabei hatte er noch wenige Jahre zuvor in den Epigrammen seiner Sammlung *Blätter und Steine* (1934) festgehalten: »Die Möglichkeit des Selbstmordes gehört zu unserem Kapital.«[3] Dieselbe Maxime zitiert er danach noch mehrfach, etwa in einem Brief an Carl Schmitt vom 21. Dezember 1972 oder in den *Annäherungen* (1970): »Die Ansprüche des Staates, der sich heute als Gesellschaft maskiert, können sehr stark werden. Dem Einzelnen bleibt die Möglichkeit, sich diesen Ansprüchen, und sei es durch Selbstmord, zu entziehen. ›Die Möglichkeit des Selbstmordes zählt zu unserem Kapital.‹«[4] Dieses Kapital ist eher ein Spielkapital als ein finanzielles Vermögen; es bezeichnet, was aufs Spiel gesetzt werden kann.[5] Der Einsatz des eigenen Lebens kann weder vermehrt noch verschwendet werden, und er bleibt häufig unsichtbar: Wer will schon sagen, ob ein Infanterist tatsächlich Suizid begangen hat, etwa weil er sich im Schützengraben plötzlich aufgerichtet hat? Im Krieg lassen sich soldatische Suizide leicht verbergen, sofern sie nicht die Form des spektakulären Selbstopfers annehmen, die Jünger in *Das abenteuerliche Herz* (1929) gedeutet hat, unter Bezug auf den »japanischen Harakiri«, einen

> Akt, durch den das Leben sich nicht entwürdigt, sondern gerade auf eine Entwürdigung hin, möge sie ihm von ihm selbst oder von außen her angetan sein, zur schärfsten Ablehnung greift, die ihm zur Verfügung steht. Hier wirft das Leben den Leib des Einzelnen ab, gleichsam als ein Symbol, daß Sühne notwendig ist und daß das Gefühl für Reinheit nicht verloren gehen darf. Dennoch hat dieses etwas sehr Unverständliches für uns, die wir den freiwilligen Tod am höchsten werten, wenn er mit einem Höchstmaß aktiver Energie zusammenfällt; dies ist bei Winkelried, der sich ein Bündel von Speeren in die Brust reißt, und beim Füsilier Klinke, der sich, um Bresche zu schlagen, selbst in die Luft sprengt, der Fall.[6]

Ernst Jünger denkt den Suizid stets aus der Perspektive der Subjektspaltung: zwischen Besitzenden und Besitz, zwischen Leben und Leib, Spieler und Spieleinsatz, Täter und Opfer. Das Pathos der Opferrhetorik vermeidet er allerdings zumeist – »Wir sehen kein Opfer, aber wir zahlen einen Zoll«[7] –, so auch in einer Passage zu seinem utopischen Roman *Heliopolis* (1949), die in der Erstausgabe fehlt. Darin berichtet er vom Massensuizid in einem Feldlazarett, das beim erzwungenen Rückzug nicht mehr evakuiert werden kann:

> Ich kenne die Einzelheiten, da ich zur Berichterstattung in die Zelte und offenen Lager entsandt wurde. Die Todeskandidaten hatten zum Teil das Abendmahl verlangt, das die katholischen Geistlichen verweigerten. Die Protestanten teilten es aus. Auch

lehnten manche Ärzte die Mitwirkung ab. Man hatte sich auf die Einspritzung von Chloroform geeinigt, das unverzüglich zum Todesschlaf führt. Das Mittel wirkt sanft, lethargisch zwingend, ohne Krampf und Verzerrung, wie sie das Zyankali hervorzurufen pflegt. Die Ärzte sollten die Spritze in die Vene des linken Armes einführen und das Weitere den Patienten anheimgeben. Doch zeigte sich sogleich, daß Theorie und Praxis in diesen Bereichen verschieden sind. Dort gibt es die Mittelwege nicht.[8]

Jüngers Ich-Erzähler beschließt den Bericht von diesem Massensuizid, der offenkundig bald die Grenzen des freiwilligen Sterbens überschritt, mit dem Bekenntnis, »daß der Gedanke, Hand an mich zu legen, mich stets beunruhigt hat. Er hat mich nicht eigentlich mit Furcht erfüllt – eher mit Scheu. Man tritt sich gegenüber wie einem Opfer, das sich nicht wehren kann. Ich mußte mir immer noch Widerstand vorstellen, Maßnahmen wie auf einem Schiff, das untergeht.« Er imaginiert den Suizid eigentlich als Duell; aber weil dieses Duell keine Waffengleichheit zulässt, stellt der Suizid »keine Lösung dar. Er ist ein Ausweg auf minderer Ebene.« Abrupt beendet Jünger diese Reflexion mit einem seltsamen Bild: »Wir treten in das Weihnachtszimmer, bevor die Glocke uns gerufen hat, und finden Unordnung vor.«[9]

In seiner Untersuchung *Der Selbstmord als sociale Massenerscheinung der modernen Civilisation* (1881) hat der Philosoph Tomáš Garrigue Masaryk – Mitbegründer und von 1918 bis 1935 erster Staatspräsident der Tschechoslowakei – behauptet: »Das Militär weist in allen Ländern eine grössere Selbstmordneigung auf als die Civilisten.« Und er zitiert Statistiken, wonach auf 100 Suizide von Zivilisten in Österreich 643 militärische Suizide (in der Zeit von 1851 bis 1857) kamen, 423 in Schweden (1851-1855), 293 in Preußen (allein 1849) und 253 in Frankreich (1856-1860).[10] Masaryk folgerte, es sei

der »militärische Geist«, der die grosse Selbstmordneigung des Militärs verursacht. Man sieht nur auf das Aeussere, nicht auf die innere Gediegenheit des Charakters; der Ehrgeiz und der Gehorsam sind die einzige Tugend, man verlangt und verbreitet

> Kenntnisse, aber keine Sittlichkeit. Die Kaserne wirkt wie das Gefängniss ungünstig, nur nimmt dieses Unsittliche auf, jene macht sie; da und dort ist die Selbstmordneigung gleich gross. Von diesem Standpunkte betrachtet, erscheint die allgemeine Wehrpflicht verderblich, weil eben alle tüchtigen Männer der entsittlichenden Atmosphäre des Militarismus längere Zeit ausgesetzt werden [...]. Es ist daher nicht zufällig, dass viele grosse Militärstaaten – Deutschland, Frankreich, Oesterreich – eine grosse Selbstmordfrequenz aufweisen, während z. B. England, die Vereinigten Staaten und andere weder viel Militär, noch eine grosse Selbstmordfrequenz haben.[11]

Nach mehr als einem Jahrhundert, zwei Weltkriegen, der nuklearen Aufrüstung und dem Kalten Krieg haben sich diese Verhältnisse grundlegend geändert. Zum Stichtag 30. April 2017 beschäftigt die deutsche Bundeswehr 178179 aktive Soldaten und Soldatinnen.[12] Im Ländervergleich dienen in der französischen Armee etwa 227000 Männer und Frauen, fast ebenso viele Soldatinnen und Soldaten wie in den britischen Streitkräften. Das österreichische Bundesheer kann dagegen heute lediglich auf knapp 26000 Personen zurückgreifen, während fast 1,5 Millionen Soldaten und Soldatinnen im Dienst der United States Armed Forces stehen.[13] Vor wenigen Jahren wurde allerdings auch publik, wie hoch die Suizidzahlen der US-Truppen und Veteranen tatsächlich sind: Im Jahr 2012 sei die Zahl der militärischen Suizide auf 349 gestiegen, so dass die Armee mehr Tote durch Selbsttötung zu beklagen hatte als durch Kampfhandlungen in Afghanistan;[14] bereits 2006 berichtete die britische *Times*, dass sich allein im Jahr 2005 6256 Veteranen das Leben nahmen, und dass die Summe dieser Veteranensuizide somit die Gesamtzahl aller im Irak seit der Invasion von 2003 gefallenen Soldaten (rund 3800) übertreffe.[15] Inzwischen haben sich mehr als 60000 Vietnamveteranen das Leben genommen, während rund 58220 US-Soldaten im Vietnamkrieg gefallen sind.[16] Erschreckender wirkt freilich eine andere Asymmetrie: Nach Schätzungen der Regierung Vietnams (aus dem Jahr 1995) wurden während der 14 Kriegsjahre etwa 2 Millionen Zivilisten und 1,1 Millionen Vietkong-Soldaten getötet.[17]

Die aktuellen Statistiken werfen ein Licht auf die Suizide und Suiziddebatten in der Zwischenkriegszeit. Während eines Kriegs, so wird ja oft argumentiert, sinken die Suizidraten; danach steigen sie umso deutlicher an, zumal wenn der Krieg mit einer Niederlage endete. Der militärische Konflikt, bemerkt Masaryk, dämpfe zunächst die Suizidneigungen, weil »die Aufmerksamkeit allgemein auf andere Objecte gelenkt wird; aber er wirkt sehr ungünstig durch seine Folgen. Das Volk verarmt, wird physisch und psychisch geschwächt und demoralisirt, und erfährt so viel Leid, dass die Wirkung sowohl eines glücklichen als unglücklichen Krieges in dieser Hinsicht gleich ungünstig ist.«[18] In der Weimarer Republik wurden steigende Suizidraten mit verschiedenen Ursachen verknüpft: Armut, Not und Hunger, Arbeitslosigkeit, Urbanisierung, Kapitalismus im allgemeinen, Irreligiosität und Sittenverfall, die militärische Niederlage und der Friedensvertrag von Versailles. In den Schuldzuweisungen, die in der Presse – unter Bezug auf die jeweils neuesten Zahlen und Fallgeschichten – verbreitet wurden, manifestierten sich Weltanschauungen und Parteizugehörigkeiten. Kirchenvertreter hatten schon seit der Jahrhundertwende »ein Schwinden der Lebensenergie und der Freude am Dasein« beklagt: »In einer Kultur, welche gleichsam selbstmordgesättigt vorwärts eilt, muß sehr vieles faul und reformbedürftig sein. Die Grundübel liegen in der Zunahme der Irreligiosität, im Mangel an Demut und Unterordnung und in einer das vernünftige Maß weit überschreitenden Genußsucht.«[19] Kommunistische Zeitungen betonten dagegen die soziale Lage als Ursache; so schrieb etwa die *Welt am Abend* 1932, dass die »Selbstmordziffern steigen, wie das Elend steigt; denn sie sind zum allergrößten Teil die Folgen der Politik des kleineren Uebels, der Notverordnungen, des Abbaus, der Massenarbeitslosigkeit.« Angeprangert wurde besonders die Lage in Berlin: »Es vergeht kaum eine Stunde mehr, ohne daß sich in Berlin Menschen das Leben nehmen. Am gestrigen Tage haben sich sieben Menschen aus Verzweiflung aus dem Leben geschafft, darunter Ehepaare, ein stellungsloser Ingenieur, ein achtzehnjähriges Mädchen. Heute vormittags werden bereits wiederum fünf Selbstmorde gemeldet.«[20] Erst die erfolgreiche Weltrevolution werde die Suizidserien beenden. Acht Jahre zuvor hatte das Statistische Reichsamt noch betont, »daß in erster Linie als Ursache des Selbstmordes Geisteskrankheiten, Nerven- und andere körperliche Leiden in Betracht kommen. Demzufolge scheinen die zeitlichen Unterschiede der Selbstmordhäufigkeit nur bedingt auf wirtschaftliche und soziale Zustände und deren Änderungen zurückzuführen sein.«[21]

Viele Ursachen der beklagten Suizidwellen wurden diskutiert; bloß die Kriegserfahrung selbst wurde kaum jemals als Wurzel benannt. Dabei scheinen sogar Pazifisten wie Romain Rolland und Militärs wie Ernst Jünger darin übereinzustimmen, dass jeder Krieg ein »selbstmörderisches Mittel der Politik« sei.[22] Ist womöglich der Krieg selbst das ominöse »Weihnachtszimmer«, das zur rechten Zeit betreten wird, nachdem gleichsam die Glocke des Befehls geläutet wurde – zur »Bescherung« des legitimen, heroischen Suizids? Jünger schreibt: »Es endet unfehlbar mit der eigenen Liquidation. Die enge Verwandtschaft, die Identität von Mord und Selbstmord wird offenbar.«[23] Und im ersten Pariser Tagebuch notiert er am 12. Februar 1942: »Lange schon hatte sich in uns der Zündstoff gehäuft, nun wird von außen die Lunte angelegt. Aus unserem Innern kommt die Explosion. Hierher die vielen Verwundungen im Ersten Weltkrieg.«[24] Es ist geradezu eine psychische Sprengstoffweste, von der Jünger hier spricht. Seine Sätze müssen ganz wörtlich genommen werden. Im Krieg verschmilzt der Suizid mit dem Mord; die Suizidzahlen sind so niedrig, weil sie so hoch sind. Todesangst wird in mörderische Wut verwandelt, und dieser Konversionsmechanismus wird bereits im Drill der militärischen Ausbildung eingeübt. Die Rekruten werden systematisch schikaniert, gedemütigt und gequält, in der Erwartung, dass sie ihre Erniedrigungen in Aggressivität gegen die Feinde an der Front verwandeln. Der New Yorker Psychoanalytiker Chaim F. Shatan hat diese Strategien bereits in den sechziger Jahren – während seiner Arbeit mit traumatisierten Vietnamveteranen – präzise analysiert.[25] Ergebnisse seiner Untersuchungen haben nicht nur die Forschungen zu posttraumatischen Belastungsstörungen inspiriert, sondern beispielsweise auch Stanley Kubricks *Full Metal Jacket* (1987). In diesem Film wird zunächst die

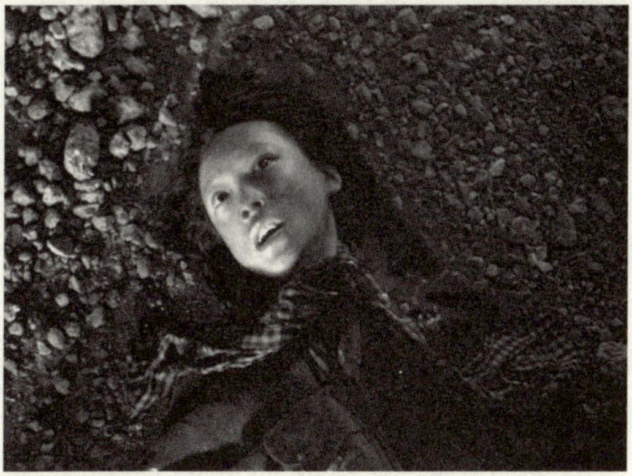

Abb. 14: Ngoc Le in *Full Metal Jacket* von Stanley Kubrick (1987); Film-Still.

fortgesetzte Demütigung eines Rekruten – gespielt von Vincent D'Onofrio – in einem Ausbildungslager der US-Marines auf Parris Island gezeigt; der übergewichtige, nicht sonderlich kluge junge Mann wird mit dem Frauennamen Paula gerufen, isoliert, bestraft und verprügelt. Irgendwann dreht er durch, erschießt den sadistischen Ausbilder und danach sich selbst. Der zweite Teil des Films spielt in Vietnam. Wir sehen die Jagd der Gruppe von Parris Island auf einen Heckenschützen in einer brennenden Ruinenstadt, der sich am Ende als junge Vietnamesin entpuppt. In einer unheimlichen Schlusssequenz liegt die schwerverletzte Frau auf dem Boden und fordert die Männer flüsternd auf, sie endlich zu erschießen.

## 2.

Im August 1918, also noch vor Ende des Ersten Weltkriegs, begann der französische Filmpionier Abel Gance mit den Dreharbeiten zu einem monumentalen Stummfilmepos: *J'accuse* (*Ich klage an*). Mit *J'accuse* hatte bekanntlich Émile Zola seinen berühmten Brief an den französischen Staatspräsidenten Félix Faure überschrieben, der am 13. Januar 1898 in der französischen Presse veröffentlicht wurde. Zola kritisierte darin scharf die auf falschen Aussagen und manipulierten Beweisen beruhende Verurteilung des Hauptmanns Alfred Dreyfus wegen angeblicher Spionage für die Deutschen. (Dreyfus wurde 1894 – nach einer antisemitischen Schmutzkampagne – zu lebenslanger Haft auf der Teufelsinsel verurteilt.) Zola wurde nach Erscheinen des Briefs wegen Verleumdung angeklagt und floh nach England; doch sein Brief trug entscheidend zur Wende der Affäre bei, die allerdings erst 1906 zum Freispruch und zur Rehabilitierung von Dreyfus führen sollte. Abel Gance wusste 1918 also genau, in welche Tradition er sich stellte. Sein Film steht im schärfsten Kontrast zu einem anderen monumentalen, ebenfalls fast dreistündigen Stummfilm, den David Wark Griffith drei Jahre zuvor – unter dem Titel *The Birth of a Nation* (*Die Geburt einer Nation*) – herausgebracht hatte. Dieser technisch und ästhetisch innovative Film gilt bis heute als Meilenstein der US-amerikanischen Filmgeschichte, zugleich aber auch als ein offen rassistisches Werk, das sich nicht scheut, für die Sklaverei in den Südstaaten Partei zu ergreifen und die Gründungsgeschichte des Ku-Klux-Klans zu verklären. In gewissem Sinn bezog sich auch Abel Gance mit seinem Titel auf die Geburt einer Nation, allerdings – im Gegensatz zu Griffith – auf die Begründung einer laizistischen Republik, in der seit den Parlamentswahlen von 1902 und dem Gesetz zur Trennung von Kirche und Staat 1905 die konservativ-klerikalen Kräfte zurückgedrängt werden konnten. Die Dreharbeiten für *J'accuse* fanden auf den französischen Schlachtfeldern von Saint-Michel, Haute-Garonne und Saint-Mihiel statt, erzählt wird die Geschichte Ediths, einer Frau zwischen zwei Männern: ihrem Ehemann François Laurin und dem Dichter Jean Diaz. Beide Männer müssen einrücken, und sie schließen Freundschaft im Feld. Edith wird dagegen von marodierenden Soldaten vergewaltigt, gebiert ein Kind und bittet Jean, das Kind zu versorgen, weil sie fürchtet, ihr eifersüchtiger Mann könnte es für dessen Kind halten und töten. Doch François fällt im Krieg, und der Dichter wird wahnsinnig. Der von Charles Pathé produzierte Film beginnt mit einem Bild, in dem Soldaten sich niederkauern und mit ihren Körpern den Filmtitel – und somit die Anklage – formieren; und er schließt mit der geträumten Demonstration der Gefallenen, die sich auf dem Schlachtfeld erheben – »Mes amis, levez-vous!« – und in die Stadt marschieren. Diesen quälend langen Massenaufmarsch der Toten, den Abel Gance mit einer Vielzahl von Kriegsversehrten drehte, verschnitt er mit dokumentarischen Aufnahmen von der Siegesparade am Pariser Arc de Triomphe.

Der Wahnsinn des Dichters Jean in *J'accuse* deutet an, dass der Erste Weltkrieg nicht nur die Körper der Soldaten verletzte und zerstörte, sondern auch deren Psyche. Bekannt waren die sogenannten »Kriegszitterer«, die – traumatisiert durch das Trommelfeuer in den Schützengräben – an einem unheilbaren Tremor litten; im Englischen sprach man von »shell shock«, weil angenommen wurde, das Gehirn sei durch die Druckwellen der Explosionen an die Schädelschale gepresst, erschüttert und geschädigt worden. Die »Kriegszitterer« wurden von der Militärpsychiatrie häufig als Simulanten und Rentenbetrüger denunziert, und während man den Offizieren Bäder und Beruhigungsmittel verschrieb, wurden die einfachen Soldaten mit schmerzhaften Elektroschocks behandelt. Solche Zwangstherapien praktizierte auch der österreichische Psychiater und spätere Nobelpreisträger Julius Wagner-Jauregg, was nach Kriegsende und einigen kritischen Presseberichten zur Untersuchung durch eine Kommission für militärische Pflichtverletzungen führte. Im Verlauf dieser Untersuchung verfasste auch Sigmund Freud ein Memorandum, datiert auf den 23. Februar 1920, das den Psychiater zumindest teilweise entlastete.[26] Bereits davor hatte sich die Psychoanalyse mit Kriegsneurosen befasst. 1918 erschien Ernst Simmels Bericht über *Kriegsneurosen und »Psychisches Trauma«*, in dem der Oberarzt an einem Speziallazarett für Kriegsneurotiker in Posen seinen Einsatz psychoanalytisch fundierter Hypnosetherapien an verschiedenen Fallgeschichten vorstellt und kommentiert.[27] In der Einleitung zu seiner Abhandlung betont Simmel, dass er vom Krieg an sich als »Krankheitsursache« spreche, weil

> es nämlich nicht immer der blutige Soldatenkampf sein muß, der so verheerende Spuren an und in den Beteiligten hinterläßt, sondern sehr häufig auch der schwere Konflikt, den die Persönlichkeit in sich mit der durch den Krieg veränderten Umwelt auszukämpfen gezwungen ist in einem Kampf, in dem der Kriegsneurotiker schließlich in stummer, oft unerkannter Qual unterliegt.[28]

Und er unterstreicht, dass die Rede von Neurose, Psychose, Hysterie oder Neurasthenie nur der heuristischen Verständigung diene, denn »all diese Erscheinungen, die wir mit solchem Namen zu belegen gewohnt sind, sind *eine* Krankheit in ihren verschiedenen Abstufungen. Sie beruhen sämtlich auf einer seelischen Veränderung der Persönlichkeit, die ihren Grund in einer Spaltung derselben hat.«[29] Simmel bezieht diese Subjektspaltung ausdrücklich auch auf ein unbewusstes künstlerisches Vermögen: »Den einfachsten Landsturmmann, mag er ungebildet und unkünstlerisch sonst sein, macht diese Art der Erkrankung zum Künstler und befähigt ihn oft zu phantastisch kunstvollen Schöpfungen, die er mit Hilfe seines Intellekts nie hätte schaffen, ja nicht einmal fassen können.«[30] Der Therapeut müsse also dem Patienten dabei helfen, die traumatische Subjektspaltung in eine kreative zu verwandeln. Simmels Behandlungstechnik bestand schlicht darin, seine Patienten zu bitten, »ihre Gedanken über die Entstehung ihres Leidens« aufzuschreiben. »Diese Niederschrift spreche ich inhaltlich mit ihnen durch und gebe ihnen dann weiter auf aufzuschreiben, was ihnen noch sonst einfällt. Es ist erstaunlich, was selbst der einfachste Mann aus seinem Unterbewußtsein so an Eindrücken ans Tageslicht fördern kann.«[31]

Aufschlussreich sind die Fallgeschichten. So berichtet Simmel von einem Soldaten mit einer Schüttellähmung des rechten Arms und einem Tic in der rechten Hälfte der Gesichtsmuskulatur. Nachdem der Landsturmmann von dem Ereignis erzählt hat, bei dem er sich diese Störung zugezogen zu haben glaubt, versetzt er ihn in eine hypnotische Trance:

> Mitten drin schalte ich die Frage ein: »Das geht wohl übel her? Jetzt möchten Sie sich wohl am liebsten nach Hause drücken?« Ein promptes: »Nein! Ich bin kein Drückeberger!« antwortet mir. »Na, dann los«, sage ich, »wieder ran an den Feind! Jetzt zum Nahkampf! Bajonett aufgepflanzt! Hier, Gewehr in die rechte Hand! Sie wollen doch kämpfen?« Ein promptes »Ja!« Darauf ich: »Zum Teufel, so können Sie doch gar nicht kämpfen! Ihr rechter Arm schüttelt sich ja immerzu. Warum denn?« Aus gequälter Brust antwortet er mir: »Ich möchte doch aber mein Leben schonen.« Darauf ich: »Ihr Leben ist ja jetzt geschont. Sie sind zu Haus, kommen nach Haus!« Der Schütteltremor und der Tic verschwinden. Und nach 20 Minuten steht der Kranke wieder vor mir [...] und sieht sich selbst mißtrauisch von oben bis unten an. Er hatte den Arm ein Jahr lang geschüttelt.[32]

So leicht ging es wohl nur in den seltensten Fällen. Andere Beispiele offenbaren zahlreiche, gelegentlich antisemitisch motivierte Schikanen und Demütigungen durch Vorgesetzte oder Ärzte; und natürlich sind es die Schreckenserfahrungen des Kriegs – Verschüttung, Granatfeuer, Verwundung, Todesangst –, die zur Bildung der Symptome beitrugen. Ein Epileptiker assoziiert unter Hypnose:

> In dem ersten Anfall sah er sich mit seinem Leutnant von der übrigen Truppe abgeschnitten dem feindlichen Feuer der herankommenden Russen ausgeliefert. Der Leutnant nimmt Reißaus, unser Kranker stürzt hin und kann nicht sofort wieder auf. Er ruft in höchster Angst nach dem Leutnant und bekommt seinen Anfall. – »Denn dadurch«, sagt mir der Kranke jetzt, »sollte mir nichts passieren, wenn ich tot bin, lassen mich die Russen liegen.« Der Anfall war also eine Art Mimikry, eine Anpassung an das Bild auf dem Schlachtfeld gefallner Soldaten. [...] Wir finden auch hier durch die Kriegsneurose das bewahrheitet, was Freud längst ausgesprochen hatte, daß eine sogenannte funktionelle körperliche Erkrankung eine symbolische Ausdrucksform für die Erkrankung der Seele sein kann, die verletzt, gleichsam in sich selbst geknebelt und versteckt liegt.[33]

Inspiriert von Simmels Berichten und Erfahrungen wurde auf dem fünften Internationalen Psychoanalytischen Kongress in Budapest –

am 28. und 29. September 1918 – eine Diskussion zur Psychoanalyse der Kriegsneurosen veranstaltet, mit Beiträgen von Sigmund Freud, Sandor Ferenczi, Karl Abraham, Ernst Simmel und Ernest Jones. Freud selbst fragte zwar zunächst nach der sexuellen Ätiologie der Kriegsneurosen, bezog sich dann aber auf den Konflikt, der einer Subjektspaltung entspringt. Dieser Konflikt

> spielt sich zwischen dem alten friedlichen und dem neuen kriegerischen Ich des Soldaten ab, und wird akut, sobald dem Friedens-Ich vor Augen gerückt wird, wie sehr es Gefahr läuft, durch die Wagnisse seines neugebildeten parasitischen Doppelgängers ums Leben gebracht zu werden. Man kann ebensowohl sagen, das alte Ich schütze sich durch die Flucht in die traumatische Neurose gegen die Lebensgefahr, wie es erwehre sich des neuen Ichs, das es als bedrohlich für sein Leben erkennt.[34]

Von Suiziden und Suizidversuchen war aber in der psychoanalytischen Debatte um Kriegsneurosen nicht die Rede, anders als etwa in der Sammlung von diagnostisch klassifizierten Fallberichten, die der deutsche Psychiater Karl Birnbaum seit 1915 regelmäßig publizierte.[35] In Birnbaums Referaten überwiegt freilich die Tendenz, die Suizidversuche – die übrigens fast durchwegs als »Versuche« bezeichnet werden, selbst wenn sie erfolgreich waren – auf psychische Störungen zurückzuführen, und eben nicht auf den Krieg selbst. Dagegen nimmt Simmel – konsequent und auch gegen manche Lehrmeinung der Psychoanalyse – die kulturellen Wurzeln der Kriegsneurose in den Blick und wird es auch in seinen späteren Beiträgen zur Antisemitismus-Forschung und zu einer Theorie der Massenpsychose so halten.[36] Schreiben, Lesen oder ein musikalischer »Ohrwurm«[37] müssen ihm zufolge ebenso aufmerksam beobachtet werden wie eine Geste, ein Affekt oder ein somatisches Symptom. Die hypnotisch induzierte Erinnerung gleicht für Simmel einem »Film«, der »noch einmal abgerollt« wird.[38] Und er hat recht, denn der Film ist ja selbst eine Projektion, sozusagen ein technisch erzeugter Traum. »Wenn der Film nicht Dokument ist, ist er Traum«, schreibt Ingmar Bergman in seiner Autobiographie.[39] Dass die »Kinodarstellung« in »mehrfacher Hinsicht an die Traumtechnik« erinnert, konstatiert Otto Rank 1914 schon auf der ersten Seite seiner – 1925 als Monographie gedruckten – Abhandlung *Der Doppelgänger*, in der er den Stummfilm *Der Student von Prag* von Stellan Rye und Paul Wegener (1913) analysiert.[40] Dieser Film endet mit einem Suizid: Balduin, der Titelheld (gespielt von Paul Wegener)

> will seinem Leben ein Ende machen, legt die geladene Pistole bereit und schickt sich an, seinen letzten Willen aufzusetzen. Da steht der Doppelgänger wieder grinsend vor ihm; seiner Sinne nicht mächtig, greift Balduin zur Waffe und schießt nach dem Phantom, das mit einem Schlage verschwunden ist. Befreit lacht er auf und glaubt sich von aller Qual erlöst. [...] Im selben Moment verspürt er einen heftigen Schmerz an der linken Brustseite, fühlt sein Hemd voll Blut und merkt, daß er angeschossen ist. Im nächsten Augenblick stürzt er tot zu Boden.[41]

Freuds »parasitischer Doppelgänger« triumphiert. Er verdankt seine magische Evidenz auch jenen Spiegelungen, die das psychotechnische Prinzip der Filmkunst verkörpern. »Während traditionelle Künste Ordnungen des Symbolischen oder Ordnungen der Dinge verarbeiten, sendet der Film seinen Zuschauern deren eigenen Wahrnehmungsprozeß«, behauptet Friedrich Kittler unter Bezug auf Hugo Münsterberg, und zwar »in einer Präzision, die sonst nur dem Experiment zugänglich ist, also weder dem Bewußtsein noch der Sprache«.[42] Doppelgänger im Film referieren auf jene »Doppelgänger«, die im Kino sitzen. Im Jahr 1966 produzierte der Avantgardefilmer Tony Conrad einen Film ohne Kamera: *The Flicker*. Der halbstündige 32 mm-Film besteht aus weißen und schwarzen Einzelbildern, die ein auf hypnotische Effekte abzielendes Lichtflackern erzeugen, das begleitet wird von einem immer intensiver wirkenden, monotonen Sound, der die hypnotischen Induktionen verstärken soll. Der Film wird also reduziert auf seine materiellen Prinzipien und Strukturen. Die möglichen Trancezustände des Publikums können im Extremfall bewirken, dass die Betrachter ihren eigenen Film – gleichsam eine Projektion ihres Bewusstseins – zu sehen bekommen.

Hypnose und Somnambulismus umkreist auch der vielleicht berühmteste Stummfilm der Weimarer Zeit, nämlich Robert Wienes *Das Cabinet des Dr. Caligari* (1920). Der Schaubudenbesitzer Dr. Caligari – zugleich Direktor einer Irrenanstalt – hat das Trancemedium Cesare unter seine Kontrolle gebracht, um mit dessen Hilfe und einer täuschend ähnlichen lebensgroßen Puppe eine Serie von Morden zu begehen. Es wimmelt in diesem Film nur so von Doppelgängern: in Gestalt des Somnambulen und seines Puppendoubles, in der Doppelexistenz des Schaustellers und Irrenarztes, in den gleichnamigen Vorläufern des Dr. Caligari und seines Mediums Cesare im frühen 18. Jahrhundert, worauf ein altes Werk zum Somnambulismus hinweist, das im Direktorenzimmer der Irrenanstalt gefunden wird. Das Buch enthält ein Kapitel unter dem Titel *Das Cabinet des Dr. Caligari*, und es wird selbst auch »verdoppelt«, nämlich im Tagebuch des Doktors, das seine Pläne offenbart. Während Siegfried Kracauer Wienes Film auf den Zusammenbruch des autoritären Kaiserreichs und den allmählich aufkommenden Nationalsozialismus bezieht,[43] hat Anton Kaes den inhaltlichen Zusammenhang mit den Hypnosebehandlungen Charcots, Freuds oder Simmels betont und die Konturen eines »Shell Shock Kinos« umrissen, das – mehr oder weniger bewusst – zu einer Auseinandersetzung mit traumatischen Kriegserfahrungen beitrug. Gegen Kracauer erhebt Kaes den Einwand, dieser habe die gesamte Weimarer Kultur unter dem Vorzeichen des Faschismus wahrgenommen, obwohl selbst ein kursorischer Blick auf die kulturelle Vielfalt der Zeit nach 1918 nahelege, dass Hitlers Aufstieg zur Macht keineswegs unvermeidlich war.[44] Dem Thema des Suizids in den Filmen des Weimarer Kinos haben indes weder Kracauer noch Kaes besondere Aufmerksamkeit gewidmet, was insofern auffällt, als filmische Suizide in dieser Zeit häufig inszeniert werden: zum Beispiel in Karlheinz Martins *Von morgens bis mitternachts* (1920) – einer Verfilmung des gleichnamigen Theaterstücks von Georg Kaiser –, in Fritz Langs *Dr. Mabuse, der Spieler* (1922), in Lupu Picks *Sylvester – Tragödie einer Nacht* (1924), in Bruno Rahns *Dirnentragödie* (1927), in Wilhelm Dieterles *Geschlecht in Fesseln* (1928) – einem Film, der erstmals die sexuelle Not und Suizidalität von Häftlingen darstellte –, in Phil Jutzis *Mutter Krausens Fahrt ins Glück* (1929) oder in Slatan

Dudows Tonfilm *Kuhle Wampe oder: Wem gehört die Welt* (1932), an dem auch Bertolt Brecht als Drehbuchautor und Hanns Eisler als Komponist mitwirkten.[45] Immerhin spricht Kracauer an einer Stelle seiner psychologischen Geschichte des deutschen Films vom »üblichen Selbstmord«,[46] und er stellt fest, dass eine hohe Anzahl ästhetisch bedeutender Filme – bei allen Differenzen – ein gemeinsames Motiv teile: Ein zentraler Protagonist bricht mit den sozialen Konventionen, um »ein Stück Leben zu ergattern«, aber die Konventionen sind stärker als er und zwingen ihn entweder zur Unterwerfung oder zum Suizid.[47] Wer also sein Leben ergreifen will, nimmt sich zum Schluss das Leben.

## 3.

Wenn das Militär eine höhere Suizidneigung aufweist als die Zivilgesellschaft, wie Tomáš Masaryk behauptet, und wenn im Krieg Suizid und Mord verschmelzen, wie Ernst Jünger nahelegt, drängt sich die Frage auf, was eigentlich geschieht, wenn Kulturen militarisiert werden. Der niederländische Kulturhistoriker Johan Huizinga hat den Militarismus in seinem letzten Buch, aus dem Jahr 1943, das er in der Nähe von Arnheim unter Hausarrest verfassen musste, mit folgenden Worten beschrieben:

> Militarismus besteht, wo ein Staat dauerhaft seine gesamten Kräfte auf Kriegsführung richtet, sämtliche lebenden und toten Herrschaftsmittel, über die er gebietet, zum gleichen Zweck verwendet und Krieg öffentlich oder unter dem Deckmantel der Rechts- und Friedensliebe als Ideal feiert. Die Konsequenz ist, dass bewaffnete Gewalt im Staat Gesetze diktiert, ihn zu ständiger Grenzverstärkung und Expansion antreibt, öffentliche Vermögen beschlagnahmt und aufzehrt und am Ende den Staat selbst zugrunde richtet. Bedingung des typischen Militarismus ist ferner ein ständiges Aufgebot an Kriegsgerät, über das der Herrscher bedingungslose, uneingeschränkte Verfügungsgewalt hat und das jederzeit kampfbereit ist.[48]

In einem übersteigerten »Hemd-und-Hand-Heroismus«,[49] der seine älteren Wurzeln im Totenkult – diesem »Kern der heroischen Idee«[50] – verleugne, vor allem aber im Jugendkult, den Huizinga als »Puerilismus«, als »Haltung einer Gemeinschaft« charakterisiert, »die sich unmündiger verhält, als es auf dem Stand ihres Unterscheidungsvermögens möglich wäre«,[51] zeigen sich die Umrisse einer untergangsfaszinierten Kultur, die Toten- und Jugendkult in Militarismus, Kriegsbegeisterung und »Hypernationalismus« zelebriert. Huizinga kritisiert die Idealisierung der allgemeinen Wehrpflicht, das »ständige, intensive Drillen« einer ganzen Bevölkerung für den Krieg, und er betont, dass »ein militaristischer Staat, mag er auch auf eine noch so hoch begabte und gebildete Vergangenheit zurückblicken, Beweggründe für sich erkennt, nicht nur die von ihm überfallenen schwächeren Völker, sondern auch die eigene Nation zum perfekten Helotentum zu degradieren«.[52] Militarismus und Nationalismus tendieren von vornherein zur Selbstzerstörung, zu einer Heroisierung des massenhaften Suizids.[53]

Schon die Weimarer Republik wurde von ihren rechten und linken Gegnern häufig als eine Art von »Suizidkultur« angegriffen;[54] interessanterweise auch und gerade von den Faschisten. Hitler und seine Parteigänger führten hohe Suizidraten auf die Niederlage von 1918, den Vertrag von Versailles oder auf das gesamte Weimarer »System« zurück. Nach der »Machtergreifung« 1933 änderte sich diese Haltung allmählich. Während die Suizidraten kaum sanken, wurden zunehmend Morde als Suizide camoufliert. Suizide galten als Ausdruck »erbkranker« Schwäche und wurden nach sozialdarwinistischer Logik als Beiträge zur »Selbstreinigung« des »Volkskörpers« begrüßt. Dennoch kam es nicht zu einer offiziellen Legalisierung der Beihilfe zum Suizid und der Zwangseuthanasie; auch der zuerst von Ludwig Binz im *Völkischen Beobachter* vom 5. Januar 1929 geäußerte – und am 1. März 1934 von Roland Freisler, dem späteren Präsidenten des Volksgerichtshofs, wiederholte – Vorschlag, den zum Tode Verurteilten das Recht einzuräumen, sich selbst innerhalb einer knappen Frist das Leben zu nehmen, wurde nicht realisiert.[55] Dabei spielten zwar kirchliche Proteste eine gewisse Rolle, aber auch die juristische Argumentation, ein Mitglied der »Volksgemeinschaft« dürfe nicht frei über den eigenen Körper und sein Leben verfügen. Eine Strafrechtskommission plante darum 1933 und 1934 sogar, die Anstiftung zum Suizid »zur strafbaren Handlung zu erklären«, wobei die »Anstiftung von Volksfeinden zum Selbstmord«[56] natürlich weiterhin begrüßt wurde. Komplizierter blieb der Umgang mit Suiziden in der Wehrmacht oder in der SS. Himmler verurteilte solche Suizide streng als – offenbar zu spät erkannte – Effekte »erblicher Belastung« und Nervenschwäche; Gottfried Benn, damals als Militärarzt im Oberkommando der Wehrmacht, schreibt hingegen am 2. Dezember 1940 an seinen Vorgesetzten, den Ministerialrat Erich Müller-Lauchert:

> Es kann kein Zweifel sein, daß die meisten Selbstmörder zu den gefährdeten und labilen Typen gehören, deren Fortpflanzung nicht unbedingt wünschenswert nach dem Ideal der heutigen Staatsbiologie ist. Die Selbstmörder werden nicht in allen, aber in den meisten Fällen zu der Bilanz des Bionegativen gehören, also in der Richtung der Entartung und der Substanzauflösung liegen. Man könnte daher im Selbstmord sehr wohl einen rassischen Eliminationsprozeß erblicken, und insofern wird man den Selbstmord keineswegs von vornherein als unmoralisch, weder im individuellen noch im volkhaften Sinne, bezeichnen können.[57]

In diesem Brief, der erst 1976 veröffentlicht wurde, plädiert Benn für eine tolerante Beurteilung der Soldatensuizide, im Zweifelsfall also für eine Gewährung der umstrittenen Rentenzahlung an die Hinterbliebenen. Dabei vergisst er nicht zu erwähnen, dass der »Rasseforscher, auf dessen Lehre die nationalsozialistische Weltanschauung beruht, behauptet, der Selbstmord sei eine eigentlich nordrassische Erscheinung«, was sich auch darin zeige, dass »im Sachsen- und Schwabenspiegel es keine Bestrafung für Selbstmord oder Selbstmörder gab«. Erst die Verbreitung des römischen und kirchlichen Rechts habe in »deutschen Gebieten« eine Bestrafung des Suizids durchgesetzt.[58]

Tatsächlich hatte Hans Friedrich Karl Günther, Benns Gewährsmann, in seiner *Rassenkunde des deutschen Volkes* behauptet: »Für den Selbstmord scheint zu gelten, daß er in Europa eine mehr nordrassische Erscheinung ist.«[59] Um seine These von einer deutschen »Suizid-Kultur« zu untermauern, zitierte Günther die statistischen Belege des italienischen Psychiaters und Eugenikers Enrico Morselli: »Je reiner die nordische Rasse, desto größer der Hang zum Selbstmord.«[60] Und er fügte hinzu: »Die Selbstmordkarte Frankreichs stimmt mit der Karte der Verteilung der Nordrasse überein. Auch die Selbstmordkarte Englands zeigt, wenn auch minder deutlich, die Beziehung von Nordrasse und Selbstmord. Ähnliches bietet die Selbstmordkarte Deutschlands.«[61] Implizit wird also bestätigt, was Georges Clemenceau in den Gesprächen mit seinem Sekretär Jean Martet am 5. Februar 1929 – wenige Monate vor seinem Tod – über die Deutschen sagte:

> Dem Menschen ist es eigentümlich, das Leben zu lieben. Die Deutschen haben diesen Trieb nicht. In der Seele der Deutschen, in ihrer Kunstauffassung, in ihrer Gedankenwelt und in ihrer Literatur findet sich ein Mangel an Verständnis für das, was wirklich das Leben ausmacht, für seinen Reiz und seine Größe. Dagegen sind sie von krankhafter und satanischer Todessehnsucht erfüllt. Wie lieben diese Menschen den Tod! Zitternd, wie im Taumel, und mit ekstatischem Lächeln schauen sie zu ihm auf wie zu einer Art Gottheit. Woher haben sie das? Ich weiß es nicht … Lesen Sie nur ihre Dichter: überall finden Sie den Tod! Den Tod zu Fuß und den Tod zu Pferd … den Tod in allen Posen und Gewändern! Das beherrscht sie, das ist ihre fixe Idee … Denken Sie darüber nach, was meiner Meinung nach den Boches eigentümlich ist, Martet. Der Franzose liebt das Leben. Er ist tapfer wie nur einer, und wenn er Krieg führen muß, führt er ihn gut. Und früher, als es noch Fanfaren und Kavalkaden gab, gewann er ihm sogar Geschmack ab. Er liebte den Krieg um der Gefahr, des Heldentums und der Abenteuer willen. Der Boche dagegen liebt den Krieg um seiner selbst willen und aus Lust am Gemetzel. Der Krieg ist ein Pakt mit dem Tod. Der Tod ist seine Geliebte.[62]

Clemenceau führt die »Todessehnsucht« der Deutschen freilich nicht auf irgendwelche rassischen oder biologischen Eigenschaften zurück, sondern ausdrücklich auf die deutsche Kultur. Darin stimmt er mit Durkheim überein, der ebenfalls betont, dass »wenn mehr Deutsche sich umbringen, der Grund dafür nicht im Blut liegt, sondern in der Zivilisation, in der sie groß geworden sind«.[63]

Man muss sich vor Augen halten, dass diese Debatte um die deutsche Suizidalität bereits vor der Jahrhundertwende geführt wurde. Morsellis Studie *Il Suicidio* erschien 1879, Durkheims *Le Suicide* 1897 und Ripleys *Races of Europe* 1899; selbst Günthers *Rassenkunde des deutschen Volkes* wurde erstmals 1922 – also in der Hochphase der Weimarer Republik – gedruckt. Welchen Wurzeln ist diese suizidale Zivilisation entsprungen, die wenig später geradezu als »Selbstmordregime« (Christian Goeschel) auftrat? Dem Wechselspiel zwischen Romantik – von Werther bis Wagner – und Militarismus? Einem zunehmend rassistisch geprägten Nationalismus? Oder gar der Alphabetisierung und Einführung allgemeiner Schulpflicht, wie Morselli mutmaßt? Es seien die »Länder, die ein höheres Niveau allgemeiner Kultur erreicht haben, die zugleich die höchste Quote freiwilliger Tode aufweisen«. Die »germanischen Völker« seien »zivilisierter als die anderen europäischen Nationen«; folglich sei nicht verwunderlich, dass »Schweden, Norwegen, Dänemark, Deutschland, Bayern, Sachsen, Elsass und Champagne führend sind in der Allgemeinbildung, aber auch bei der Frequenz der Suizide«.[64] Nicht die deutsche Romantik, sondern die schwarze Pädagogik rückt ins Zentrum diagnostischer Aufmerksamkeit: der schulische und militärische Drill, der jenen Nationalismus, Heroismus und Puerilismus – Toten- und Jugendkult zugleich – propagierte, den Huizinga so entschieden beklagt. In den Schützengräben des Ersten Weltkriegs amalgamierten Todessehnsucht und Mordlust, Selbstopfer und Aggression; der Faschismus proklamierte die »enge Verwandtschaft, »die Identität von Mord und Selbstmord« (Ernst Jünger). »Viva la muerte!«, so lautete der Schlachtruf der Legión Española, der spanischen Fremdenlegion, während des spanischen Bürgerkriegs. Vor ziemlich genau achtzig Jahren – am 12. Oktober 1936, dem spanischen Nationalfeiertag (»Kolumbus-Tag«) – kam es bei einer Feier im Festsaal der Universität von Salamanca zu einer Konfrontation zwischen General José Millán-Astray, dem Begründer der Legion, und dem spanischen Philosophen Miguel de Unamuno. Der kriegsversehrte General – er hatte einen Arm und ein Auge verloren, sein Augapfel wurde seither in der Legion wie eine Reliquie gehütet – hielt eine wilde Rede, die den Faschismus als Krebsarzt pries, der »frei von falscher Sentimentalität ins lebendige Fleisch schneiden« werde. »Und da das gesunde Fleisch die Erde ist und das kranke Fleisch das Volk, das darauf wohnt, werden der Faschismus und die Armee das Volk auslöschen und die Erde wieder als das heilige Gut der Nation einsetzen.«[65] Einige Zuhörer riefen begeistert »Viva la muerte!«, bevor sich Unamuno, als Rektor der Universität, erhob, um zu antworten:

> Gerade eben hörte ich den todessüchtigen und sinnlosen Schrei: »Lang lebe der Tod!« Für mich ist das gleichbedeutend mit dem anderen Ruf »Zum Teufel mit dem Leben!« [...] Da ich mich zu einer Würdigung des letzten Redners aufgerufen sehe, kann ich es mir nur so erklären, daß er es an sich selbst gerichtet hat, wenngleich in einer seltsam quälenden Form, an sich selbst, der er ein Symbol des Todes ist. [...] General Millán Astray ist ein Krüppel. [...] General Millán Astray möchte Spanien neu schaffen – eine negative Schöpfung – nach seinem eigenen Bilde. Und deshalb wünscht er Spanien verkrüppelt, wie er uns unzweideutig klargemacht hat.

Das wütende Gezischel und die erregten Zwischenrufe beendete Unamuno mit wenigen Sätzen:

> Ich war immer, was das Sprichwort auch sagen mag, ein Prophet in meinem eigenen Lande. Sie werden gewinnen, aber sie werden nicht siegen. Sie werden gewinnen, weil sie die nackte Gewalt besitzen, aber sie werden nicht siegen, denn um zu siegen, muß man überzeugen. Und um zu überzeugen, müßten Sie besitzen, was Ihnen fehlt – Verstand und Recht zu diesem Kampf.[66]

Franco hätte den Philosophen am liebsten sofort erschießen lassen, fürchtete jedoch das negative Echo in Presse und Ausland. Unamuno wurde unter Hausarrest gestellt, überlebte den Eklat aber nur um wenige Wochen. Er starb am Silvestertag desselben Jahres, angeblich an einem Schlaganfall. Bis heute sind die Gerüchte nicht verstummt, dass diesem raschen Tod ein wenig »nachgeholfen« wurde.

Auch die Nazis haben bald nach 1933 ihr »Viva la muerte!« institutionalisiert: etwa in Gestalt der berüchtigten SS-Totenkopfverbände, die vor allem zur Bewachung und Verwaltung der Konzentrationslager eingesetzt wurden; als Erkennungsmerkmal fungierte das Totenkopf-Emblem am rechten Kragenspiegel. Ab Juli 1937 wurden die Totenkopfverbände in drei eigenständige SS-Totenkopfstandarten gegliedert, deren Namen – »Oberbayern«, »Brandenburg« und »Thüringen« – auf die Lager Dachau, Sachsenhausen und Buchenwald verwiesen, denen sie zugeordnet waren; nach dem »Anschluss« Österreichs im März 1938 wurde bei Mauthausen eine vierte Totenkopfstandarte stationiert, die den Namen »Ostmark« erhielt. Nach Kriegsbeginn wurden diese Standarten zunächst in die SS-Division Totenkopf, danach in die Waffen-SS eingegliedert, die zahllose Kriegsverbrechen beging. Die symbolische Identifikation mit dem Tod – »den Tod geben, den Tod nehmen«, lautete ein Wahlspruch der Waffen-SS – stilisierte die Ermächtigung zum Morden als Selbstopfer. Sie folgte implizit der perversen Logik, die Unamuno dem kriegsversehrten General Astray vorwarf: Er wolle sein eigenes Volk »verkrüppeln« und vom Erdboden schneiden. Eine »negative Schöpfung«, phantasiert als Prozess der Purifikation, der zuletzt auch vor der eigenen Person nicht haltmacht. In seiner grauenvollen Rede auf der SS-Gruppenführertagung in Posen am 4. Oktober 1943 – also mehrere Monate nach der Schlacht von Stalingrad – pries Heinrich Himmler den Massenmord an den Juden, den Versuch einer »Ausrottung des jüdischen Volkes«, als »ein niemals geschriebenes und niemals zu schreibendes Ruhmesblatt unserer Geschichte«; er betonte: »Von Euch werden die meisten wissen, was es heißt, wenn 100 Leichen beisammen liegen, wenn 500 daliegen oder wenn 1000 daliegen. Dies durchgehalten zu haben, und dabei – abgesehen von Ausnahmen menschlicher Schwächen – anständig geblieben zu sein, das hat uns hart gemacht.« Diese »Härte« verglich er im selben Absatz mit der »Nacht der langen Messer«, der Säuberungswelle nach dem angeblichen SA-Putsch Ernst Röhms, als Bereitschaft, »die befohlene Pflicht zu tun und Kameraden, die sich verfehlt hatten, an die Wand zu stellen und zu erschießen«. Die Erinnerung an 1934 fungierte als Drohung: »Wir wollen nicht am Schluss, weil wir einen Bazillus ausrotteten, an dem Bazillus krank werden und sterben. Ich werde niemals zusehen, dass hier auch nur eine kleine Fäulnisstelle entsteht oder sich festsetzt. Wo sie sich bilden sollte, werden wir sie gemeinsam ausbrennen.«[67] Himmlers moralisch pervertierte Rede wurde bereits vielfach kommentiert. Relevant für unsere Frage nach dem NS-»Selbstmordregime« ist indes nicht nur die Berufung auf die »Anständigkeit« millionenfacher Morde und Massaker, die Jonathan Littell und jüngst erst Martin Amis zu ihren Romanen inspiriert hat,[68] sondern auch die implizite Angst vor möglicher »Ansteckung«. Das Seuchendispositiv, das ich im dritten Kapitel kommentiert habe, wurde ja gerade 1918 noch einmal aktualisiert: Während weniger Monate starben an der Pandemie der spanischen Grippe zwischen 50 und 100 Millionen Menschen; dem Ersten Weltkrieg waren dagegen in 4 Jahren 40 Millionen zum Opfer gefallen.[69] Eine Art von Purifikationsparanoia fragte unentwegt, wer die Feinde sind und wo sie stehen. Womöglich waren sie längst in den eigenen Reihen, mitten in den Totenkopfverbänden, ja sogar im eigenen Kopf.

## 4.

Bereits kurz nach 1933 haben die Nationalsozialisten zahllose Menschen in den Tod getrieben. Abgesehen davon, dass viele faktische Morde als Suizide dargestellt wurden, wirkt es unpassend, von diesen Toden als Selbsttötungen oder »anomischen Suiziden« (nach Durkheim) zu sprechen; auch ein provozierter Suizid ähnelt einem Mord. Die Suizidwellen unter der jüdischen Bevölkerung müssen als Reaktionen auf den »sozialen Tod« charakterisiert werden,[70] der diesen Bürgerinnen und Bürgern zugefügt wurde. In seinem Abschiedsbrief vom Frühjahr 1933 schrieb etwa Fritz Rosenfelder, ein Geschäftsmann aus Stuttgart:

> Ein deutscher Jude konnte es nicht über sich bringen, zu leben in dem Bewusstsein, von der Bewegung, von der das nationale Deutschland die Rettung erhofft, als Vaterlandsverräter betrachtet zu werden! Ich gehe ohne Hass und Groll. Ein inniger Wunsch beseelt mich, – möge in Bälde die Vernunft Einkehr halten! … Wie es in uns deutschen Juden aussieht, – mögt ihr aus meinem Schritt ersehen! Wie viel lieber hätte ich mein Leben für mein Vaterland gegeben!

Der Abschiedsbrief wurde in der *Jüdischen Rundschau* vom 25. April 1933 abgedruckt; das antisemitische Hetzblatt *Der Stürmer* kommentierte höhnisch, unter der Schlagzeile »Der tote Jude«, man denke nun ebenfalls »ohne Hass und Groll« an den Verstorbenen: »Im Gegenteil, wir freuen uns über ihn und wir haben nichts dagegen, wenn seine Rassegenossen sich in der gleichen Weise empfehlen. Dann hat nämlich tatsächlich ›die Vernunft in Deutschland Einkehr gehalten‹ und die Judenfrage ist auf einfache und friedliche Weise gelöst.«[71] Am 29. November 1938, wenige Wochen nach der Pogromnacht vom 9. November, schrieb die 76-jährige ehemalige Lehrerin und aktive Feministin Hedwig Jastrow in ihrem Abschiedsbrief:

> Es geht jemand aus dem Leben, dessen Familie seit über 100 Jahren Deutsche Bürgerbriefe besitzt, mit Bürgereid übergeben, der Eid stets gehalten. 43 Jahre lang habe ich deutsche Kinder unterrichtet und in allen Nöten betreut und noch viel länger Wohlfahrtsarbeit am Deutschen Volk getan in Krieg und Frieden. Ich will nicht leben ohne Vaterland, ohne Heimat, ohne Wohnung, ohne Bürgerrecht, geächtet und beschimpft. […] Es schreit zum Himmel![72]

Die Zahlen jüdischer Suizide stiegen seit 1933 signifikant an. Der »Schrei zum Himmel« entsprang der Radikalität des sozialen Ausschlusses und einer beispiellosen Diskriminierung, die – wie im zitierten *Stürmer*-Leitartikel – in der Hoffnung gipfelte, die verhassten »Anderen«, die seit Beschluss der Nürnberger Rassengesetze im September 1935 vom »eigenen« Volk durch Zwangskennzeichnungen unterschieden werden sollten, in Massensuiziden »einfach und friedlich« loszuwerden. »Die Nationalsozialisten ließen den Juden keine Freiheit – ausgenommen den Selbstmord.«[73] Später in den Todeslagern war der Suizid verboten; ein gescheiterter Suizidversuch wurde drakonisch bestraft – durch Prügel, Folter, verschärfte Einzelhaft. Warum aber wurden Suizidversuche bestraft, wenn doch der Suizid zugleich provoziert und begrüßt wurde? Bruno Bettelheim, der selbst in Dachau und Buchenwald interniert war, vermutet in seiner heftig umstrittenen Untersuchung *Aufstand gegen die Masse. Die Chance des Individuums in der modernen Gesellschaft* (1960), bestraft wurde, »daß es ihnen nicht gelungen war, sich umzubringen. Doch ich bin überzeugt davon, daß es eher eine Strafe für eine Handlung war, zu der sie sich selbst entschlossen hatten.«[74] Und an einer anderen Stelle behauptete er sogar: »Psychologisch gesehen, verübten die meisten Häftlinge in den Vernichtungslagern Selbstmord, indem sie widerstandslos in den Tod gingen. [...] Millionen von Menschen fügten sich in ihre Vernichtung, weil sie durch die Methoden der SS gezwungen waren, die Vernichtung nicht eigentlich als Ende zu sehen, sondern als das einzige Mittel, das jenen Bedingungen ein Ende machte, unter denen sie nicht mehr als menschliche Wesen leben konnten.«[75]

Das massenmörderische Phantasma einer sozialhygienischen »Reinigung« des »Volkskörpers« – als Vernichtung aller Abweichungen – ließ sich potentiell gegen alle richten. Niemand konnte genau wissen, ob er überhaupt den Zugehörigkeitskriterien genügte, im Grunde nicht einmal die NS-Führung. Hitler litt bekanntlich an der Parkinson-Krankheit, Göring war massiv übergewichtig und drogenabhängig, und der Propagandaminister wurde aufgrund seines Klumpfußes als »Humpelstilzchen« oder »Schrumpfgermane«[76] verspottet: »Lieber Gott, mach mich blind, dass ich Goebbels arisch find«.[77] Als das Kriegsende nahte, begingen zahlreiche führende NS-Funktionäre Suizid. Eine gewiss unvollständige Wikipedia-Liste der Politiker, Diplomaten, Wehrmachtsoffiziere, Staatsbeamten, SS- und Parteifunktionäre, die sich zwischen März und Mai 1945 selbst töteten, umfasst mehr als 160 Namen.[78] Albert Speer berichtet, Hitler habe ihm bereits in der Nacht vom 18. März 1945 erklärt, wenn der Krieg verlorengehe, »wird auch das Volk verloren sein.

Dieses Schicksal ist unabwendbar. [...] Was nach diesem Kampf übrigbleibe, [sind] ohnehin nur die Minderwertigen, denn die Guten [sind] gefallen.«[79] Hitlers Suizid wurde am 1. Mai 1945 zunächst in einer Radiomeldung als eine Art von »Heldentod« dargestellt: »Aus dem Führerhauptquartier wird gemeldet, daß unser Führer Adolf Hitler, bis zum letzten Atemzug gegen den Bolschewismus kämpfend, heute nachmittag in seinem gegenwärtigen Hauptquartier in der Reichskanzlei für Deutschland gefallen ist.«[80] Schon an diesem Tag schrieb übrigens der US-Korrespondent William Lawrence Shirer in sein *Berliner Tagebuch*, er glaube, Hitler habe Selbstmord begangen:

> Selbstmord wäre mehr als nur der einfachste Ausweg aus seinem Dilemma, da er nun sein Vaterland ruiniert hat, da es – in einer wahrhaft Wagnerschen Szenerie – in Schutt und Flammen liegt. Ergriffen und vor Gericht gestellt, verurteilt und hingerichtet zu werden, das würde das Ende der Hitlerlegende bedeuten. Oder beinahe das Ende. Aber auf seinem Posten in der Hauptstadt des Reiches gefallen zu sein, am Ende eines verzweifelten Krieges und einer verzweifelten Schlacht gegen den bolschewistischen Schrecken aus dem Osten – das wäre der richtige Weg, um die Fabel fortzusetzen. Und das deutsche Volk wäre ja auch zu dumm, wenn es sich eines Selbstmordes erinnerte. Gedacht wird nur eines Heldentodes, möglichst in der Schlacht. Dem Volk wird man nur zu leicht einreden können, daß er im Gefecht »gefallen« ist und damit zum ersten Krieger des Reiches avanciert. So hat ein Held im Kampf zu sterben. Er tötet sich nicht selbst. Er wird getötet. Und daß er das Vaterland in Schutt und Asche gelegt hat? Ehrt man das Andenken eines solchen Mannes? Macht man eine Legende aus ihm? Ach, Sie kennen nicht die selbstzerstörerische Lust, die in der deutschen Seele wohnt ...![81]

Tatsächlich folgten viele Menschen ihrem »Führer« auch in den Suizid. 1945 gingen mehrere Suizidwellen durch das Land. Die Motive waren vielfältig: Angst vor Rache und Vergewaltigung durch die sowjetischen Truppen, Scham und Schuld, aber auch die Unfähigkeit, sich ein Leben nach dem Untergang der NS-Diktatur vorzustellen. Der dänisch-deutsche Journalist Jacob Kronika notiert in

Berlin: »Wilhelm II. versprach uns herrliche Zeiten, sie kamen aber nicht. Hitler und Goebbels versprechen uns eine Menge Selbstmorde – und die kriegen wir! So wurde gestern abend laut in unserem Luftschutzraum gesagt.«[82] Und der Arzt Hans von Lehndorff, der am 13. Januar 1945 die Leitung eines Lazaretts in Königsberg übernommen hatte, schreibt in sein Tagebuch: »Wo man auch hinhört, überall wird heute von Zyankali gesprochen, das anscheinend in jeder Menge zu haben ist. Dabei steht die Frage, ob man überhaupt dazu greifen soll, gar nicht zur Debatte. Nur über die notwendige Menge wird verhandelt, und das in einer leichten, nachlässigen Art, wie man sonst etwa über das Essen spricht.«[83] Seit dem Frühjahr 1945 waren in der Tat erhebliche Mengen von Zyankalikapseln in Umlauf:

> Nirgendwo war die Nachfrage so stark wie in Berlin. Nirgendwo war es so einfach, an die tödlichen Ampullen zu gelangen. Verschiedene Berichte lassen vermuten, dass dies nicht nur im Wissen, sondern mit aktiver Unterstützung der Partei geschah. So soll die städtische Gesundheitsbehörde selbst Zyankali an die Bürger verteilt haben. Bei der letzten Aufführung der Berliner Philharmoniker am 12. April, als Beethovens Violinkonzert, Bruckners »Romantische Sinfonie« und das Finale von Wagners Götterdämmerung verklungen waren, sollen am Ausgang uniformierte Hitlerjungen mit Körben voller Zyankali-Kapseln gestanden haben. Es lag in der Logik des Regimes, dass es bei seiner Selbstvernichtung das Volk mit in den Untergang reißen wollte. Wer nicht an der kämpfenden Front sein letztes Opfer bringen konnte, sollte sein Schicksal buchstäblich selbst in die Hand nehmen. Die Hauptstadt des Deutschen Reiches wurde in den letzten Wochen zum Epizentrum der deutschen Selbstmordepidemie.[84]

Der tödliche Wirkstoff in den Zyankalikapseln ist Blausäure, die in Kontakt mit der Magensäure freigesetzt wird und zu einem minutenlangen, meist qualvollen Sterben führt. Auch bei der systematischen Ermordung der europäischen Juden in den Vernichtungslagern wurde bekanntlich Blausäure (Zyklon B) eingesetzt. Und offenbar wusste die Bevölkerung darüber besser Bescheid, als nach dem Krieg zugegeben wurde. »Unterm Russ' läßt uns der Führer

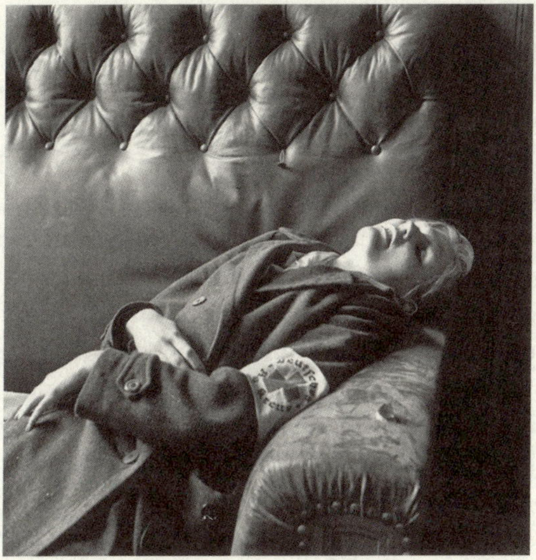

Abb. 15: Lee Miller, *Regina Lisso*, Leipziger Rathaus (18. April 1945).

nicht fallen, da vergast er uns lieber«,[85] sagt am 23. Januar 1945 eine ältere Frau, die eine Krampfader-Operation vornehmen lassen wollte, zu Hans von Lehndorff. Der österreichische Psychiater Erich Menninger-Lerchenthal diagnostizierte 1947 – ein Jahr übrigens nach der Publikation einer Studie über Doppelgänger[86] – einen »organisatorisch groß angelegten Massenselbstmord«, der »in der Geschichte Europas noch nicht dagewesen« sei und auf das »Mitcrleben einer schweren politischen Niederlage« zurückgeführt werden müsse, aber auch auf die Angst, zur Rechenschaft gezogen zu werden.[87] Einige Suizide hat die US-amerikanische Fotografin Lee Miller dokumentiert.[88] Besonders bekannt wurde ihre Aufnahme der toten Regina Lisso, Tochter des Stadtkämmerers Kurt Lisso im Leipziger Rathaus.

In einem Vortrag auf der 29. Jahrestagung der International Psychohistorical Association an der New York University am 7. Juni 2006 hat sich der Historiker David R. Beisel mit der deutschen »Suizid-Manie« von 1945 beschäftigt: »Hunderttausende waren erfasst von Selbstmordgedanken und -worten, während Zehntausende im zerfallenden Dritten Reich tatsächlich Suizid begingen. Es war einer der größten, vielleicht überhaupt der größte Massensuizid der Geschichte.«[89] Zu den Akteuren dieses »Massensuizids« zählt Beisel auch die »Kamikaze«-Einheiten der deutschen Luftwaffe, die beschlossen hatten, »dass es ihre letzte Handlung als Kampfpiloten sein solle, Suizid zu begehen, indem sie sich in alliierte Bomber rammten«[90] oder die »vergessene Kinderarmee« Hitlers.[91] Bernhard Wicki hat diese Ereignisse in seinem berühmten Film *Die Brücke* (1959) – nach dem autobiographischen Roman von Gregor Dorfmeister, erschienen 1958 unter dem Pseudonym Manfred Gregor[92] – exemplarisch dargestellt: In Buch wie Film geht es um eine Brücke, die von sieben Jungen gegen anrückende US-Truppen verteidigt werden soll. Mit einer Panzerfaust schießen sie einen Panzer in Brand und werden danach fast alle getötet. Eine Art von Kindersuizid? Beisel befasst sich auch mit methodischen Fragen der Psychohistorie, wie sie exemplarisch von Freuds kulturtheoretischen Schriften bis zu Erik H. Eriksons Psychobiographien, etwa *Der junge Mann Luther* (1958),[93] von Lloyd deMause[94] bis zu Klaus Theweleit[95] entfaltet werden kann. Beisel argumentiert, es genüge nicht, allein auf Praktiken der Kindererziehung in Deutschland zu verweisen, die sich kaum von den Praktiken in anderen Ländern unterschieden, oder auf Hitlers eigene Suizidalität.

> Lange vor 1945 schon herrschte in Deutschland eine Kultur des Todes. Die Propaganda der Nazis hatte dafür gesorgt, und arbeitete intensiv daran, Deutschland in allen Segmenten der Bevölkerung zu militarisieren, gipfelnd in einem NS-Todeskult. Tod und Opfer waren errichtet auf nationalistischen Traditionen und wurden in die Seelen der Deutschen getrommelt. Indem sie die Erlaubnis gab, mörderische Wut vom Zügel zu lassen, und dabei blinden Gehorsam und militärisches Opfer idealisierte, half die Nazi-Propaganda, Deutsche vorzubereiten für den künftigen kollektiven Suizid. Und nachdem die entfesselte mörderische Wut zur Vergeltung einlud, bedeutete die Erlaubnis zu töten implizit die Erlaubnis, im Gegenzug getötet zu werden.[96]

Komplexer und umstrittener erscheint Beisels These, die Appeasement-Politik der dreißiger Jahre habe einen unbewussten »Suizidpakt« mit Hitlers Regime geschlossen. Diese These hat Beisel, wenige Jahre vor dem zitierten Vortrag über den deutschen Massensuizid 1945, in einem Buch mit dem Titel *The Suicidal Embrace* (2003) entwickelt. Der Titel bezieht sich auf eine Bemerkung Neville Chamberlains vom 6. Dezember 1931, sechs Jahre bevor er britischer Premierminister wurde: »Ganz Europa ist in einem Zustand nervöser Angst [...] und beschleunigt damit die Ankunft Hitlers. [...] Wir sind alle in einer suizidalen Umarmung gefangen, die wahrscheinlich die meisten von uns ersticken wird.«[97] Die Spuren dieser »Umarmung« verfolgt Beisel in einer Reihe von Kapiteln, die jeweils einer europäischen Nation – Großbritannien, Deutschland, Frankreich, Belgien, Italien, Tschechoslowakei, Polen und Sowjetunion – gewidmet sind; diese Länder bilden gleichsam eine europäische »Familie«, die ihre suizidalen Wünsche und Ängste an Hitlerdeutschland »delegiert« habe. Als Schlüsselereignis wird das Münchner Abkommen von der Nacht zum 30. September 1938 analysiert, mit dem Benito Mussolini als Vermittler, Chamberlain und der französische Ministerpräsident Édouard Daladier die deutsche Annexion des Sudetenlandes – faktisch die Auflösung der Tschechoslowakei – ermöglichten, um den Krieg zu verhindern, der ein Jahr später dennoch beginnen sollte. Begleitet wurde die Münchner Entscheidung von Statements und Zeitungskommentaren, in denen regelmäßig Begriffe wie »Selbstmord« oder »Opfer« verwendet wurden.[98] Beisel zitiert beispielsweise aus den jugoslawischen Reiseberichten von Rebecca West: »Wir sind auf eine Bühne getreten, [...] auf der die Phantasie einen Zwang zum Suizid zu entwickeln scheint. [...] Das Instrument unserer suizidalen Impulse war Neville Chamberlain.«[99] Und natürlich betont Beisel auch die obsessive Beschäftigung Masaryks mit Theorien des Suizids und die Bereitschaft seines Nachfolgers Edvard Beneš, sich erst dem Diktat Hitlers – und danach, 1948, dem Diktat Stalins – zu unterwerfen: »Die Persönlichkeiten von Masaryk und Beneš machten sie zu besonders geeigneten Kandidaten für Europas Delegation von Suizidbefehlen.«[100] Kommentiert wird schließlich noch ein Cartoon von David

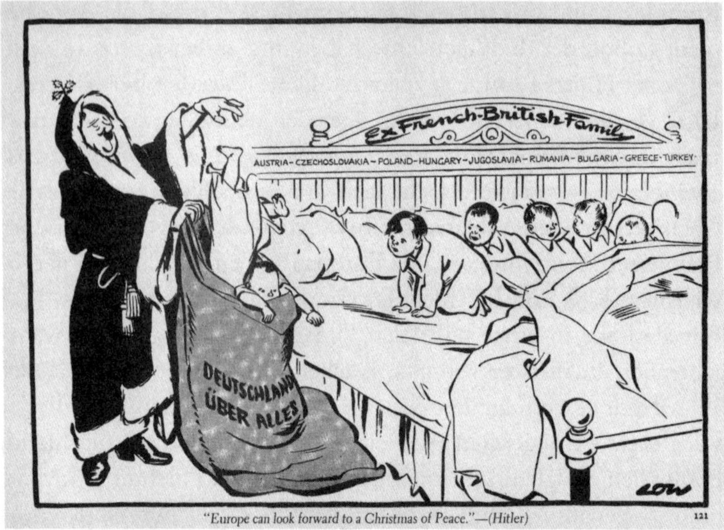

"Europe can look forward to a Christmas of Peace."—(Hitler) 121

Abb. 16: Cartoon von David Low im *Evening Standard* vom 10. Oktober 1938.

Low (dessen Werk in einem umfangreichen Anhang zu *The Suicidal Embrace* präsentiert wird), der im *Evening Standard* am 10. Oktober 1938 erschien, und zwar mit der Unterzeile eines Hitler-Zitats: »Europe can look forward to a Christmas of peace«, Europa kann ein Weihnachtsfest des Friedens erwarten. Der Cartoon zeigt Hitler als Weihnachtsmann, der ein Kind nach dem anderen aus der ehemals französisch-britischen Familie, erst Österreich, dann die Tschechoslowakei, in einen Sack mit der Aufschrift »Deutschland über alles« stopft.[101] – Erinnern wir uns an Ernst Jüngers Bemerkung über den Suizid, der eine »Unordnung« im vorzeitig betretenen Weihnachtszimmer offenbart?

## 5.

Eine methodische Schwierigkeit der Psychohistorie besteht darin, dass sie ihre Belege für die Thematisierung unbewusster Inhalte nicht klassifiziert: Freuds Lehre vom Todestrieb, Masaryks Untersuchung *Der Selbstmord als sociale Massenerscheinung* und Karl Menningers *Man Against Himself* können ebenso als Indiz für kollektive Suizidalität herangezogen werden wie Schlagzeilen und Zeitungscartoons, Tagebücher und Briefe, politische Reden und literarische Zeugnisse. So behauptet Beisel in *Der deutsche Suizid 1945*, der »nahezu totale emotionale Kollaps und die Leere [...] wurde symbolisiert von Deutschen, die begannen, auf das Jahr 1945 als das ›Jahr Null‹ zu verweisen«.[102] Die Null trägt ein Janusgesicht, das zugleich nach hinten und nach vorn blickt: als Markierung auf dem Zahlenstrahl, als Kerbe einer Zeitachse, mit deren Hilfe die Jahre vor und nach einem bestimmten Ereignis – der Gründung Roms, der Geburt Christi, der Hidschra Mohammeds von Mekka nach Medina, dem Sturm auf die Bastille oder dem auf das Winterpalais – gezählt werden. Spätestens seit 1929 fungiert die Null aber auch als Zielpunkt eines Countdowns vor Explosionen oder Raketenstarts. Vermutlich war es Fritz Lang, der den ersten Countdown in einem der letzten deutschen Stummfilme – unter dem Titel *Frau im Mond* – in Szene gesetzt hat. An der Premiere vom 15. Oktober 1929 soll auch Albert Einstein teilgenommen haben. »Ground Zero« heißt die zentrale Stelle einer Nuklearexplosion seit dem ersten Atombombentest bei Los Alamos am 16. Juli 1945, seit dem 11. September 2001 auch jener Ort in Lower Manhattan, an dem die Zwillingstürme des World Trade Center vor dem Einschlag der Flugzeuge standen. »Was sich vor uns auftut ist so etwas wie eine/Unmögliche Geschichte Wir stehen vor einer Art Null«: So lauten die Sätze, die in den ersten Minuten von *Film Socialisme* (2010) gesprochen werden, dem vorletzten Film Jean-Luc Godards. Wenig später bemerkt eine Stimme: »Einmal bin ich dem Nichts begegnet/Und es ist viel kleiner als man meint/Jaffa 1948«.[103] Ort und Jahreszahl markieren den blutigen Angriff der Irgun (im April 1948) und die Vertreibung der Araber aus dem alten Hafen bei Tel Aviv. »So jetzt geht's auf Null zurück mein Lieber / Ein Glück dass die Araber sie erfunden haben / Und die kriegen nicht einmal Tantiemen dafür / Poor chaps«, heißt es danach, bevor eingewendet wird: »Die negativen Zahlen stammen aus Indien Und sie haben / Einige Jahre in Arabien Station gemacht bevor sie in Italien gelandet sind / Fibonacci hat sie als Erster verwendet«.[104] Godard hat den halben Film auf dem Kreuzfahrtschiff Costa Concordia gedreht. Wenige Monate nachdem der Film in die deutschen Kinos gekommen war, rammte das Schiff am 13. Januar 2012 – mit mehr als 4000 Passagieren an Bord – einen Felsen und kenterte vor der Hafeneinfahrt der Isola del Giglio; 32 Menschen starben. An ihren Tod erinnert seit einigen Jahren eine Gedenktafel mit den Namen der Toten – und eine verloren wirkende kleine Madonna auf der Kaimauer, die in Richtung der Unglücksstelle blickt und ihre Arme wie zum Empfang auszubreiten scheint. Am 16. und 17. September 2013 wurde das Schiff – mittels ebenso innovativer wie spektakulärer und extrem kostspieliger Techniken – aufgerichtet, um die Abschleppung im Frühjahr 2014 vorzubereiten. »Costa Concordia«: Der Name zitiert die Brüder Costa, die 1854 die spätere Reederei gegründet haben, und das Ideal der Herzenseintracht, der Harmonie, der Seelenverwandtschaft. In Jean-Luc Godards Film ist die Costa Concordia freilich auch ein Symbol für die Kreuzzüge und die Verrohung des mediterranen Geistes, den Albert Camus oder Cesare Pavese noch in den vierziger Jahren als Urquell europäischer Identität beschworen haben; schon in den ersten Minuten des Films wird der Stoßseufzer laut: »Und wir / Wenn wir wieder einmal Afrika / Im Stich gelassen haben«.[105] Am 3. Oktober 2013, rund zwei Wochen nach der Wiederaufrichtung der Costa Concordia, kam es 450 Meilen südlich von Giglio zur Havarie eines Flüchtlingsboots, bei der mehr als 300 Menschen starben. Ihre Namen stehen auf keiner Gedenktafel, und keine Madonna breitet ihre Arme zum Empfang aus.

Ein Jahr Null der Zeitrechnung hat es nie gegeben. Eine halbwegs exakte Datierung der Geburt Jesu – die jahrhundertelang die prospektive und retrospektive Jahreszählung des christlichen Kalenders trennte – blieb erfolglos, da die verschiedenen Referenzpunkte der Evangelien einander widersprechen. Eine Art von Steuer-Census zur Zeit des römischen Statthalters Publius Sulpicius Quirinius in Syrien (nach dem Lukasevangelium) fand erst in den Jahren 6 und 7 n. u. Z. statt; Herodes der Große, der (nach dem Matthäusevangelium) den Befehl zum Kindermord von Bethlehem erteilt haben soll, war bereits im März 4 v. u. Z. gestorben. Die Himmelserscheinungen (ein Komet oder Jupiter-Saturn-Konjunktionen), die einige chaldäische Astrologen dazu gebracht haben könnten, nach einem neugeborenen König der Juden zu fahnden, deuten auf das Jahr 7 v. u. Z. Ein Jahr Null hat es auch darum nicht gegeben, weil die griechisch-römische Antike – wie in Godards Film betont wird – die Null gar nicht kannte, die nur allmählich in der abendländischen Mathematik heimisch wurde. Wir dürfen nicht vergessen, wie lange es üblich war, Zahlen nicht mit Ziffern, sondern mit Buchstaben zu notieren. Erst Gerbert de Aurillac erlernte als Mönch in Spanien jene arabischen Rechenmethoden, die er später an der Domschule zu Reims unterrichtete. Als Erzbischof von Ravenna wurde er im Jahr 999 zum Papst gewählt, und als Sylvester II. war der Mann, dem wir die ersten Schritte zur Einführung der indoarabischen Zahlenschrift verdanken, just im Millenniumsjahr an der Regierung. Freilich hätte auch er – Erfinder einer neuartigen Rechenmaschine, die den römischen Abakus ablöste – die Jahreszahl 1000 noch nicht anschreiben können. Die runde Zahl, die »Chiffre« schlechthin, das Zeichen der Leere – die Null wurde erst ab dem 12. Jahrhundert eingeführt; auf der Rechentafel von Gerbert wurde die Null nicht notiert, sondern lediglich durch eine freigelassene Stelle angezeigt. Bis zur Neuzeit blieb die Null, das »signifizierte Nichts« (Brian Rotman[106]), ein unheimliches Symbol, dessen Verwendung gelegentlich sogar verboten wurde. Noch im 15. Jahrhundert wurde sie als dunkel und unklar angesehen, und der Name »Null« verwies darauf, dass sie *nulla figura*, also kein geometrisches Zeichen sei (wie ihr naher Verwandter, der Punkt).

»Das Jahr Null«: Der Begriff wird heute nicht mehr bloß auf Christi Geburt bezogen, sondern auch auf das Ende des Zweiten Weltkriegs, den Zusammenbruch der NS-Diktatur und die bedingungslose Kapitulation der deutschen Wehrmacht am 8. Mai 1945. Zumindest im deutschen Sprachraum hat sich allerdings die Rede von der »Stunde Null« eingebürgert. Warum der Regisseur Roberto Rossellini in seinem Film *Germania, anno zero* (1948) am »Jahr Null« festzuhalten versucht, bleibt ein wenig rätselhaft, auch wenn wir uns daran erinnern, dass Rossellini selbst am 8. Mai 1906 in Rom geboren wurde und vielleicht die kollektive Stunde Null von seiner eigenen Ora Zero der Geburt abgrenzen wollte. Wollte Rossellini einen eigenen Neuanfang anzeigen? Immerhin hatte er in den vierziger Jahren nicht nur den italienischen Faschismus – mit den Filmen *La nave bianca* (1941), *Un pilota ritorna* (1942) und *L'uomo dalla croce* (1942/43), der sogenannten faschistischen Trilogie – unterstützt, sondern auch eine enge Freundschaft mit Vittorio Mussolini gepflegt, dem Sohn des Duce. Rossellinis filmische Stunde Null begann kurz nach Kriegsende mit *Roma, città aperta* (1945) und *Paisà* (1946), bevor er sich entschloss, den letzten Teil der neorealistischen Trilogie, die in gewisser Hinsicht die faschistische Trilogie vergessen machen sollte, in Berlin, mit deutschen Laienschauspielern und in deutscher Sprache (unter Verwendung innovativer Originalton-Aufnahmetechniken) zu drehen. An seine ersten Eindrücke von Berlin erinnert sich Rossellini in einem Essay, der in *Cahiers du cinéma* vom 2. November 1955 abgedruckt wurde:

> Die Stadt war verwüstet, das Grau des Himmels schien durch die Straßen zu gleiten, und aus der Blickhöhe eines Menschen konntest du über alle Dächer schauen; um die Straßen unter den Ruinen zu finden, hatten sie die Trümmer weggeräumt und aufgehäuft; in den Ritzen des Asphalts hatte Gras zu wachsen begonnen. Es herrschte Stille, und jeder Lärm unterstrich sie, wie in einem Kontrapunkt, noch mehr; der bittersüße Geruch verrottender organischer Materie errichtete eine feste Mauer, die durchquert werden musste; sie schwebte über Berlin.[107]

*Germania, anno zero* erzählt die Geschichte des zwölfjährigen Jungen Edmund, der in der zerstörten Stadt zu überleben versucht. Der Vater ist schwer krank, der Bruder versteckt sich vor den Soldaten, gegen die er bis zum Schluss gekämpft hat und für die seine Schwester nun die Beine breitmacht. Die Stimmung ist trostlos. Bevor die eigentliche Filmhandlung beginnt, wendet sich Rossellini mit einer gesprochenen Absichtserklärung ans Publikum:

> Dieser Film, der im Sommer 1947 in Berlin gedreht wurde, will nichts anderes sein als ein objektives und wahrhaftes Bild dieser riesigen und fast völlig zerstörten Stadt, in der 3½ Millionen Menschen ein schlimmes, verzweifeltes Dasein fristen, fast so, als seien sie sich dessen gar nicht bewußt. Sie leben in der Tragödie, als sei diese ihr natürliches Lebenselement. Aber das tun sie nicht aus Seelenstärke oder Überzeugung heraus, sondern einfach aus Müdigkeit. Hier geht es nicht um eine Anklage gegen das deutsche Volk, sondern um eine sachliche Bestandsaufnahme der Tatsachen. Sollte jedoch jemand glauben, nachdem er diese Geschichte von Edmund Koehler miterlebt hat, es müßte etwas geschehen, man müßte den deutschen Kindern beibringen, das Leben wieder zu lieben, dann hätte sich die Mühe desjenigen, der diesen Film gemacht hat, mehr als gelohnt.[108]

Edmund arbeitet auf einem Friedhof; er hilft beim Ausheben von Gräbern. Als bemerkt wird, dass er keine Arbeitskarte hat, wird er fortgeschickt. Auf dem Heimweg sieht er ein Pferd auf der Straße liegen, das offenbar gerade gestorben ist. Und wie in der Brecht-Eisler-Ballade von der Anklage des Pferdes »O Fallada, da du hangest« (ein Zitat aus dem Grimm-Märchen von der Gänsemagd), stürzen sich sofort hungrige Menschen auf das Tier, um sich ein Stück Fleisch abzuschneiden. Zu Hause trifft er auf den Hausbesitzer Rademacher, der herumschimpft, dass Edmunds Vater in der Nacht so oft stöhne: »Das dauernde Gejammer und Gewimmere von deinem Vater [...] Warum verreckt der nicht – damit wir unsere Ruhe haben.« In der nächsten Szene begegnet Edmund dem ehemaligen Lehrer Enning, der sich jetzt als Zulieferer für pädophile Militärs betätigt. In einer schwer erträglichen Szene belästigt Enning den Jungen und schickt ihn mit einer Hitler-Schallplatte in die ehemalige Reichskanzlei, wo er versuchen soll, die Platte an alliierte Soldaten zu verkaufen. Als Edmund von seinem kranken Vater erzählt, der in ein Krankenhaus eingeliefert wurde, bemerkt der schmierige Lehrer: »Um ihn am Leben zu erhalten, könnt ihr doch nicht alle verhungern. […] Schau dir die Natur an. Die Schwachen werden vernichtet, damit die Starken bleiben. Man muss eben den Mut haben, die Schwachen verschwinden zu lassen. Darüber musst du dir klar sein, mein Junge. Es geht darum, dass wir uns retten.« Nach der Rückkehr des Vaters aus der Klinik kocht ihm Edmund einen Tee, mischt etwas Gift hinein, das er bei einem Krankenhausbesuch mitgenommen hat, der Vater trinkt den vergifteten Tee und stirbt kurz darauf. Als Edmund zu Enning geht und ihm mitteilt, er »habe es getan«, beschimpft ihn der Lehrer als Ungeheuer. Edmund gerät in Panik, läuft ziellos durch die Straßen, streift und klettert durch Trümmer, findet keinen Anschluss bei Kindern, die Fußball spielen – und stürzt sich zuletzt aus dem Fenster einer Hausruine, gegenüber von seinem Elternhaus.

Der Film wurde in Deutschland schlecht aufgenommen und selten gezeigt; symptomatisch war etwa eine Rezension von Hans Habe, die am 28. September 1949 in der *Süddeutschen Zeitung* erschien, und in der es hieß: »Rossellini pflückt in diesem Film nicht Blumen vom Grab einer Nation, er erbricht sich in den Sarg.« (Hans Habe hatte übrigens auch Robert Neumanns Roman *Die Kinder von Wien* aus dem Jahr 1946 – eine Geschichte, die sich gut mit Rossellinis Film vergleichen ließe – mit ähnlicher Grobheit verrissen, was Neumann zu dem seither gern zitierten Gedicht inspirierte: »Der See ist trüb, die Luft ist rein, Hans Habe muss ertrunken sein.«) Die Dreharbeiten zu *Germania, anno zero* begannen am 15. August 1947. Das Datum ist dem Film, dessen Titel auf Zeitrechnung referiert, nicht äußerlich. Und tatsächlich ist Rossellinis erster Sohn Marco Romano (aus seiner Ehe mit der Bühnen- und Kostümbildnerin Marcella De Marchis) am 14. August 1946 an einem Blinddarmdurchbruch gestorben. Rossellini hat den Film ausdrücklich dem toten Sohn gewidmet, und mehr noch: Er war geradezu besessen davon, einen Jungen zu finden, der seinem eigenen Sohn so ähnlich wie möglich sehen sollte. Beim Casting soll er Edmund Meschke oder Moeschke, das unbekannte Zirkuskind, so lange gekämmt haben, bis der Eindruck stimmte. Er inszenierte also, mehr als zehn Jahre vor Hitchcock, einen *Vertigo*-Effekt, der sich in den Figuren, die sich um ihre eigene Achse drehen, ausdrückt und wie-

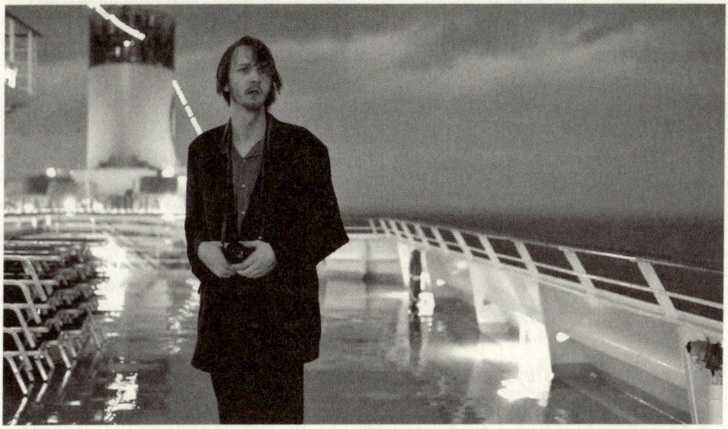

Abb. 17: Fabrice Aragno in *Film Socialisme* von Jean-Luc Godard (2010); Film-Still.

derholt. Vordergründig als ödipale Konstellation inszeniert, ist der Vatermord in *Germania, anno zero* ein erweiterter Suizid, eine Antizipation des Suizids, den der Junge begehen wird. Kehren wir (zum Schluss) noch einmal zurück zu Godards *Film Socialisme*. Zu dessen Beginn, noch auf dem Kreuzfahrtschiff, hören wir eine Nachrichtenmeldung: »Wellen alliierter Bomber zermalmen das Dritte Reich unter den Bomben. Die Luftwaffe versucht mit einer grauenvollen Taktik die Oberhand zu gewinnen. Die deutschen Piloten schleudern ihre eigene Maschine gegen die feindlichen Bomber. *Ach Deutschland*. Wusstest du, dass Kamikaze auf japanisch Göttlicher Wind bedeutet?«[109]

# 7. Philosophie des Suizids in der Moderne

»Das Nichts ist ein sinnliches Fest.«
*Shumona Sinha*[1]

## 1.

Die Frage nach dem Suizid ist ein Leitmotiv der Moderne. Für sich genommen bezeugen die Debatten um Nachahmungssuizide im 19. Jahrhundert, um Kinder- und Schülersuizide zur Jahrhundertwende, erst recht die faschistische Verschränkung von Mord und Selbstmord im »Viva la muerte!« allerdings noch keine Umwertung des Suizids, wie sie Friedrich Nietzsches Zarathustra forderte,[2] sondern eine ambivalente Faszination, die zwischen Abwehr und Identifikation, moralischer Verurteilung und heroischer Idealisierung, Krankheitsdiagnose und ästhetischem Bekenntnis hin und her schwankte. Klarer und rebellischer äußerten sich dagegen manche Schriftsteller und Denker. Am 1. April 1876 – also ziemlich genau vor 140 Jahren – erhängte sich beispielsweise ein deutscher Philosoph. Sein Name lautete Philipp Batz, doch aus Liebe zu seiner Geburtsstadt Offenbach nannte er sich Mainländer, wohl auch um eine gewisse Distanz zum Vater, einem Fabrikanten, zu signalisieren. Die schwermütige Mutter starb bereits am 5. Oktober 1865, ausgerechnet dem 24. Geburtstag Philipps. Die Stimmung im Elternhaus war bedrückend und düster, drei Geschwister begingen später Suizid. Mainländer absolvierte zunächst eine kaufmännische Ausbildung in Dresden, danach ging er für fünf Jahre an ein Handelshaus in Neapel. Dort lernte er nicht nur Italienisch, sondern entdeckte auch Arthur Schopenhauers *Die Welt als Wille und Vorstellung*. Kenntnisse in Literatur und Philosophie – er las auch Kants *Kritik der reinen Vernunft* – erwarb er als Autodidakt. Eine Stellung an der Berliner Privatbank von Friedrich Martin Magnus gab er nach dem Wiener Börsenkrach vom 8. Mai 1873 wieder auf. Aus dem auf eigenen Wunsch angetretenen Militärdienst musste er nach wenigen Monaten erschöpft entlassen werden. Als er sich am 1. April 1876 das Leben nahm, lagen die druckfrischen Belegexemplare seines umfangreichen Hauptwerks – *Philosophie der Erlösung* – auf dem Schreibtisch. In diesem Werk vertieft und radikalisiert Mainländer die Einsicht Schopenhauers, dass der Wille zum Leben überwunden werden müsse, die Erkenntnis,

> daß *Nichtsein besser ist als Sein* oder die Erkenntnis, daß das Leben die Hölle, und die süße stille Nacht des absoluten Todes die Vernichtung der Hölle ist. Und der Mensch, der erst klar und deutlich erkannt hat, daß alles Leben Leiden ist, daß es, es trete in was immer für einer Form auf, wesentlich unglücklich und schmerzvoll (*auch im idealen Staate*) ist, so daß er, wie das Christuskind auf den Armen der Sixtinischen Madonna, nur noch mit entsetzenerfüllten Augen in die Welt blicken kann, und der dann die tiefe Ruhe erwägt, das unaussprechliche Glück in der ästhetischen Contemplation und das, im Gegensatz zum wachen Zustande, durch Reflexion empfundene Glück des zustandslosen Schlafs, dessen Erhebung in die Ewigkeit der absolute Tod nur ist, – ein solcher Mensch *muß* sich entzünden an dem dargebotenen Vorteil, – er kann nicht anders.[3]

Zu den Wegen, auf denen dieser Vorteil erreicht werden kann, zählt Mainländer die »Virginität« als Beherrschung des Geschlechtstriebs, aber auch den freiwilligen Tod »als *Erlösung von sich selbst*«.[4] Mit solcher »Erlösung« verbindet Mainländer die politische Vorstellung einer friedlichen Bewältigung sozialer Krisen; in Verschmelzung von Hegels Philosophie des absoluten Geistes mit dem Buddhismus charakterisiert er sogar die Weltgeschichte gleichsam als »Gottessuizid«:

> Die eine Tat Gottes, der Zerfall in die Vielheit, stellt sich hiernach dar: als die *Ausführung* der logischen Tat, des *Entschlusses* nicht zu sein, oder mit anderen Worten: die Welt ist das *Mittel* zum *Zwecke* des Nichtseins, und zwar ist die Welt das *einzig mögliche* Mittel zum Zwecke. Gott erkannte, daß er nur durch das *Werden* einer realen Welt der Vielheit [...] aus dem *Übersein* in das *Nichtsein* treten könne.[5]

Kant hatte den Suizid noch abgelehnt. Schopenhauer argumentiert dagegen vorsichtiger und respektvoller. In der *Welt als Wille und Vorstellung* schreibt er, der Selbstmörder wolle leben und sei »bloß mit den Bedingungen unzufrieden, unter denen es ihm geworden«. Er gebe also »keineswegs den Willen zum Leben auf, sondern bloß das Leben, indem er die einzelne Erscheinung zerstört. Er will das Leben, will des Leibes ungehindertes Dasein und Bejahung; aber die Verflechtung der Umstände läßt dieses nicht zu, und ihm entsteht großes Leiden.«[6] Ähnlich sieht es auch Terry Eagleton, der in seinem erst kürzlich publizierten Essay über Hoffnung ohne Optimismus (2015) bemerkt: »Jemand der Suizid begeht, muss nicht davon überzeugt sein, dass die Existenz als solche wertlos ist. Im Gegenteil, er kann der festen Meinung sein, dass es allen Grund zur Hoffnung gibt, nur nicht für ihn. […] Suizid beruht auf Hoffnung. Man tötet sich in der Erwartung, sein Leiden zu beenden.«[7] In den *Parerga und Paralipomena*, die mehr als dreißig Jahre nach *Die Welt als Wille und Vorstellung* erscheinen, kommt Schopenhauer erneut auf das Thema zurück und stellt fest, dass allein die monotheistischen Religionen den Suizid abwerten und verbieten, obwohl etwa den biblischen Schriften kein einziger Hinweis auf die Begründung eines solchen Verbots entnommen werden könne. »Der Selbstmord«, so Schopenhauer, »kann auch angesehen werden als ein Experiment, eine Frage, die man der Natur stellt und die Antwort darauf erzwingen will: nämlich, welche Änderung das Dasein und die Erkenntnis des Menschen durch den Tod erfahre. Aber es ist ein ungeschicktes: denn es hebt die Identität des Bewußtseins, welches die Antwort zu vernehmen hätte, auf.«[8]

Was aber, wenn diese »Identität des Bewußtseins« ins Werk gesetzt und transformiert wird? Nicht weniger relevant als die Argumentation der *Philosophie der Erlösung* – mit ihrer imposanten Architektur – ist vielleicht die schlichte Tatsache, dass Mainländer sein Leben einen Tag nach Lieferung der Druckexemplare beendet. Er verwandelt seinen Körper in ein Buch, gleichsam in Umkehrung des Satzes aus dem Johannesevangelium (Joh 1, 14): *Und das Fleisch ist Wort geworden.* Erneut sehen wir hier die Subjektspaltung, von der bereits mehrfach die Rede war: als Trennung von Subjekt und

Objekt, Besitzer und Besitz, Spieler und Spieleinsatz, Schreiber und Leser, Täter und Opfer. Auch wer die »*Erlösung von sich selbst*« anstrebt, denkt sich zugleich als Erlöser und als Erlösten, als *homo noumenon* und als *homo phaenomenon* im Sinne Kants, der in seiner *Metaphysik der Sitten* feststellt: »Wenn ich also ein Strafgesetz gegen mich, als einen Verbrecher, abfasse, so ist es in mir die reine rechtlich-gesetzgebende Vernunft (homo noumenon), die mich als einen des Verbrechens Fähigen, folglich als eine andere Person (homo phaenomenon), [...] dem Strafgesetze unterwirft.«[9] Die Spaltung ist schon in der transzendentalen Frage selbst angelegt. Sie zwingt uns zur Verdoppelung eines Subjekts, das im Bewusstseinsstrom vielfältiger Wahrnehmungen und Empfindungen dahintreibt und zugleich als das einheitsstiftende »*Ich denke*« fungiert, das »alle meine Vorstellungen begleiten *können*« muss.[10] In seinen philosophischen Tagebüchern bezieht Novalis diese Differenzbildung direkt auf die Frage nach dem Suizid: »Der echte philosophische Akt ist Selbsttötung; dies ist der reale Anfang aller Philosophie, dahin geht alles Bedürfnis des philosophischen Jüngers, und nur dieser Akt entspricht allen Bedingungen und Merkmalen der transzendenten Handlung. Weitere Ausführung dieses höchst interessanten Gedankens.«[11] Die »transzendentale Handlung« generiert die transzendentale Differenz, die auch eine wichtige Rolle spielen wird in der Psychoanalyse, in der Konzeption der Differenzen zwischen bewussten und unbewussten Instanzen des Ichs. Odo Marquard hat in seiner Habilitationsschrift überzeugend den ideengeschichtlichen Zusammenhang zwischen Transzendentalphilosophie, frühromantischer Naturphilosophie und Psychoanalyse dargestellt.[12] Und vielleicht lässt sich sogar Niklas Luhmanns medienanalytisch fundierte These vom Aufstieg der »Beobachtung zweiter Ordnung« in der Moderne,[13] die freilich eher Fremdbeobachtungen als Selbstbeobachtungen thematisiert, auf Erscheinungsformen der Subjektspaltung beziehen.

Rund fünfzig Jahre nach dem Freitod Mainländers erscheint die fragmentarische Schrift *Bewußtsein als Verhängnis*, verfasst von Alfred Seidel, der sich im November 1924, erst 29 Jahre alt, das Leben genommen hat. Herausgegeben und eingeleitet wurde das Buch von dem Psychiater und Kunsthistoriker Hans Prinzhorn, Verfasser der einflussreichen Studie über die *Bildnerei der Geisteskranken* (1922). Kurz vor seinem Tod hatte sich Seidel an Ives Schor, Fritz Bouquet und Prinzhorn mit der testamentarischen Bitte gewandt, das Erscheinen des Buches zu fördern: »Wenn Sie diesen Brief erhalten, lebe ich nicht mehr. Das Buch ist vollständig fertig, mein Lebenssinn, für den ich seit Jahren unter größten Qualen lebe, ist erfüllt. Ich habe die Bitte an Sie – sollte es Ihnen möglich sein – an der Herausgabe mitzuarbeiten.«[14] In seiner ausführlichen Einleitung, die Prinzhorn als »vorangestelltes Nachwort« betitelt, schildert der Psychiater das kurze Leben Seidels. Alfreds Vater

> neigte zu Depressionen, eine verfehlte Ehe gab ihm offenbar auch nicht den seelischen Halt und die Geborgenheit, […] so entzog er sich eines Tages dem für seine morbide Natur unerträglichen Druck, indem er zur Pistole griff (1897). Die Mutter, die mit vier Kindern zurückblieb, eine liebenswürdige, aber in der Erziehung ihrer schwächlichen Kinder kurzsichtige und töricht enge Frau, starb ebenfalls früh (1907), und der älteste Sohn starb 16jährig an einer tuberkulösen Erkrankung; der zweite und die Tochter mußten ihrer gefährdeten Gesundheit wegen längere Zeit in Davos gepflegt werden. Der hochintelligente, schriftstellerisch begabte Bruder neigte zu Depressionen wie der Vater und nahm sich mit 23 Jahren ebenfalls das Leben.[15]

Alfred, der Jüngste, sei ein rachitisches, »etwas jämmerliches Nesthäkchen« gewesen; aus dem Militärdienst wurde er bald – wie Mainländer – entlassen. »Jedermann weiß, was diese unseligen körperlich unzulänglichen, geistig selbständigen jungen Menschen als ›traurige Gestalten‹ in dem brutalen militärischen Milieu für eine unwürdige Rolle haben spielen müssen.«[16] Danach stand Seidel der Jugendbewegung und dem Kreis um Hans Blüher nahe, später sympathisierte er mit dem marxistischen Flügel der Heidelberger Soziologie. Er studierte bei Alfred Weber und Karl Mannheim, befreundete sich mit Walter Benjamin und verkehrte mit Ernst Bloch, Georg Lukács, Siegfried Kracauer und dem jungen Theodor Wiesengrund. Viele Jahre später noch erinnerte sich Alfred Sohn-Rethel an den »regen Geist« und »unvergeßlichen Freund Alfred Seidel, der 1924 den

Selbstmord vorzog«.[17] Seidels posthum erschienenes Werk wurde intensiv diskutiert und rezensiert, beispielsweise von Kracauer, Bloch oder Ludwig Klages.[18] Margarete Susman schrieb in ihrer Besprechung für die jüdische Monatsschrift *Der Morgen*:

> Der Weg, den das Denken Alfred Seidels ging, war schmal, steinig und schmucklos – die Aufgabe, die er auf ihm fand, ohne Pathos, ohne Lohn und Beglückung. Es war der erbitterte Kampf gegen einen Feind, den er mit seinen eigenen Waffen bekämpfen mußte, weil keine anderen ihm selbst zu Gebote standen: der Kampf gegen das zum Verhängnis gewordene übermäßige Bewußtsein unserer Zeit.[19]

Vordergründig geht es in *Bewußtsein als Verhängnis* um eine Kritik am wissenschaftlichen Weltbild, am Aufstieg eines »heroischen Nihilismus«, am »Relativismus« und der fortschreitenden »Entzauberung der Welt« (Max Weber).[20] Gegen Freuds Kulturtheorie argumentiert Seidel, sie postuliere lediglich die traurige Alternative, entweder die Sublimierung und Verdrängung der Triebe zu bejahen und die daraus resultierenden Neurosen zu akzeptieren, oder »die Menschheit der übersteigerten Dynamik ihres Trieblebens auszuliefern, wobei es dann weniger auf den Sexualtrieb als auf den Machttrieb hinausläuft«.[21] Was dem Autor aber vor allem kritikwürdig erscheint, ist Reflexion als Selbstzweck, in einer »Zeit, die nicht mehr die Kraft hat, eigene Schöpfungen unreflektiert aus sich herauszustellen«, und die »ihren Sinn darin« sucht,

> über die Schöpfungen früherer Perioden zu reflektieren. Dies ist immer noch eine sauberere Art geistigen Lebens als seine Reflexion an sich zu bejahen, zum Ideal zu erheben oder gar als Beginn einer neuen Epoche anzusehen. Die einzig sinnerfüllte Aufgabe eines reflektierenden Menschen in einer solchen Zeit ist es, über die Reflexion und ihre Wirkungen zu reflektieren und sie damit an sich aufzuheben oder bei anderen zu diskreditieren.[22]

Unvermeidlich drohe stets das Risiko der Verstrickung in weitere Rekursionen. Auch dieses Risiko wird reflektiert, etwa in folgender Passage: »Bewußter Nihilismus um des Nihilismus willen ist schon psychologisch nicht möglich, mit jedem Atemzuge verneint er diesen Nihilismus.« Übrig bleibe bloß, »den Nihilismus zu nihilisieren: all den Bewegungen, die unter einem Gerede von Positivität de facto nur nihilistisch wirken, die Maske vom Gesicht zu reißen, sie zu entlarven. Dies ist am wirksamsten mit ihren eigenen Mitteln zu tun. Man muß den Gegner in sich auflösen, indem man seine eigene Theorie auf ihn anwendet.«[23] Aber wie löst man »den Gegner in sich« auf? Wie kann der Nihilismus »nihilisiert« werden, ohne dass wir aufhören zu atmen? In den Anhang zur durchgearbeiteten Buchfassung hat Prinzhorn verschiedene Bruchstücke und Skizzen gestellt, in denen auch der Suizid explizit thematisiert wird. Er müsse sublimiert werden, behauptet Seidel, und zwar in manisch gesteigerte Produktivität. Die »Sublimierung des Selbstmordes« erscheint ihm als einzig mögliche Strategie, »um vor dieser Flucht in den eigenen Tod (vor den Qualen der Psychopathie) sich zu retten«; bloß der »Größenwahn« fungiere »als Rettung vor Selbstmord, ebenso wie Flucht in die Produktion«.[24] Was aber soll geschehen, sobald »die Produktion« abgeschlossen und das Werk vollendet ist? Mainländer und Seidel haben diese Frage auf unmissverständliche Weise beantwortet – wenn auch nicht in ihren Schriften.

## 2.

1927 war ein bemerkenswertes Jahr.[25] Charles Lindbergh flog am 20./21. Mai von New York nach Paris über den Atlantik, Wien erlebte am 15. Juli den Brand des Justizpalastes, Berlin wurde am »schwarzen Freitag«, dem 13. Mai – Vorspiel zur Weltwirtschaftskrise – von einem Börsenkrach erschüttert. Am 18. Mai 1927 ereignete sich das Schulmassaker von Bath im US-Bundesstaat Michigan, am 28. Juni die »Steglitzer Schülertragödie«. In der *Zeitschrift für Physik* beschrieb Werner Heisenberg zum ersten Mal die Unschärferelation in der Quantenphysik, Henri Bergson erhielt den Nobelpreis für Literatur, und Martin Heidegger veröffentlichte das – seinem Lehrer Edmund Husserl gewidmete – vermutlich einflussreichste Werk zur philosophischen Thanatologie im 20. Jahrhundert: *Sein und Zeit.* Mit diesem Werk hat sich vollzogen, was Hans Ebeling – unter Bezug auf Robert Spaemanns Rede von einer »Inversion der Teleologie« im Denken der Frühmoderne[26] – als »Inversion der Thanatologie« charakterisiert hat: nämlich die Ablösung des Todesbegriffs von der Frage nach der Unsterblichkeit,[27] die noch Max Scheler in den Jahren vor Beginn des Ersten Weltkriegs in einem Fragment zu Tod und Fortleben aufrechtzuerhalten versuchte. Scheler schrieb damals:

> Es ist nicht gefragt, wie man die »Unsterblichkeit« beweisen oder den Glauben an sie rechtfertigen kann. »Beweisen« – im Stile des 18. Jahrhunderts – kann man sie sicher *nicht.* Aber es ist, wie bei so vielen philosophischen Fragen, auch sehr problematisch, ob hier Beweis überhaupt einen *Sinn* hat und ob man sie beweisen soll. *Jede* Annahme, die in unmittelbarer Erfahrung gründet, ist eo ipso unbeweisbar und notwendige *Voraussetzung* aller möglichen Beweise. Dazu ist »unsterblich sein« ein negativer Sachverhalt, der schon als solcher keines Beweises fähig ist. Ausdrücklich sprechen *wir* darum von Fortdauer und Fortleben der Person, nicht von ihrer sogenannten Unsterblichkeit. Hätten wir erfahrungsmäßige Stützpunkte ihres Fortlebens, so könnte eventuell auch das daraus folgen, was man Unsterblichkeit nennt.[28]

Wenig später resümierte Sigmund Freud, der eigene Tod sei »ja auch unvorstellbar, und so oft wir den Versuch dazu machen, können wir bemerken, daß wir eigentlich als Zuschauer weiter dabei bleiben«. Kurzum, im »Unbewußten sei jeder von uns von seiner Unsterblichkeit überzeugt«.[29] Diese »Überzeugung« könne also nur auf die transzendentale Differenz zwischen Zuschauer und Akteur zurückgeführt werden, nicht auf die Glaubwürdigkeit personaler Transzendenz als Unsterblichkeit der Seele.

Auch Heidegger hat den unbewussten Glauben an die eigene Unsterblichkeit kritisch kommentiert: »Die öffentliche Daseinsauslegung sagt: ›man stirbt‹, weil damit jeder andere und man selbst sich einreden kann: je nicht gerade ich; denn dieses Man ist das *Niemand.* Das ›Sterben‹ wird auf ein Vorkommnis nivelliert, das zwar das Dasein trifft, aber niemandem eigens zugehört.«[30] Konsequent bestreitet Heidegger auch die Erfahrbarkeit des Todes, zumal des Todes anderer Menschen oder Lebewesen.

> Der Verstorbene hat unsere »*Welt*« verlassen und zurückgelassen. *Aus ihr her* können die Bleibenden noch *mit ihm sein.* Je angemessener das Nichtmehrdasein des Verstorbenen phänomenal gefaßt wird, um so deutlicher zeigt sich, daß solches Mitsein mit dem Toten gerade *nicht* das eigentliche Zuendegekommensein des Verstorbenen erfährt. Der Tod enthüllt sich zwar als Verlust, aber mehr als solcher, den die Verbleibenden erfahren. Im Erleiden des Verlustes wird jedoch nicht der Seinsverlust als solcher zugänglich, den der Sterbende »erleidet«. Wir erfahren nicht im genuinen Sinne das Sterben der Anderen, sondern sind höchstens immer nur »dabei«.[31]

Der Satz klingt gröber, als er gemeint ist. Heidegger will weder die Trauer abwerten noch die Totenfeiern und Bestattungsrituale lächerlich erscheinen lassen, sondern lediglich festhalten, das Sterben müsse »jedes Dasein jeweilig selbst auf sich nehmen. Der Tod ist, sofern er ›ist‹, wesensmäßig je der meine. Und zwar bedeutet er eine eigentümliche Seinsmöglichkeit, darin es um das Sein des je eigenen Daseins schlechthin geht.«[32] Diese »Seinsmöglichkeit« bezeichnet Heidegger auch als »Sein zum Tode«. Der Tod sei »eine Weise zu sein, die das Dasein übernimmt, sobald es ist«, und zwar genauer als Ende des »In-der-Welt-seins«, das »kein Zu-Ende-sein des Daseins, sondern ein Sein zum Ende dieses Seienden« bedeute.[33] Das »Sein zum Tode« wird gewissermaßen als eine Art von Wissen um die eigene Sterblichkeit und Endlichkeit gefasst; dieses Wissen manifestiert sich aber nicht in Reflexionen, wie sie auch Alfred Seidel so heftig kritisiert hat, sondern einerseits in der Sorge, im »Sich-vorweg-sein« des Daseins, andererseits in der Angst. Heidegger bezieht sich hier implizit auf Søren Kierkegaards Differenzierung zwischen Angst und Furcht von 1844. Die Furcht, so argumentierte der dänische Philosoph, beziehe sich auf konkrete Umstände und Objekte, die Angst dagegen sei unbestimmt, diffus, unheimlich. Sie richte sich auf keine bestimmten Anlässe oder Gegenstände, sondern eigentlich auf nichts. Aber dieses »nichts« müsse ernstgenommen werden: »Das Wovor der Angst ist kein innerweltliches Seiendes. [...] *Das Wovor der Angst ist das In-der-Welt-sein als solches.*«[34] Natürlich meint Heidegger nicht, dass in der Angst die Welt als solche wahrgenommen wird, sondern lediglich, dass in den Augenblicken der Angst die alltäglichen Dinge und Bestimmungen ihre gewohnte Bedeutung verlieren. Sie treten gleichsam zurück, die Selbstverständlichkeiten des Lebens fallen weg, um der Verwunderung über die eigene Existenz Platz zu machen. Indem ich in solcher Angst mein »In-der-Welt-sein« überhaupt wahrnehme, wird es mir fraglich und ich erfahre mein Dasein als die Möglichkeit meines Nicht-Daseins: »Das Sein zum Tode ist wesenhaft Angst.«[35] Poetischer noch formuliert Heidegger in seiner Freiburger Antrittsvorlesung vom 24. Juli 1929: »Da-sein heißt: Hineingehaltenheit in das Nichts.«[36]

Heidegger hat das »Sein zum Tode« zentral auf die Idee einer »möglichen Ganzheit« des Daseins gestützt, und Walter Schulz hat die Bedeutung dieses Ganzheitsbegriffs energisch unterstrichen: »Die ganze Analyse des Todes [...] dient dazu, das Dasein von seinem Ende her in seiner Ganzheit in den Blick zu bringen. Dieser Begriff der Ganzheit ist der Schlüssel zum Verständnis von ›Sein und Zeit‹.«[37] Was bedeutet aber »Ganzheit«? Als Ganzes lässt sich nur ein Endliches bestimmen, Endlichkeit impliziert raumzeitliche Begrenzung. Nur von den Grenzen des Endlichen her kann seine Ganzheit erfasst werden. In räumlicher Hinsicht kann diese Ganzheit als lokalisierbare Körperlichkeit definiert werden, was keine besonderen Probleme bereitet. Erst die Deutung einer zeitlichen Begrenzung des Daseins, der Bestimmung zu einem Leben zwischen Geburt und Tod, konfrontiert uns mit einer schwierigen Frage. Muss nicht die zeitliche Ganzheit des Daseins von vornherein als uneinholbar angesehen werden, weil sie lediglich in jenem Moment erreicht werden kann, in dem das Dasein zu seinem Ende kommt? Mit Heidegger gesagt: »Das Erreichen der Gänze des Daseins im Tode ist zugleich Verlust des Seins des Da. Der Übergang zum Nichtmehrdasein hebt das Dasein gerade aus der Möglichkeit, diesen Übergang zu erfahren und als erfahrenen zu verstehen.«[38] Dann wäre der Tod zugleich Bedingung wie Negation der Möglichkeit des »Ganzseinkönnens«; und der Standpunkt, von dem aus ein Leben als Ganzheit erfasst werden könnte, bliebe leer und unbesetzbar, kontingent und prinzipiell opak. Anscheinend gewinnt Heidegger aus dieser paradoxen Konstruktion zeitlicher Endlichkeit seine stärksten Argumente für den Begriff des Todes als Existenzial. Denn einzig durch das »Vorlaufen in den Tod« soll sich der Mensch seiner individuellen Ganzheit vergewissern können, eben als »Sein zum Tode«. Diese Argumentation basiert indes auf einem Fehlschluss. Die Konstruktion zeitlicher Bestimmung muss nämlich von vornherein scheitern, sofern sie folgende Deutung impliziert: Dasein ist raumzeitlich limitiert, räumlich als bestimmter Körper und zeitlich durch Geburt und Tod. Nun sind aber die Grenzbegriffe, die in solcher Darstellung von Endlichkeit verwendet werden, gar nicht kompatibel. Während räumliche Limitation bedeutet, dass ich als Leib begrenzt bin, also stets nur eine einzige Position im Raum einnehmen kann, beinhaltet zeitliche Limitation bloß, dass ich zu einer bestimmten Zeit existiere, nicht aber, dass ich geboren wurde und sterben werde. Endlichkeit heißt in dieser Hinsicht schlicht, dass ich an einem bestimmten Ort zu einer bestimmten Zeit lebe, und nicht an mehreren Orten oder in mehreren Zeiten zugleich. Als dieses raumzeitlich limitierte Wesen bin ich einst zur Welt gekommen, und als dieses Wesen werde ich diese Welt irgendwann verlassen. Die Grenzen von Geburt und Tod haben also mit den Grenzen unserer zeitlichen Bestimmung gar nichts zu tun. Schon deshalb lässt sich der Tod nicht als Bedingung oder Negation der Möglichkeit des »Ganzseinkönnens« begreifen. Daher behauptet auch Wittgenstein zu Recht: »Die Lösung des Rätsels des Lebens in Raum und Zeit liegt außerhalb von Raum und Zeit.«[39]

Gerade Heideggers Definition des »Seins zum Tode« als »Vorlaufen in ein Seinkönnen *des* Seienden, dessen Seinsart das Vorlaufen selbst hat«,[40] bleibt keiner zeitlichen, sondern einer räumlich-kinetischen Metaphorik verpflichtet. Friedrich Kittler hat das »Vorlaufen in den Tod« mit der militärischen Strategie der »Feuerwalze« assoziiert, einer Art von »Blitzkrieg«, wie er etwa während der deutschen Frühjahrsoffensive von 1918 praktiziert wurde; dabei ging es um eine engere, fernmeldetechnisch unterstützte Abstimmung zwischen Artilleriebeschuss und vorrückender Infanterie. Zwei Risiken spielten eine gewisse Rolle: Die »Feuerwalze« konnte »davonlaufen«, wenn die Infanterie nicht schnell genug vorankam, umgekehrt war die Infanterie bei raschem Geländegewinn stets gefährdet, ins eigene Artilleriefeuer zu laufen. Heidegger selbst hatte ja – wie Wittgenstein in ähnlicher Funktion an der Ostfront – als Wetterbeobachter gedient; und Kittler kommentiert ironisch: »Weil die Taktiken der eigenen Infanterie und eigenen Artillerie auf denselben strategischen Entwurf zurückgehen, der ›vereinzelte Verluste durch eigenes Artilleriefeuer‹ ausdrücklich ›in Kauf‹ genommen hat, enthüllt das Vorlaufen in die Feuerwalze den Tod als ›*eigenste, unbezügliche, gewisse, und als solche unbestimmte, unüberholbare Möglichkeit des Daseins*‹.« Der Tod sei also nach Maßgabe der »Feuerwalze« keine Kategorie der Philosophie mehr, sondern schlicht der Statistik als »Poissonverteilung historischer Todesarten«.[41] Schon Horkheimer und Adorno hatten genau diesen Zusammenhang hergestellt; im *Jargon der Eigentlichkeit* (1964) bemerkt Adorno, heute wie damals gelte der »Bescheid, den Horkheimer einer Ergriffenen erteilte, die sagte, Heidegger habe doch wenigstens die Menschen endlich wieder vor den Tod gestellt: Ludendorff habe das viel besser besorgt«.[42] Das Pathos der Todesanalytik von *Sein und Zeit* schwindet an der Kriegsfront, das heroische »Vorlaufen in den Tod« reduziert sich auf neue Angriffsstrategien der Infanterie und Sturmtruppen.

Bemerkenswert ist darüber hinaus, dass Heidegger – trotz der Beschwörung des »Vorlaufens« als einer »*leidenschaftlichen, von den Illusionen des Man gelösten, faktischen, ihrer selbst gewissen und sich ängstenden F r e i h e i t z u m T o d e*«[43] – die Frage nach dem Suizid nur an einer einzigen Stelle von *Sein und Zeit* überhaupt aufgeworfen hat. Da heißt es in dem Abschnitt über die »Seinsart der Wahrheit und die Wahrheitsvoraussetzung« in § 44:

> Ein Skeptiker kann nicht widerlegt werden, so wenig wie das Sein der Wahrheit »bewiesen« werden kann. Der Skeptiker, wenn er faktisch *ist*, in der Weise der Negation der Wahrheit, *braucht* auch *nicht* widerlegt zu werden. Sofern er *ist* und sich in diesem Sein verstanden hat, hat er in der Verzweiflung des Selbstmords das Dasein und damit die Wahrheit ausgelöscht. Wahrheit läßt sich

> in ihrer Notwendigkeit nicht beweisen, weil das Dasein für es selbst nicht erst unter Beweis gestellt werden kann. So wenig erwiesen ist, daß es »ewige Wahrheiten« gibt, so wenig ist es erwiesen, daß es je – was die Widerlegungen des Skeptizismus trotz ihres Unternehmens im Grunde glauben – einen »wirklichen« Skeptiker »gegeben« hat. Vielleicht öfter, als die Harmlosigkeit der formal-dialektischen Überrumpelungsversuche gegenüber dem »Skeptizismus« wahr haben möchte.[44]

Die Passage ist dunkel; nicht umsonst hatte Heidegger bis zur siebten Auflage von *Sein und Zeit* (1953) im vorletzten Satz der zitierten Passage nicht »daß es *je*« geschrieben, sondern »daß es *nie*«. »Heideggers Suizidbemerkungen«, so Hans Ebeling unter Verweis auf diese rätselhafte Korrektur, fehle »jede Kohärenz mit seiner Theorie des Seins zum Tode, eines Todesverhältnisses, das als allgemeines beansprucht ist, dann aber wesentliche Momente der Suizidalität nicht trifft«. Faktisch bezeuge der zitierte Abschnitt Heideggers tiefes »Unverständnis für die Suizidologie als Konkurrenz zu seiner eigenen Thanatologie«.[45]

## 3.

1927 habilitierte sich Karl Löwith erfolgreich bei Heidegger in Marburg, und zwar mit einer Abhandlung über *Das Individuum in der Rolle des Mitmenschen*, die 1928 im Münchener Drei Masken Verlag gedruckt wurde.[46] In dieser Schrift kritisierte Löwith nicht nur den impliziten Solipsismus von *Sein und Zeit*, die ausgeschlossene Möglichkeit einer Erfahrbarkeit des Todes der Anderen, sondern auch das seltsame Schweigen Heideggers zum Suizid. Löwith selbst betonte dagegen, »daß der Mensch überhaupt nach dem Sinn seines Lebens als solchem *fragen* kann«, eröffne »die dem Menschen spezifische Möglichkeit des Selbstmords, in dem die Frage nach dem Sinn zum negativen Ausdruck kommt. Ein eindeutig natürliches Lebewesen kann sein eigenes Leben nicht verneinen, weil ihm mit der Zwiespältigkeit seiner Seinsverfassung die Freiheit zu sich selbst und damit von sich selbst fehlt. Indem es rein von Natur aus lebt, kann es auch nur natürlich sterben. Indem es ist, hat es auch schon zu sein. Der Mensch hat aber damit, daß er am Leben ist, noch nicht eo ipso zu sein.« Somit sei der »Gedanke an den Selbstmord« eine

> dem Menschen natürliche Unnatürlichkeit. Nur in ihm liegt auch die *wirkliche* Möglichkeit zu einer wirklichen Entscheidung des Menschen für oder gegen sein Leben. Eine positive Entscheidung kann die Philosophie dafür nicht voraussetzen. Sie hat es auch nicht jederzeit getan. [...] Entschieden werden kann diese Frage jeweils nur von einem »Ich selbst«. Entschieden wird dabei über das menschliche »Leben«, und entscheiden kann ich selbst über mein eigenes Leben nur deshalb, weil ich damit, daß ich lebe, noch nicht eo ipso zu sein habe.[47]

Radikaler noch als Löwith, aber mit ähnlicher Argumentationsrichtung hat Hans Ebeling – seit seiner Freiburger Dissertation *Über Freiheit zum Tode* (1967) – die These vertreten, dass »eine zureichende Reflexion der empirischen Suizidologie auf einen nichtempirischen Grundbestand als Voraussetzung« bezogen werden müsse, »nämlich auf die Setzung einer Subjektivität, die dadurch bestimmt ist, sich selbst als Subjektivität widersprechen zu können und diesen Widerspruch auch radikal einlösen zu können: durch die Selbstvernichtung«. Die Suizidalität des Menschen trete daher »mindestens gleichberechtigt neben die Heideggersche Sterblichkeit, wenn sie nicht gar mit sehr viel besseren Gründen als quasi-transzendental behauptet und begründet werden« könne. Die elementare Freiheit zum Tode sei schlicht »diejenige zur Selbstvernichtung«. Suizide seien, argumentiert Ebeling unter Bezug auf Heideggers Qualifizierungen des »Seins zum Tode« als eigenste, unbezügliche, unüberholbare, gewisse und unbestimmte Möglichkeit des Daseins, vielmehr »ungewisse, aber bestimmbare und als solche überholbare Möglichkeiten einer tatsächlichen Freiheit der menschlichen Gattung, während die von Heidegger in Anspruch genommene ›Freiheit zum Tode‹ nur einer Faktizität hinterherhinkt und im Sinne einer Selbstbestimmung des Menschen alles andere als ›vorläuft‹«.[48] Zwar hat noch Ernst Tugendhat in seinen sprachanalytischen Studien zu *Selbstbewußtsein und Selbstbestimmung* – die übrigens im selben Jahr erschienen wie Ebelings Sammelband zum *Tod in der Moderne* – die Todesanalytik von *Sein und Zeit* als »unanfechtbar«[49] bezeichnet, doch schon Jean-Paul Sartre hatte in *Das Sein und das Nichts* eingewendet, der Tod sei nicht die »eigenste Möglichkeit« des Daseins, sondern die radikale Kontingenz, der sich kein Sinn abgewinnen lasse.

Am 2. September 1939, einen Tag nach dem deutschen Angriff auf Polen, wurde Sartre zum Militärdienst eingezogen; am selben Tag schrieb er an Simone de Beauvoir:

> Ich habe ein bißchen geschlafen, den »Prozeß« beendet, »In der Strafkolonie« gelesen und drei oder vier Zeitungen, die herumlagen. Und dann habe ich angefangen zu warten. An irgendeiner Station habe ich begriffen, daß ich so bis Kriegsende warten würde. Es waren Soldaten auf dem Bahnsteig: sie warteten. Auch Offiziere warteten. Das Zugpersonal wartete. Alle Welt wartete. Das geht so weiter.[50]

Kurzum, die *drôle de guerre*, der »seltsame Krieg«, hatte begonnen: eine mehrmonatige Zeitspanne der Kriegserwartung, in einer Atmosphäre erregter Langeweile und Ratlosigkeit, in der Sartre, der – wie Heidegger und Wittgenstein als Wetterbeobachter eingesetzt: »offenkundig *der* Posten für Philosophen«[51] – seine Ballons aufsteigen ließ, um die Windrichtungen zu eruieren. Dem »seltsamen Krieg« folgten bekanntlich der deutsche Blitzsieg und die Eroberung von Paris. Doch auch die entscheidenden Kriegstage erlebte Sartre nur aus der Ferne einer stillen Front. Am 21. Juni 1940 – dem Tag des Waffenstillstands, zugleich seinem 35. Geburtstag – wurde er gefangengenommen. Während seiner Gefangenschaft im Lager bei Trier las er *Sein und Zeit*, das ihm ein befreundeter Priester verschafft hatte. Im März 1941 wurde Sartre schließlich freigelassen und kehrte zurück nach Paris. Zwei Jahre später erschien die Frucht seiner philosophischen Studien während der *drôle de guerre* und der Kriegsgefangenschaft bei Gallimard: *L'être et le néant*. Im Gespräch mit Simone de Beauvoir betonte Sartre 1974, einzig der Krieg habe *L'être et le néant* ermöglicht; er bot die Chance, während der seltsamen

»Ferien« an der elsässischen Front und danach im Lager bei Trier jene Entdeckung auszuarbeiten, die er bereits im phänomenologischen Frühwerk, vor allem in der 1940 publizierten Abhandlung *Das Imaginäre* gemacht hatte: die »Entdeckung des Bewußtseins als Nichts«.[52]

Worin besteht diese Entdeckung? Unter der Voraussetzung Husserls, dass Bewusstsein immer nur als Bewusstsein *von etwas* auftritt, also stets – einschließlich des eigenen Ichs – auf Objekte bezogen bleibt, die als reale Dinge in der Welt angesehen werden können und müssen, fällt es schwer, Bewusstsein selbst als ein Existierendes zu betrachten. So viel wusste freilich schon Descartes. Darum behauptet Sartre, das Bewusstsein sei zwar reine Transparenz, aber kein passiver, leerer Spiegel, sondern ein *aktives* Nichts, gleichsam ein »Nichten« (*néant*); und zu dieser Lösung verhalf ihm tatsächlich der Krieg. »Damit es Zerstörung geben kann, muß es zunächst ein Verhältnis des Menschen zum Sein geben, das heißt eine Transzendenz; und in den Grenzen dieses Verhältnisses muß der Mensch *ein* Sein als zerstörbar erfassen. Das setzt ein begrenzendes Abtrennen eines Seins im Sein voraus, was [...] schon Nichtung ist. Das betrachtete Sein ist *dies* und außerhalb dessen *nichts.*« Und plötzlich verrät Sartre, woran er denkt: »Der Artillerist, dem man ein Ziel zuweist, bemüht sich, sein Geschütz in diese Richtung einzustellen, *unter Ausschluß* aller anderen. Aber das wäre noch nichts, wenn nicht das Sein als *zerbrechlich* enthüllt wäre.«[53] Sartres *Nichts* verzichtet also auf die mystische Aura, die Heidegger ihm verliehen hatte. Zugleich ließ sich im »Nichten« – dieser Entdeckung einer elementaren »Zerbrechlichkeit« des Seins – die menschliche Freiheit verankern: Freiheit als Sein, nicht als spezifische Qualität, sondern als essentielle Voraussetzung menschlicher Existenz, nicht als Merkmal oder Eigenschaft, sondern als Bedingung der Möglichkeit, Merkmale oder Eigenschaften auszudrücken. Sofern es »keinen Unterschied zwischen dem Sein des Menschen und seinem ›*Frei-sein*‹«[54] geben sollte, musste sich dieses »Nichten« der Freiheit auch auf sie selbst anwenden lassen. Das menschliche Sein – als das Sein, durch welches sich das Nicht-sein in der Welt enthüllt – wurde darum zugleich als ein Sein bestimmt, »das sich selbst gegenüber negative Haltungen einnehmen kann«,[55] das sich also selbst zu »nichten« vermag.

Doch leitet Sartre aus dieser Überlegung keine Apologie oder Rechtfertigung des Suizids ab. Gegen Heidegger betont er zwar, der Tod sei »nie das, was dem Leben seinen Sinn gibt«; er sei »im Gegenteil das, was ihm grundsätzlich jede Bedeutung nimmt. Wenn wir sterben müssen, hat unser Leben keinen Sinn, weil seine Probleme ungelöst bleiben und weil sogar die Bedeutung der Probleme unbestimmt bleibt.« Aber er hält auch ausdrücklich fest, es

> wäre müßig, vor dieser Notwendigkeit in den Selbstmord zu fliehen. Der Selbstmord kann nicht als ein Lebensende angesehen werden, dessen eigener Grund ich wäre. Als Handlung meines Lebens erfordert er ja selbst eine Bedeutung, die ihm nur die Zukunft geben kann; da er aber die *letzte* Handlung meines Lebens ist, versagt er sich diese Zukunft; demnach bleibt er total unbestimmt. Wenn ich nämlich dem Tod entgehe oder wenn ich »mich verfehle«, werde ich dann nicht später meinen Selbstmord als eine Feigheit verurteilen? Kann das Ereignis mir nicht zeigen, daß andere Lösungen möglich waren? Aber da diese Lösungen nichts anderes als meine eigenen Entwürfe sein können, können sie nur erscheinen, wenn ich lebe. Der Selbstmord ist eine Absurdität, die mein Leben im Absurden untergehen läßt.[56]

Der Suizid wird also nicht zu den Möglichkeiten gezählt, sich selbst zu »nichten«, und zwar mit dem Argument, er verlange eine Bedeutung, die auf Zukunft zielt. Aber diese Zukunft wird nur respektiert, wenn sie auch als *meine* Zukunft betrachtet werden kann. Warum sollen aber meine Projekte nur eine Wirklichkeit gewinnen, sofern *ich* am Leben bleibe? Es ist bemerkenswert, dass die Vertreter einer existentialistischen Philosophie gerade dem Suizid die Rechtfertigung verweigern und häufig auf eine heroische Moral rekurrieren, wie Heidegger, der das »Vorlaufen in den Tod« predigt, oder wie Sartre, der den Suizid nahezu als »Feigheit« verurteilt. Selbst Albert Camus schreibt im *Mythos des Sisyphos,* er ziehe »drei Schlussfolgerungen« aus der Erfahrung des Absurden: »meine Auflehnung, meine Freiheit und meine Leidenschaft. Durch das bloße Spiel des Bewußtseins verwandle ich in eine Lebensregel, was eine Aufforderung zum Tode war – und lehne den Selbstmord ab.«[57]

## 4.

Die Ablehnung oder Abwertung des Suizids in *Sein und Zeit*, *Der Mythos des Sisyphos* und *Das Sein und das Nichts* scheint der existentialistischen Suizidfaszination – von der »Freiheit zum Tode« bis zur Behauptung, es gebe »nur ein wirklich ernstes philosophisches Problem: den Selbstmord« – verblüffend deutlich zu widersprechen. Faktisch lässt sich dieser Widerspruch aber leicht auflösen. Abgesehen davon, dass hier in psychoanalytischer Manier auch von expliziter Abwehr einer »suizidalen Umarmung« gesprochen werden könnte, stand im Zentrum des Pariser Existentialismus – neben düsterer Symbolik, die sich etwa in schwarzen Rollkragenpullovern oder melancholischen Chansons manifestierte – nicht allein der Tod, sondern vor allem die Freiheit. Der Existentialismus propagierte eine Lebenshaltung, keine Sterbeform, eine *ars vivendi*, und keine *ars moriendi*, den Geist der Rebellion, Freiheit und Leidenschaft. In den fünfziger Jahren avancierte die existentialistische Philosophie geradezu zum Lifestyle, zur Modeströmung. »Juliette Gréco erfand den existenzialistischen Stil: langes, glattes Haar mit Stirnfransen, die ›Frisur einer Ertrunkenen‹, wie der Journalist Pierre Drouin es nannte, dazu dicke Pullis und Männerjacken mit hochgekrempelten Ärmeln.«[58] Die Faszination für die Unbekannte aus der Seine oder die Debatten um Heideggers »Vorlaufen in den Tod« steigerten folglich nicht den Einfluss der Philosophie auf den Diskurs um den freiwilligen Tod. Als Leitdisziplinen der Suizidforschung behaupteten sich vielmehr Soziologie und Psychologie, die trotz verschiedener Methoden – zwischen Statistik und Fallgeschichte – das Interesse an erfolgreicher Suizidprävention teilten.

Im Jahr 1976 – also rund fünfzig Jahre nach *Bewußtsein als Verhängnis* und *Sein und Zeit* – erschienen indes zwei schmale Abhandlungen, die mit gewissem Recht als Beiträge zu einer philosophischen Suizidologie gewürdigt werden können: Wilhelm Kamlahs *Meditatio mortis* und Jean Amérys *Hand an sich legen*. Kamlah, Mitbegründer der Erlanger Schule des methodischen Konstruktivismus, hatte bereits 1975 einen Artikel zum »Recht auf den eigenen Tod« – mit Blick auf § 216 des Strafgesetzbuchs zur Tötung auf Verlangen – veröffentlicht;[59] zu Ostern 1976 publizierte er in der *Neuen Zürcher Zeitung* einen Essay mit dem Titel »Kann man den Tod ›verstehen‹«?[60] Danach überabeitete er diese beiden Texte für die Drucklegung in der *Meditatio mortis*;[61] am 24. September 1976 nahm er sich das Leben, drei Wochen nach seinem 71. Geburtstag. Kamlahs philosophische Anthropologie kreist nicht um einen Freiheitsbegriff, sondern eher um Motive der Passion. Als Prinzip sollte gelten, dass alle Menschen bedürftig sind; daraus folgert er den Imperativ: »Beachte in jeder Situation, daß der andere Mensch bedürftig ist ebenso wie du selbst, und handle demgemäß!«[62] Ein zweiter Schlüsselbegriff betrifft das »Widerfahrnis«; vor allem der Tod sei

> keine Handlung, kein Sichverhalten, sondern pures Widerfahrnis. [...] Philosophen und Sozialwissenschaftler schwelgen heutzutage in »Handlungstheorien«, und gewiß ist die Handlung ein hochbedeutsames Thema jeder Wissenschaft vom Menschen. Aber existieren wir wirklich nur, indem wir von früh bis spät handeln? Sind wir dabei nicht auf Lebensbedingungen angewiesen, die wir vorgefunden, die wir keineswegs durch eigenes Handeln hergestellt haben, wie z. B. unsere eigene mehr oder weniger vitale Konstitution, die Umwelt, in der wir leben? Existieren wir nicht von früh bis spät so, daß vielerlei »passiert«, Gutes und Schlimmes, das wir auch nicht wieder herbeiführen, sondern das uns »zustößt«, vielleicht durch das Handeln anderer bewirkt wie ein erfreulicher Besuch, eine üble Benachteiligung, vielleicht durch keinerlei menschliches Handeln bewirkt wie eine Erkrankung, ein grauer Novembertag?[63]

Als dritten Schlüsselbegriff solcher Anthropologie konzipiert Kamlah schließlich die »Gelöstheit«, die Fähigkeit des »Loslassens«, als Zentrum einer eudämonistischen Ethik im Sinne der Antike. Und vermutlich hat er noch den Freitod – eine Bezeichnung, die er der Rede vom Selbstmord oder Suizid vorzog – als ein solches »Loslassen«, als praktizierte »Hinnahme« verstanden und gerechtfertigt:

vielleicht nicht in allen Fällen, doch »*in dubio pro libertate*«.[64] Lange vor den zeitgenössischen Debatten um eine Liberalisierung der ärztlichen Sterbehilfe, lange auch vor der Gründung von Vereinen wie Dignitas oder Exit, hat Wilhelm Kamlah gefordert, dem Recht auf den eigenen Tod auch eine soziale Gestalt zu verleihen. Denn gegenwärtig werde ein Mensch, der »von diesem Recht Gebrauch macht, weil er ein menschenwürdiges Leben nicht mehr führen kann« zu einem »menschenunwürdigen Sterben gezwungen«.[65]

Zwei Wochen vor seinem Freitod erschien in der *Neuen Zürcher Zeitung* Kamlahs Rezension von Jean Amérys *Hand an sich legen*.[66] Sie fiel positiv aus, bloß der Kritik Amérys an der angeblichen Leere logischer Aussagen stimmte Kamlah nicht zu.[67] Im Vorwort zu *Hand an sich legen* schreibt Améry, er habe keine Apologie des Freitods verfasst, sondern »nichts anderes versucht, als den unauflösbaren Widersprüchen der ›condition suicidaire‹ nachzugehen«.[68] Diesen Widersprüchen nähert er sich zunächst in mehreren Fallgeschichten:

> Mir fällt eine Nachricht ein, die in meiner Jugend in Österreich durch die Presse ging: Eine Hausgehilfin hatte sich, wie die damalige Zeitungssprache es ausdrückte, »aus unglücklicher Liebe zu einem Radio-Liebling« aus dem Fenster gestürzt. Wie soll man diesen Akt übereinbringen mit anderen, offensichtlich ganz inkommensurablen Todeswünschen, Todesfindungen? In hohem Alter erschoß sich ein Psychoanalytiker, Freud-Schüler der ersten Generation, P. F. Er hatte kurz zuvor seine Gefährtin verloren; er litt außerdem an einem nicht mehr operablen Prostatakrebs. Wenn er zum Revolver griff, so war dies eine Sache, die ein jeder begreifen, so nicht mit ernster Miene gedämpft gutheißen wird. Der Mann hatte ein großes und reiches Arbeitsleben gelebt, erfahren, erfüllt. Nichts anderes konnte mehr auf ihn zukommen als Körperschmerz und Einsamkeit: Was man Zukunft nennt, war blockiert, so machte er eine Nicht-Zukunft, die nur Todesumfangenheit im Leben bedeutet hätte, zur klaren Sache, zum Tod. Oder Sigmund Freud selber. Der Gaumenkrebs des Greises war im finalen Stadium. Der Patient stank aus dem Munde wie die Pestilenz, so daß sein Lieblingshund ihm nicht mehr zuging. Da sagte er zum Leibarzt, es sei das alles jetzt nur noch Quälerei,

> und forderte die befreiende Spritze, die der alte Freund nicht verweigerte. Auch das ein deutlicher Fall von sozial anerkennenswertem und anerkanntem Freitod. Wie aber war es, wenn Cesare Pavese auf der Höhe des Ruhmes und schriftstellerischer Kraft sich umbrachte wegen einer »belanglosen Liebesaffäre«? Oder wenn Paul Celan, L'Inconnu de la Seine, wenn Peter Szondi, der Unbekannte eines Berliner Sees, die löschenden Fluten besser fanden als ein Leben in Ehren und Ansehen? Haben Pavese, Celan und Szondi mehr mit der sich defenestrierenden Hausgehilfin aus Wien zu tun als mit Freud und P. F.?[69]

Die Frage ist rhetorisch, die Fallgeschichten bleiben singulär und lassen sich auf keinen gemeinsamen Nenner bringen. Stattdessen folgt Améry den paradoxen Erscheinungsformen der Subjektspaltung zwischen Körper und Ich, Natur und Geist:

> Stets ist der Freitod dem Suizidanten und dem Suizidär nur augenblicksweise natürlicher als der sozial akzeptierte natürliche Tod. Er *lebt* ja noch, während er denkt, so ist er mit einem Teil seiner Person der Lebenslogik tributär bis zum letzten Atemzug, bis in die ultimaten Momente, wo er bewußtlos ist und nur noch sein Körper lebenslogisch agiert und reagiert, sich bäumt und bläht, nicht zulassen will, daß der Geist des Ekels, der vielleicht der Geist schlechthin ist, die Oberhand gewinne, die dann freilich alles aus sich entläßt und schlaff über den Bettrand ins Leere hängt, ehe der rigor mortis ihr wieder eine fürderhin sinnlose, weil dem Zerfall versprochene Festigkeit verleiht. Dem Suizidär ist bange, sage ich, bange vor dem Nichts, das er an sich ziehen will, das ihn aber nicht herzen wird, bange auch vor der Gesellschaft, die ihn verdammt (er ist Teil einer Minderheit und also gleichsam der Kolonialsklave des Lebens) und die, er weiß es, alles ins Werk setzen wird, ihn zu retten, man kann auch zeitgemäß sagen: ihn wieder zu vereinnahmen.[70]

Améry weiß, wovon er spricht: Am 20. Februar 1974 hatte er erstmals in Brüssel versucht, sich das Leben zu nehmen, wurde aber nach mehrstündigem Koma gerettet. Zwei Jahre nach der Publikation von *Hand an sich legen*, am 17. Oktober 1978, hat er dann in Salzburg den Suizid endgültig vollzogen.

Amérys Traktat wird bis heute vielfach gelesen und zitiert; derzeit ist die 15. Auflage im Umlauf. In seiner ideengeschichtlichen Untersuchung *Suizidales Denken im 20. Jahrhundert* hat ihm Matthias Bormuth gleich drei Kapitel gewidmet, die auch die Legendenbildung um den Autor als Überlebenden des Holocaust und Pionier der Medizinethik kritisch kommentieren.[71] Sogar »pathographische Anmerkungen«, die gegen Heroisierung, moralische Überheblichkeit und eine prophetische Selbststilisierung polemisieren, werden nicht ausgespart. Améry wird ausgerechnet vorgeworfen, er habe sich mit dem christlichen Passionsverständnis identifiziert:

> Die Wirkungsgeschichte, in der Imre Kertész, selbst Auschwitz-Überlebender und späterer Nobelpreisträger für Literatur, Améry als »Heiligen des Holocaust« bezeichnete, bestätigt das vom Passionsmotiv geprägte Selbstverständnis als ethischer Prophet. [...] Dieses suizidale Denken eröffnet eine grandiose Sicht auf den Suizidenten, der in moralischer Eindeutigkeit glänzt und dadurch die legendäre Wirkung verstärkte.[72]

Jean Améry selbst nannte in seinem Vorwort vor allem Sartres Werk als wesentliche Inspirationsquelle, aber auch die von Raymond Aron betreute Dissertation des Soziologen Jean Baechler *Les Suicides* (1975)[73] und *La Mort* von Vladimir Jankélévitch, das erstmals 1966 – und 1977 in einer Neuausgabe – erschienen war.[74] Jankélévitch, promovierter Philosoph, Musikologe und exzellenter Pianist, bezieht sich in seinem Werk auf die Möglichkeiten, vom Tod in erster, zweiter oder dritter Person zu sprechen. »Sich des Ernstes des Todes bewußt zu werden, heißt zunächst von einem abstrakten und begrifflichen Wissen zu einem tatsächlichen Ereignis überzugehen.«[75] Dieses tatsächliche Ereignis könne nicht »mein Tod« in der Zukunft sein, auch nicht irgendein Sterben, sondern es trete ein als der »Tod in der zweiten Person«. Denn zwischen »dem Tod des Anderen, der weit entfernt und belanglos ist, und dem eigenen Tod, der unser Sein unmittelbar betrifft, gibt es die Nähe des Todes eines mir Nahestehenden«.[76] Nicht der Tod in der ersten Person – Heideggers »Sein zum Tode« – oder der Tod in der dritten Person des »Man stirbt«, sondern einzig der Tod in der zweiten Person ermögliche die »privilegierte Erfahrung, in der das universelle Gesetz der Sterblichkeit wie ein privates Unglück und eine persönliche Tragödie erlebt wird«.[77] Im Zentrum dieser Erfahrung erschließe sich der »Tod im Diesseits des Todes«. Zu den Erscheinungsformen des »diesseitigen Todes« zählt Jankélévitch das Vorwissen vom »Notwendig-Unmöglichen«, das die endliche Dauer unseres Lebens »passioniert, pathetisiert und dramatisiert«.[78] Vom Suizid spricht Jankélévitch dagegen kaum, ebenso wenig übrigens wie die beiden einflussreichen Werke, die Mitte der siebziger Jahre in Paris veröffentlicht wurden: die *Studien zur Geschichte des Todes im Abendland* von Philippe Ariès und Jean Baudrillards *Der symbolische Tausch und der Tod*.[79] Kann man also der Philosophie eine »halbherzige Aufmerksamkeit« für den Suizid vorwerfen?[80] Oder ist es die abgründig tiefe Ambivalenz, die nicht nur Suizidhandlungen selbst durchzieht, wie Matthias Kettner und Benigna Gerisch argumentieren, sondern eben auch das »suizidale Denken«, ein »Denken, das zum Sterben führt«?[81]

## 5.

Klarer als die existentialistische Philosophie und ihre Erben hat Michel Foucault das Plädoyer Nietzsches für den freiwilligen Tod wieder aufgenommen und eine radikale Umwertung des Suizids gefordert. Er selbst hatte bereits 1948 – im Alter von 22 Jahren – einen Suizidversuch unternommen, dem weitere Versuche folgten. James Miller berichtet in seiner Foucault-Biographie:

> Er versuchte, sich die Pulsadern aufzuschneiden. Er scherzte darüber, sich zu erhängen. Er war von der Idee besessen. Sein besorgter Vater arrangierte eine Untersuchung im *Hôpital Sainte-Anne* durch einen der führenden französischen Psychiater, Jean Delay. Als Foucault zur allseitigen Überraschung die *Agrégation* im ersten Anlauf 1950 nicht schaffte, bat einer seiner Lehrer, besorgt, daß der entmutigte Student eine weitere »Dummheit« begehen würde, einen Klassenkameraden, auf ihn aufzupassen.[82]

1954 schrieb Foucault in seiner umfangreichen Einführung zu Ludwig Binswangers *Traum und Existenz* (1930) über die »Register des Imaginären«. Darin betonte er, ganz im Gegensatz zu Sartres Phänomenologie des Imaginären,[83] die »hauptsächlichen Formen der Imagination« seien »mit dem Selbstmord vermählt«, ja der Selbstmord stelle sich geradezu »als das Absolute der imaginären Verhaltensweisen dar«:

> Jeder Selbstmordwunsch ist erfüllt von jener Welt, in der ich nicht mehr hier oder da, sondern überall gegenwärtig wäre, bei der mir jeder ihrer Sektoren durchsichtig wäre und seine Zugehörigkeit zu meiner absoluten Gegenwart erweisen würde. Der Selbstmord ist nicht eine Weise, die Welt oder mich oder beide zusammen zu beseitigen, sondern den ursprünglichen Moment wiederzufinden, in dem ich Welt werde, in dem noch nichts etwas ist in der Welt, in dem der Raum noch allein Ausrichtung der Existenz und die Zeit Bewegung ihrer Geschichte ist. Sich selbst zu töten ist die äußerste Weise des Imaginierens; wollte man den Selbstmord in einer realistischen Terminologie der Beseitigung ausdrücken, so würde man sich dazu verurteilen, sie nicht zu verstehen; allein eine Anthropologie der Imagination kann eine Psychologie und eine Ethik des Selbstmordes begründen. Halten wir für den Augenblick nur fest, dass der Selbstmord der letzte Mythos, das »jüngste Gericht« der Imagination ist, so wie der Traum ihre Genesis, ihr absoluter Ursprung ist.[84]

Besonders fasziniert war Foucault von Binswangers Fallgeschichte der Ellen West. Diese Patientin litt an schwerer Anorexie; 1921 nahm sie sich mit 33 Jahren das Leben durch Gift. Binswanger sagte von ihr, sie habe stets »das *Essen* betrachtet unter dem Gesichtspunkt der *Schuld*«, und nur einmal in ihrem Leben habe sie etwas aufgenommen, »das im Gegensatz zu aller Nahrung, ihr *nur* Freude macht, ihr *nur* neue Kräfte gibt, das *nur* ihre Hoffnungen ›nährt‹, *nur* ihrer Liebe gilt und *nur* ihren Verstand erhellt. Dieses Etwas ist aber keine Gabe des Lebens mehr, sondern das Gift des Todes.«[85] Ob Foucault tatsächlich in Binswanger »einen ungewöhnlich einfühlsamen Führer zum Verständnis des alles verzehrenden Todeswunsches gefunden hatte«, ist vielleicht weniger »offenkundig«,[86] als Miller annimmt. Doch teilte er wahrscheinlich die Haltung, mit der Binswanger den Suizid der jungen Frau kommentierte: »Wir haben den Selbstmord Ellen Wests weder zu billigen, noch zu mißbilligen, weder in medizinischer oder psychoanalytischer Erklärung zu bagatellisieren, noch in ethischer oder religiöser Beurteilung zu dramatisieren.«[87]

Foucault beschäftigte sich danach intensiv mit der Geschichte des Wahnsinns, aber auch mit Leben und Werk Raymond Roussels,[88] der am 14. Juli 1933 – am französischen Nationalfeiertag – in Palermo Suizid begangen hatte. Seit den frühen siebziger Jahren engagierte er sich gegen die Haftbedingungen in französischen Gefängnissen, gegen die Vertuschung von Hungerstreiks und Suiziden; 1975 erschien dann *Überwachen und Strafen.* Und am 1. April 1979 publizierte Foucault in der ersten Ausgabe von *Le Gai Pied* einen polemischen Leitartikel zum Thema Suizid und Homosexualität:

> Sagen wir ein wenig zugunsten des Selbstmords. Nicht zum Recht dazu, über das allzu viele schon so schöne Dinge gesagt haben. Sondern gegen die schäbige Realität, die man daraus macht. Gegen die Erniedrigung, Heuchelei, Fragwürdigkeit, die man ihm aufzwingt: heimlich Tablettenschachteln sammeln, ein gutes, solides Rasiermesser alter Machart finden, sich das Schaufenster eines Waffenhändlers ansehen, mit unverfänglicher Miene einzutreten versuchen. Während man doch, wie ich meine, Anrecht auf eine nicht nur eilige und darum eher peinliche Bedienung, sondern eine ernste, kompetente Beratung hätte. Man müsste über die Qualität und Wirkung der einzelnen Waffen diskutieren können. Man wünschte sich einen erfahrenen, lächelnden, aufmunternden Verkäufer, der dennoch reserviert bleibt und nicht geschwätzig ist. Er muss verstehen, dass er es mit einem gutwilligen, aber ungeschickten Menschen zu tun hat, der noch nie auf den Gedanken gekommen ist, eine Waffe gegen einen anderen zu richten. Man wünschte sich, dass sein Eifer ihn nicht hinderte, auch andere Möglichkeiten zu empfehlen, die vielleicht besser zu Lebensart und Naturell seines Kunden passen. Solch ein Verkaufsgespräch wäre tausendmal besser als die Diskussion mit den Leuten vom Beerdigungsinstitut neben der Leiche. […] Die Weisheiten, die uns das Sterben zu lehren versprechen, und die Philo-

> sophen, die sagen, wie wir darüber denken sollen, gehen mir ein wenig auf die Nerven. Was uns angeblich »darauf vorbereiten« soll, ist mir gleichgültig. Man muss ihn vorbereiten, arrangieren, Stück für Stück herstellen, berechnen, die nötigen Zutaten zusammenstellen, ausdenken, auswählen, Rat einholen, ihn durcharbeiten, um ein Werk zu schaffen, das keinen Zuschauer hat und nur für einen selbst existiert, gerade so lange wie die kürzeste Sekunde des Lebens. [...] Ein Rat an die Philanthropen. Wenn ihr die Zahl der Selbstmorde wirklich verringern wollt, dann sorgt dafür, dass Menschen sich nur noch nach reiflicher Überlegung, in Ruhe und frei von jeglicher Unsicherheit umbringen.[89]

Foucault empfiehlt den »Selbstmord als Fest« oder »Orgie«, nicht ohne hinzuzufügen, es gebe auch noch »gelehrtere und reflektiertere« Formen.[90] Drei Jahre danach erscheint schließlich die Aufzeichnung eines Gesprächs zwischen Foucault und dem Filmregisseur Werner Schroeter, das am 3. Dezember 1981 geführt wurde. Und auch in diesem Gespräch geht es um die gesellschaftlichen Bedingungen des Suizids:

> Seit einiger Zeit beschäftigt mich auch, wie schwer es ist, sich mit dem Selbstmord auseinanderzusetzen. Wir brauchen uns nur vor Augen zu führen, wie wenig Mittel uns dafür zur Verfügung stehen, und die sind alle abstoßend: Gas ist gefährlich für die Nachbarn; Aufhängen ist sehr unangenehm für die Frau, die am nächsten Morgen die Leiche findet; aus dem Fenster springen verschmutzt das Trottoir. Außerdem gilt der Selbstmord in der Gesellschaft als etwas äußerst Negatives. Man sagt nicht nur, es sei nicht gut, Selbstmord zu begehen, man sagt auch, wenn jemand Selbstmord begangen hat, müsse es ihm sehr schlecht gegangen sein. [...] Ich bin Anhänger eines wahrhaften Kulturkampfes, in dem man den Menschen wieder beibrächte, dass es nichts Schöneres gibt als den Selbstmord und folglich auch nichts, über das man mit größerer Aufmerksamkeit nachdenken sollte. Man müsste sein Leben lang an seinem Selbstmord arbeiten.[91]

Foucault starb am 25. Juni 1984 in Paris an den Folgen einer Aids-Erkrankung. Seine Biographen – Didier Eribon, James Miller oder Paul Veyne[92] – haben die Vorgeschichte dieses Todes, etwa die Erfahrungen mit sadomasochistischen Sexualpraktiken in San Francisco, mehr oder weniger ausführlich dargestellt. Suizid als erotische Selbsttechnik? Hat Foucault den Tod selbst gewählt, wie Gilles Deleuze, fast zehn Jahre vor seinem eigenen Suizid am 4. November 1995, mutmaßte?[93] In den frühen achtziger Jahren wussten die Mediziner noch nicht viel über Aids. Nach dem Zeugnis seiner Freunde war Foucault allerdings erstaunlich gut informiert – und suchte womöglich gerade im kalifornischen Epizentrum der Seuche eine Art von solidarischer Ansteckung.[94] So hat es zumindest James Miller beschrieben: »Er hätte sein Leben dann mit einer selbstmörderischen Geste der Solidarität geendigt, indem er sich im Herbst 1983 in die Badehäuser San Franciscos verschanzte und seinen Körper ein letztes Mal in einem schockierenden, doch auf befremdliche Weise lyrischen und logischen Akt der Leidenschaft aufs Spiel setzte, der vielleicht wahnsinnig, vielleicht tragisch, auf jeden Fall jedoch völlig passend war. Vielleicht.«[95] Die Vorsicht des »Vielleicht« verhinderte nicht die heftigen Kontroversen um Millers Biographie. Sie fielen nicht weniger zornig aus als zuvor die Pariser Debatten um Hervé Guiberts Schlüsselroman *À l'ami qui ne m'a pas sauvé la vie*, *Dem Freund, der mir das Leben nicht gerettet hat* (1990), in dem Foucault als »Muzil« auftritt und seinen Freund mit dem HI-Virus infiziert. Am 27. Dezember 1991 – im selben Jahr, in dem die deutsche Übersetzung seines Romans veröffentlicht wurde – starb auch Guibert an Aids. Die Frage nach dem möglichen Suizid Foucaults wurde seither mehrfach narrativ exploriert, in Patricia Dunckers Roman *Hallucinating Foucault* (1996), zuletzt auch in Laurent Binets Travestie *La septième fonction du langage*, *Die siebte Sprachfunktion* (2015).[96]

# 8. Suizid der Menschengattung

»Die Rede vom ›Selbstmord der Menschheit‹ verschafft der Verantwortung eine ideal breite Basis, ein herrliches Alibi ...«
*Günther Anders*[1]

## 1.

Der deutsche Massensuizid von 1945 kann – ebenso wie die Kamikaze-Angriffe der NS-Luftwaffe – auf eine japanische Vorgeschichte bezogen werden. Spätestens seit 1944 hatte sich im Pazifikkrieg, im Zuge der fortschreitenden Verluste, die Maxime durchgesetzt, entweder zu siegen oder den Tod zu suchen. Die Zahl der Gefallenen stieg rasant an, Gefangene wurden kaum gemacht. In seiner kulturvergleichenden Untersuchung zur Geschichte des Suizids in Japan konstatiert Maurice Pinguet: »Siegen oder sterben: Die japanischen Soldaten nahmen diese Devise wörtlich.« In aussichtsloser Lage wurde der Tod geradezu provoziert: »Befand sich ein Posten in einer verzweifelten Situation, endete das Gefecht mit einem selbstmörderischen Sturmangriff. Die Überlebenden warfen sich mit dem Ruf ›*Banzai!*‹ vor die Maschinengewehre und Granaten. Die Verwundeten entsicherten eine Handgranate oder baten ihren besten Freund, sie zu töten.« Und die Offiziere begingen den traditionellen Suizid durch *seppuku*. Vergleichbare Strategien wurden auch von der Zivilbevölkerung praktiziert.

> Im Juli 1944 mußte die kleine Insel Saipan schließlich vor der amerikanischen Feuerkraft kapitulieren. Admiral Nagumo, der den Angriff auf Pearl Harbor so erfolgreich durchgeführt hatte, tötete sich – der alte General Saitō vollzog im Beisein seiner Offiziere *seppuku*, nachdem er den Überlebenden den Befehl gegeben hatte, den letzten Angriff auszuführen. Die Bevölkerung –

japanische Siedler – hatte in den Felsenhöhlen hoch über dem Meer Zuflucht gesucht. Viele, vor allem Frauen mit ihren Kindern auf den Armen, stürzten sich von jenen Klippen in die Tiefe. Im Einvernehmen mit der Zensur suchte die Tōkyōer Presse keineswegs die Verluste an Menschenleben herunterzuspielen, sondern übertrieb sie bewußt, als wolle sie sie als lobendes Beispiel darstellen. Von Schlacht zu Schlacht, von einer Insel zur anderen, bis hin zu Okinawa einige Monate später: die gleiche Erbitterung, der gleiche Ausgang. Als der doppelte *seppuku* der Generäle Ushijima und Chō am 22. Juli 1945 diesem Kampf ein Ende setzt, zählt man 12 000 Tote auf amerikanischer gegenüber 130 000 auf japanischer Seite. Je mehr sich der Krieg der Hauptinsel näherte, desto härter und blutiger wurde der Widerstand.[2]

Während im Ostchinesischen Meer die Schlacht um Okinawa tobte, wurden in Los Alamos – unter der Leitung von Robert J. Oppenheimer – die Vorbereitungen für den ersten Test einer Atombombe getroffen. Am 16. Juli 1945 war es so weit. Mit einer Sprengkraft von 21 Kilotonnen explodierte die Bombe des »Trinity«-Projekts in der Wüste von New Mexico. Sie riss einen drei Meter tiefen und 330 Meter breiten Krater, verdampfte den 30 Meter hohen Stahlturm, auf dem sie montiert war, und verschmolz den Wüstensand zu grünlichem Glas. Noch in 160 Kilometer Entfernung waren die Druckwellen zu spüren; und die pilzförmige Explosionswolke erreichte eine Höhe von zwölf Kilometern. 1975 wurde das Testgelände zum nationalen historischen Ort erklärt, der nur am ersten Samstag im April und Oktober besucht werden darf. Ein schwarzer Obelisk, das Trinity Site Monument, markiert die Stelle der Bombenzündung. Auffällig ist die seltsame Mischung der Symbole: Der Name »Trinity« erinnert an die christliche Dreifaltigkeit Gottes (als Vater, Sohn und Heiliger Geist), bis heute wird in Japan von der »christlichen Bombe« gesprochen. Bei der Namensgebung soll Oppenheimer an John Donnes *Holy Sonnet XIV* aus dem Jahr 1631 (dem Todesjahr des Dichters) gedacht haben,[3] das mit folgenden Zeilen beginnt: »Batter my heart, three person'd God; for you/As yet but knock, breathe, shine, and seek to mend;/That I may rise, and stand, o'erthrow me, and bend/Your force, to break, blow, burn, and make me new«[4] – »Erstürme mein Herz! Dreifaltiger Gott, der scheu/Bis jetzt nur anklopft, haucht, heilsam bespricht./O wirf mich nieder, daß ich mich aufricht! / Brauch deine Kraft, blas, brenn und mach mich neu!«[5] Nach anderen Quellen soll Oppenheimer gar nicht die christliche Trinität gemeint haben, sondern die indische Dreigestaltigkeit Gottes als Brahma (Schöpfer), Vishnu (Erhalter) und Shiva (Zerstörer). Unmittelbar nach dem Test habe er nämlich einige Zeilen aus den Gesängen der indischen *Bhagavadgita* zitiert: »Wenn das Licht von tausend Sonnen am Himmel plötzlich bräch' hervor,/Zu gleicher Zeit – das wäre / Gleich dem Glanz des Herrlichen .../Ich bin der Tod, der alles raubt, Erschütterer der Welten«.[6] In Anspielung auf dieses Zitat hat Robert Jungk seine Geschichte der Atomforschung von 1956 unter den Titel *Heller als tausend Sonnen* gestellt. Warum aber sind diese ersten Namen und Assoziationen überhaupt so wichtig, dass bis heute um ihre Herkunft gestritten werden kann? Warum fällt es so schwer, Frank Oppenheimer zu glauben, der beim »Trinity«-Test neben seinem Bruder Robert stand und stets behauptet hat, die ersten Worte des Manhattan-Project-Leiters hätten schlicht gelautet: »It worked«?

Die Antwort liegt auf der Hand. Sie wurde nicht am 16. Juli, sondern drei Wochen später gegeben: am 6. August 1945, dem Tag des Atombombenabwurfs auf Hiroshima. Damals wurden nahezu 70 000 Menschen im Bruchteil einer Sekunde ausgelöscht, und weitere 70 000 Opfer erlagen bis zum Jahresende ihren Verletzungen. Drei Tage später starben in Nagasaki noch einmal 60 000 Menschen. Die beiden Atombombenabwürfe folgten keiner Theologie, auch keiner Ästhetik des Erhabenen, sondern einer militärischen Befehlslogik; die Namen der Bomben erinnerten weder an christliche noch an hinduistische Gottesbilder: »Little Boy« und »Fat Man«. Das Flugzeug, das die Bombe über Hiroshima abwarf, war nach der Mutter des Piloten Paul W. Tibbets benannt: »Enola Gay«. Ein Flugzeug als Mutter, eine Atombombe als kleiner Junge? Keine Rede von Shiva, kein Sonett vom »erstürmten Herz«. Der wirkliche Schrecken blieb unfassbar: Er verschwand 1945 rasch hinter der nationalen Begeisterung über die bedingungslose Kapitulation Japans, die Kaiser Hirohito am 14. August befehlen musste, denn seine Generäle wollten weiterkämpfen. Noch einen Tag nach dem Abwurf der Bombe auf Nagasaki »forderte der japanische Kriegsminister, General Korechika Anami, die Bevölkerung auf weiterzukämpfen, ›selbst wenn wir Gras essen, Erde schlucken und auf den Feldern schlafen müssen‹«.[7] Ein kollektiver Suizidpakt wurde nur durch die kaiserliche Intervention vermieden.

Der Schrecken wurde rasch in Faszination konvertiert. Bis heute werden im Internet verschiedene *collectibles* zum Kauf angeboten: beispielsweise ein Miniaturmodell der »Enola Gay«, einer Pewter B-29, aber auch ein Modell von »Little Boy«, handsigniert vom Piloten. Andere Souvenirs stammen aus der Wüste von New Mexico: Stückchen des verglasten Wüstensands, sogenannte »Trinitites«, nach wie vor mit leichter Alphastrahlung; die Mitnahme vom ehemaligen Testgelände ist freilich streng verboten. Nicht einmal elf Monate nach den Augusttagen 1945 begann die Serie US-amerikanischer Bombentests auf dem Bikini-Atoll im pazifischen Ozean: die »Operation Crossroads«. Am 30. Juni 1946 wurde »Able« gezündet, am 24. Juli »Baker«: In ihrer Größenordnung – 23 Kilotonnen – und Bauart entsprachen beide Bomben dem »Fat Man« von Nagasaki. Die erste Atombombe wurde aus einem B-29-Bomber abgeworfen, die zweite wurde 27 Meter unter der Meeresoberfläche zur Explosion gebracht. Getestet wurden die Auswirkungen einer Atombombe auf Flugzeuge, Schiffe und Tiere. Zu diesem Zweck wurden 71 ausgediente Militär- und Frachtschiffe im Atoll stationiert, darunter auch deutsche und japanische Kriegsschiffe wie der Kreuzer »Prinz Eugen« oder das Schlachtschiff »Nagato«. Sogar der Flugzeugträger »USS Saratoga«, der seit Pearl Harbour im Pazifikkrieg operiert hatte, wurde bei dieser Gelegenheit versenkt; einige Schiffe trugen Käfige mit Ziegen, Schafen, Schweinen und Ratten. Die Tests verliefen erfolgreich; und sie wurden gefeiert – sogar in der Lebensmittel-Werbung. Nicht umsonst wurden die Rauchwolken der Atomexplosionen zunächst mit Blumenkohl, danach mit Pilzen verglichen.

> Bald gab es *tasty uraniumburgers – 45 Cent* und *uranium sundae*, Eis mit Schlagsahne, Ananas und Gummibärchen. Im Novem-

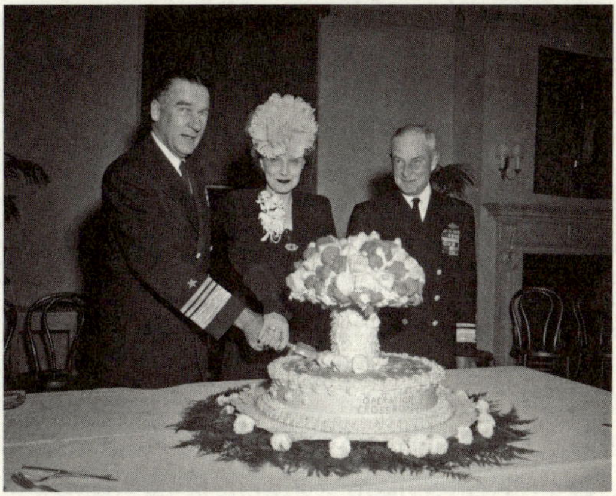

Abb. 18: Vize-Admiral William H. P. Blandy, seine Frau und Admiral Frank J. Lowry (von links nach rechts) beim Anschneiden eines »Atomic Cake« in Washington, D. C., am 8. November 1946.

ber 1946 lud Vizeadmiral William H. P. »Spike« Blandy, der Oberkommandeur der ersten Atombombentests von Bikini, zu einer Abschlußfeier im Offizierskasino ein, um mit seiner Frau eine riesige Torte anzuschneiden, eine kunstvolle Nachbildung der Atomwolke, sei sie nun pilz- oder blumenkohlförmig.[8]

Das Foto sorgte immerhin für weltweite Kritik und Empörung.

Die Filme von den Bikini-Explosionen schlugen ein gleichermaßen entsetztes wie fasziniertes Publikum in ihren Bann. Schon am 5. Juli 1946, wenige Tage nach der ersten Bikini-Explosion, ließ der französische Ingenieur und Bademoden-Designer Louis Réard das Model Micheline Bernardini mit einem zweiteiligen Badeanzug aus vier Stoffdreiecken über den Laufsteg im Pariser Schwimmbad Molitor schreiten. In Konkurrenz mit Jacques Heim, der kurz davor in Cannes ein Badetrikot mit dem Namen »Atom« angeboten hatte, nannte Réard seine Kreation »Bikini«. Im Kontext der Bombenexplosionen provozierte der Bikini einen öffentlichen Skandal, was Reárd allerdings nicht daran hinderte, ihn am 18. Juli 1946 beim französischen Patentamt anzumelden. Die Sexualisierung der Atombombe folgte einem kulturellen Muster, das bereits 1933 geprägt worden war: etwa durch den Film *Bombshell* (unter der Regie von Victor Fleming, produziert von Hunt Stromberg und Irving Thalberg), in dem Jean Harlow das Mädchen Lola Burns spielt, das sein Image als Filmstar durch die Verheiratung mit einem Marquis und durch die Adoption eines Babys zu ändern versucht. Die *Bombshell* – eigentlich: Bombenhülle – wurde als »Sexbombe« ins Deutsche übersetzt und rasch mit der Atombombe identifiziert. In diesem Sinne wurde das US-Starlet Linda Christians als »Anatomic Bomb« vermarktet. Weibliche Brüste als Kernwaffen? »Bombshells«, gefüllt mit explosivem Silikon? Obwohl Bodo Mrozek den »Atombusen« in sein *Lexikon der bedrohten Wörter* aufgenommen hat,[9] ist der Ausdruck nach wie vor geläufig. Die Männerphantasien von den »Sexbomben« rechnen offenbar damit, dass der weibliche Körper geheime Inhalte verbirgt: Silikon oder Milch in den Brüsten, Blut oder gar ein Kind – »Little Boy« – in der Gebärmutter. Am 12. März 1950 schrieb der *Stern*:

> Italiens »Superatombombe« wurde nunmehr entschärft und aus dem öffentlichen Verkehr gezogen. Die 19jährige Filmschauspielerin Silvana Mangano wird nicht mehr auf der Leinwand der italienischen Filmtheater erscheinen. Nach ihrem großen Erfolg in dem realistischen Film »Bitterer Reis«, der das schwere Los der jungen italienischen Reisarbeiterinnen in der Po-Ebene schildert, wird sie sich ins Privatleben zurückziehen. Silvanas roter Pullover und Florstrümpfe – gegen Moskitostiche, versteht sich – hatten die italienischen Männer in helle Aufregung versetzt. Die junge Dame wurde unterdessen auf legalem Wege Mutter und will nur noch mit ihrem 6-Wochen-Bambino leben.[10]

Dem kurzen Text (mit Foto) gelang es nicht nur den »öffentlichen Verkehr«, sondern auch die »Po-Ebene« anzüglich erscheinen zu lassen, ganz abgesehen von den Rätselfragen nach »legaler« oder »illegaler« Mutterschaft, einer Entbindung als Atombomben-»Entschärfung« – und folgerichtig der Schwängerung als einer Art von Bombenlegung.

## 2.

Nach drei Jahren erhielt die Bikini-Euphorie einen Dämpfer. Am 29. August 1949 explodierte die erste sowjetische Atombombe auf dem Testgelände Semipalatinsk. Der Kalte Krieg, der mit dem Amtsantritt Harry S. Trumans (am 12. April 1945) – und danach mit der sowjetischen Blockade Westberlins (vom 24. Juni 1948 bis zum 12. Mai 1949) – bereits begonnen hatte, entfaltete ab diesem Zeitpunkt das Bedrohungspotential eines Atomkriegs. Knapp zehn Monate nach dem sowjetischen Testerfolg, am 25. Juni 1950, begann der Koreakrieg als erster Stellvertreterkrieg der neuen Atommächte. Die Tests in den pazifischen Atollen und in der Wüste von Nevada wurden fortgesetzt – etwa die »Ranger«- und »Greenhouse«-Serie im April und Mai 1951; und am 31. Oktober 1952 explodierte »Ivy Mike«, die erste Wasserstoffbombe mit 10,4 Megatonnen im Eniwetok-Atoll. Sieben Monate nach dem Ende des Koreakriegs (am 27. Juli 1953 wurde das Waffenstillstandsabkommen geschlossen) wurde – am 28. Februar 1954 – die 15 Megatonnen-Wasserstoffbombe »Bravo« auf dem Bikini-Atoll gezündet, bis heute die stärkste thermonukleare Kernexplosion der USA. Die Explosion fiel wesentlich heftiger aus, als aufgrund fehlerhafter Berechnungen erwartet wurde; radioaktive Niederschläge trafen mehrere Inseln, sogar die Besatzung eines japanischen Fischkutters in einer Entfernung von mehr als hundert Kilometern. Verstrahlt wurden zahlreiche Ureinwohner, die auf eine vermeintlich sichere Insel übersiedelt worden waren, und Angehörige des Militärpersonals. Nach sechs Minuten erreichte der Atompilz eine Höhe von vierzig Kilometern und einen Durchmesser von rund hundert Kilometern; am Ort der Zündung entstand ein zwei Kilometer breiter und achtzig Meter tiefer Unterwasser-Krater. Noch während des Koreakriegs hatte General Douglas MacArthur mehrfach den Einsatz von Atomwaffen – auch gegen die Volksrepublik China – gefordert, bevor er am 11. April 1951 abgelöst wurde; angeblich hatte Truman diese Option nicht nur ernsthaft erwogen, sondern den konkreten Befehl zum Atombombeneinsatz bereits unterzeichnet. Zum Glück wurde diese Eskalation vermieden, weil Trumans Befehl in den die Entlassung

MacArthurs begleitenden Wirren verlorenging. Stattdessen blieb es wieder einmal bei einer weiblichen »Bombe«, wie der *Stern* am 7. März 1954, also kurz nach dem »Bravo«-Test, berichtete:

> Atombombe auf Korea – eine Meldung, die die Welt zittern läßt. Doch es braucht keiner zu zittern. Die Atombombe ist ein Weib, hochexplosiv zwar, aber für den Weltfrieden keine Bedrohung. Hollywoodstar Marilyn Monroe stattete den amerikanischen GI's einen achttägigen Besuch ab. Erst in Feldbluse und Kommißstiefeln und dann im tief ausgeschnittenen Cocktailkleid aus purpurrotem Samt war sie mitten unter den Boys und flüsterte heiser ins Mikrofon: »Oh, Baby«…[11]

Der Witz konnte leicht im Hals stecken bleiben, zumal die Sowjetunion ihre eigenen Tests fortsetzte – und am 22. November 1955 ebenfalls eine erste Wasserstoffbombe zündete. Die Bombe war zwar wesentlich kleiner als »Bravo«; doch sechs Jahre später lösten die Sowjets in Nowaja Semlja mit der »Zar-Bombe«, einer monströsen, militärisch unbrauchbaren 58 Megatonnen-Wasserstoffbombe, die bisher stärkste Atomexplosion der Geschichte aus.

Schon direkt nach der »Operation Crossroads« und dem Beginn des Kalten Kriegs waren die Sorgen der Wissenschaft gewachsen. Im Jahr 1947 erschien das *Bulletin of the Atomic Scientists*, das 1945 von einigen Physikern aus dem Manhattan-Project gegründet worden war, erstmals mit dem Cover der »Doomsday-Clock«: Die Zeiger der von Martyl Langsdorf – einer Künstlerin, zugleich der Frau des Physikers Alexander Langsdorf, der im Manhattan-Project mitgearbeitet hatte – entworfenen Weltuntergangs-Uhr wurden damals auf sieben Minuten vor zwölf gestellt. 1949 wurden sie auf drei vor zwölf gestellt, 1953 auf zwei vor zwölf und 1984 wieder auf drei vor zwölf. Mit dem Ende des Kalten Krieges wurde die Uhr 1991 auf 17 Minuten vor zwölf gesetzt – und steht nun seit 2017 auf zweieinhalb vor zwölf. In ihrer Begründung der letzten Entscheidung verwies Rachel Bronson, die Leiterin des Science and Security Boards des Bulletins, nicht nur auf den 70. Jahrestag der »Doomsday Clock«, sondern auch auf die wachsenden Gefahren des Klimawandels, die nach wie vor eminente Bedrohung durch Nuklearwaffen, die Cyberattacken und die Verbreitung von »Fake News«.[12] Die Beunruhigung, die von der nüchternen Countdown-Anzeige eines nahenden Weltuntergangs ausging, wurde freilich schon 1947 von der US-Regierung und den Medien beschwichtigt. Propagiert wurden damals beispielsweise Atombunker Marke Eigenbau; und im Jahr 1951 drehte Anthony Rizzo den Kurzfilm *Duck and Cover*, in dem das Verhalten der Schildkröte Bert, einer lustigen Zeichentrickfigur, als effiziente Schutzstrategie gegen Atombombenexplosionen angepriesen wurde; der Streifen ist – nicht zuletzt aufgrund des preisgekrönten Dokumentarfilms *The Atomic Café* (1982) – außerordentlich populär geblieben. Unterstützt wurde seine Botschaft durch patriotische oder religiöse Appelle; so ließ Norman Vincent Peale, Verfasser des Bestsellers *The Power of Positive Thinking* (1952), in seiner Fernsehshow ein kleines Mädchen auftreten, das angeblich Angst vor der Bombe hatte, legte ihm dann die Hand auf den Kopf und erklärte im Brustton der Überzeugung, Gott werde nicht dulden, dass eine Bombe auf New York abgeworfen werde.

Mindestens ebenso einflussreich wie die publizistischen Beschwichtigungs-Feldzüge war die Kampagne für friedliche Nutzungsmöglichkeiten der Kernenergie. Nach der ersten Runde des Rüstungswettlaufs zwischen den USA und der Sowjetunion hielt US-Präsident Dwight D. Eisenhower am 8. Dezember 1953 eine Rede vor den Vereinten Nationen, in der er das Programm »Atoms for Peace« ankündigte. Die Atomkraft sollte künftig friedlich genutzt, Kernkraftwerke sollten gebaut werden und Energie zum Wohle der Menschheit liefern. Im Rahmen des Manhattan-Project hatte Enrico Fermi bereits am 2. Dezember 1942 in Chicago einen funktionierenden Kernreaktor gebaut. Das erste sowjetische Kernkraftwerk wurde 1954 in Obninsk bei Moskau in Betrieb genommen, das erste britische folgte 1955 mit der Inbetriebnahme von Calder Hall an der Küste der Irischen See. Im August desselben Jahres wurde in Genf eine zweiwöchige UN-Konferenz zur friedlichen Nutzung der Kernenergie mit mehr als 25 000 Teilnehmern aus 76 Ländern veranstaltet; im Herbst des folgenden Jahres kam es dann zur Gründung der International Atomic Energy Agency. Wenige Wochen vor Beginn der Genfer Konferenz, am 9. Juli 1955, veröffentlichten Bertrand Russell und Albert Einstein ein Manifest, in dem sie – gemeinsam mit neun anderen Wissenschaftlern (darunter Max Born und Linus Pauling) – vor den Gefahren eines Nuklearkriegs warnten und alle Regierungen aufforderten, nach friedlichen Konfliktlösungen zu suchen. Auf der Genfer Konferenz herrschte eine euphorische Grundstimmung. Bisher geheim gehaltene Informationen wurden ausgetauscht, und die USA versprachen allen Staaten, die einen Kernreaktor bauen wollten, einen Zuschuss von 350000 Dollar. Die bundesdeutsche Delegation unter der Leitung Otto Hahns, die – nach Abschluss der Pariser Verträge vom 23. Oktober 1954 – erstmals wieder als Vertretung eines souveränen Staats an der Genfer Konferenz teilnehmen konnte, bemerkte rasch den enormen wissenschaftlichen Nachholbedarf, der in den zehn Jahren nach Kriegsende entstanden war. Schon am 1. Dezember 1955 gründete Bundeskanzler Konrad Adenauer daher ein Bundesministerium für Atomfragen, zu dessen erstem Minister Franz Josef Strauß ernannt wurde. Zunächst wurde in Deutschland bloß ein einziges Kernforschungszentrum geplant. Nach längeren Debatten über den künftigen Standort wurde das Forschungszentrum in Karlsruhe eingerichtet; zur Entschädigung Werner Heisenbergs, der als Direktor des Max-Planck-Instituts für Kernphysik in Göttingen für München plädiert hatte, bewilligte die bayerische Landesregierung – mit Hilfe der in Genf vereinbarten US-Zuschüsse – den Bau eines Forschungsreaktors in Garching bei München. In Rekordzeit wurde der Reaktor fertiggestellt, und bereits am 30. Oktober 1957 konnte der Betrieb aufgenommen werden. In der Bevölkerung erhielt der Garchinger Reaktor – wegen der Form seiner Kuppel – den liebevollen Spitznamen »Atom-Ei«. Erst im Juli 2000 wurde das inzwischen veraltete Atom-Ei nach 43 Jahren stillgelegt und unter Denkmalschutz gestellt. Der Nachfolgereaktor, der einige gerichtliche Auseinandersetzungen provozierte, weil er mit hochangereichertem, prinzipiell atomwaffentauglichem Uran operiert, wurde am 2. März 2004 angefahren; gegen diesen neuen Reaktor wurde auch wegen seiner Nähe zum Flughafen München heftig polemisiert. Doch 1956 und 1957 verkörperte das Atom-Ei den Stolz Bayerns und der noch jungen Bundesrepublik, als ein Symbol technischen und wirtschaftlichen Fortschritts. Beim Richtfest des Reaktorbaus posierte der bayerische Ministerpräsident Wilhelm Hoegner mit einem Uranstab für die Pressefotografen, den er wie einen Speer in die Höhe hielt; und die Kommune Garching traf rasch die Entscheidung, die Konturen des Atom-Eis in ihr Stadtwappen aufzunehmen. Die Atombegeisterung fand sogar in der Speisekarte für den Festschmaus ihren passenden Ausdruck: Weißwürste wurden als »Uranstäbe« angeboten, Kalbfleisch als »Neutronenschlegel«, und das Bier als »radioaktives Kühlwasser«.

Der atomare Enthusiasmus herrschte über Parteigrenzen hinweg, in der Atomforschung vertraten Christdemokraten und Sozialisten dieselben Positionen. Siegfried Balke, Nachfolger von Franz Josef Strauß als Atomminister (ab 16. Oktober 1956), hielt es geradezu für einen ökonomischen Imperativ, Kernkraftwerke zu bauen; und der SPD-Abgeordnete Ludwig Ratzel predigte im Bundestag, die Deutschen dürften kein »atomar unterentwickeltes Volk« bleiben. Auf dem SPD-Parteitag 1956 in München schwärmte Leo Brandt, Staatssekretär für Luftfahrt- und Reaktortechnik in Nordrhein-Westfalen, vom »Urfeuer des Universums«. Der Brennstoff Uran 235 sei millionenmal besser als Kohle. Denn schon ein halbes Kilo reiche aus, um ein Flugzeug achtmal um die Erde zu schicken. Für den Spottpreis von einer Million Dollar könne man Kleinreaktoren in Aluminiumkisten kaufen, unter dem arktischen Eis vergraben und eine Stadt von 10 000 Einwohnern mit Strom versorgen. 1956 beschloss die SPD einen »Atomplan«, der die großartigen Möglichkeiten der Atomenergie ausmalte, und noch das Godesberger Programm von 1959 formulierte die Erwartung, »daß der Mensch im atomaren Zeitalter sein Leben erleichtern, von Sorgen befreien und Wohlstand für alle schaffen kann«.[13] Solche Hoffnungen wurden keineswegs nur von Politikern oder Lobbyisten verbreitet. Selbst der nüchterne Karl Jaspers urteilte in seinem vielgelesenen Buch über *Die Atombombe und die Zukunft des Menschen* (1958), die Chance sei »ungeheuer«, denn »während die Atombombe verschwindet, würde die Atomenergie ein neues Zeitalter der Arbeit und Wirtschaft herbeiführen«. Kurzum, »wenn das Atom nicht die Vernichtung bringt, stellt es das gesamte Dasein auf neuen Grund«.[14] Und

Ernst Bloch schwärmte sogar vom Siegeszug einer »nicht-euklidischen Technik«, die es erlaube, »beliebige Teile der irdischen Materie in den Zustand der Fixsternmaterie« zu verwandeln – »als ob Fabriken unmittelbar über den Energieorgien der Sonne oder des Sirius stünden. Der synthetischen Chemie, welche Rohstoffe herstellt, wie die Erde sie nicht trägt, billigere und zuweilen bessere, tritt in der Atomphysik eine Art analytischer Gewinn von Energie zur Seite, *wie sie überhaupt nicht von dieser Erde ist, als der bisher vertrauten.*« Dem beinahe gnostischen Jubel über eine Energie, die »nicht von dieser Erde« ist, folgten die utopischen Entwürfe auf dem Fuß.

> Wie die Kettenreaktionen auf der Sonne uns Wärme, Licht und Leben bringen, so schafft die Atomenergie, in anderer Maschinerie als der der Bombe, in der blauen Atmosphäre des Friedens, aus Wüste Fruchtland, aus Eis Frühling. Einige hundert Pfund Uranium und Thorium würden ausreichen, die Sahara und die Wüste Gobi verschwinden zu lassen, Sibirien und Nordkanada, Grönland und die Antarktis zur Riviera zu verwandeln. Sie würden ausreichen, um der Menschheit die Energie, die sonst in Millionen von Arbeitsstunden gewonnen werden mußte, in schmalen Büchsen, hochkonzentriert, zum Gebrauch fertig darzubieten.

Utopien werden als Hexereien präsentiert, die »nicht nur jede technische Romanvision überbieten, sondern fast die Modellbücher alter Magie«.[15] In den ersten Jahren des begeistert akklamierten Atomzeitalters wurde in allen Größenordnungen geplant. Auf der einen Seite sollte der Energiebedarf für Heizung und Strom in künftigen Einfamilienhäusern mit kleinen Kernreaktoren gestillt werden; auf der anderen Seite wurde vorgeschlagen, gefährliche Wirbelstürme mit Atombomben zu bekämpfen. Geträumt wurde vom Bau eines Atomreaktors am Meeresgrund, in 3200 Meter Tiefe: als »Zentralheizung für die Antarktis«; Flugzeuge, Unterseeboote oder sogar Züge sollten mit Kernreaktoren ausgerüstet werden. Zur selben Zeit wurde von einer Versuchsserie in der Wüste von New Mexico berichtet, bei der es um den möglichen Beitrag von Atombombenexplosionen zur schnelleren Verrichtung umfangreicher Grabungsarbeiten ging. Die Versuchsanordnung war vergleichsweise simpel: Eine fünf Kilotonnen-Atombombe wurde in Granitgestein, und zwar in einer unterirdischen Kammer in 285 Meter Tiefe gezündet, wodurch gewaltige Höhlen entstanden, verkleidet mit geschmolzenem Gestein. Vier Monate nach der Sprengung konnte eine Besuchergruppe aus Deutschland berichten:

> Mit Maschinen gruben die Techniker in wenigen Tagen einen Parallelstollen bis zum eigentlichen Zero-Raum. Was wir dann sahen, war wie die Halle eines Bergkönigs: statt in einer kleinen Kammer standen wir unter einer 40 Meter hohen halbkugelförmigen Kuppel. Ihr Durchmesser betrug 54 Meter. Der Hallenboden war mit Salzbrocken übersät. Die Trümmer schienen von der Decke herabgestürzt zu sein und lagerten über dem erstarrten Salzsee. Die Temperatur betrug »nur« noch 55 Grad Celsius. Schutzvorrichtungen waren für uns bei der geringen Radioaktivität überflüssig geworden.[16]

Nach den ersten Versuchsreihen waren die Ingenieure und Beamten der US-Atomenergiekommission zuversichtlich, die nukleare Grabungstechnik bis zum Jahr 1967 perfekt beherrschen zu können. Prompt wurde ein Projekt ausgearbeitet, »um das Bett für einen zweiten größeren Panamakanal mit atomaren Sprengkräften auszuheben. Für den Preis einiger taktischer Atomraketen könnte man auf diese Weise in wenigen Minuten eine Wasserstraße ausheben, deren Bau mit konventionellen Mitteln Jahre dauern würde.«[17] Grundsätzlich wurde in den ersten Jahren nach 1955 fast alles für möglich gehalten. Das Atomium von Brüssel, errichtet zur Weltausstellung von 1958, avancierte rasch zum Wahrzeichen einer neuen Epoche.

## 3.

Doch hinter der manischen Euphorie verbargen sich Panik, depressive Ängste und apokalyptische Erwartungen. Zur selben Zeit, als die Atomeuphorie auf ihrem Höhepunkt war, wurde in der Bundesrepublik über eine mögliche atomare Bewaffnung der Bundeswehr diskutiert – immerhin hatten die Briten schon am 2. Oktober 1952 ihre erste Atombombe gezündet, und der erste Test einer Wasserstoffbombe am 17. Mai 1957 stand unmittelbar bevor. Am 12. April 1957 veröffentlichten 18 Atomwissenschaftler, darunter Max Born, Otto Hahn, Werner Heisenberg, Heinz Maier-Leibnitz, Wolfgang Pauli und Carl Friedrich von Weizsäcker, die »Göttinger Erklärung«, in der es hieß:

> Für die Entwicklungsmöglichkeit der lebensausrottenden Wirkung der strategischen Atomwaffen ist keine natürliche Grenze bekannt. Heute kann eine taktische Atombombe eine kleinere Stadt zerstören, eine Wasserstoffbombe aber einen Landstrich von der Größe des Ruhrgebietes zeitweilig unbewohnbar machen. Durch Verbreitung von Radioaktivität könnte man mit Wasserstoffbomben die Bevölkerung der Bundesrepublik wahrscheinlich schon heute ausrotten. Wir kennen keine technische Möglichkeit, große Bevölkerungsmengen vor dieser Gefahr sicher zu schützen. [...] Wir leugnen nicht, daß die gegenseitige Angst vor den Wasserstoffbomben heute einen wesentlichen Beitrag zur Erhaltung des Friedens in der ganzen Welt und der Freiheit in einem Teil der Welt leistet. Wir halten aber diese Art, den Frieden und die Freiheit zu sichern, auf die Dauer für unzuverlässig, und wir halten die Gefahr im Falle des Versagens für tödlich. Wir fühlen keine Kompetenz, konkrete Vorschläge für die Politik der Großmächte zu machen. Für ein kleines Land wie die Bundesrepublik glauben wir, daß es sich heute noch am besten schützt und den Weltfrieden noch am ehesten fördert, wenn es ausdrücklich und freiwillig auf den Besitz von Atomwaffen jeder Art verzichtet. Jedenfalls wäre keiner der Unterzeichnenden bereit, sich an der Herstellung, der Erprobung oder dem Einsatz von Atomwaffen in irgendeiner Weise zu beteiligen.[18]

Zwar sollte die Trennung zwischen militärischen Atomwaffen und ziviler Kerntechnik aufrechterhalten werden; darum schloss die »Göttinger Erklärung« mit einem Bekenntnis zur friedlichen Anwendung der Atomenergie. Aber zugleich brachte sie die Kehrseite des Atomoptimismus zum Vorschein: die Angst vor dem selbstverschuldeten Weltuntergang, vor der möglichen Apokalypse, gleichsam einem Suizid der gesamten Gattung.

Eine düstere Stimme im Chor der Philosophen – von Jaspers bis Bloch – erhob Günther Anders, Sohn des Psychologen William Stern, Schüler Husserls und Heideggers, erster Ehemann Hannah Arendts. Die strahlende Zukunft des Atomzeitalters charakterisierte er als »Endzeit«. So heißt es im ersten Band von *Die Antiquiertheit des Menschen* (1956), die Bedrohung sei nie aufgehoben, sondern »immer nur verschoben«:

> Was heute vielleicht vermieden werden wird, kann morgen eintreten. Morgen wird sie über unseren Söhnen hängen, und übermorgen genau so über deren Söhnen. Los wird sie keiner mehr. Wie weit in die Zukunft kommende Geschlechter auch vorstoßen mögen, wo immer sie vor ihr hinfliehen werden, immer wird sie mit ihnen mitfliehen. Ja, ihnen voran, als wiese sie den Weg; als dunkle Wolke, der sie nachziehen.[19]

Seit Hiroshima seien die Menschen zu Herren ihrer kollektiven Vernichtung aufgestiegen, Exponenten einer »potestas annihilationis«, im Gegensatz zur »creatio ex nihilo«.[20] Umso verblüffender sei ihre »Unfähigkeit zur Angst«: »So also ist die Situation. So beängstigend. Aber wo ist unsere Angst? Ich finde keine. Noch nicht einmal eine Angst mittlerer Größe kann ich finden. Noch nicht einmal eine, wie sie etwa bei der Gefahr einer Grippe-Epidemie aufträte. Sondern eben überhaupt keine. Wie ist das möglich?«[21] Anders gibt mehrere Antworten auf diese Frage. Er verweist zunächst auf das »prometheische Gefälle«, das dem Menschen Grenzen ziehe: »Vor unserem eigenen Sterben können wir Angst haben. Schon die Todesangst von zehn Menschen nachzufühlen, ist uns zuviel. Vor dem Gedanken der Apokalypse aber streikt die Seele.« Und er fügt hinzu, dass »wir im Vergleich mit dem, was wir wissen und herstellen können, zu wenig vorstellen und zu wenig fühlen können.«[22]

Eine zweite Antwort leitet Anders aus dem modernen Fortschrittsglauben ab, der den Gedanken an den Tod und die Sterblichkeit geradezu verbiete. »Da nur dasjenige als ›wirklich seiend‹ gilt, was besser und besser wird, kann man mit dem Tode ›nichts anfangen‹, es sei denn, man hänge ihn irgendwo an, wo er an dem universellen Gesetz der Qualitätssteigerung indirekt teilnimmt.«[23] Gewiss sterbe man heute »netter« als vor fünfzig Jahren; doch auf den Friedhöfen werden keine Toten mehr begraben, sondern der Tod selbst. Die Verdrängung des Todes, die ja schon Heidegger kritisiert hatte, bewirke einen historisch neuartigen Verlust der Zukunft.

> So rasch wir auch in die Fortschrittswelt hineinrannten – wir rannten wie Kurzsichtige, unser aktueller Zukunftshorizont: derjenige Zeitraum, den wir als Futurum in Betracht zogen und als solches auffaßten, blieb doch von geradezu provinzlerischer Enge. Schon das Übermorgen war uns keine Zukunft mehr. Was wir mit diesem Paradox meinen, ist die einfache Tatsache, daß uns nicht alles, was künftig ist, deshalb auch schon als »Zukunft« gilt. Das Jahr 1967 ist gewiß für uns »Zukunft«. Aber das Jahr 2500 als Zukunft und die Menschen des Jahres 2500 als unsere Urenkel aufzufassen, sind wir unfähig: sie »gehen uns nichts an«, ihr Zeitort scheint irgendwo im Nebel zu liegen; und gar der Ort des Jahres 10 000 in der archaischen Gegend des Jahres 10 000 *vor* Beginn unserer Zeitrechnung.[24]

Der Befund ist hellsichtig; er trifft unsere eigene Zeit noch genauer, als es Mitte der fünfziger Jahre absehbar war. Dem Zukunftsverlust sekundiert inzwischen ein synchronistisches Bewusstsein, das durch die Omnipräsenz der Medien und sozialen Netzwerke beständig erweitert und geschärft wird. Die Dominanz dieses synchronistischen Bewusstseins manifestiert sich exemplarisch in der stets wiederholbaren Frage, was gerade, also jetzt, während ich beispielsweise am Schreibtisch sitze, jenseits meines Arbeitszimmers geschieht: auf den Schauplätzen der Kriege in Syrien, im Jemen oder in der Ukraine, aber auch an Orten, an denen sich meine Kinder und Freunde aufhalten, die auf Facebook und Twitter posten, was sie tun, womit sie gerade beschäftigt sind. Dieser unaufhaltsame Aufstieg des synchronistischen Bewusstseins, einer Art von freischwebender Aufmerksamkeit, die dem Multitasking ähnelt, lässt die Welt zunehmend ereignishaft erscheinen. Hinter den Mind-Maps gleichzeitig aufblitzender Ereignisse verschwinden die Fragen nach der *longue durée*, nach der Genealogie kriegerischer Konflikte und ökonomischer Krisen oder der Kohärenz individueller Lebensgeschichten ebenso wie die Fragen nach der Zukunft. Wir leben in einem Chronotop der »breiten Gegenwart« (Hans Ulrich Gumbrecht), des »Present Shock« (Douglas Rushkoff),[25] der Rhizome und Wechselwirkungen. Jeden Tag, ja, wenn wir wollten, jede Minute, zeigt sich uns die Welt von ihrer furchtbaren Seite, erfahren wir von Katastrophen, Kriegen, Hungersnöten, Seuchen, Suiziden, Anschlägen, Fluchtbewegungen und wachsenden Bedrohungen, etwa durch den Klimawandel, so dass selbst der Wetterbericht bisweilen ein düsteres Bild von der Lage des Planeten zeichnet. Das Weltbild des synchronistischen Bewusstseins ist ein Weltuntergangsbild, Ausdruck synchron geteilter Hoffnungsarmut. Zumindest in diesem Punkt irrte Anders: Wir leben heute nicht mehr in einer angstfreien Welt, die den Tod und das Ende erfolgreich verdrängen kann.

Mit Blick auf die Atombomben verschärfte Anders die Einsichten Sartres in die Praxis des *néant*, des »Nichtens«; und er verlieh der These Heideggers aus der Freiburger Antrittsvorlesung – »Da-sein heißt: Hineingehaltenheit in das Nichts«[26] – ein konkretes historisches Profil. Denn die Atombombe, so Anders, benehme sich selbst »wie ein Nihilist«; und was auch immer sie sagen könnte, »ihre Worte wären keine anderen als die des Nihilisten«, der die provozierende Frage stellt, warum es die Welt nicht »ebensogut nicht geben« sollte.[27] Der waffentechnische Fortschritt habe zur universellen Verbreitung des Nihilismus beigetragen. Er sei zum »Vulgärbewußtsein der Epoche«, geradezu zur »Massenphilosophie«, avanciert; dass aber dieser »*Massen-Nihilismus*« und die Möglichkeit der »*Massen-Annihilation*« geschichtlich konvergieren, sei »äußerst frappant«.[28] An die Stelle des Satzes »Alle Menschen sind sterblich« tritt heute der Satz: »Die Menschheit als ganze ist tötbar.«[29] Gegen Heidegger argumentiert Anders in einer ausführlichen Anmerkung, das »Sein zum Tode« betreffe eben nicht »eine allen Menschen gemeinsame eschatologische Situation oder gar die Möglichkeit eines Kollektiv-Selbstmordes«; denn Heidegger habe bloß die einsame »Erfahrung des pausenlos mit dem Tode konfrontierten Soldaten« philosophisch verarbeitet. Wer dieses Denken auf eine Beurteilung der heutigen Lage anwendet, beschreibt die Katastrophe, so Anders, als ein pervertiertes »Eigentlich-Werden« der Menschheit.[30] Im Gegensatz zu Jacob Taubes, dessen *Abendländische Eschatologie* 1947 gedruckt wurde,[31] war Anders kein Apokalyptiker, sondern ein »Katechontiker«, der den Jüngsten Tag so lange wie möglich aufschieben will, selbst in der Gewissheit, dass diese Anstrengungen zuletzt scheitern werden.[32]

## 4.

Spätestens nach Errichtung der Berliner Mauer im August 1961 und der Kubakrise vom Oktober 1962 begannen sich allmählich pazifistische Protestbewegungen zu organisieren. Bereits 1958 hatte der erste »Ostermarsch« der britischen »Campaign for Nuclear Disarmament« – mit 10 000 Teilnehmern – stattgefunden; in Norddeutschland demonstrierten 1960 knapp 1000 Anhänger einer neuen Friedensbewegung. Im Lauf der sechziger Jahre stieg die Anzahl der »Ostermarschierer« auf bis zu 300 000 Menschen an; erst nach 1968 reduzierte sich das Engagement – unter dem Eindruck der militärischen Intervention des Warschauer Pakts in Prag und der deutschen Notstandsgesetzgebung – wieder erheblich. Dabei hatte sich der Kalte Krieg längst zu einem strategisch komplexen Planspiel entwickelt. Ein Einsatzplan für den Ernstfall eines Kriegs gegen die Sowjetunion wurde unter dem Codenamen »Halfmoon« bereits im Frühjahr 1948 entwickelt; da die Reichweite der damaligen B-29- und B-50-Flugzeuge nicht genügte, um zu einer Zielstadt in der Sowjetunion und wieder zurück zum Stützpunkt zu fliegen, wurden sogar explizite Suizidmissionen erwogen. »›Das wird das Gemeinste sein, was wir jemals gemacht haben‹, sagte Generalmajor

Earle E. Partridge. ›Die Mannschaft opfern, die Bombe opfern, das Flugzeug opfern, alles gleichzeitig. Einen Abschiedskuss und dann los.‹ Als Präsident Truman im Mai 1948 über HALFMOON und einen atomaren Luftschlag unterrichtet wurde, wandte er sich gegen beides.«[33] Doch noch 25 Jahre nach der Entwicklung dieser Pläne musste der damalige CIA-Direktor William Colby überrascht feststellen, dass »unsere B-52-Bomber für einen Einsatz ohne Wiederkehr vorgesehen sind«.[34] Denn nach einem

> Einsatzbefehl würden die Bomber der Bodenbereitschaft innerhalb kurzer Zeit von ihren Stützpunkten in den Vereinigten Staaten abheben und acht bis zehn Stunden zu ihren Zielorten in der Sowjetunion fliegen. Doch was würden sie dort vorfinden? Die Sowjetunion wäre schon von Tausenden Raketensprengköpfen getroffen worden. Nicht zerstörte Ziele wären vermutlich von Luftabwehrraketen umgeben, und Staubwolken unvorstellbaren Ausmaßes würden die Landschaft bedecken. Für jede B-52 war nach einem Angriff ein bestimmter Stützpunkt in Europa oder dem Nahen Osten vorgesehen, wo sie landen, auftanken und neue Nuklearwaffen für einen zweiten Schlag gegen die Sowjetunion aufnehmen sollten. Würde es noch einen einzigen dieser Stützpunkte geben, falls einige Bomber ihren ersten Flug durch den sowjetischen Luftraum irgendwie überstanden? Die meisten B-52-Besatzungen rechneten nicht damit.[35]

So viel war also klar: Ein Atomkrieg wäre ein Selbstmordkommando, zuerst für die Soldaten und Piloten, danach für die Zivilbevölkerungen, wenn nicht gar für die gesamte Menschheit. Und auch wenn der zeitweilige Pentagon-Berater und Futurologe Herman Kahn, angebliches Vorbild für Stanley Kubricks Figur des Dr. Strangelove (1964), einen Atomkrieg als durchaus führbar und gewinnbar ansah, waren sich doch die meisten Politiker und Militärs mit Admiral Arleigh Burke einig, der kurz und bündig feststellte: »Bei einem Selbstmordpakt gibt es keinen Gewinner.«[36]

Wer die Darstellung der Pannen und Unfälle während des Kalten Kriegs studiert, die Eric Schlosser – auf Grundlage einer Vielzahl bisher nicht zugänglicher Quellen und Interviews – im Jahr 2013 publiziert hat, wird noch nachträglich von Entsetzen gepackt.

So stürzte etwa am 23. Januar 1961 ein B-52-Bomber mit zwei Wasserstoffbomben an Bord über North Carolina ab; die Bomben detonierten nicht. Soldaten der Air Force fanden die eine Bombe am nächsten Morgen; sie steckte mit der Spitze voran im Boden, während ihr Fallschirm sich im Geäst eines Baumes verfangen hatte. Die andere Bombe war in einer sumpfigen Wiese gelandet, und just der mit dem konzentrierten Uran ausgestattete Sprengkern war zwanzig Meter tief ins Erdreich eingedrungen, so dass die Bergungsteams wochenlang vergeblich danach gruben.[37] Bei anderer Gelegenheit signalisierte das Frühwarnsystem – auf der fünften und höchsten Alarmstufe – einen mit nahezu hundertprozentiger Wahrscheinlichkeit bevorstehenden Raketenangriff der Sowjetunion; in den verbleibenden fünf Minuten Reaktionszeit vor der Auslösung des Gegenschlags fragte der Vizekommandeur Roy Slemon zum Glück, wo Chruschtschow gerade sei. Als er vom Nachrichtendienst erfuhr, dass der damalige Regierungschef Chruschtschow sich in New York bei den Vereinten Nationen aufhalte, war er etwas erleichtert, noch mehr allerdings, als nach zwanzig Minuten noch keine Raketeneinschläge auf amerikanischem Territorium gemeldet wurden. Später stellte sich dann heraus, dass die Radaranlage in Thule auf Grönland »den langsam über Norwegen aufgehenden Mond für Dutzende in Sibirien gestartete Langstreckenraketen gehalten« hatte.[38] Auch die Unfallsicherheit der noch in den fünfziger Jahren mit utopischer Begeisterung als Monumente einer friedlichen Nutzung der Atomenergie gefeierten Kernkraftwerke erwies sich bekanntlich als trügerisch. Am 28. März 1979 ereignete sich im Atomkraftwerk auf Three Mile Island, südöstlich von Harrisburg im US-Bundesstaat Pennsylvania, eine Kernschmelze, und am 26. April 1986 kam es zur Katastrophe von Tschernobyl. Und zuletzt begann am 11. März 2011 die durch einen Tsunami ausgelöste Unfallserie im japanischen Kernkraftwerk Fukushima, deren Auswirkungen dazu beitrugen, die Visionen von einer strahlenden Zukunft im Zeichen des Atoms endgültig zu ernüchtern.

Auch die Debatten um die Gefahren eines Atomkriegs flammten gegen Ende der siebziger Jahre wieder auf, als die Nato am 12. Dezember 1979 ihren Doppelbeschluss fasste, während die Sowjetunion beinahe zeitgleich in Afghanistan einmarschierte. Die Nato verknüpfte damals die Forderung nach einer wechselseitigen Begrenzung der Aufrüstung durch Mittelstreckenraketen mit der Drohung, in Europa – und insbesondere in Deutschland – neue Mittelstreckenraketen zu stationieren. Dieser Nachrüstungsbeschluss mobilisierte nicht nur die Friedensbewegung, sondern provozierte auch eine Vielzahl apokalyptischer Phantasien über einen bevorstehenden Nuklearkrieg in Mitteleuropa. Im Jahr 1979 erschien etwa die Untersuchung des New Yorker Psychiaters Robert Jay Lifton zu *The Broken Connection: On Death and the Continuity of Life*, das sieben Jahre später unter dem ein wenig irreführenden Titel *Der Verlust des Todes* auch auf Deutsch zu lesen war. In diesem umfangreichen Werk entfaltete Lifton, der bereits 1968 die traumatischen Erfahrungen der Überlebenden von Hiroshima, und danach der Vietnam-Veteranen analysiert hatte,[39] seine Kritik an der Mentalität des »Nuklearismus«, den er für ebenso gefährlich hielt wie die Bomben selbst. Der »Nuklearismus«, so Lifton, sei »die leidenschaftliche Umarmung nuklearer Waffen als eine Antwort auf die Todesangst und einen Weg, das verlorene Gefühl der Unsterblichkeit zurückzugewinnen«. Er sei »eine weltliche Religion, in der ›Gnade‹ und auch ›Erlösung‹ – die Herrschaft über den Tod und das Böse – durch die Macht einer neuen technologischen Gottheit erlangt werden«.[40] Lifton hielt die Beschreibungen von Atombombenexplosionen – angefangen mit Oppenheimers Kommentaren zum »Trinity«-Test – für den Ausdruck typischer Konversionserfahrungen und zugleich für das Symptom einer allgemeinen »Machtkrankheit des 20. Jahrhunderts«, die dem nachlassenden »Gefühl von der Verläßlichkeit und Fortdauer des Lebens« opponiere.[41] Ein wichtiges Kapitel des Buches widmete Lifton dem Suizid, den er – insbesondere am Beispiel der rituellen Selbsttötung Yukio Mishimas – auf Grandiositätsphantasien bezog, auf totalisierende Vorstellungen des Selbst: »Sich umzubringen kann als einzige Möglichkeit erscheinen, [...] sein ganz eigenes Leben zu behaupten. [...] Sie kann mit großer Feindseligkeit und vielen Formen innerlicher ›Spaltung‹ oder Desintegration assoziiert sein, wie Freud sie hervorgehoben hat. Fundamentaler ist jedoch der empfundene Mangel an Lebenskraft, es sei denn, man vollzieht den Schritt zum Selbstmord«: als »Handlung des totalen Selbst gegen das totale Selbst«.[42] Die Doppeldeutigkeit der Rede vom »Nehmen« des Lebens – als Annehmen oder Wegnehmen – wird hier besonders sichtbar.

Im Jahr 1983 – ein Jahr nach der Friedensdemonstration in Bonn am 10. Juni 1982, an der rund 400 000 Menschen teilnahmen – kam der Film *The Day After* in die europäischen Kinos, der ein realistisches Nuklearkriegs-Szenario darstellte; im selben Jahr erschien auch Peter Sloterdijks *Kritik der zynischen Vernunft*, mit einer längeren Passage, die eine Kritik der Verteidigungs- und Selbsterhaltungslogik nuklearer Abschreckung als *Bombenmeditation* präsentierte. Sloterdijk schrieb damals: »Der letzte Krieg ist in Wahrheit eine ›innere Angelegenheit‹ der gerüsteten Menschheit geworden. In ihm geht es darum, das Prinzip der harten Selbsterhaltung mit seiner archaischen und modernen *ultima ratio* des Kriegs zu durchbrechen.«[43] Tatsächlich sei die Atombombe ein »Medium der Selbsterfahrung«, und zwar als »der einzige Buddha, den auch die westliche Vernunft versteht. Unendlich ist ihre Ruhe und ihre Ironie. Ihr ist es gleich, wie sie ihre Mission erfüllt, ob im stummen Abwarten oder als Feuerwolke; für sie zählt der Wechsel der Aggregatzustände nicht. Wie beim Buddha ist alles, was zu sagen wäre, durch ihr bloßes Dasein gesagt. Die Bombe ist keine Spur böser als die Wirklichkeit und um kein Haar destruktiver als wir. Sie ist nur unsere Entfaltung, eine materielle Darstellung unseres Wesens. […] Wir sind sie. In ihr vollendet sich das westliche ›Subjekt‹.«[44]

Auch Sloterdijk bezog sich auf das Thema der Spaltung; auch er singularisierte die Bombe – wie schon Anders, der stets von *der* Bombe sprach, als wäre sie ein einziges Ding, keine Waffenansammlung in vielen über den Planeten verteilten Arsenalen – zum Buddha, zu einer sakralen Entität. Offen bleibt gewiss auch, wie die »Vollendung des westlichen ›Subjekts‹« gedacht werden soll: als Überwindung der Spaltung durch Selbsterfahrung oder Selbstvernichtung. Viel dramatischer noch skizzierte – ebenfalls 1983 – der Anglist und Philosoph Ulrich Horstmann die *Konturen einer Philosophie der Menschenflucht*. In einer Mischung aus Satire und misanthropischer Philosophie feierte er in seinem schmalen Traktat über *Das Untier* geradezu die Hoffnung auf einen totalen Suizid der menschlichen Gattung:

> Und das Blitzen der Detonationen und der sich über die Kontinente fressende Brand wird sich spiegeln in den Augen des Letzten unserer Art und sein Antlitz erleuchten und verklären. Und alle Geschöpfe werden niedersinken in der Glut und dem Untier huldigen in der Stunde des Untergangs als dem Heilande, der sie erlöst hat zum ewigen Tode. Und dann wird dem Letzten das Sinn werden, was zuvor Absurdität war, und er wird die Hände aufheben über dem versengten Fleisch und zu ihm sprechen: »Seid getrost; die Last des Seins ist von euch genommen, und die Prüfung ist vorüber. Jedes von euch war nur der Alp eines Quarzkristalls. Wir, wir alle, sind nie gewesen!« Und er wird in Frieden sterben.[45]

Seit 1983 haben sich die apokalyptischen Szenarien, Filme, Romane und künstlerischen Darstellungen des Weltuntergangs so rasant vermehrt, dass ein Beobachter von einem anderen Stern das im 21. Jahrhundert proklamierte »Anthropozän« geradezu als Zeitalter des antizipierten, womöglich erhofften Gattungssuizids wahrnehmen müsste. So hat etwa Alan Weisman in *Die Welt ohne uns* (2007) beschrieben, wie rasch die Häuser und Städte der Menschen verschwinden würden, sobald die Menschengattung ausgestorben wäre. Zunächst würden allein Aluminiumtöpfe, Kunststoffe und Küchenkacheln dem unausweichlichen Verfall trotzen. Doch nach wenigen Tausend Jahren wären Städte und Mauern von Gletscherzungen bedeckt; nur massive unterirdische Bauwerke – wie der Eurotunnel zwischen Calais und Dover – würden dann vielleicht noch existieren. Nach sieben Millionen Jahren wären die Porträts der US-Präsidenten am Mount Rushmore noch andeutungsweise erkennbar; Bronzestatuen könnten sogar zehn Millionen Jahre überstehen.[46] Ungehindert ausbreiten im All würden sich hingegen die elektromagnetischen Wellen von Radio- und Fernsehsendungen, wenngleich ohne Publikum, das sie entschlüsseln und wahrnehmen kann. Alan Weisman hat seine unmöglichen Reportagen über eine Welt ohne Menschen, aus denen inzwischen sogar eine TV-Serie –

*Life After People* (2009/10), mit immerhin zwanzig Folgen – generiert wurde, einer geliebten Toten gewidmet: »*aus einer Welt ohne dich*«.[47] Nach Maßgabe dieser Widmung erscheinen die faszinierenden Bilder von einer *Welt ohne uns* als die Effekte einer Umkehrung, einer inversen Spiegelung: Der Blick auf eine Welt ohne Menschen camoufliert nicht nur den Blick auf eine Welt ohne den geliebten Menschen, sondern auch den Blick auf eine Welt, die *ohne mich* auszukommen vermag.

## 5.

Inzwischen wird die mögliche Selbstvernichtung der Menschheit auch als »Omnizid« bezeichnet; in ihrer Untersuchung der *genocidal mentality* konstatierten Robert Jay Lifton und Eric Markusen, die »Ausrottungsmentalität«, als die »Bereitschaft, notfalls Maßnahmen anzuordnen, die Abermillionen Menschen töten könnten«, sei geradezu »alltäglich geworden« und präge »alle Strukturen der Gesellschaft«.[48] In einem Essay für die prominente niederländische Kultur- und Literaturzeitschrift *De Gids* sprach der Schriftsteller und Übersetzer Maarten Asscher – unter Bezug auf Primo Levi, Maurice Pinguet und Marc Etkind – vom »homo suicidalis«;[49] und in gewisser Hinsicht hätten zeitgenössische Leserinnen und Leser ohnehin glauben können, der Homo sapiens habe sich längst in den Homo suicidalis verwandelt, so viele Szenarien des »Omnizids« und des Weltuntergangs wurden anlässlich der Jahrtausendwende ausgemalt und verbreitet. Nicht umsonst wurde etwa Jacques Attalis Buch *Lignes d'horizon* von 1990 – auf Deutsch unter dem Titel *Millennium* – mit Albrecht Dürers Holzschnitten zur Geheimen Offenbarung des Johannes illustriert.[50] Doch es blieb nicht nur bei imaginären Szenarien und Untergangsvisionen. Im letzten Viertel des 20. Jahrhunderts traten zunehmend Kollektivsuizide apokalyptischer Sekten ins Rampenlicht der öffentlichen Aufmerksamkeit. Am 18. November 1978 starben mehr als 920 Anhänger des Sektenführers Jim Jones im Urwald von Guayana, darunter auch 276 Kinder; am 19. April 1993 ereignete sich das Massaker von Waco, Texas; 82 Mitglieder der von Vernon Howell alias David Koresh geführten Sekte der »Davidianer« starben damals im Flammeninferno. Im Herbst 1994 kam es zur Selbsttötung von 61 Sonnentemplern in der Schweiz; es begann mit einem Massaker am 30. September, dem weitere Gruppensuizide am 4. und 5. Oktober – in einer seltsamen Mischung aus freiwilligen Toden, Maßnahmen zur Sterbehilfe und regelrechten Hinrichtungen – folgten. Weitere Anhänger des Sonnentempelordens starben am 23. Dezember 1995 auf einem Hangplateau bei Saint-Pierre-de-Chérennes. Die Polizei fand 16 verkohlte Leichen, in einer kreisförmigen Anordnung, die an Radspeichen erinnerte. Nicht ganz eindeutig geklärt werden konnte, wer freiwillig starb und wer umgebracht wurde. Zu erwähnen ist auch der Ritualsuizid von 39 Angehörigen der Heaven's-Gate-Sekte im kalifornischen Rancho Santa Fe im März 1997; offenbar glaubten sie, der Komet Hale-Bopp signalisiere die Ankunft eines außerirdischen Raumschiffs, das sie in eine andere Welt tragen werde. Schließlich starben am 17. März 2000 mindestens 500 Mitglieder der Bewegung zur Wiederherstellung der Zehn Gebote bei einem Massensuizid in Uganda; unter den Toten befanden sich auch 68 Kinder.

Die Liste ließe sich noch fortsetzen, doch auch so ist sie bereits bemerkenswert lang. Was die Ereignisse miteinander verband, war an erster Stelle der Glaube an den unmittelbar bevorstehenden Weltuntergang, an die in der Johannesapokalypse erwähnte Endschlacht bei Armageddon (Offb 16, 16). Jim Jones, der Gründer des Peoples Temple, der erst in Indianapolis, danach in San Francisco und ab 1974 im Nordwesten Guayanas residierte, hielt – nach dem Zeugnis von Deborah Layton, die neun Jahre lang in der Sekte lebte – beinahe täglich Ansprachen, in denen er versicherte, dass die Gemeinschaft bedroht werde, dass die US-Regierung Konzentrationslager für alle Angehörigen des Volkstempels errichtet habe, dass sie bewaffnete Angriffe auf das Quartier in Guayana, Folterungen und Hinrichtungen plane. »Jim erzählte uns, dass wir alle auf einer schwarzen Liste stünden. [...] In seinen Predigten warnte er uns ständig vor dem unvermeidlichen Armageddon in den USA und drängte uns, unsere Bindungen zu diesem bösartigen, rechtsextremen Land zu kappen, um mit dem Leben davonzukommen.«[51] Realität und Paranoia wurden bis zur Unkenntlichkeit vermischt; und in der letzten Phase wurde der Massensuizid – in den »weißen Nächten« – regelrecht geprobt. So erzählt Layton von einer Rede Jims, der von seinen Anhängern »Father« genannt wurde:

> »Hört ihr dieses Geräusch?«, fragte Jim. »Die Söldner kommen. Das Ende steht bevor. Die Zeit ist abgelaufen. Kinder ... stellt euch in zwei Reihen zu meinen Seiten auf.« Die Wärter hatten einen großen Aluminiumbottich vor dem Pavillon in Fathers Nähe aufgestellt. »Es schmeckt wie Fruchtsaft, Kinder. Es wird leicht zu schlucken sein ...« Ich sprang vom Zaun herunter und reihte mich mit den anderen ein. Ich war verwirrt und verängstigt, verstand nicht, was da ablief. Wer waren diese Leute, die gekommen waren, um uns zu töten? Ein junger Mann protestierte und schrie. »Nein! Ich will nicht sterben! Es muss einen Ausweg geben...« »Wärter! Haltet ihn fest. Man muss ihn zum Trinken zwingen.«[52]

Kurz danach wurde verkündet, dass es sich bloß um eine Übung gehandelt habe. Einigen Menschen, darunter Deborah Layton, gelang es zu fliehen. Ihre Berichte beschleunigten indes den Eintritt der Katastrophe, denn eine US-amerikanische Kommission wurde in den Urwald geschickt, um die Vorkommnisse zu prüfen. Bei dieser Gelegenheit eskalierte die Lage; die Mitglieder der Delegation unter dem Kongressabgeordneten Leo Ryan wurden beschossen, einige von ihnen getötet.

> Unmittelbar danach folgte die Katastrophe im Lager selbst, wo zuerst die Kinder starben, als man ihnen Zyankali in den Mund spritzte. Dasselbe Schicksal erlitten auch die älteren Kinder. Die Erwachsenen hatten einen Becher voll vergifteter »Kool-Aid-Limonade« zu trinken. Das Gift benötigte etwa fünf Minuten, um die Opfer zu töten. Bewaffnete Aufpasser sorgten dafür, dass der Befehl durchgeführt wurde. Sie hatten den Auftrag, jeden niederzuschießen, der flüchten wollte.[53]

Auch das Massaker von Waco ereignete sich im Zuge einer Eskalation durch einen FBI-Angriff, und auch die Davidianer hatten zuvor zahllose Predigten ihres Anführers David Koresh gehört, in denen häufig »surrealistische Visionen der Apokalypse und des Tausendjährigen Reichs« ausgemalt wurden. Koresh »konnte bis zu 15 Stunden lang auf diese Art und Weise Feuer und Schwefel von der Kanzel spucken, wobei er hin und wieder durch wilde Schreie und drastische Mimik die Qual der verlorenen, gequälten Seelen vermittelte«.[54] Insbesondere an Jonestown und Waco lässt sich eine zweite Gemeinsamkeit solcher Gruppensuizide ausmachen: die Grenze zwischen Mord und Suizid verschwimmt. »Gäbe es nicht so viel Lust am eigenen Untergang, der Massenselbstmord müsste in Massenmord umgetauft werden«,[55] resümierte Udo Singer. Auch die Gruppensuizide der Sonnentempler warfen ja die Frage nach der Freiwilligkeit des gemeinsamen Sterbens auf. Ihre Geschichte hat die Literaturwissenschaftlerin Patricia Duncker in einem vielschichtigen Buch erzählt, halb Kriminal-, halb Kulturgeschichte, mit zahlreichen Anspielungen auf Traditionen esoterischer Astronomie, aber auch auf romantische, philosophische, literarische und musikalische Vorbilder, die gleichsam die kulturellen Wurzeln der Faszination für apokalyptische Gruppensuizide ausleuchten. Im Zentrum der Handlung stehen die Richterin Dominique Carpentier, der Kommissar André Schweigen, sowie der Komponist und Dirigent Friedrich Grosz, der spirituelle Hüter eines alten, in unverständlichen Schriftzeichen abgefassten Buchs und zugleich der »Wegweiser« einer Sekte, die im Roman schlicht »der Glauben« genannt wird. Die Opposition zwischen aufklärerischer Vernunft und dem »Glauben« wird an zwei Opern des 19. Jahrhunderts veranschaulicht, an Wagners *Tristan und Isolde* und an Beethovens *Fidelio*. Der Nacht- und Todesfaszination in der Abschlussarie Isoldes – »Mild und leise« – entspricht das erlösende Trompetensignal am Ende der einzigen Oper Beethovens, das die Ankunft des Ministers und die Befreiung des Gefangenen ankündigt. Der Einbruch dieser Realität verwandelt die Todessehnsucht Leonores, die sich noch in der Arie vom »Engel, der führt mich zur Freiheit, zur Freiheit ins himmlische Reich« ausgedrückt hatte, in den Hymnus an Freude, Gerechtigkeit und Liebe, den der Chor zehn Minuten lang vorträgt; und während die – eigentlich unmusikalische – Richterin die Liebestodarie Isoldes mit tränenüberströmtem Gesicht anhört,[56] wird sie nun von »unbändiger Freude« mitgerissen.[57] Und natürlich lässt Patricia Duncker implizit durchblicken, dass Freimaurer und Rosenkreuzer nur die andere Seite aufklärerischer Lichtmetaphorik bildeten.

Die Frage nach den kulturellen Kontexten apokalyptischer Phantasien vom Gattungssuizid – auch Thomas Haenel hat übrigens Jonestown, Waco oder die Sonnentempelsuizide in Frankreich und Kanada und der Schweiz direkt neben die Vorstellungen vom »Omnizid« gestellt[58] – hat Ulrich Horstmann dazu inspiriert, 2012 eine Art von Ehrenrettung der apokalyptischen Phantasie zu postulieren. Während die Schrecken der beiden Weltkriege erst nachträglich in Romanen, Fotografien, Filmen oder Bildern – bis etwa zu Arnulf Rainers *Hiroshima*-Zyklus von 1982 – dargestellt und verarbeitet wurden, sei, so seine These, der drohende dritte, nukleare Weltkrieg durch vorwegnehmende Thematisierungen im Sinne einer »Abschreckungskunst«, aufgehalten und vorläufig verhindert worden. Zumal im fünften Kapitel über Testexplosionen unter der Schädeldecke betont Horstmann die außerordentliche Vielfalt dieser apokalyptischen Ästhetik:

> Man greife etwa zur Monographie Paul Brians' *Nuclear Holocausts: Atomic War in Fiction, 1895-1984* (1987) und blättere durch die einhundertfünfzigseitige Bibliographie oder studiere David Dowlings im gleichen Jahr erschienenen Band *Fictions of Nuclear Disaster*, dessen Autor nur mittels des Prinzips des Exemplarischen den Kopf über Wasser halten kann. Und auch ein Mausklick löst Datenlawinen aus. Wikipedia zum Beispiel liefert *A List of Apocalpytic and Postapocalyptic Fiction*, die nach Untergangsauslösern gegliedert ist und unter der Überschrift »World War III and Other Apocalyptic Wars« an die dreihundert alphabetische Einträge für die Bereiche Film, Fernsehen, Roman, Drama, Spiele und Comics aufweist. Das ist, so möchte man die Metapher des Kalten Krieges ausbauen, wohl nur die Spitze des Eisbergs, aber schon beeindruckend genug. Und wenn man eine zweite chronologisch geordnete Auswahl, *A List of Nuclear Holocaust Fiction*, hinzuzieht, tauchen nicht nur Kurzgeschichten und Popmusik als weitere Beiträger auf, sondern man bekommt auch einen Eindruck

> von dem langen Atem und Durchhaltevermögen der Abschreckungskunst, die ermüdungsfrei und enttäuschungsresistent Jahr um Jahr ihre imaginativen Vorstöße auf das Terrain des Darf-nicht-sein unternimmt.[59]

Freilich warnt Horstmann in einem Epilog davor, die Erfolge dieser Abschreckungskunst zu überschätzen. Wie Günther Anders weiß auch er, dass »die Schlacht der apokalyptischen Einbildungskraft« nicht gewonnen werden kann. Offenkundig sei es zwar gelungen, den »dritten totalen Krieg, der das Ende unserer Zivilisation bedeuten würde, kontinuierlich hinauszuschieben«. Dennoch sei es unmöglich, »den Exorzismus zu vollenden und das Risiko ganz auszuschalten«,[60] nicht zuletzt, weil auch die Kraft der Imagination janusgesichtig bleibt. Selbst der Universalsuizid der menschlichen Gattung könne vorgestellt, ja sogar gewünscht werden.

Die apokalyptischen Imaginations- und Gewaltpotentiale an der Grenze zwischen Kollektivsuizid und Massenmord thematisierte kurz vor der Jahrtausendwende nochmals Robert Jay Lifton, und zwar unter Bezug auf den Anschlag mit dem Giftgas Sarin, den die japanische Sekte Aum Shinrikyō am 20. März 1995 in den U-Bahnen von Tokio verübt hatte. Dieser Anschlag tötete damals dreizehn Menschen, mehr als tausend wurden verletzt. Zwölf Sektenmitglieder wurden zum Tode verurteilt, darunter auch der Sektengründer und Anführer, der fast blinde Shōkō Asahara. Zunächst hatte sich Asahara vorwiegend auf buddhistische, hinduistische und esoterische Quellen wie die Prophezeiungen des Nostradamus gestützt; doch allmählich ergriffen apokalyptische Visionen vom Weltuntergang, einem finalen Atomkrieg und der Erlösung weniger auserwählter Menschen Besitz von ihm. Eine besondere Faszination für Themen des Weltuntergangs und der Erwartung eines Atomkriegs, den Asahara für 1997 prophezeite, bildeten ein Zentrum seiner Lehren; er selbst beanspruchte für sich die Rolle des »blinden Erlösers«, der in der Endzeit von Armageddon erscheinen werde. Lifton verglich den apokalyptischen Glauben von Aum Shinrikyō auch mit Jim Jones und dem Peoples Temple:

Jones repräsentierte gewissermaßen in verzerrter Form die Auseinandersetzung der amerikanischen Gesellschaft mit der Furcht vor einer nuklearen Vernichtung. Seine Beziehung zu Atomwaffen unterscheidet sich jedoch von der Asaharas in zwei bedeutsamen Punkten. Der amerikanische Guru sah sich als potentielles Opfer eines nuklearen Holocausts, niemals als Besitzer oder Beherrscher von Vernichtungswaffen (obwohl auch er sich von einem Atomkrieg gewisse Vorteile für seine Sekte erhoffte). Zudem bereitete Jones vor dem Hintergrund einer bevorstehenden atomaren Vernichtung eine alternative Apokalypse im Kleinen vor – durch kollektiven Selbstmord. Sein aktivistischer Drang, ein Ende zu erzwingen, war ebenso stark wie bei Asahara, bezog sich jedoch nur auf die Sonderwelt, die er geschaffen hatte.[61]

Andere Parallelen zog Lifton zum Gruppensuizid von Heaven's Gate, der nicht als Tod, sondern geradezu als »privilegiertes Überleben« angesehen wurde: »Ihr kollektiver Selbstmord war das Mittel, sich einen Platz unter den Unsterblichen zu sichern.«[62] Suizid für die Unsterblichkeit? Lifton avancierte 1999 beinahe selbst zum Propheten, als er seine Überlegungen mit folgenden Sätzen zusammenfasste:

Wir beginnen erst jetzt zu begreifen, wie stark das Gespenst einer globalen Vernichtung seit 1945 das Bewußtsein und das kollektive Verhalten beeinflußt hat. [...] Daher sollte Aum nicht als Endpunkt, sondern als bedrohlicher Anfang und Ausdruck einer neuen Dimension globaler Gefährdung erkannt werden. Es mangelt der Welt nicht an Gruppierungen, die sich nach absoluter moralischer Klarheit sehnen – nicht nur nach einem Führer, sondern nach einem Guru oder Erlöser – und die zu den extremsten Mitteln greifen, um die ersehnte Veränderung herbeizuführen, weil sie diese als die einzig mögliche ansehen.[63]

Nur zwei Jahre nach der Publikation dieser Diagnose ereigneten sich die Anschläge vom 11. September 2001.

# 9. Praktiken des politischen Suizids

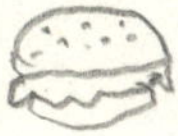

»Im übertragenen Sinn beginnt jede Karriere
eines Selbstmörders mit einem Hungerstreik.«
*Hermann Burger*[1]

## 1.

Im Schatten der spektakulären Gruppensuizide apokalyptischer Sekten, im Schatten der Imagination eines möglichen Suizids der Menschengattung selbst, haben sich seit Jahrhunderten verschiedenste Kollektivsuizide ereignet, die auf die Untergänge einer bestimmten Welt, Kultur und Tradition reagierten. Mit solchen Suiziden waren etwa die Besatzungen der Schiffe konfrontiert, mit denen afrikanische Sklavinnen und Sklaven nach Nordamerika transportiert wurden. Sie sprangen über Bord und ließen sich sofort in die Tiefe sinken, um nicht wieder eingefangen werden zu können. Andere erwürgten sich oder benutzten die Fingernägel, um die eigenen Kehlen aufzuschlitzen; und nachdem ein Aufseher eine Gruppe kürzlich erworbener Sklaven auf eine kleine karibische Insel gebracht hatte, um Baumwolle anpflanzen zu lassen, fand er sie alle bei seiner Rückkehr erhängt in den Wäldern.[2] Terri L. Snyder hat in ihrer Untersuchung *The Power to Die* (2015) eine Reihe solcher Beispiele gesammelt.[3] Sie hat auch gezeigt, wie diese Kollektivsuizide mit mythischen Narrativen – etwa vom »Zurückfliegen« in die verlorene Heimat[4] – verknüpft wurden. Dass diese Taten nicht ausschließlich als Verzweiflungssuizide gedeutet werden können, sondern auch als Protest und Flucht, klingt übrigens in manchen Spirituals an, etwa in *Steal Away to Jesus*. Im Suizid »stehlen« die versklavten Menschen gleichsam ihr enteignetes Leben; sie nehmen sich ihr Leben zurück, gerade indem sie es sich nehmen. Als die niederländische Kolonialarmee am 14. September 1906 am Strand von Sanur im Süden der Insel Bali landete, wurde sie mit einem erschreckenden Massensuizid konfrontiert. Sie stieß auf eine scheinbar verlassene Stadt, als eine stille Prozession den Palast des Raja verließ und auf dessen Zeichen kollektiven Suizid beging. »Puputan« hieß dieser rituelle Massensuizid, der nach einer Niederlage und Eroberung praktiziert werden konnte; ein weiterer »Puputan« auf Bali ereignete sich am 18. April 1908 beim Palast des Regierungsbezirks Klungkung. Indigene Gruppensuizide – in Australien, Lateinamerika oder unter den »first nations« in Kanada – haben erst vor wenigen Jahren wieder erhebliches Aufsehen erregt. So berichtete die *Frankfurter Rundschau* am 5. Mai 2015:

> Vertreter indigener Völker warnten auf dem ständigen UN-Forum für indigene Angelegenheiten davor, dass die Suizide unter den indigenen Jugendlichen mittlerweile zu einer »Epidemie« geworden seien. Betroffen sind praktisch alle Weltregionen, in denen Indigene leben. In den USA zum Beispiel sind Selbsttötungen bei Indianern die zweithäufigste Todesursache in der Altersgruppe von 15 bis 24 Jahren, wie der US-amerikanische indianische Gesundheitsdienst meldete. Im australischen Bundestaat Queensland ergab jüngst eine Untersuchung, dass die Rate von Selbsttötungen jugendlicher Aborigines zehnmal höher liegt als beim Rest der Bevölkerung.[5]

Die Frage nach dem Suizid, so lautet die Grundthese dieses Buches, ist das Leitmotiv einer Moderne, die auch als Zeitalter der Eroberungen und des Kolonialismus beschrieben werden muss. Im Zuge der Umwertung des Suizids, der seit der Aufklärung nicht mehr vorrangig als Sünde oder Verbrechen angesehen wird, sondern eher als Krankheit, ja sogar als eine Art von Selbsttechnik, haben die vormodernen Gestalten des Suizids, die in den vergangenen Jahrhunderten zumindest partiell anerkannt wurden – der heroische Suizid (in der Antike), das Martyrium (im christlichen Mittelalter) und der Notsuizid (seit der frühen Neuzeit) – ihr spezifisch modernes Profil angenommen. Heroische Suizide gewannen, etwa unter der faschistischen Parole des »Viva la muerte!«, eine Plausibilität, die nach verlorenen Kriegen nicht bloß Offiziere und Feldherren veranlasste, sich ins Schwert zu stürzen, sich zu erschießen oder zu vergiften, sondern auch Tausende Zivilisten, die beispielsweise in den japanischen und deutschen Massensuiziden von 1944/45 einen kollektiven Tod suchten. Der Notsuizid, motiviert durch Alter, Einsamkeit, unheilbare Krankheit oder schwer erträgliche Schmerzen, wird heute allgemein respektiert; zumindest die passive Sterbehilfe ist in fast allen Ländern Europas erlaubt. Und auch das Martyrium hat sich transformiert, und zwar in verschiedene Gestalten des politischen Suizids, des ultimativen Protests gegen Versklavung, Eroberung und Unterwerfung. Während noch John Donne, zu Beginn des 17. Jahrhunderts, den Opfertod Christi mit äußerster Vorsicht in die Nähe eines Suizids zu rücken wagte, schreibt heute etwa Richard Flanagan gleich auf der ersten Seite seines Romans *Die unbekannte Terroristin* (2006): »Jesus, der sich dermaßen nach Liebe sehnte, war fraglos ein Verrückter, und als er mit dem Scheitern der Liebe konfrontiert wurde, hatte er keine Wahl, als in den Tod zu gehen. Weil er wusste, dass Liebe nicht genug ist, und weil er eingesehen hatte, dass er sein eigenes Leben opfern müsste, um den Fortbestand der Menschheit zu ermöglichen, ist Jesus der erste, wenn auch nicht der letzte Selbstmordattentäter der Geschichte.« Diese Bemerkung wirkt nicht unbedingt zwingend, dem Satz danach lässt sich jedoch kaum widersprechen: »Nietzsche schrieb: ›Ich bin kein Mensch, ich bin Dynamit.‹ Es war der Gedanke eines Träumers. Heute ist täglich irgendwer irgendwo Dynamit, und nicht nur in Gedanken.«[6]

Der politische Protestsuizid ist die Fortsetzung des Martyriums mit anderen Mitteln. Ein grausamer Tod, verbunden mit Folter und Schmerzen, exekutiert im Auftrag der Macht, wird gleichsam umgekehrt in einen freiwilligen Tod, der gegen diese Macht protestiert und die Demütigung in Widerstand verwandelt; dieser Logik folgte schon die christliche Umwertung der Kreuzigung, der römischen Demonstrativstrafe für Sklaven und Rebellen. Als Methode moderner Protestsuizide fungierte häufig die Selbstverbrennung, die ihrerseits die demonstrative Strafpraxis kirchlicher Herrschaft – die Verbrennungen von Ketzern und Hexen auf dem Scheiterhaufen – aufgriff und transformierte. Erste Vorläufer solcher Protestsuizide erwähnte der bereits zitierte Gynäkologe Friedrich Benjamin

Osiander in seiner Untersuchung *Über den Selbstmord*: »Ein Bauer in Obersteiermark, welcher über die vom Kaiser Joseph II. aufgehobenen Feiertage schon lange aufgebracht war, und durch die zu Vermeidung des Unfugs ergangene Verordnung zur Arbeit angehalten zu werden befürchtete, entschloß sich im Jahr 1786, durch einen ungewöhnlichen Selbstmord unaufhörliche Feiertage zu machen. Er richtete zu dem Ende einen, seinem Körper angemessenen Scheiterhaufen auf, heftete an einen gegenüberstehenden Baum ein Crucifix und Marienbild, und legte sich, als er den Haufen angezündet, ganz ruhig, auf sein zubereitetes Sterbebett, und ließ sich so zu Asche brennen.«[7] Im Anschluss an diese Mitteilung schildert Osiander die »abscheuliche Thorheit« einer Engländerin, die bis in ihr fünfzigstes Lebensjahr ein »ausschweifendes« und »schwelgerisches« Leben geführt, dann aber beschlossen habe, sich durch Selbstverbrennung das Leben zu nehmen.

> Sie machte deshalb in der Küche ein großes Flammfeuer und stellte sich nackend in die Mitte desselben. Ehe sie noch starb, kam man dazu, und fand sie halb gebraten. Man fragte sie über dieses abscheuliche Unternehmen; und sie gestand noch, daß sie des Lebens überdrüssig sey, und eines ausserordentlichen Todes sterben wollte; sie habe daher das Verbrennen gewählt, und so lange im Feuer stille gestanden, als es ihre Kräfte haben erlauben wollen. Zwei Stunden darauf erfolgte ihr erwünschtes Ende.[8]

Während der Bauer offenbar eine politische Intention des Protests – im Angesicht christlicher Bildwerke – verfolgte, erinnert der Suizid der Engländerin an eine Hexenverbrennung, an ein furchtbares Martyrium, dessen tragische Qualität in der misogynen Darstellung Osianders eine spezielle Note erhält; mit dem steirischen Bauer und mit späteren Protestsuiziden verband die Engländerin allerdings die Sehnsucht, ebenfalls einen außergewöhnlichen Tod zu erleiden.

Die Szene erinnert entfernt an das Sati-Ritual, die Selbstverbrennung indischer Witwen, das – trotz staatlicher Verbote – bis heute praktiziert wird. Marzio Barbagli hat dieses Ritual in seiner hier bereits mehrfach zitierten Geschichte des Suizids an den Anfang des zweiten Hauptteils über östliche Suizidkulturen gerückt und schildert dort die Fallgeschichte des Todes von Roop Kanwar, die sich am 4. September 1987 in Deorala, einem zwei Autostunden von Jaipur, der Hauptstadt des Bundesstaats Rajasthan, entfernten Dorf, selbst tötete:

> Sie war achtzehn Jahre alt, acht Monate war sie verheiratet gewesen. Ihr Mann war an einer Magen-Darm-Erkrankung gestorben, und die junge Frau hatte sich für wenige Stunden in ihr Zimmer eingeschlossen, um nachzudenken; danach hatte sie entschieden, sich das Leben zu nehmen. Im rot-goldenen Brautkleid schritt sie an der Spitze des Leichenzugs, begleitet von Musik und religiösen Gesängen. Nach Erreichung des Dorfplatzes erklomm sie den Scheiterhaufen, der für ihren toten Gatten errichtet worden war; sie ließ sich neben ihm bei lebendigem Leib verbrennen, im Angesicht einer Menge von rund viertausend Zuschauern. Roop Kanwar war keine unwissende Bäuerin; sie war in Jaipur aufgewachsen, gebildet, elegant und verheiratet mit einem jungen Akademiker aus wohlhabender Familie. Und obendrein ist Deorala eines der modernsten und reichsten Dörfer in Rajasthan. Als sich die Nachricht von ihrer Entscheidung verbreitete, pilgerten Tausende in das Dorf, um den Segen der Frau zu empfangen, die durch ihre Tat zu einer *sati mata*, einer reinen Mutter, geworden war, ausgestattet mit übernatürlichen Kräften, von denen man sagt, dass sie jede Krankheit heilen können.[9]

Die Nachrichten von diesem Ereignis waren und blieben freilich widersprüchlich; einige Quellen berichteten, die junge Frau sei gezwungen worden, den Scheiterhaufen zu besteigen, und sie habe noch um Hilfe rufend versucht zu entfliehen. Neun Jahre später kam es zu mehreren Prozessen: zu einem Mordprozess gegen 32 Personen, die allerdings freigesprochen wurden, sowie zu diversen Prozessen wegen Verherrlichung der Witwenverbrennung. Die staatlichen Verbote wurden verschärft, und die Bewegung gegen das traditionelle Ritual der Witwenverbrennung gewann erheblichen Zulauf. Das Nachrichtenmagazin *Der Spiegel* kommentierte:

> Ob freiwillig oder von einem lüsternen Mob erzwungen, zu der Verbrennung der jungen Witwe Roop Kanwar trugen Umstände bei, die mit westlichen Moralvorstellungen schwer zu vereinbaren sind. So wies eine gleichaltrige, unverheiratete Zeugin auf »das miserable Leben« hin, das Roop Kanwar hätte führen müssen: Der Kopf wäre ihr geschoren, das Tragen von Schmuck und bunten Saris verboten worden, zu essen hätte sie nur bekommen, was bei den Mahlzeiten übrigblieb. Zu den niedrigsten Hausarbeiten wäre sie herangezogen und sexuell den Brüdern ihres verstorbenen Mannes ausgeliefert worden.[10]

Der heroisierte Witwensuizid war wohl eher eine Art von Femizid – und gewiss kein Ausdruck des Protests. Aber wissen wir das so genau? Gerade am Beispiel der Witwenverbrennung hat Gayatri Chakravorty Spivak, in ihrem berühmten Essay *Can the Subaltern Speak?* (1988), nachdrücklich darauf hingewiesen, dass wir über keine Zeugnisse, keine Stimmen, der toten Frauen verfügen: »Wenn man in den Polizeiberichten der East India Company die auf groteske Weise falsch transkribierten Namen dieser Frauen, der geopferten Witwen, durchgeht, so lässt sich daraus keine ›Stimme‹ zusammensetzen.«[11]

Zu Recht hat auch Christian Braune, Psychotherapeut im Zentrum für Schwerbrandverletzte in Hamburg-Boberg und Verfasser einer der seltenen Untersuchungen über Feuersuizide, auf die religiös-rituellen Konnotationen der Selbstverbrennung hingewiesen. Braune betonte, dass Menschen sich aus Schuldgefühlen und Strafängsten anzünden, die auf Weltuntergangs- und Höllenvorstellungen bezogen werden können, aber auch aus tiefer Scham, die gerade nach Überwindung durch Feuer verlange. »Die als unerträglich empfundene ›innere Hitze‹ der Scham soll – ähnlich dem Erröten! – gesteigert und in der ›äußeren Hitze‹ des Feuers verbrannt werden.«[12] Nicht weniger wichtig sei freilich der Wunsch, noch einmal neu anzufangen und wie der mythische Vogel Phönix aus der Asche wiedergeboren zu werden:

> Das Feuer ist die kosmische Energie, ohne die es kein Leben gibt. Ihr Grundsymbol ist die Sonne. Ihr Licht bringt Wärme und

Kraft zum Wachsen. Es macht alles, auf das es trifft, sichtbar. Der, der sich selbst anzündet, verbindet sich auf dem Weg in seinen Tod mit dieser universalen Lebensenergie. Er verschmilzt gleichsam mit dem Feuer. Einmal kann er so flammend lebendig sein, wie er es sich immer gewünscht hat und es in seinem Leben aus Scham nicht zu sein wagte. Für den Augenblick des Brennens stellt er sich unverschämt leuchtend und unübersehbar öffentlich dar gegen seine Tendenz, sich zu verbergen. Es ist sein Comingout, wenn er wie eine Fackel lodernd auf sich aufmerksam macht.[13]

Das Feuer wird als Medium der Erlösung imaginiert; die Subjektspaltung wird in einem zeremoniellen Akt der Purifikation, einer finalen Selbstreinigung, radikalisiert. Auch darum muss die »Sehnsucht nach einer transzendenten Dimension, die sich im Feuersuizid ausdrückt«,[14] besonders ernstgenommen werden. Denn das Feuer symbolisiert das Versprechen einer elementaren Verwandlung, wie sie Elias Canetti an den Feuertänzen der Navajo-Indianer in New Mexico wahrgenommen hat: »Sie tanzen das Feuer selbst, sie werden zu Feuer. Ihre Bewegungen sind die von Flammen. Was sie in den Händen halten und entzünden, soll so aussehen, als brennten sie selbst.«[15]

Die Selbstverbrennung zählt zu den seltensten, spektakulärsten, schmerzhaftesten und grausamsten Methoden des Suizids; sie

scheint relativ einfach möglich zu sein, weil leicht entflammbare Flüssigkeiten, vor allen Dingen Benzin, Petroleum und Vergleichbares, nahezu überall zugänglich und deshalb leicht zu erwerben sind. Sie wird angewandt, weil sie angeblich eine sichere Sterbemethode ist. […] Diese Erwartung steht in tragischem Gegensatz zur Statistik, nach der nur etwa ein Drittel aller Patienten, die sich selbst angezündet haben, sterben.[16]

Als Hauptgrund für diese vergleichsweise niedrige Todesrate kann der gewählte Ort des Feuersuizids gelten: Er wird zumeist in der Öffentlichkeit – auf der Straße oder dem Marktplatz – durchgeführt, anders als zum Beispiel die Selbsttötung mit Gift, die häufig in der eigenen Wohnung oder im anonymen Hotelzimmer praktiziert wird. »Der, der sich anzündet, möchte gesehen werden.«[17]

Und folglich kann das Feuer auch von den Zuschauern gelöscht oder erstickt werden. Zudem haben sich die Behandlungsmöglichkeiten der Brandmedizin im Laufe der Zeit beträchtlich erweitert; aus den Fallgeschichten, die Christian Braune vorgestellt hat, lässt sich ableiten, dass selbst schwerste, fünfzigprozentige Verbrennungen der Körperoberfläche nicht zwingend zum Tod führen. Mit einem solchen Fallbericht beginnt das Buch: »Ein 30-jähriger Mann hat sich – vermutlich ›in suizidaler Absicht‹, wie es in solchen Fällen knapp heißt – mit Benzin übergossen und angezündet.« Schon eine Stunde später liegt er in der Intensivstation des Brandverletzten-Zentrums, er ist narkotisiert und wird beatmet.

> Nur noch sein Kopf mit dem Tubus im Mund schaut unter der Spezialdecke heraus. Der Notarzt, der ihn zuerst versorgt hat, begleitet ihn in den Schockraum. Dort wird er vom Brandverletzten-Team übernommen. Das, was einmal seine Kleidung war, hängt ihm zusammen mit Hautfetzen vom Leib. Die Kopfhaare sind verschmort und rußig. Das Gesicht ist wie ein Ballon aufgedunsen, die Augen zu Schlitzen zugeschwollen. Die Haut auf Brust, Bauch und den Oberschenkeln ist durch die Gluthitze zu einer einzigen großen Wunde verbrannt. An manchen Stellen ist das Fettgewebe verkocht. Es schimmert weißlich. Die Endglieder der linken Hand sehen wie Vogelkrallen aus, starr und schwarz.

Nach Reinigung der Wunden und der Anbringung chirurgischer Entlastungsschnitte, die eine Durchblutung der verbrannten Unterarme ermöglichen sollen, gibt der Anästhesist eine erste Einschätzung der Lage ab: Der Mann sei jung, sein Zustand stabil, und trotz der mehr als fünfzigprozentigen Verbrennungen habe er »eine gute Chance zu überleben«.[18] Was aber bedeutet hier Überleben? Nach wie vielen Eingriffen, Hauttransplantationen, Operationen plastischer Chirurgie?

## 2.

Der Beginn der Geschichte politischer Protestsuizide durch Selbstverbrennung wird regelmäßig exakt datiert: auf Dienstag, den 11. Juni 1963. Damals entzündete sich der 66-jährige vietnamesische Mönch Thich Quang Duc in Saigon, um mit seinem Sterben gegen die Unterdrückung der buddhistischen Bevölkerung unter dem katholischen Regime von Präsident Ngo Dinh Diem zu protestieren; wenige Wochen davor – am 8. Mai 1963 – hatte die Polizei während einer Demonstration gegen das Verbot buddhistischer Fahnen acht oder neun Menschen, darunter auch Kinder, erschossen. David Halberstam, ein Journalist der *New York Times*, beschrieb die Szene der Selbstverbrennung mit eindringlichen Worten:

> Flammen schlugen aus einem Menschen empor; sein Körper verdorrte und schrumpfte langsam, sein Kopf schwärzte sich und verkohlte. Der Geruch brennenden Menschenfleisches lag in der Luft; Menschen brennen verblüffend schnell. Hinter mir konnte ich das Schluchzen der Vietnamesen vernehmen, die sich nun zusammenfanden. Ich war zu erschüttert, um zu weinen, zu durcheinander, um mir Notizen zu machen oder Fragen zu stellen, sogar zu bestürzt, um überhaupt zu denken […]. Während er brannte, bewegte er keinen einzigen Muskel, gab keinen Laut von sich und bildete damit durch seine sichtliche Gefasstheit einen scharfen Gegensatz zu den klagenden Leuten um ihn herum.[19]

Die Darstellung Halberstams steht in gewissem Widerspruch zur exakten Vorbereitung dieses Protestsuizids. Die Mönche hatten schon vorab mit unterschiedlichen Brennstoffen experimentiert und Journalisten informiert, allerdings ohne konkrete Angaben. Nachdem einige Mönche den im Lotussitz verharrenden Quang Duc mit Benzin übergossen hatten, bevor er sich selbst anzündete, »hinderten mehrere Nonnen und Mönche Feuerwehrwagen daran, auszurücken, indem sie sich unter ihre Räder legten. Andere verteilten einen Abschiedsbrief Quang Ducs in englischer Sprache.«[20] In

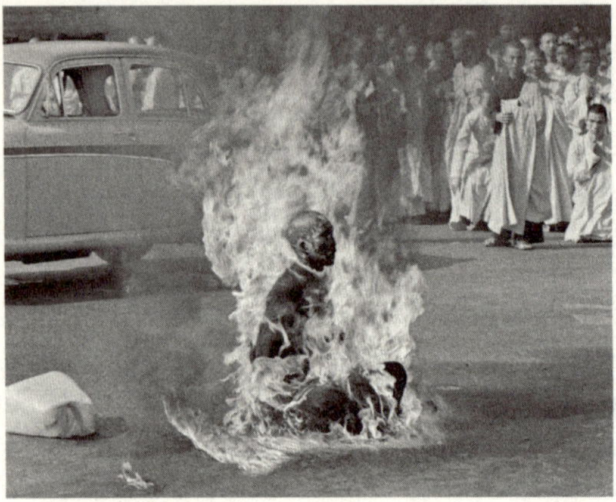

Abb. 19: Malcolm W. Browne, *The Burning Monk* (11. Juni 1963).

deutscher Übersetzung lautet dieser Text: »Ich bete zu Buddha, er möge Präsident Ngo Dinh Diem erleuchten, damit er die fünf Minimalforderungen der vietnamesischen Buddhisten erfülle«: die Freiheit, buddhistische Fahnen zu hissen, die religiöse Gleichberechtigung von Buddhisten und Katholiken, Entschädigungen der Opferfamilien vom 8. Mai, eine Bestrafung der Verantwortlichen sowie das Ende willkürlicher Festnahmen. Der Abschiedsbrief endet mit dem Satz: »Bevor ich meine Augen schließe, um zu Buddha zu gehen, habe ich die Ehre, diese Worte an Präsident Diem zu richten und ihn zu bitten, gütig und tolerant gegenüber seinem Volk zu sein und eine Politik religiöser Gleichberechtigung zu verfolgen.«[21]

Der Protestsuizid Quang Ducs erregte großes Aufsehen; eine Fotografie des Associated-Press-Reporters Malcolm W. Browne, die den brennenden Mönch zeigte, erschien bereits am nächsten Tag in US-amerikanischen Zeitungen und wurde später als Pressefoto des Jahres 1963 ausgezeichnet. Das Foto landete rasch auf dem Schreibtisch John F. Kennedys und soll den Präsidenten nachhaltig erschüttert haben,[22] der Rigorismus Diems führte zu heftigen Verwerfungen zwischen dem Weißen Haus und dem südvietnamesischen Regime. Doch sollten sich noch vier weitere Mönche und eine Nonne verbrennen, bevor Diem am 1. November 1963 gestürzt und am folgenden Tag erschossen wurde, genau zwanzig Tage, bevor Kennedy selbst dem Attentat von Dallas zum Opfer fiel.

> Während der nächsten Jahre kam es zu vielen weiteren Protestsuiziden (zumeist durch Feuer) in Indien, Malaysia, Japan, der Sowjetunion, den USA sowie weiterhin Vietnam. Die Mehrheit dieser Fälle bezog sich auf die Außenpolitik der USA, vor allem ihren Krieg in Vietnam. [...] Fast alle Fälle von Protestsuizid nach 1963 – mit Ausnahme von Seppuku – lassen sich entweder direkt oder indirekt auf Quang Duc zurückführen.[23]

»Werther-Effekte«? Imitative Suizide? Während der Sommermonate 1965 – zwei Jahre nach dem Feuertod des buddhistischen Mönchs – dreht der schwedische Regisseur Ingmar Bergman in Stockholm und auf der Insel Fårö den Film *Persona*, ein psychologisches Drama, das um zwei Frauen kreist. Liv Ullmann, seit 1965 auch die Lebensgefährtin Bergmans, spielt die Schauspielerin Elisabet Vogler, die plötzlich in einer Aufführung, in der sie die Elektra verkörperte, die Sprache verloren hat; Bibi Andersson ist die Krankenschwester Alma, die Elisabet in einem abgelegenen Haus betreuen soll. Der Film schildert mit eigenwilligen, experimentellen Strategien die Beziehung, die sich zwischen den beiden Frauen entwickelt: Identifikation bis zum Identitätsverlust, Abhängigkeit, Abwehr, Kampf und Trennung. Der Film beginnt mit einer Selbstthematisierung des Kinos. Eine Bogenlampe wird eingeschaltet, wirft grelles Licht, Filmstreifen gleiten durch einen ratternden Projektor, wir sehen Fragmente eines Zeichentrickfilms; sekundenlang blitzt ein erigierter Penis auf, dem assoziative Bildfetzen folgen, von der Ausblutung eines Lamms bis zu einer Hand, durch die ein Nagel geschlagen wird. Gezeigt werden tote Körper, verschlossene Gesichter. Doch plötzlich öffnet eine scheinbar tote Greisin die Augen, und ein Junge, der auf einer Bahre liegt, zieht erst das Leintuch über den Kopf, dreht sich zur Wand, erhebt sich halb, setzt seine Brille auf und beginnt in einem Buch zu lesen. Danach betastet er – wie von der anderen Seite – das Bildfeld, das die Kinozuschauer gerade

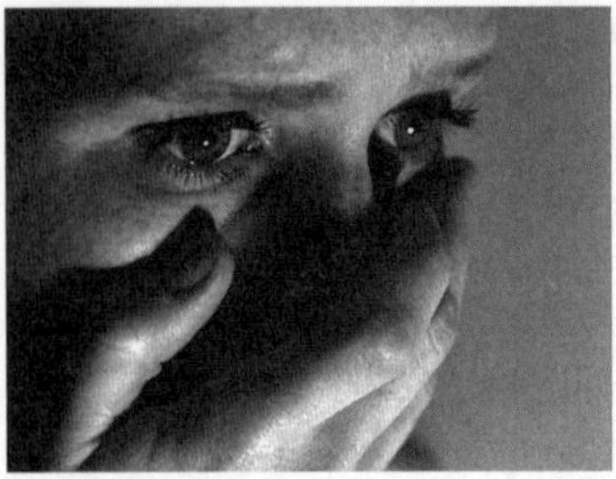

Abb. 20: Liv Ullmann in *Persona* von Ingmar Bergman (1966); Film-Still.

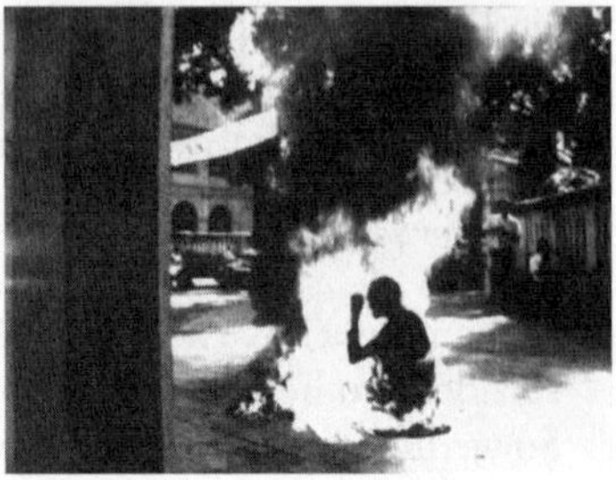

Abb. 21: Ingmar Bergman, *Persona* (1966); Film-Still.

wahrnehmen, zuletzt die überlebensgroßen, zumeist unscharfen Gesichter der beiden Frauen und Hauptdarstellerinnen, die nun auf der Leinwand erscheinen. Darauf folgt der eigentliche Vorspann, und der Film beginnt: Alma erhält den Betreuungsauftrag und erfährt die rätselhafte Krankengeschichte ihrer Patientin. Nach einer ersten Kontaktaufnahme mit der Schauspielerin geht Alma zu Bett, denkt an ihr künftiges sorgenfreies Leben, nicht ohne sich zu fragen, was mit Elisabet los ist. Sie schaltet das Licht aus, und es bleibt sekundenlang ganz dunkel. Die folgende Passage zeigt Elisabet, die wortlos, doch zunehmend betroffen eine Fernsehsendung verfolgt – den filmischen Bericht von der Selbstverbrennung des buddhistischen Mönchs in Saigon.

Bergman verschränkt die Themen des Suizids und des Opfers – die Schlachtung des Lamms, die angenagelte Hand, den Feuersuizid des Mönchs – mit den Prozessen der Selbstbeziehung und Subjektspaltung; nicht umsonst identifiziert sich Alma so tief mit Elisabet, dass sie kurzfristig, in einer Begegnung mit Elisabets Mann, ihre Position einzunehmen scheint. Bergman war von Spiegeln oder Doppelgängern nachhaltig fasziniert; in seiner Autobiographie beschreibt er sogar eine Szene der Konfrontation mit dem Doppelgänger, die in einen Suizidversuch mündet:

Es wird völlig still. Die Dächer auf der anderen Straßenseite sind weiß, und der Schnee fällt sacht zur Erde. Ich gebe es auf zu lesen, da es mir ohnehin schwerfällt, zu verstehen, was ich lese. Die Dämmerung im Zimmer ist schattenlos und scharf. Eine Uhr schlägt. Vielleicht schlafe ich, vielleicht habe ich nur den kleinen Schritt von der erkannten Wirklichkeit der Sinne zu einer anderen Wirklichkeit vollzogen. Ich weiß es nicht. Jetzt befinde ich mich tief in einer unbeweglichen Leere, schmerzfrei und frei von Gefühlen. Ich schließe die Augen, glaube, daß ich die Augen schließe, ahne, daß sich etwas im Zimmer befindet, öffne die Augen: In der scharfen Dämmerung, ein paar Meter entfernt, stehe ich selbst und betrachte mich. Das Erlebnis ist konkret und duldet keinen Widerspruch. Ich stehe dort hinten auf dem gelben Teppich und betrachte mich, der ich auf dem Stuhl sitze. Ich sitze auf dem Stuhl und betrachte mich, wie ich dort auf dem gelben Teppich stehe. Ich, der ich auf dem Stuhl sitze, bin noch immer derjenige, der die Reaktionen in der Hand hat. Dies ist der Schlußpunkt. Es gibt keine Umkehr. Ich höre mich selbst laut und jammernd klagen. Ein paarmal in meinem Leben habe ich mit dem Gedanken gespielt, Selbstmord zu begehen. Irgendwann in meiner Jugend habe ich einen unbeholfenen Versuch inszeniert. Ich habe nie davon geträumt, aus meinen Spielen Ernst zu machen. Meine Neugier ist zu groß gewesen, meine Lebenslust zu robust und meine Angst vor dem Tod zu kindlich solide. Diese Einstellung zum Leben setzt gleichwohl eine ordentliche und ungebrochene Kontrolle der Beziehungen zur Wirklichkeit, zur Einbildung, zu den Träumen voraus. Wenn diese Kontrolle außer Funktion gerät, was mir noch nie widerfahren ist, nicht einmal in meiner frühen Kindheit, explodiert die Maschinerie, und die Identität ist bedroht. Ich höre meine jammernde Stimme, ich klinge wie ein verletzter Hund. Ich erhebe mich aus dem Stuhl, um durchs Fenster hinauszugehen.[24]

Rund zwei Jahre nach der Erstaufführung von *Persona* kam es zu aufsehenerregenden Feuersuiziden in Mitteleuropa, Protesten gegen den sowjetischen Einmarsch in die Tschechoslowakei und die Niederschlagung des Prager Frühlings. Am Sonntag, dem 8. September 1968, verbrannte sich der 59 Jahre alte polnische Philosoph und ehemalige Soldat Ryszard Siwiec während des Erntedankfestes im Warschauer Stadion Dziesięciolecia; er starb vier Tage später, am 12. September. Am Donnerstag, dem 16. Januar 1969, zwischen 15 und 16 Uhr – also kurz vor Sonnenuntergang – trat der zwanzigjährige Student Jan Palach an die Treppe des Prager Nationalmuseums am Südostrand des Wenzelsplatzes, legte seinen Mantel und eine Aktentasche ab, in der sich ein Abschiedsbrief befand, übergoss sich mit Benzin und zündete sich an. Brennend rannte Palach in die Mitte des Platzes, wo ein Fahrdienstleiter die Flammen mit seinem Mantel zu ersticken versuchte; Palach erlag seinen schweren Verbrennungen am 19. Januar 1969. Sein Abschiedsbrief wurde nicht veröffentlicht; doch hatte Palach ihn an seine Angehörigen und Kommilitonen verschickt. In der Nacht zum 20. Januar erschienen Plakate mit dem Text der Abschiedsbotschaft, die an die Prager Mauern geklebt waren:

> Angesichts dessen, dass unsere Völker am Rand der Hoffnungslosigkeit stehen, haben wir uns entschlossen, unseren Protest auszudrücken und die Leute dieses Landes auf folgende Weise wachzurütteln. Unsere Gruppe besteht aus Freiwilligen, die bereit sind, sich für unsere Sache verbrennen zu lassen. Ich hatte die Ehre, das Los Nummer Eins zu ziehen und so gewann ich das Recht, den ersten Brief zu schreiben und als erste Fackel anzutreten.

Dann wurden konkrete Forderungen formuliert: die sofortige Abschaffung der Zensur sowie ein Verbot der Verteilung von *Zprávy*, der Zeitung der sowjetischen Besatzer, in der vor allem Texte der sowjetischen Nachrichtenagentur TASS und Leitartikel der *Pravda* nachgedruckt wurden. Der Brief schloss mit einem Ultimatum: »Falls unsere Forderungen nicht innerhalb von fünf Tagen, d. h. bis zum 21. Januar 1969, erfüllt werden, und wenn das Volk nicht unterstützend genug auftritt (d. h. mit einem zeitlich unbegrenzten Streik), werden weitere Fackeln aufflammen.«[25] Natürlich wurden keine Forderungen erfüllt, und es kam auch nicht zur Ausrufung eines landesweiten, unbefristeten Streiks; lediglich ein Teil der Studierenden streikte. Doch nach Jan Palachs Tod verlas ihr Anführer Lubomír Holeček im Radio ein paar Worte, die ihm Palach angeblich wenige Stunden vor seinem Tod diktiert hatte: »Meine Tat hat ihren Sinn erfüllt. Aber niemand sollte sie wiederholen. Die Studenten sollten ihr Leben schonen, damit sie ihr ganzes Leben lang unsere Ziele erfüllen können, damit sie lebendig zum Kampfe beitragen. Ich sage euch ›Auf Wiedersehen‹. Vielleicht sehen wir uns einmal wieder.« In der Woche nach Jan Palachs Tod nahmen sich mehrere Menschen in der Tschechoslowakei aus politischen Gründen das Leben. Am 25. Februar 1969 verbrannte sich der 18-jährige Student Jan Zajíc – als »Fackel Nummer 2« – auf dem Wenzelsplatz. Bevor er sich anzündete, hatte er Säure geschluckt, um den Tod zu beschleunigen. Er hinterließ mehrere Abschiedsbotschaften, darunter auch einen Brief an die »Bürger der tschechoslowakischen Republik«, in dem es u. a. hieß:

> Da trotz der Tat Jan Palachs unser Leben in die alten Gleise zurückkehrt, habe ich mich entschieden, dass ich Euer Bewusstsein als FACKEL Nr. 2 aufrüttle. [...] Zu dieser Tat habe ich mich entschlossen, damit ihr ernsthaft Mut aufbringt und Euch nicht von mehreren Diktatoren herumschleifen lasst. [...] Möge meine Fackel Euer Herz entzünden und Euren Verstand erleuchten. [...] Nur so werde ich weiterleben. Nur derjenige ist gestorben, der für sich selbst gelebt hat.[26]

In der DDR ereigneten sich in der zweiten Hälfte der siebziger Jahre mehrere Feuersuizide, die aber nur zum Teil Proteste gegen die kommunistische Repression – wie die Ereignisse in Prag und Warschau – darstellten. Sie fanden ein erhebliches Echo. Am Mittwoch, dem 18. August 1976, protestierte der evangelische Pfarrer Oskar Brüsewitz gegen die staatliche Unterdrückung der Kirchen, indem er vor der Michaeliskirche in Zeitz (Sachsen-Anhalt) zwei Plakate auf sein Autodach stellte, sich mit Benzin übergoss und anzündete. Er starb vier Tage danach am 22. August. In seinem Abschiedsbrief hatte er versichert, keinen Suizid begangen, sondern einen inneren Auftrag als Zeuge – unverhüllter Hinweis auf sein Martyrium – erfüllt zu haben. Während die Staatsregierung die Selbstverbrennung des Pfarrers zunächst verschwieg und danach als psychopathische Tat darstellte, war die Kirchenleitung bemüht, das Verhältnis zwischen Staat und Kirche nicht zu belasten. In einem Wort an die Gemeinden hieß es:

> Wir wissen, daß Bruder Brüsewitz sich in seinem Dienst als Zeuge Gottes verstand, auch mit manchen ungewöhnlichen Aktionen. Selbst mit dieser Tat wollte er auf Gott als den Herrn über unsere Welt hinweisen. Er war getrieben von der Sorge, daß unsere Kirche in ihrem Zeugnis zu unentschlossen sei. Wir können der Tat unseres Bruders nicht zustimmen. In der Nachfolge Jesu Christi sollen wir bereit sein, Opfer zu bringen – aber nicht so, daß wir vorsätzlich unser Leben beenden. Wir meinen, daß unsere Aufgabe darin besteht, in unserer Gesellschaft mitzuarbeiten, um durch das Zeugnis und Beispiel unseres Lebens darin zu helfen, daß Gottes Ziele in dieser Welt verwirklicht werden. Wir dürfen unseren Bruder Oskar Brüsewitz nicht verurteilen.

Ambivalenter hätte der Brief wohl kaum formuliert werden können; er richtete sich zwar gegen die staatliche Diffamierung des Pfarrers, aber auch gegen alle Versuche, »das Geschehen in Zeitz zur Propaganda gegen die Deutsche Demokratische Republik zu benutzen«.[27] Dennoch führte der Feuersuizid zu landesweiter Solidarisierung; unter anderem bezeichnete Wolf Biermann – bei einem Konzert in der Nikolaikirche von Prenzlau am 11. September 1976 – die Selbstverbrennung als »Republikflucht in den Tod«.[28] Zwei Jahre später – am Sonntag, dem 17. September 1978 – ereignete sich in der sächsischen Kleinstadt Falkenstein ein ähnlich dramatischer Feuersuizid. Der evangelische Pfarrer Rolf Günther war gerade nach heftigen innerkirchlichen Konflikten abgewählt worden; seinen Abschiedsgottesdienst inszenierte er danach als Fanal:

> Die Gemeindekirche war gegen 9.30 Uhr bereits gut gefüllt, als der Pfarrer noch einmal in die Sakristei ging. Er kam mit zwei großen Milchkannen zurück. Sie waren mit Benzin gefüllt, das er auf dem Teppich vor dem Altar verschüttete. Dann ging er zum Altar zurück und breitete seine Arme über den brennenden Kerzen aus. Der Pfarrer stand sofort in Flammen, da auch sein Talar mit Benzin getränkt war. Es gelang ihm noch ein Transparent mit der Aufschrift »Wacht endlich auf« zu entrollen.[29]

Der »Flammenengel von Falkenstein«[30] hatte testamentarisch ein kirchliches Begräbnis untersagt. »Und als er letzte Woche beerdigt wurde«, schrieb *Der Spiegel* in der Ausgabe vom 25. September 1978, »war es wie bei Goethes Werther: Kein Geistlicher hat ihn begleitet.«[31] Der Hinweis auf Goethes Roman erinnert wohl auch an die vieldiskutierten »Werther-Effekte«, die ich im dritten Kapitel kommentiert habe. Nach dem Freitod von Oskar Brüsewitz wurden in der DDR rund sechzig Selbstverbrennungen registriert, die aber nur teilweise politisch motiviert waren.[32]

## 3.

Seit dem 11. Juni 1963 haben sich noch viele Menschen aus Protest selbst angezündet. Eine gewiss unvollständige Wikipedia-Liste[33] dokumentiert rund hundertfünfzig Namen, Menschen von allen Kontinenten, die gegen den Vietnamkrieg, gegen kommunistische oder faschistische Diktaturen, gegen Genozide und die Unterdrückung von Minderheiten protestierten; eine andere Sammlung von Day Blakely Donaldson, die auf verschiedenen Internetplattformen als E-Book angeboten wird, umfasst mehr als dreihundert Einträge.[34] Manche Anliegen waren überaus konkret, etwa die Selbstverbrennung des chilenischen Minenarbeiters Sebastián Acevedo Becerra, der sich am 9. November 1983 in Concepción, auf dem Platz der Unabhängigkeit vor der Kathedrale der Santísima Concepción, anzündete, nachdem seine Kinder von der Geheimpolizei Pinochets verhaftet worden waren. Andere Ziele von Feuersuiziden blieben dagegen höchst allgemein. Als sich die frankokanadische Schriftstellerin Huguette Gaulin Bergeron am 4. Juni 1972 auf der Place Jacques-Cartier im alten Hafen von Montréal selbst verbrannte, rief sie laut: »Ne tuons pas la beauté du monde!« – »Lasst uns nicht die Schönheit der Welt zerstören!«. Und auch der 35-jährige Student Dietrich Stumpf, der bei einer Friedensdemonstration auf den Rheinwiesen von Bonn am Fronleichnamstag, dem 10. Juni 1982, Feuersuizid beging, gab im Abschiedsbrief an die *Kieler Rundschau* als Motiv an, dass er es nicht mehr aushalte, nämlich den »Rüstungswahnsinn, der direkt auf den nächsten Weltkrieg zusteuert«, die »Atomtechnologie, die auf einen Schlag Europa auslöschen kann«, die »weltweite Vergiftung und Zerstörung der Lebensmöglichkeiten«. Nach seinem Tod am 2. Juli 1982 – auf einer Intensivstation der Bonner Universitätsklinik – schrieb die Schriftstellerin Karin Struck im *Spiegel*:

> Es gibt keinen Grund, Dietrich Stumpf in seinen Motiven nicht ernst zu nehmen. Im Gegenteil, wir müssen mit Entschiedenheit den bis an die Zähne mit Tabletten bewaffneten Psychiatern entgegentreten, die da sagen: Er war ein Depressiver, der seine persönlichen Schwierigkeiten hochstilisieren wollte. [...] Wo wird in unserem Staat denn vermittelt, daß Selbstzerstörung die »falsche Aktionsform« ist, um sich für das Leben, für den Frieden einzusetzen? Wird nicht jeden Tag vielfältig argumentiert, daß Zerstörung(swaffen) Leben retten werden? Dieser Logik ist Dietrich buchstäblich körperlich gefolgt, auch wenn er seine Handlung anders verstanden wissen wollte. *Mit dem Tod kann man das Leben nicht retten* – hat ein Staat ihn das gelehrt, der doch gerade wieder die Sozialausgaben gekürzt, die »Verteidigungsausgaben« aber erhöht hat?[35]

Auf den Filmfestspielen von Cannes 1983 wird Andrei Tarkowskis *Nostalghia* gezeigt und mit drei Preisen ausgezeichnet.[36] Es ist Tarkowskis sechster Film und zugleich der erste, den er außerhalb der Sowjetunion gedreht hat. Noch während der Dreharbeiten erfährt Tarkowski, dass ihm die Rückkehr in die Heimat untersagt wurde. Der Film erzählt von Sehnsucht und Heimweh, von einem russischen Schriftsteller namens Andrei Gortschakow (gespielt von Oleg Jankowski), der nach Italien gereist ist, um ein Opernlibretto über den russischen Komponisten Pawel Sosnowski zu schreiben, der während des 18. Jahrhunderts in Italien lebte, dann aber nach Russland zurückkehrte, um sich schließlich das Leben zu nehmen. In dem toskanischen Badeort Bagno Vignoni begegnet Gortschakow dem alten Mathematiker Domenico (gespielt von Ingmar Bergmans Lieblingsschauspieler Erland Josephson), der im Dorf für verrückt gehalten wird. Er fordert Gortschakow auf, die Welt vor dem

Untergang zu retten, indem er mit einer brennenden Kerze das Becken des Thermalbades von Bagno Vignoni, aus dem das Wasser abgelassen wurde, durchquert. Während Gortschakow versucht, den Wunsch Domenicos zu erfüllen, hält der Mathematiker auf dem Hügel des Kapitols – er steht auf dem Pferderücken des Reiterstandbilds von Marc Aurel – eine Rede über die moderne Welt; auf den Hemden, die an den Ärmeln zu einem quer über den Platz gespannten Transparent verknotet sind, lesen wir: »Non siamo matti, siamo seri« – »Wir sind nicht verrückt, wir sind ernst«. Domenicos Rede beginnt mit dem Hinweis auf die Subjektspaltung:

> Ich kann nicht gleichzeitig in meinem Kopf und in meinem Körper leben. Deshalb gelingt es mir nicht, eine einzige Person zu sein. […] Die Straße unseres Herzens ist mit Schatten bedeckt. Man muss auf die Stimmen hören, die unnütz scheinen. In die Hirne, die angefüllt sind mit den langen Rohren aus den Abwässern, mit Schulmauern, mit Sozialpraxis, muss durch den Asphalt das Summen der Insekten dringen. Unser aller Ohren und Augen müssen mit den Dingen angefüllt werden, die der Anfang eines großen Traumes sind. Jemand muss uns dazu aufrufen, dass wir die Pyramiden bauen werden. Es macht nichts, wenn wir sie dann nicht bauen. Der Wunsch muss genährt werden. Wir müssen die Seele nach allen Seiten ziehen, als wäre sie ein Betttuch, das man auseinanderziehen kann. […] Wenn Ihr wollt, dass die Welt vorankommt, müssen wir uns an den Händen fassen. Wir müssen uns mischen: Die sogenannten Gesunden und die sogenannten Kranken. Eh, Ihr Gesunden! Was bedeutet Eure Gesundheit? Die Augen der ganzen Menschheit schauen auf den Abgrund, in den wir alle stürzen. Die Freiheit nützt uns nichts, wenn Ihr nicht den Mut habt, uns ins Gesicht zu sehen, mit uns zu essen, mit uns zu trinken, mit uns zu schlafen. Es sind gerade die sogenannten Gesunden, die die Welt an den Rand der Katastrophe gebracht haben. Mensch, höre! In Dir ist Wasser, Feuer und dann die Asche. Und die Knochen in der Asche. Die Knochen und die Asche. Wo bin ich, wenn ich nicht in der Wirklichkeit bin und auch nicht in meiner Einbildung? Ich schließe einen neuen Pakt mit der Welt. Dass es in der Nacht die Sonne gibt und im August schneit. Die großen Dinge gehen zu Ende, es sind die kleinen, die bleiben. […] Es reichte, die Natur zu beobachten,

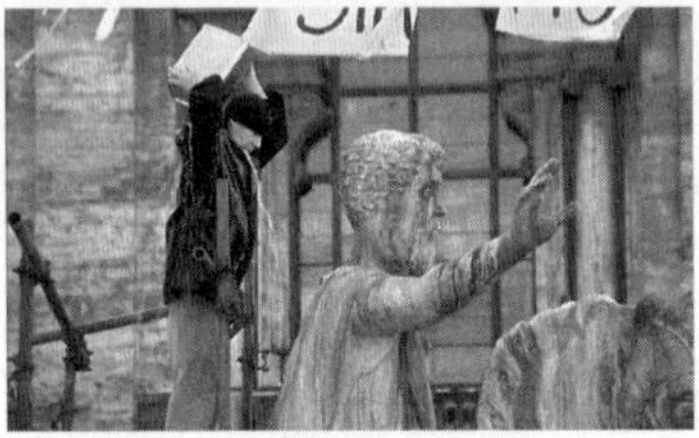

Abb. 22: Erland Josephson in *Nostalghia* von Andrei Tarkowski (1983); Film-Still.

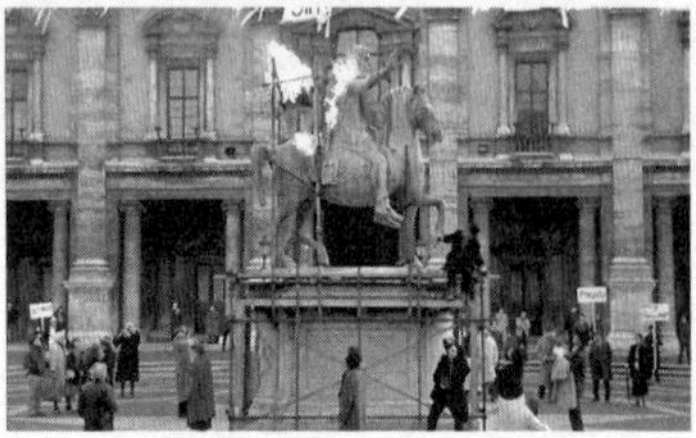

Abb. 23: Andrei Tarkowski, *Nostalghia* (1983); Film-Still.

> um zu verstehen, dass das Leben einfach ist, und dass man an den Punkt von früher zurück muss, den Punkt, an dem Ihr die falsche Straße gewählt habt. Man muss zu dem prinzipiellen Grundlegenden des Lebens zurückkehren, ohne das Wasser zu verschmutzen. Was für eine Welt ist das, in der ein Verrückter Euch sagt, dass Ihr Euch schämen sollt?

Er ruft nach Musik; aus einem Kassettenrecorder, den ein Epileptiker mitgebracht hat, erklingt ausgerechnet Beethovens *Ode an die Freude* aus dem letzten Satz der neunten Sinfonie, die aktuelle Europahymne. Domenico übergießt sich mit Benzin und setzt sich in Flammen; er flüstert: »Oh Mutter, oh Mutter. Luft – das ist diese leichte Sache, die Dir um den Kopf weht und heller wird, wenn Du lachst.«[37]

Auch nach der Jahrtausendwende wurden zahlreiche Feuersuizide begangen. So löste etwa die Selbstverbrennung des tunesischen Gemüsehändlers Mohamed Bouazizi am 17. Dezember 2010 in Sidi Bouzid nicht nur zahlreiche Nachahmungstaten im gesamten Maghreb aus, sondern schließlich sogar die tunesische Revolution, den Sturz des autokratisch regierenden Präsidenten Zine el-Abidine Ben Ali und in gewisser Hinsicht den sogenannten arabischen Frühling. Andere Selbstverbrennungen – gehäuft etwa in Tibet oder im Kongo – blieben dagegen unbemerkt und politisch folgenlos, ebenso wie manche Feuersuizide von Opfern der Finanz- und Schuldenkrise oder von Geflüchteten. In ihrer Fallgeschichte zum Selbstverbrennungsversuch eines russischen Asylbewerbers hat die Traumatherapeutin Antje Krueger erneut die Ambivalenz des Feuertods hervorgehoben:

> An den eindrücklichen und gestenreichen Schilderungen der Selbstverbrennung im Rahmen des Interviews zeigt sich, dass Herr Haritonov, trotz der schweren Tragik des Erlebnisses, Anteile seines Vernichtungsversuches auch lustvoll besetzt hat. Während des Gesprächs lachte er viel und zeigte mir plakativ das Ausmaß der Feuerwand. Nicht nur die fehlenden deutschen Vokabeln schienen ihn dazu zu bewegen, mir die Szenerie der Verbrennung bildlich darzustellen. Ich hatte den Eindruck, dass er mit großer Freude agierte und ihn die Reinszenierung der Situation an einen positiven Zustand erinnerte. Er beschrieb sinnlich lächelnd die Faszination der Flammen und betonte mehrfach, keine Schmerzen gehabt zu haben. Im Gegensatz zu seinem Alltag, der durch große psychische Belastungen und Ängste gekennzeichnet war, die sich auch somatisch ausdrückten, schien er sich in dem kurzen Moment seiner Verbrennung nicht nur schmerzfrei, sondern auch erfüllt und wohl gefühlt zu haben. Das Feuer hatte in diesem Sinne eine erlösende und auch wandelnde Funktion. An dieser Stelle möchte ich vor allem den kathartischen Aspekt des Feuersuizids aufgreifen: Das Feuer zerstört alles Unansehnliche eines Menschen und erschafft für einen kurzen Augenblick und in der Regel auch zum letzten Mal eine strahlende, schillernde Gestalt: Der Mensch wird selbst zur leuchtenden Fackel. Die Zeugen eines solchen Suizids sind gebannt, oft starr vor Schreck und verleihen der Handlung durch ihr bewegungsloses Zusehen enorme Bedeutung und Grandiosität.[38]

Dem Feuersuizid kann der Hungersuizid gegenübergestellt werden, gleichsam als inneres Feuer, langwieriger, nicht weniger qualvoll und schmerzhaft, ebenfalls assoziiert mit Selbstopfer und Martyrium; nach Jean Baechlers Klassifikationsvorschlag kann der Hungersuizid gleichermaßen zu den appellativen wie zu den oblativen Suiziden gerechnet werden.[39] Die politische Geschichte des Hungersuizids hatte bereits viele Jahre vor 1963 begonnen. Sie wird häufig mit Indien und dem gewaltlosen Widerstand Gandhis assoziiert, der während der dreißiger und vierziger Jahre wiederholt wochenlang die Nahrungsaufnahme verweigerte, um den Ausbruch eines Bürgerkriegs zu verhindern. Doch tatsächlich waren es zuerst Frauen in Großbritannien und in den USA, die für ihr Wahlrecht kämpften und nach ihrer Inhaftierung in Hungerstreiks traten. Am 10. Oktober 1903 hatte Emmeline Pankhurst in Manchester die Women's Social and Political Union gegründet. Sie entwickelte eine Theorie des gewaltlosen Widerstands, der sich nur gegen Eigentum, nicht gegen Personen richten sollte; die Suffragetten – so benannt nach dem englisch-französischen Begriff für Wahlrecht, *suffrage* – demonstrierten, zündeten Briefkästen an, verwüsteten Golfplätze oder warfen Fensterscheiben ein. Sie wurden in Holloway (London), dem größten Frauengefängnis Westeuropas, inhaftiert, verlangten jedoch, als politische Gefangene – etwa mit dem Recht auf Zivilkleidung – behandelt zu werden; sie verweigerten die Gefängniskost und traten in Hungerstreik. In ihrer Autobiographie schilderte Emmeline Pankhurst diese Situation: Niemand,

> der nicht die entsetzliche Erfahrung eines Hungerstreiks durchgemacht hat, kann sich vorstellen, wie groß das Leiden ist. In einer normalen Zelle ist es groß genug. Aber in dem unbeschreiblichen Elend der Strafzellen ist es noch schlimmer. Die eigentlichen Hungerattacken dauern bei den meisten Gefangenen nur etwa vierundzwanzig Stunden. Ich leide gewöhnlich am zweiten Tag am meisten. Danach hat man kein besonders verzweifeltes Verlangen nach Nahrung mehr. Schwäche und Niedergeschlagenheit treten an seine Stelle. Starke Verdauungsstörungen führen dazu, dass die Sehnsucht nach Befreiung von den Schmerzen größer wird als der Wunsch nach Nahrung. Oft kommt es zu heftigen Kopfschmerzen mit Schwindelanfällen oder einem leichten Delirium. Totale Erschöpfung und das Gefühl, von der Erde getrennt zu sein, kennzeichnen die Endstufen der Qual. Die Genesung zieht sich oft lange hin, und eine völlige Wiederherstellung der Gesundheit wird manchmal entmutigend langsam erreicht. Der erste Hungerstreik fand Anfang Juli [1909] statt. In den folgenden zwei Monaten übernahm eine große Zahl von Frauen diese Form des Protestes gegen eine Regierung, die den politischen Charakter ihrer Straftaten nicht anerkennen wollte. In manchen Fäl-

> len wurden sie mit beispielloser Grausamkeit behandelt. Schwache und zarte Frauen wurden nicht nur zu Einzelhaft verurteilt, sondern sogar dazu, vierundzwanzig Stunden lang Handschellen zu tragen. Eine Frau, die das Tragen von Gefängniskleidung ablehnte, wurde in eine Zwangsjacke gesteckt.[40]

Schlimmer als der Hungerstreik sei der Durststreik, erzählt Pankhurst, eine »erbarmungslose Tortur«. Denn der Verzicht auf Flüssigkeiten beschleunigt den Gewichtsverlust. Der Körper kann den Wasserentzug nicht ertragen: »Er protestiert mit allen Nervenfasern. Die Muskeln schwinden, die Haut wird faltig und schlaff, der Gesichtsausdruck verändert sich schrecklich.« Gifte werden nicht mehr ausgeschieden, »werden im Körper zurückgehalten und absorbiert. Er wird kalt und zittert, ständige Kopfschmerzen und Übelkeit, manchmal auch Fieber, treten auf. Der Mund und die Zunge sind belegt und schwellen an, die Kehle zieht sich zu, und die Stimme wird zu einem schwachen Flüstern.«[41] Die Gefängnisärzte gerieten rasch in Panik; anfangs entließen sie die Frauen schon nach wenigen Tagen des Hunger- oder Durststreiks. Danach griffen sie zu einer umstrittenen Maßnahme, die noch mehr gefürchtet wurde als die Effekte der Nahrungsverweigerung, alle Schmerzen und Todesängste: die Zwangsernährung. Dabei wurde die Gefangene an ein Bett gefesselt oder von mehreren Wärterinnen niedergedrückt und festgehalten. Danach »holte ein Arzt einen zwei Meter langen Gummischlauch hervor und stopfte ihn in eines der Nasenlöcher. Der Schmerz war so schrecklich, dass sie immer wieder schrie.« Dieser Schlauch wurde bis in den Magen gestoßen. »Ein Arzt stand auf einem Stuhl, hielt den Schlauch hoch und goss durch einen Trichter flüssige Nahrung hinein, womit er das arme Opfer beinahe erstickte.« Emmeline Pankhurst zitiert eine Mitgefangene, die gesagt habe: »Meine Trommelfelle schienen zu platzen. […] Ich konnte den Schmerz bis ins Brustbein spüren. Als endlich der Schlauch entfernt wurde, fühlte es sich an, als ob meine Nase und Kehle mit ihm herausgerissen würden.«[42] Jeden Tag wurde diese qualvolle Behandlung wiederholt, allen medizinischen und öffentlichen Protesten zum Trotz. 1914 unterzog sich die damals 22-jährige Schriftstellerin

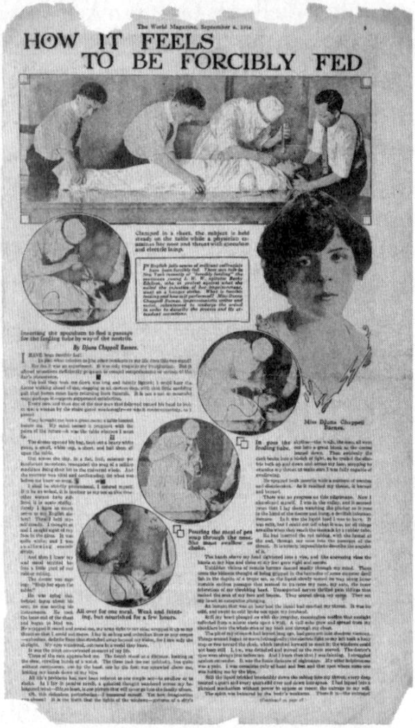

HOW IT FEELS TO BE FORCIBLY FED

Abb. 24: Ausschnitt aus dem Artikel von Djuna Barnes über ihr freiwilliges Experiment der Zwangsernährung aus dem *New York World Magazine* (6. September 1914).

und Reporterin Djuna Barnes freiwillig der Zwangsprozedur, um die Erfahrungen der inhaftierten Suffragetten angemessen beschreiben zu können; ihr Bericht erschien am 6. September 1914 – unter dem Titel »How It Feels to Be Forcibly Fed« (»Wie es sich anfühlt, zwangsernährt zu werden«) – im *New York World Magazine.* Sie schrieb:

> In meiner Hysterie hatte ich die Vision von hundert Frauen in garstigen Gefängniskrankenhäusern, gebunden und in Leichen-

> tücher gewickelt, auf Tischen gerade so wie diesem, niedergehalten vom unsanften Griff gefühlloser Wärter, während weißgewandete Ärzte ihnen Gummischläuche in die zarten Windungen ihrer Nasenlöcher stießen, um ihren hilflosen Leibern den kruden Nährstoff gewaltsam einzutrichtern, der das Leben erhalten sollte, das sie sich zu opfern sehnten. Die Wissenschaft hatte uns also endlich des Rechts zu sterben beraubt.[43]

## 4.

Gelegentlich wird der Einwand erhoben, ein Hungerstreik sei kein Suizidversuch, denn er ziele auf die Durchsetzung einer politischen Forderung, nicht auf den eigenen Tod. Tatsächlich hatte auch Emmeline Pankhurst klar festgestellt,

> dass jene wohlmeinenden Freunde sich völlig irren, die sagen, wir hätten die Schrecken des Gefängnisses, der Hungerstreiks und der Zwangsernährung nur auf uns genommen, weil wir Märtyrerinnen für unsere Sache werden wollten. Wir gingen niemals ins Gefängnis, um Märtyrerinnen zu sein. Wir gingen dorthin, um die Rechte von Staatsbürgerinnen zu bekommen. Wir waren bereit, Gesetze zu brechen, um so die Männer zu zwingen, auch uns das Recht zum Gestalten von Gesetzen zu geben. Denn so haben die Männer ihr Bürgerrecht gewonnen.[44]

Abgesehen davon, dass die Unterscheidung zwischen Suizidversuch und Suizid fragwürdig bleibt – denn ein Suizidversuch ist ebenso wenig ein gescheiterter Suizid wie ein Suizid ein geglückter Suizidversuch[45] – ignoriert der Einwand, den Pankhurst selbst zu rechtfertigen scheint, die tiefe Ambivalenz jedes, zumal des politischen Suizids, die darin besteht, anders leben zu wollen, aber für die Erfüllung dieses Wunsches den eigenen Tod zu riskieren. Die Subjektspaltung, die sich darin manifestiert, hat Maud Ellmann in ihrem inspirierenden Essay über *Die Hungerkünstler* (1993) am Beispiel der Berichte Sylvia Pankhursts, der Tochter Emmelines, über deren eigene Zwangsernährung kommentiert: Sylvia habe angedeutet,

> daß sie selbst von dem Essen verzehrt wird, das man sie herunterzuschlucken zwingt, denn ihre Subjektivität zerbröckelt, als ob sie zerkaut worden wäre. »Manchmal, wenn mein Abwehrkampf vorüber war oder sogar, während er noch tobte, durchzuckte mich das Gefühl, daß mein Wesen in mehrere ›Selbste‹ zerbrochen worden wäre [...], die voller Wildheit in mir hochstiegen«, erinnert sie sich. »Manchmal kamen, wie es schien, aus den Tiefen meines Wesens empörte, gemarterte Selbste hervorgebrochen; ich hörte mich schreien: ›Nein, nein, nein, nein, ich will das nicht länger über mich ergehen lassen. Ich will das nicht länger über mich ergehen lassen.‹ Ich wußte nicht, und es war mir auch gleichgültig, ob ich diese Stimme zum Schweigen bringen könnte, wenn ich mich darum bemühte. Ich hörte sie, als ob sie ein von mir losgelöstes Etwas wäre.«[46]

Ellmann interpretiert diese Passagen als Wiederkehr einer frühkindlichen Traumatisierung:

> Wir alle haben Essen zuerst als ein zwangsweises Ernährtwerden erfahren; als kleine Kinder wurden wir von anderen gefüttert, und durch die Nahrung, die sie uns in den Mund stopften, wurden wir vergewaltigt. Wir essen daher, um uns für diesen Mißbrauch zu rächen, den wir in der allerersten Zeit unseres Lebens über uns ergehen lassen mußten. [...] *Alles Essen ist Zwangsernährung,* und durch die Wunde, die durch das Gefüttertwerden entsteht, erhält das Andere Zugang und kann sich im Zentrum unseres Selbst einrichten.[47]

Dieses Andere, so lässt sich die Deutung Ellmanns weiterführen, hat uns ins Leben geholt und gezwungen, ohne uns vorher – im Sinne der im ersten Kapitel zitierten Passage aus Kants *Metaphysik der Sitten*[48] – zu fragen. Indem wir unser Leben annehmen oder uns das Leben nehmen, rächen wir uns auch für diesen ersten »Missbrauch«. Die These klingt auf den ersten Blick überzogen und schräg. Doch sie gewinnt an Plausibilität, sobald wir im Bericht von Djuna Barnes lesen: »Ich war im Tal, und mir schien, ich läge schon Jahre und beobachtete den Krug, als er sich in der Hand des Arztes hob und schwebend verharrte, eine teuflische, inhumane Drohung. Darin war die flüssige Nahrung, die ich bekommen sollte. Es war

Milch, doch ich konnte nicht feststellen, was es war, denn alle Dinge sind gleich, wenn sie den Magen durch einen Gummischlauch erreichen.«[49]

Seit den Kämpfen der Suffragetten, die endlich ab 1919/20 in den USA und seit dem 2. Juli 1928 in Großbritannien das Frauenwahlrecht durchsetzten, sollten Hungerstreiks zumeist Verbesserungen der Haftbedingungen oder die Anerkennung von Asylanträgen erwirken. Der Hungerstreik setzt geradezu die Gefangenschaft – oder zumindest die Einschränkung der Bewegungsfreiheit – voraus. Die Zwangsernährung wird allerdings zunehmend seltener praktiziert. Im Oktober 1975 erklärte der Weltärztebund – die World Medical Association (WMA) – in Tokio, dass Ärzte sich an keinen Praktiken der Folter, grausamer, unmenschlicher, erniedrigender Behandlung oder Bestrafung beteiligen sollen; Nahrungsverweigerungen und Hungerstreiks sollen zwar mit Aufklärung über die Folgen, aber nicht mit Zwangsernährungsmaßnahmen beantwortet werden. Präzisere Richtlinien zum ärztlichen Umgang mit Hungerstreiks wurden im November 1991 in der Deklaration von Malta formuliert. Darin hieß es ganz klar: »Forcible feeding is never ethically acceptable« (Zwangsernährung ist niemals ethisch akzeptabel).[50] Die WMA-Deklarationen waren freilich rechtlich nicht bindend, wie sich spätestens nach den Debatten um Foltermethoden wie Waterboarding oder um Zwangsernährung im US-Internierungslager von Guantánamo zeigte; doch immerhin hatte die Weltorganisation der Ärzte die Achtung des Selbstbestimmungsrechts der Gefangenen oder Flüchtlinge zur leitenden Maxime erklärt. Offiziell akzeptiert wurde somit, dass ein erfolgloser Hungerstreik zum Tod, zum politischen Protestsuizid, führen kann; aber auch diese Konsequenz war zu Beginn der neunziger Jahre längst gezogen. Zwischen 1972 und 1994 hatten etwa die inhaftierten Mitglieder der RAF insgesamt zehn kollektive Hungerstreiks organisiert, um die Anerkennung als politische Gefangene und eine Verbesserung der Haftbedingungen zu erreichen. Manche Forderungen wurden erfüllt, nicht allerdings die nach der Zusammenlegung aller RAF-Häftlinge. Am 9. November 1974 starb der 33-jährige Holger Meins an den Folgen eines 57 Tage andauernden Hungerstreiks; sein Tod wurde zwar durch die Zwangsernährung mit einer Magensonde verzögert, aber nicht verhindert. Zur Beisetzung am 18. November kamen über 5000 Menschen. Als Abschiedsbotschaft von Holger Meins galt ein Brief, den er eine Woche vor seinem Tod – anlässlich der Besetzung der Zentrale von Amnesty International in Hamburg – verfasst hatte: »Entweder schwein oder mensch, entweder überleben um jeden preis oder kampf bis zum tod, entweder problem oder lösung, dazwischen gibt es nichts.«[51]

Zur selben Zeit begannen auch Hungerstreiks im nordirischen Maze Prison (bei Lisburn), einem Hochsicherheitsgefängnis, in dem die inhaftierten IRA-Mitglieder untergebracht waren. Im Juli 1972 traten vierzig von ihnen in Hungerstreik; sie erkämpften einen Sonderstatus, der mit der Behandlung von Kriegsgefangenen verglichen werden kann: Sie mussten weder Gefängniskleidung tragen noch die typischen Gefängnisarbeiten verrichten. Dieser Sonderstatus wurde 1976 wieder aufgehoben; ab September wurden daher neue Protestaktionen veranstaltet. Die ersten Proteste – der Blanket Protest, bei dem die IRA-Gefangenen nackt, nur in Wolldecken gehüllt, in ihren Zellen saßen und nicht zur Arbeit antraten, danach der Dirty Protest, bei dem sie ihre Zellen mit Urin und Exkrementen beschmierten – führten zu einem Hungerstreik ab dem 24. Oktober 1980, der nach 55 Tagen aufgrund einiger Zugeständnisse abgebrochen wurde, jedoch keine weiteren Verhandlungen mit der Regierung Thatchers nach sich zog. So begann ab dem 1. März 1981 der zweite irische Hungerstreik, angeführt von Bobby Sands; im verabredeten Rhythmus schloss sich jede Woche ein weiterer Häftling dem Streik an, um den Druck auf die britische Regierung zu erhöhen. Bobby Sands starb am 5. Mai 1981, kurze Zeit nachdem er noch am 9. April 1981 zum Abgeordneten des britischen Unterhauses gewählt worden war. Nach seinem Tod kam es zu Demonstrationen und gewaltsamen Auseinandersetzungen; an seinem Leichenzug in Belfast nahmen mehr als 100 000 Menschen teil. Der Hungerstreik wurde jedoch erst am 3. Oktober 1981 von der IRA abgebrochen; ab dem 6. Oktober 1981 wurde den Häftlingen das Tragen ziviler Kleidung erlaubt, und auch einige andere Forderungen wurden erfüllt. Maud Ellmann hat in ihrer bereits zitierten Untersuchung auf die irischen Wurzeln des Hungerstreiks hingewiesen; nicht nur gab es schon seit 1917 Hungerstreiks, die mit dem Tod republikanischer Häftlinge – Thomas Ashe, Terence MacSwiney oder Seán McCaughey – endeten, sondern auch eine seltsame Rechtstradition, die bis ins Mittelalter zurückverfolgt werden kann:

> Im mittelalterlichen Irland gab es – wie im mittelalterlichen Indien – ein juristisches Mittel, das als *troscud*, als »Fasten um ein Pfand« bekannt war, das heißt, daß ein Schuldner gegen seinen Gläubiger fasten konnte, oder auch jemand, dem ein Unrecht angetan worden war, gegen den, der ihm dieses Unrecht angetan hatte. Der Kläger oder »der Mann draußen«, wie es in der gefühlvollen Terminologie des mittelalterlichen Texts heißt, hungerte auf der Türschwelle der Beklagten. [...] Diese Tradition fand ihren Weg ins Christentum: es gibt Legenden, in denen der irische Schutzpatron, der hl. Patrick, einen Hungerstreik gegen Gott führt. Gott gibt immer nach, denn ein Kapitulieren angesichts einer solchen Selbst-Aufopferung wurde von den frühen Christen als Zeichen für Heiligkeit angesehen. In einem Bericht über das Leben des hl. Patrick aus dem 17. Jahrhundert ersteigt dieser den Heiligen Berg, um Vergünstigungen vom Herrn zu erlangen. Er wird jedoch von einem Engel dafür getadelt, daß er zu viel fordere. Patrick beginnt daraufhin prompt einen Hunger- und Durststreik, den er fünfundvierzig Tage durchhält, bis Gott schließlich einlenkt.[52]

Im Jahr 2008 kam *Hunger*, der Debütfilm des britischen Videokünstlers und Fotografen Steve McQueen, in die Kinos. Der Film schildert die 66 letzten Tage von Bobby Sands. Im Zentrum des Films, dessen Szenen und Bilder nur selten von Worten begleitet oder unterbrochen werden, findet ein langes, insgesamt mehr als 20 Minuten dauerndes Gespräch zwischen Bobby Sands (gespielt von Michael Fassbender) und dem Priester Don Moran (Liam Cunningham) statt, das in einer 17-minütigen Plansequenz gedreht wurde. Das Gespräch kreist zunächst, ähnlich wie in Samuel Becketts *Warten auf Godot*, um den Schächer auf Golgotha, der erlöst wurde. Während aber Wladimir in Becketts Stück konstatiert: »Einer von den Schächern wurde erlöst. *Pause.* Das ist ein guter Prozentsatz«,[53] resümiert Bobby: »Wenn man am Kreuz hängt, sagt man doch alles. Jesus verspricht ihm, dass er im sogenannten Paradies neben seinem Vater sitzen kann. Um das zu kriegen, hebt man doch immer die Hand.« Und dennoch träumt auch er vom Paradies: »Wir waren nur kleine Jungs aus der Stadt, hatten vor Rindern Angst und so was. Von den Monstern sollten Milch und Hamburger kommen? Du lieber Gott! Nächstes Mal werd ich auf dem Land geboren, das garantier ich Ihnen. Wild, Vögel, das wär's doch, paradiesisch.« Natur, Landschaft und ein traumhaft wildes Leben werden als Glücks- und Freiheitsversprechen wahrgenommen; gefragt nach der Stimme seines Herzens antwortet Bobby: »Mein Leben bedeutet mir alles. Die Freiheit bedeutet mir alles. [...] Ein Mann wie Sie kann das vielleicht nicht verstehen. Aber weil ich mein Leben achte, Sehnsucht nach Freiheit, eine unerschütterliche Liebe für den Glauben habe, kann ich jeden Zweifel, den ich vielleicht habe, überwinden. Mein Leben zu riskieren ist nicht nur das einzige, was ich tun kann, Don. Es ist gut und richtig.« Wie lässt sich das Paradoxon auflösen, dass jemand sein Leben aufgibt, um es zu gewinnen? In welcher Hinsicht gleicht der Hungerstreik einem Suizid? Bobby verneint vehement:

> Sie wollen mit mir darüber streiten, ob mein Vorhaben moralisch oder in Wirklichkeit Selbstmord ist? Was Sie Selbstmord nennen, nenne ich Mord. Und das ist ein weiterer Unterschied zwischen uns beiden. Wir sind beide Katholiken, beide Republikaner. Aber als Sie in Kilray Lachse gewildert haben, hat man uns das Haus überm Kopf angesteckt. In vielem sind wir uns ähnlich, aber das Leben, unsere Erfahrungen, haben unseren Glauben unterschiedlich beeinflusst.

Und als ihm Don vorwirft: »Und was soll Ihr Tod beweisen? Vielleicht, dass die Briten unbarmherzig sind? Na und wenn schon, alle Welt weiß, wie die Briten so sind«, antwortet Bobby: »Ich fühle Ihren Hass, Don«. Doch der Hass kann nicht als Argument für ein besseres Leben fungieren, erwidert der Priester:

> Ihr Männer wisst einfach nicht mehr, was Leben bedeutet. Nach vier Jahren unter diesen Umständen, niemand erwartet, dass ihr

normal seid. Nichts an Ihnen ist mehr normal. Zurzeit hat sich die Unabhängigkeitsbewegung in die Ecke manövriert. Und Eure IRA steht davor und starrt gebannt in diese Ecke. Diese ganze Geschichte, all die toten Männer und Frauen, ihr versteht das noch nicht. Wenn Ihre Antwort ist, alles umzubringen, machen Sie sich was vor, und Sie haben Angst, damit aufzuhören. Angst vor dem Leben, Angst vor Gesprächen, Frieden.

Das Gespräch nähert sich dann rasch seinem unversöhnlichen Höhepunkt. Don: »Drauf geschissen, das Leben scheint Ihnen nichts mehr zu bedeuten.« Bobby: »Gott wird mich also bestrafen.« Don: »Na ja, wenn er's nicht für den Selbstmord tut, müsste er Sie für Ihre Dummheit bestrafen.« Bobby: »Ja, und Sie für Ihre Arroganz. Weil mein Leben ist echtes Leben, und nicht nur eine theologische Übung, irgendein religiöser Trick, der nichts mit dem Leben zu tun hat. Jesus Christus hatte Rückgrat, aber seine Jünger, alle, die nach ihm gekommen sind, ihr verschanzt Euch hinter Rhetorik und ausweglose Semantik.«

Das Streitgespräch wird von einem performativen Subtext begleitet, der die Intensität der Argumentation nicht nur unterstreicht, sondern sogar steigert: Unentwegt wird geraucht. So beginnt der Dialog: mit einem Zigaretten-Angebot. »Kleine Abwechslung davon, die Bibel zu rauchen, ja? Hat jemand rausgefunden, welches Buch sich am besten raucht?«, fragt der Priester. Und Bobby antwortet: »Wir rauchen nur die Klagelieder.« Und mit demselben Thema geht das Gespräch zu Ende, freilich ohne dass es dem Priester gelungen wäre, Bobby von seinem Hungerstreik abzubringen. Don steht auf, greift nach der Zigarettenpackung, Bobby bemerkt: »Die können sie hierlassen, wenn Sie mögen. Oder soll ich die heiligen Briefe des Johannes rauchen?« Der Priester antwortet: »Das möcht ich nicht auf dem Gewissen haben. Ich glaube nicht, dass ich Sie nochmal besuchen komme, Bobby.« Und Bobby verabschiedet sich: »Nicht nötig, Don.« Das Rauchen stiftet die kommunikative Verbindung, die aufgezehrt wird wie die brennenden Zigaretten und ihr theologischer Mehrwert. Gottes Wort – das schöpferische – wird supplementiert durch die heilige Schrift; die Druckseiten der Bibel wer-

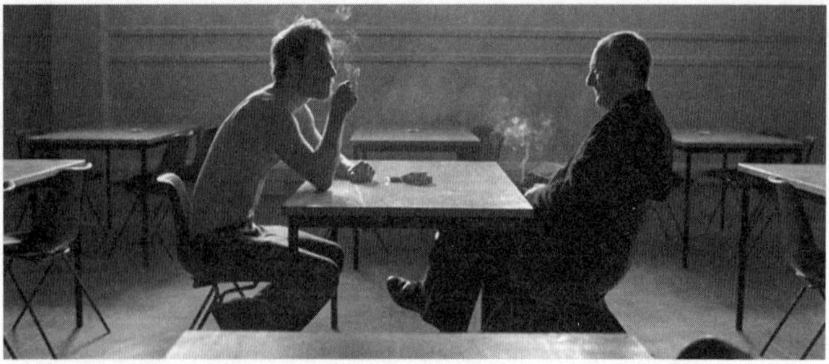

Abb. 25: Michael Fassbender (links) und Liam Cunningham in *Hunger* von Steve McQueen (2008).

den supplementiert durch den Rauch, von den Psalmen bis zum Johannesbrief. In der Geheimen Offenbarung wird Johannes genötigt, das Buch zu essen (Apk 10, 9-10); Bobby Sands wird es rauchen. Und in gewisser Hinsicht symbolisiert sein Rauch das Nichts, das an die Stelle Gottes getreten ist, die schwarze Einsamkeit, den Hunger, der nicht nach Sättigung, sondern nach seiner eigenen Radikalisierung und Steigerung strebt – als Hunger auf noch mehr Hunger. Denn der Mensch ist, nach Thomas Hobbes, das Wesen, das »sogar der künftige Hunger hungrig macht«.[54] Steve McQueens Film verankert die Auseinandersetzung mit dem Hungerstreik von 1981 – politischer Kampf und Suizid zugleich – in drei Feldern: im Feld der Politik und des Krieges, im Feld der Medizin und im Feld der Künste. McQueen ist selbst Künstler; gewiss ist ihm rasch aufgefallen, wie nah verwandt die Praktiken des Hungerstreiks mit künstlerischen, avantgardistischen Selbsttechniken sind. Wer denkt beim Blanket Protest nicht an die Happenings des Aktionismus? Und beim Dirty Protest nicht an Jackson Pollocks oder Andy Warhols Schütt- und Pissbilder? Wer erinnert nicht Arthur Rimbauds *Fêtes de la faim (Feste des Hungers)* – »Schweife, Hunger, äse, Hunger die Prärie der Klänge«?[55] Der Hunger als Selbsttechnik ist eben eine Art von Kunst; die Verwurzelung des Hungerstreiks in der Hungerkunst, in dem poietischen Versuch, das eigene Fleisch in

Texte zu verwandeln, hat auch Maud Ellmann an zahlreichen Beispielen der Weltliteratur demonstriert. An Kafkas Erzählung *Ein Hungerkünstler* (1922) würdigt sie vor allem die Einsicht, »daß wir nicht durch Nahrung, sondern durch den Blick der anderen überleben, und daß es also unmöglich ist, vom Hunger zu leben, es sei denn, daß man dabei gesehen oder als Gesehener hingestellt wird. Freiwilliges Hungern ist vor allem eine Vorführung.«[56] Und dieses Gesehenwerden kann auch ins medizinische Register transponiert werden. Untrennbar sind mit den historischen Erfahrungen des Hungerstreiks die zitierten Debatten um die Legitimität der Zwangsernährung verknüpft, die den zeitgenössischen Auseinandersetzungen um das Recht auf Sterbehilfe, die Strafbarkeit des assistierten Suizids, um Palliativmedizin, Patientenverfügungen oder Maßnahmen der Suizidprävention verblüffend ähnlich sehen.

## 5.

Den polyvalenten Beziehungsgeflechten zwischen Medizin, Ästhetik und Politik, die das Hungern und Gesehenwerden – auch mit Hilfe chirurgischer und medientechnischer Operationen – immer enger verschränken und zur Selbsttechnik schlechthin aufsteigen lassen, hat der Schweizer Filmemacher Peter Liechti ein Jahr nach Steve McQueen eine düstere, faszinierende Grundierung verliehen. Sein Film *Das Summen der Insekten – Bericht einer Mumie* geht aus von einer kurzen Erzählung des japanischen Schriftstellers Masahiko Shimada, die unter dem Titel *Miira ni naru made* (*Bis ich zur Mumie werde*) im Magazin *Chūōkōron* erstmals im Winter 1990 publiziert wurde. Diese Erzählung bezieht sich auf Ereignisse, die vor rund einem Vierteljahrhundert in den japanischen Medien ausführlich berichtet und kommentiert wurden; mit einer Art von Zusammenfassung dieser Berichte beginnt der Vorspann des Films:

> Am 30. Januar letzten Jahres stieß der Fleischhändler S. auf der Hasenjagd im tief verschneiten Hochmoor des Nordens auf eine halb verfallene Hütte aus Plastikplanen. Er dachte, das wäre ein

guter Ort zum Rasten, guckte hinein – und entdeckte zu seiner Überraschung, dass schon jemand da war: Auf einer strohbedeckten Pritsche lag eine Mumie. Sie trug warme Kleidung und war mit einer feinen Schicht aus Staub und Raureif überzogen. Irgendwie war der Leichnam der Verwesung entgangen und völlig ausgetrocknet; damit er zur Mumie werden konnte, hat er wohl schon zu Lebzeiten tüchtig abnehmen müssen. Zwischen den Beinen des Toten lag ein Notizheft. Der Mann war so freundlich, einen gewissenhaften Bericht zur eigenen Todesursache zu hinterlassen. Aufgrund dieser Aufzeichnungen und der Leichenschau kamen die Beamten zum Schluss, dass es sich um einen Selbstmord durch Verhungern handelte. Die Tat war minuziös geplant; das Motiv blieb jedoch unklar. Der Verstorbene war etwa 40 Jahre alt, 1.76 Meter gross und 36 Kilo schwer. Er war seit ungefähr 100 Tagen tot. Da es keinerlei Hinweise gab auf seinen Namen und Beruf oder wie er früher ausgesehen hatte, war eine Identifizierung äusserst schwierig. Anscheinend wurde er von niemandem vermisst. Er schien von der Welt vergessen zu sein, und man kann annehmen, dass er sich dessen sehr wohl bewusst war. Im Folgenden werden die Aufzeichnungen des Toten zur Gänze wiedergegeben.

Mit dieser dokumentarischen Einführung, so erläutert Peter Liechti im Gespräch mit Ekkehard Knörer, wird eine erste Bildebene aufgebaut und

spielfilmmäßig gedreht, eine Leiche wird im Wald gefunden, eine Art *Tatort*. Da ging es darum, das objektive Geschehen ins Bild zu fassen. Die Erzählstimme erzählt das auch so rapportmäßig. Der letzte Satz ist »Und hier kommt der Inhalt des Tagebuches« – da wechselt es in die Subjektive. Dann gibt es als zweite Ebene das, was ich als Hauptspur sehe: den Versuch, das physische Dasein im Wald, die Kälte, den Wind, die Feuchtigkeit, die Jahreszeiten, die Tiere, die Insekten, das Hier und Jetzt so gut und so haptisch wie möglich zu zeigen und darzustellen. Das ist in HD gedreht, das sind für mich so etwas wie die Netzhautbilder. Die nächste Ebene ist die Stadt, die Herkunft, graublau, das urbane Umfeld, verwoben mit der Musik von Norbert Möslang. Diese Ebene verschwindet mit der Zeit, es gibt eine Weile noch Fragmente, aber irgendwann sind die weg. Dann werden die Super-8-Bilder immer stärker, das ist die vierte Ebene: das sind die Halluzinationen, der Traum. Da habe ich auch darauf verzichtet, mir jemanden auszudenken, der diese Bilder erlebt. Das bin dann ich: Was sehe ich für Bilder, wenn ich mich in diese Situation versetze? Was sind meine Assoziationen in dem Moment?

Die subjektive Verdichtung gelingt mit Hilfe der Plastikplanen, die eine Art von Leinwand auf der Leinwand bilden; in der Erzählung fungieren sie als Regenschutz; aber sie ermöglichen es auch, kommentiert Liechti, »über die Aufnahmen gegen das Licht die Jahreszeiten zu erzählen, den Lauf der Zeit, und im buchstäblichen Sinn eine Projektionsfläche abzugeben. Das ist für mich wie eine halluzinogene Leinwand, die der Sterbende immer stärker als Leinwand seiner Bilder benutzt. Das, was draußen ist, und die Dinge, die in seinem Kopf passieren, das fliesst immer stärker ineinander.«[57]

Natürlich ist auch der Namenlose in der Plastikhütte – wie Bobby Sands, der sein Gefängnisbuch *One Day in My Life* und verschiedene Gedichte mit einem Stift aufgeschrieben hat, den er im eigenen Körper verstecken musste – ein Leser und ein Schreiber; aus seinen Tagebucheinträgen erfahren wir, dass er Dantes *Inferno* und Becketts *Malone stirbt* liest, dass er Musik von Johann Sebastian Bach im Radio hört. Seltsam: Die Bücher und die Musik repräsentieren einen europäischen, weniger einen japanischen Bildungskanon, ganz abgesehen davon, dass es doch eher ungewöhnlich ist, sein eigenes Sterben mit Dante und Beckett zu begleiten. Am 20. September beginnt der Unbekannte eine Unterhaltung mit einer Frau aus dem Zwischenreich seiner Halluzinationen:

Aus dem Nichts stand plötzlich eine junge Frau am Kopfende meines Bettes. Sie trug eine zerrissene Bluse, löchrige Strümpfe und einen schmutzigen Rock. Doch mittlerweile kann mich nichts mehr erschrecken. Ich dachte, sie sei aus der anderen Welt gekommen, um mich abzuholen, streckte ihr die Hand entgegen und sagte: »Nimm mich bitte mit, egal wohin.« »Ich kann nirgendwo hingehen«, antwortete die Frau ungerührt. »Du kommst doch von der anderen Welt, nicht wahr?« »Ich war noch nie dort.«

»Dann lebst du also?« »Ich kann es wirklich nicht sagen.« Sie wandte mir ihr trauriges Profil zu und begann ihre Geschichte zu erzählen. »Vor langer Zeit bin ich im Wald vergewaltigt und ermordet worden. Ich dachte, ich würde in die andere Welt gebracht, aber wie lange ich auch wartete, es kam niemand, um mich abzuholen. Da beschloss ich, selbst hinzugehen. Irgendwie schaffte ich es bis zum Ufer des Styx und bestieg ein Boot …« »Willst du damit sagen, du bist gar nie drüben angekommen?« »Ich war der einzige Fahrgast, und der Fährmann wollte mich nicht aussteigen lassen. Seiner Meinung nach *gibt* es kein Drüben.« »Aber was geschieht denn mit den Toten? Sind sie verdammt, ewig umherzuirren, wenn es kein Totenreich gibt?« »Zuerst dachte ich, der Fährmann belüge mich. Doch er blieb hartnäckig, es *gäbe* kein Drüben.« »Und was machst du denn jetzt?« »Der Fährmann nimmt mich mit an ganz verschiedene Orte. Zum Kap der Guten Hoffnung, oder in die Antarktis, auch ans Tote Meer und an den Baikalsee. Er ist wirklich gut zu mir, und so leben wir jetzt zusammen.« »Und wie bist du hierhergekommen?« »Via Amazonas.« »Und wo ist dein Begleiter?« »Dort drüben …« Die Frau zeigte auf ein kleines schmuddeliges Boot, das im Sumpf vor meiner Hütte trieb. »Was soll ich tun?« Ohne mir zu antworten, verliess sie die Hütte. Als ich ihr nachrief »Hey, warte!«, sprang das Boot auf und davon. Als ich wieder zu mir kam und genau hinsah, bemerkte ich, dass das, was ich für ein Boot gehalten hatte, ein Hase war. Unseliges Hasenvieh! Vielleicht wird dies meine letzte Nacht.

Auch die Erinnerung an den Fährmann und den Styx zieht uns nicht nach Japan. Anders verhält es sich dagegen mit der Praxis der Selbstmumifizierung. Diese Praxis – Sokushinbutsu – war in bestimmten buddhistischen Klöstern verbreitet und wurde beispielsweise im nördlichen Japan in der Präfektur Yamagata auf der Insel Honshū ausgeübt. Sokushinbutsu wird in einem Zeitraum von dreimal tausend Tagen – also insgesamt mehr als acht Jahren – ausgeübt. Während der ersten tausend Tage hält sich der Mönch an eine spezielle Diät aus Nüssen und Samen der Umgebung; er meditiert stundenlang unter eiskalten Wasserfällen. In der zweiten Periode reduziert er die Nahrung auf kleine Mengen von Baumrinde und Wurzeln; er trinkt einen giftigen Tee aus dem Harz des Urushi-Baums, das gewöhnlich verwendet wird, um Geschirr und Möbel zu lackieren. Der Tee bewirkt heftiges Erbrechen und eine Entwässerung des Körpers; zusätzlich soll er den Körper so giftig machen, dass er für Maden und Insekten ungenießbar wird. Während der letzten tausend Tage wird der Mönch in einer Gruft eingeschlossen, die kaum mehr Platz bietet, als sein Körper im Lotossitz einnimmt. Fortan läutet er täglich eine Glocke, um mitzuteilen, dass er noch am Leben ist. Sobald die Glocke nicht mehr geläutet wird, wird die Gruft versiegelt und die Luftzufuhr unterbunden. Erst nach Ablauf der tausend Tage wird die Gruft wieder geöffnet, um nachzusehen, ob der Prozess der Selbstmumifizierung geglückt ist. In diesem Fall wird der Mönch als Inkarnation des Buddha in den Tempel getragen und verehrt; er hat – so sagt man – seinen Weg ins Nirwana, die Befreiung vom Zyklus der Tode und Wiedergeburten, gefunden. Einige Fragen bleiben dennoch ungeklärt: Wieso braucht das Nichts, die Erlösung vom Schmerz des Daseins, eine solche materielle Repräsentation? Wofür zeugt der dauerhafte, nahezu triumphal versteinerte Körper? Worin besteht die magische Faszinationskraft der Mumie? Worauf zielt ihre kultische Verehrung im Tempel?

Was Masahiko Shimada und seine kurze Erzählung vom alten – übrigens mehrfach verbotenen – Ritus des Sokushinbutsu unterscheidet, ist schlicht, dass der Namenlose nicht als Körper überdauern will, sondern als Text. Er hinterlässt ein Tagebuch; dass und ob er auch einen mumifizierten Körper hinterlässt, ist dagegen Nebensache. Er ist nicht beseelt von irgendwelchen Hoffnungen; nicht einmal der Geist der jungen, vergewaltigten und ermordeten Frau, der ihm erscheint, glaubt an Geister, transmortale Gerechtigkeit oder ein Reich der Toten. Peter Liechti hat die Trostlosigkeit dieses säkularen Suizids, eines Sterbens ohne Versprechen, in bedrückenden Bildern eingefangen; sie zitieren die Bildwelten der apokalyptischen Reiter, des Totentanzes, des gefleckten Pferdes und des Sensenmanns. Einen Ausweg zeigen sie ebenso wenig wie der Fährmann, der seine Passagierin vom Kap der Guten Hoffnung bis an den Baikalsee oder zum Amazonas bringt; seine Gestalt erinnert ein wenig an den fliegenden Holländer, der seine Senta gefunden hat, doch ohne selbst erlöst zu werden und ins Nichts zu vergehen. Die allerletzten Aufzeichnungen in Masahiko Shimadas *Bericht einer Mumie* bleiben freilich mehrdeutig, in einer Art von Balance zwischen Einsamkeit und Vertrauen auf eine Gemeinschaft der Lebenden und der Toten: »4. Oktober: Aus dem Radio ist Gelächter zu hören. 60. Tag, 5. Oktober: Irgendjemand ist gekommen. 61. Tag, 6. Oktober: Viele Leute sind da. Der Fluss fließt mir entgegen. 62. Tag: Es ist hell.« – Peter Liechti selbst ist übrigens am 4. April 2014 im Alter von 63 Jahren gestorben.

Offen bleibt die Frage nach den Kontexten und Zusammenhängen zwischen Steve McQueens *Hunger* und Peter Liechtis *Das Summen der Insekten*. Eine erste Antwort liegt nahe: Nach allgemeinem Konsens begann am 9. August 2007 die Finanzkrise, in deren Schatten wir immer noch leben. Sie löste Preissteigerungen aus, die auch auf Spekulationsgeschäfte mit Grundnahrungsmitteln zurückgeführt werden können; tatsächlich stieg zwischen 2007 und 2008 die Zahl der weltweit hungernden Menschen um Millionen, was als eine Art von »Hungerkrise« bezeichnet wurde: »Laut der Weltbank sind zusätzlich 69 Millionen Menschen im Elend des Hungers versunken.«[58] Doch in gewisser Hinsicht muss die Finanzkrise ihrerseits als Symptom betrachtet werden, als Symptom für eine tiefere Krise, die als metabolische Krise die sozialen Ordnungen des Austauschs verwirrt, die Zyklen und Rhythmen der Kommunikation, des Gebens und Nehmens, der Verschuldung und Tilgung, des Lebens und Sterbens, der Mahl- und Fastenzeiten. Vielleicht sollten wir die These erproben, das Anthropozän sei ein Zeitalter der Essstörungen. Diese Essstörungen drücken sich vielfältig aus; sie entspringen keiner individuellen Pathologie, sondern vielmehr einer Krise kollektiver Stoffwechselprozesse. Einerseits manifestieren sie sich in anorektischen Schönheitsidealen, in politisch oder ästhetisch motivierten Hungersuiziden, in zunehmender Verunsicherung angesichts der Frage nach der richtigen Ernährung, in berechtigter Kritik an Massentierhaltung, Züchtungs- und Schlachtungsindustrie, andererseits in rasch wachsender Verbreitung von Fettsucht, die – wie in Amélie Nothombs Roman *So etwas wie ein Leben* (2010)[59] – ihrerseits nur die andere Gestalt eines letalen Streiks, einer suizidalen Rebellion darzustellen beginnt. Welche Gestalten nimmt diese Rebellion an? Seit den frühen sechziger Jahren betreten lebensmüde, sterbewillige Menschen in Japan den mythischen Geisterwald Aokigahara am nördlichen Fuß des Fuji, um sich dort zu erhängen oder zu verhungern; inzwischen ist der Wald die weltweit bedeutendste *suicide location* nach der Golden Gate Bridge: Allein 2002 wurden 78 Tote in diesem Wald geborgen. Doch im Oktober 2007 erstieg der arbeitslose Handelsvertreter Peter-Jochen Z. einen Hochsitz in einem Wald bei Göttingen, um dort zu verhungern; auch er hinterließ ein Tagebuch, das seiner Tochter übergeben werden sollte. Ich weiß nicht, ob Peter Liechti diese Geschichte überhaupt kannte; sie wurde im *Spiegel* vom 18. Februar 2008 dokumentiert.[60] Kann es sein, dass sich nicht nur Finanzmärkte, Praktiken des medialen Austauschs, des Verkehrs und des Stoffwechsels globalisieren, sondern eben auch die Kulturen der radikalen Verweigerung und des Suizids?

# 10. Suizidaler Terrorismus

»Daß der Selbstmord zur *Subversion* wird,
zur Grundform der Revolte, ist etwas Neues,
was es vor ein oder zwei Jahrzehnten
noch nicht gab.«
*Jean Baudrillard*[1]

## 1.

Im Jahr 1838 brachte der Amtsarzt Carl August Diez ein umfassendes Werk über den Selbstmord heraus. Er gliederte es in zwei annähernd gleich lange Teile. Der erste Teil kommentiert die Ursachen von Suiziden, der zweite Teil die Methoden. Dieser zweite Teil verdeutlicht unmittelbar, wie schwierig und qualvoll es noch im 19. Jahrhundert war, Suizid zu begehen – als Gifte und Medikamente noch nicht in so großer Zahl leicht verfügbar waren, als es nur wenige Hochbauten gab, von denen man springen konnte, keine Züge, vor die man sich werfen, oder Autos, mit denen man gegen die Wand fahren konnte. Nicht umsonst nennt Diez an erster Stelle eine Methode, die heute geradezu in Vergessenheit geraten ist: das »Hinunterschlingen unverdaulicher Dinge«. Und er zitiert eine Reihe von Beispielen, etwa den Fall einer jungen adeligen Polin, die »in Folge unglücklicher Liebe des Lebens überdrüssig« wurde und sich daher »fünf Monate lang« mit Hilfe dieser Methode tötete. »Bei der Leichenöffnung fand man in ihrem Magen: 4 Schlüssel, 1 grosses und 2 kleine Messer, 13 silberne, 2 kupferne und 4 messingene Münzen, 20 eisene Nägel, die Bruchstücke von 6 zinnernen und einem messingenen Löffel, 2 silberne Löffelstiele, 7 eisene Fensterriegel, ein messingenes Kreuz, einen eisenen Knopf, 101 Stecknadeln, einen Stein, 3 Stücken Glas und 2 Paternosterkügelchen. Alles zusammen wog 2 Pfund und 12 Loth«,[2] also deutlich mehr als ein Kilo.[3] Umso mehr mag erstaunen, dass Diez – an elfter Stelle seiner enzyklopädischen Darstellung der Suizidmethoden – eine überaus moderne Variante behandelt: die Selbsttötung durch Sprengstoff. Sich in die Luft zu sprengen, bemerkt Diez, sei

> eine grossartige und heroische Todesart, welche nur bei einer seltenen Vereinigung verschiedener Umstände möglich wird, und bei welcher der Selbstmörder fast immer auch noch eine grosse Anzahl anderer Individuen mit in den Tod stürzt. Meistens sehen wir auf diese Art nur Menschen enden, welche im begeisterten Kampfe für irgend eine Sache überwunden einen rühmlichen Untergang mitten unter den mitgeopferten Feinden einem schimpflichen Leben in der Botmässigkeit des Feindes vorziehen. Es sind gewöhnlich Parthey- und eigentliche politische Kämpfe, in welchen wir solche Aufopferungen finden; und wir können einem solchen Tode gewöhnlich selbst in jenen Fällen unsere Bewunderung nicht versagen, wo wir auch die Sache selbst nicht billigen, um derentwillen er erlitten worden ist.

Belegt wird diese Todesart durch einige Beispiele aus dem griechischen Unabhängigkeitskrieg gegen die Osmanen in den Jahren zwischen 1821 und 1829:

> Während der Eroberung und Zerstörung von Ipsara durch Mehmed Chosrem Pascha am 3. Juli 1824 hatten viele der tapfern Bewohner bevor sie in das letzte verzweifelte Gefecht giengen, zu Hause ihre Frauen und Kinder mit eigener Hand geschlachtet, um sie nicht in die Sclaverey der Türken fallen zu lassen, andere Mädchen und Frauen erstachen und erschossen sich selber um der Schmach und Knechtschaft zu entgehen. Die in der Bergveste St. Nicolaus eingeschlossenen Männer aber sprengten, als sie sahen, dass sie den stürmenden Türken unterliegen mussten, sich selbst mit drei bis viertausend Feinden in die Luft. Die Besatzung von Missolunghi tat ein Gleiches am Palmsonntage 1820. Die jüngsten und muthigsten Frauen fielen fechtend an der Seite der Männer, und diese sprengten sich am Schlusse des verzweifelten Kampfes mit mehreren Tausend Türken in die Luft.[4]

Haben also die Griechen den Suizidanschlag »erfunden«? Gewöhnlich wird vermutet, dass die Geschichte der Suizidattentate in Russland begonnen hat, und nicht zu Unrecht. Denn die griechischen Kollektivsuizide reagierten auf ausweglose Verteidigungssituationen wie vor bald zweitausend Jahren in Masada, zählten also nicht zu einer Angriffsstrategie, wie sie die beiden Studenten Nikolai Iwanowitsch Ryssakow und Ignati Ioachimowitsch Grinewizki verfolgten, die am 1./13. März 1881[5] zwei dynamitgefüllte Dosen auf den Zaren Alexander II. warfen. Die erste Bombe verfehlte ihr Ziel; doch die zweite Bombe tötete den Zaren. Grinewizki wurde dabei so schwer verletzt, dass er wenige Stunden später starb, Ryssakow wurde einen Monat nach dem Anschlag gefasst und gemeinsam mit einigen Mitverschwörern hingerichtet. Die Attentäter hatten mit ihrem eigenen Tod gerechnet. Einen Tag vor dem Anschlag verfasste Grinewizki folgenden Abschiedsbrief:

> Alexander II. muss sterben […] Er wird sterben, und wir mit ihm, wir, seine Feinde, seine Henker, werden auch sterben … Wie viele weitere Opfer wird unser unglückliches Land von seinen Söhnen fordern, bevor es befreit ist? … Es ist mein Schicksal, jung zu sterben, ich werde unseren Sieg nicht sehen, ich werde nicht einen Tag, keine Stunde, in der hellen Zeit unseres Triumphs verbringen, doch ich glaube, dass ich mit meinem Tod meine Pflicht erfüllen werde, und niemand auf der Welt kann mehr von mir verlangen.[6]

Am 15./28. Oktober 1907 erschoss die 21-jährige Konzertpianistin und Sängerin Evstolia Ragozinnikova den Direktor der Gefängnisverwaltung von St. Petersburg, General Constantin Maximovsky; sie hoffte, in die Zentrale der Geheimpolizei – die berüchtigte Okhrana – gebracht zu werden, um das Gebäude mit dreizehn Pfund Dynamit, das sie in ihre Korsage eingenäht hatte, in die Luft sprengen zu können. Doch dieser Plan scheiterte; am 18./31. Oktober 1907 wurde sie hingerichtet.[7] In englischen Zeitungen wurde sie als »Woman with an infernal machine, hidden in her bosom« (»Frau mit einer Höllenmaschine, versteckt in ihrem Busen«)[8] beschrieben; eigentlich kann sie als Erfinderin der Sprengstoffweste gelten. In seinem apokalyptischen Roman *Das fahle Pferd*, der ungefähr zur selben Zeit verfasst wurde, ließ der russische Terrorist Boris

Sawinkow seinen anonymen Helden, der unter dem Decknamen George O'Brian operiert, ein Attentat auf den Generalgouverneur planen: »Und wenn wir in den Palast gehen? Dann heißt es: Sich in Dynamit einzwängen, eine unsichtbare Rüstung anlegen, in den Palast eindringen, nicht zuletzt auch den Sprengsatz rechtzeitig zünden.«[9] Ebenfalls im Jahr 1907 »arbeitete Sawinkow an der Planung eines Attentats auf den Zaren selbst, ausgeführt mittels eines Flugzeugs, welches, gefüllt mit mehreren Tonnen Dynamit, in die Residenz Zarskoje Selo hineinstürzen sollte. Die Realisation scheiterte an technischen Voraussetzungen. Auch ein Anschlag mit Hilfe eines eigens dafür gebauten U-Boots war in Planung.«[10]

Sprengstoffwesten? Flugzeuge voll Dynamit, die in Regierungsbauten gelenkt werden? Diese Vorstellungen wirken so aktuell, dass sie leicht als Ausschnitte einer Nachrichtensendung des 21. Jahrhunderts wahrgenommen werden könnten; zugleich sind sic tief verwurzelt im späten 19. Jahrhundert. Kaum jemand hat die nihilistischen und anarchistischen Strömungen in Russland so präzis kartographiert wie Fjodor Dostojewskij, etwa im Roman *Die Dämonen* (oder *Böse Geister*) von 1872. In diesem Roman werden die Temperamente und Spielarten des Schreckens von verschiedenen Protagonisten verkörpert. Ausgerechnet ein Ingenieur verkündet – zehn Jahre vor Nietzsches Erzählung vom tollen Menschen[11] – den Tod Gottes und die Gottwerdung des »neuen Menschen«; Alexei Kirillow predigt den Selbstmord:

> Leben ist Schmerz, Leben ist Angst, und der Mensch ist unglücklich. Jetzt liebt der Mensch das Leben, weil er den Schmerz und die Angst liebt. So wurde es eingerichtet. Das Leben wird mit Schmerz und Angst erkauft, und das ist der ganze Schwindel. Jetzt ist der Mensch noch nicht der richtige Mensch. Es wird ein neuer Mensch sein, glücklich und stolz. Wem es ganz egal sein wird, leben oder nicht leben, der ist der neue Mensch. Wer Schmerz und Angst überwindet, der wird selbst Gott sein. Und der andere Gott wird nicht sein. [...] Jeder, der die Hauptfreiheit will, muß den Mut haben, sich zu töten. Wer den Mut hat, sich zu töten, der ist hinter den Schwindel gekommen. Weiter gibt es keine Freiheit; hier ist alles, und weiter gibt es nichts. Wer den Mut hat, sich

> zu töten, der ist Gott. Jetzt kann jeder machen, daß Gott nicht ist und überhaupt nichts ist. Aber noch hat niemand es je gemacht.[12]

Auf den Einwand, es habe stets »Millionen von Selbstmördern« gegeben, erwidert Kirillow, »immer nur aus Angst«. Jedoch nur wer sich nicht aus Angst das Leben nehme, sondern »um die Angst zu töten«, werde »sogleich Gott sein«.[13] Im dritten Teil des Romans, kurz vor dem Ende, wird Kirillow einer strengen Prüfung seiner Lehre unterworfen: Er soll sich erschießen, zuvor aber in einem Abschiedsbrief, den ihm der skrupellose Intrigant Pjotr Werchowenskij diktiert, die Schuld für die Ermordung des Studenten Schatow auf sich nehmen. Da flammt noch einmal Widerstand auf – der Ingenieur will zwar gestehen, aber auch Gründe nennen für seinen Mord; erst nachdem er den Abschiedsbrief mit der Parole »Liberté, égalité, fraternité ou la mort« unterzeichnet hat, jagt er sich in einer dunklen Zimmerecke eine Kugel in den Kopf.[14] Bekanntlich hat Dostojewskij in seinem Roman die Ereignisse um Sergei Netschajew, den Gründer der Geheimorganisation Narodnaja Rasprawi (»Volksgewalt«), verarbeitet; als der Student Iwan Iwanow 1869 die Organisation verlassen wollte, wurde er von Netschajew und seiner Gruppe erschossen.

Kürzlich hat der irakische Journalist und Schriftsteller Najem Wali, der in Berlin lebt, den Essay *Im Kopf des Terrors* publiziert, in dem sich auch eine ausführliche Analyse des Romans von Dostojewskij findet. Wali zufolge gibt er »uns ein vollständiges Bild von der Struktur und dem Handeln einer Terrororganisation«, und seine Charaktere seien »noch immer literarische Figuren mit allerstärkstem Bezug zur Gegenwart«.[15] Beinahe sechzig Jahre vor dieser Diagnose hatte Albert Camus den Roman Dostojewskijs für die Bühne bearbeitet; am 30. Januar 1959 wurde das Stück *Les possédés* (*Die Besessenen*) am Pariser Théâtre Antoine unter der Regie des Autors uraufgeführt. Camus ließ Kirillow kurz vor dessen Suizid nochmals deklamieren, irgendjemand müsse anfangen »und sich umbringen, um den anderen die schreckliche Freiheit des Menschen zu beweisen. Zu meinem Unglück bin ich der Erste und habe furchtbare Angst. Aber ich mache den Anfang und lasse die Tür geöffnet. So werden alle Menschen glücklich, werden Zaren, auf ewig.«[16] Camus hatte bereits in den dreißiger Jahren begonnen, sich intensiv mit der Geschichte des russischen Terrorismus auseinanderzusetzen; 1931 waren Boris Sawinkows *Erinnerungen eines Terroristen* in französischer Übersetzung bei Payot erschienen.[17] Sawinkow erzählte darin auch von seiner Freundschaft mit Iwan Kaljajew, der am 15. Februar 1905 ein Attentat auf den Großfürsten Sergei Alexandrowitsch Romanow verüben wollte, das Vorhaben aber abbrach, als er sah, dass auch die Frau des Großfürsten und dessen Neffen in der Kutsche saßen. »Das musst du verstehen ... Es ging nicht ... Die Hand ist von selbst gesunken ... Da war diese Frau und die Kinder ... die Kinder ... Wofür denn?«[18] Zwei Tage später tötete Kaljajew den als »Diktator von Moskau« verhassten Großfürsten, einen Onkel des Zaren, dann doch, wurde sofort verhaftet und am 23. Mai 1905 hingerichtet. Camus gestaltete die Geschichte Kaljajews und die Debatten der Verschwörer um die Legitimität der Tötung von Kindern in seinem Drama *Les Justes* (*Die Gerechten*), das am 15. Dezember 1949 im Pariser Théâtre Hébertot uraufgeführt wurde. Gegen Ende des zweiten Aktes rechtfertigt Kaljajew – im Streit mit Stepan, der nüchtern konstatiert, »dass Terror nichts für zarte Gemüter ist. Wir sind Mörder, und wir haben beschlossen, Mörder zu sein«[19] – den Abbruch des ersten Attentatsversuchs: »Brüder, ich will offen zu euch sein und wenigstens sagen, was der einfachste unserer Bauern sagen könnte: Kinder zu töten ist gegen die Ehre. Und sollte eines Tages zu meinen Lebzeiten die Revolution sich von der Ehre trennen, dann wende ich mich von ihr ab.« Und als Stepan erwidert, Ehre sei ein Luxus für die Reichen, antwortet Kaljajew: »Nein. Sie ist der letzte Reichtum der Armen. Das weißt du genau, und du weißt auch, dass Ehre in der Revolution liegt. Um ihretwillen sind wir bereit zu sterben.«[20] Zu dieser Ehre gehört ein symbolischer Tausch: Mein eigener Tod entgilt den Tod des anderen – und unterscheidet die Tötung der anderen Person von einem feigen Mord. Dem Attentat wird – worauf auch der Begriff der Ehre hinweist – die Würde eines Duells verliehen. »Für Sawinkow war der Terror nichts weiter als ein Zweikampf, ein Duell auf Leben und Tod.«[21]

Zu diesen »Duellen« gehörte von Anfang an – und nicht nur in philosophischen, literarischen oder filmischen Darstellungen[22] – die suizidale Erwartung des eigenen Todes. Die russischen Terroristen wurden mitunter schon durch ihre eigenen Bomben in den Tod mitgerissen, zumeist aber nach der Tat gefasst und wie Kaljajew hingerichtet; auch anarchistische Attentate führten seit 1878 gewöhnlich zu Folter und Hinrichtung, sofern die Täter nicht sofort gelyncht wurden, wie etwa der 15-jährige Anteo Zamboni, der am 31. Oktober 1926 – während einer Parade in Bologna zur Erinnerung an den faschistischen Marsch auf Rom – erfolglos versucht hatte, Mussolini zu erschießen; angeblich war der Mann, der Zamboni zuerst festhielt, ausgerechnet Carlo Alberto Pasolini, der Vater des späteren Filmregisseurs Pier Paolo. Wer weiß, vielleicht hatte der junge Attentäter seinen eigenen und qualvollen Tod nicht von Anfang an erwartet und einkalkuliert, doch für eine Vielzahl historischer Anschläge – auch wenn sie nicht auf dem diskursiven Niveau der Gruppe um Kaljajew konzipiert und durchgeführt wurden – wird wohl gelten, dass die Bezeichnung als Suizidattentat geradezu einer Tautologie gleichkommt. Suizidalität ist fraglos eines der elementaren Merkmale des modernen Terrorismus. Unter Bezug auf die Anschläge vom 11. September 2001 hat Navid Kermani daher die These vertreten, diese Anschläge sollten nicht so sehr auf islamische oder christliche Ideale des Martyriums bezogen werden, sondern viel eher auf die Philosophie Nietzsches. Er behauptete, dass

> Nietzsche in einem noch fundamentaleren Sinne für Denkweisen steht, die sich am 11. September in Handlungen manifestiert haben, und zwar denke ich an eben jenen seiner Kerngedanken, der auch im Faschismus aufgegriffen worden ist: den aktiven Nihilismus. […] Wenn in der Vergangenheit die *Rote Armee Fraktion*, die PKK, die tamilischen Befreiungstiger, der ägyptische *Dschihad*, radikale Palästinenser oder jüdische Siedler Anschläge begingen, haben sie sich nicht nur voller Stolz dazu bekannt, sie verfolgten mit der Gewalt vor allem konkrete und identifizierbare politische Ziele. Verbunden waren diese Ziele fast immer mit einer verlangten, zu verteidigenden oder zu verändernden Staatlichkeit – aber hier?[23]

Moderne Suizidattentäter sind also keine Märtyrer, sondern ferne Nachfahren Kirillows. Sie träumen nicht vom Paradies, sondern allenfalls von einer blitzartigen Epiphanie im Suizid. Und viele von ihnen sind – wie Kirillow – Ingenieure von Beruf, was unlängst auch empirisch belegt wurde: Sie sind »Ingenieure des Dschihad«.[24]

## 2.

Der Politikwissenschaftler Robert Anthony Pape hat 2005 vorgeschlagen, zwischen »suicide attacks«, Suizidanschlägen, und »suicide missions« – umgangssprachlich Selbstmord- oder »Himmelsfahrtskommandos« – zu unterscheiden. Charakteristisch für »suicide attacks« sei, so argumentiert Pape, dass die Akteure eine Angriffsmethode praktizieren, die im Erfolgsfall ihren Tod voraussetzt, zum Beispiel die Zündung einer Autobombe oder einer Sprengstoffweste. »Im wesentlichen töten Suizidattentäter andere zur selben Zeit, in der sie sich selbst töten.« Dagegen werden »suicide missions« als Operationen definiert, die so gefährlich sind, dass ein Terrorist nicht voraussetzen kann, »sie zu überleben, auch wenn er sich nicht selbst tötet, sondern durch die Polizei oder andere Sicherheitskräfte getötet wird«.[25] Die Unterscheidung ist strategisch und historisch sinnvoll: So wurden beispielsweise in vielen Kriegen »suicide missions« – etwa als Sturmläufe gegen feindliche Stellungen – absolviert; das Überleben solcher »Selbstmordkommandos« war unwahrscheinlich, aber nicht unmöglich. Die Erfolgsaussichten einer »suicide mission« – etwa auf den Schlachtfeldern des Ersten Weltkriegs – wurden gesteigert, wenn es gelang, den hochriskanten Einsatz zu überleben; dagegen bedeutet das Überleben einer »suicide attack« bis heute, dass sie faktisch gescheitert ist. Erst im Verlauf des Zweiten Weltkriegs hat der japanische Generalstab eine Art von suizidaler Kriegsführung perfektioniert, indem er Infanteristen mit sprengstoffgefüllten Rucksäcken, die sogenannten »Fleischgeschosse«,[26] oder zahlreiche Geschwader von Kamikaze-Fliegern einsetzte. Joseph Croitoru hat in seiner Geschichte der Suizidanschläge die Effektivität dieser japanischen Angriffsstrategie betont: Erst zum

Kriegsende »wurde die Schreckensbilanz der Kamikaze-Einsätze deutlich: Insgesamt hatten die Japaner 5615 Flugzeuge mit Selbstmordpiloten geopfert, davon 2630 der Marine und 1985 von der Luftflotte des Heeres. Ihnen war es gelungen, 57 feindliche Schiffe zu versenken, 107 einsatzunfähig zu machen, 85 schwer und weitere 211 leicht zu beschädigen.« Die Opferzahlen der US-Amerikaner, etwa bei der Invasion von Okinawa, demonstrieren, dass der »durch die Kamikaze-Angriffe verursachte Verlust an Menschenleben alles andere als niedrig« war. Denn ein »einzelner Kamikaze-Pilot riß bei einem ›gelungenen‹ Sturz auf ein feindliches Schiff häufig Dutzende Besatzungsmitglieder mit sich in den Tod. Die Japaner, die den verheerenden psychologischen Effekt dieser Opferzahlen kannten, stellten sie in ihrer Propaganda noch gezielt übertrieben dar.« Kurzum, die Kamikaze-Einsätze waren durchaus wirksam; den Krieg verloren die Japaner, wie Croitoru unterstreicht, nicht allein durch die konventionelle Kriegsführung, sondern erst durch den »Abwurf der Atombomben, der den Krieg beendete«.[27]

Die Radikalisierung suizidaler Kriegsführung – von den »suicide missions« zu den »suicide attacks« – lasse sich, so argumentiert Croitoru, von Japan über NS-Deutschland und Nordkorea, wo nach dem Koreakrieg der »Selbstmordangriff zur Staatsdoktrin«[28] erhoben wurde, bis in den Nahen Osten verfolgen:

> Es war der 30. Mai 1972, an dem ein Terroranschlag von bislang nicht gekannter Brutalität Israel und die Weltöffentlichkeit in Entsetzen stürzte. An diesem Dienstag richteten auf dem Tel Aviver Flughafen Lod (Ben Gurion) drei Japaner ein entsetzliches Blutbad an, bei dem sechsundzwanzig Menschen, die meisten christliche Pilger aus Puerto Rico, ums Leben kamen und weitere achtzig verletzt wurden. Bewaffnet mit im Gepäck eingeschmuggelten Maschinengewehren und Handgranaten, schossen die mit einer Passagiermaschine eingetroffenen Attentäter wild in die Menge, ohne auch nur im geringsten darauf bedacht zu sein, selbst lebend davonzukommen. Einer der drei Terroristen wurde erschossen, der zweite sprengte sich mit einer Handgranate selbst in die Luft; den dritten schließlich gelang es zu überwältigen und festzunehmen. Schon bald stand unzweifelhaft fest, daß neben

der Terrorgruppe »Japanische Rote Armee Fraktion« auch die palästinensisch-marxistische Guerillaorganisation »Volksfront für die Befreiung Palästinas« (PFLP) Drahtzieher dieses von japanischen Rotarmisten verübten Anschlags war.[29]

Signifikant für diesen Anschlag war indes nicht nur die historische Genealogie – als hätte Japan die historische Autorschaft für die Erfindung des Suizidattentats geradezu beglaubigt –, sondern auch das Fehlen von konkreten Forderungen oder Anschlagszielen. Was haben auch Pilgertouristen aus Puerto Rico mit dem Nahostkonflikt zu tun? Flugzeugentführungen, wie sie seit den späten sechziger Jahren zur Strategie der PFLP gehörten, verfolgten dagegen stets konkrete Absichten: zumeist die Freilassung von Gefangenen im Austausch gegen die Passagiere. In diesem Sinne verlangten etwa die palästinensischen Geiselnehmer, die während der Olympischen Sommerspiele in München am 5. September 1972 das Wohnquartier der israelischen Mannschaft überfallen hatten, nicht nur die Freilassung von 232 Palästinensern aus israelischen Gefängnissen sowie von Andreas Baader und Ulrike Meinhof, sondern auch die Haftentlassung des japanischen Terroristen Kōzō Okamoto, der drei Monate zuvor beim Anschlag auf dem Flughafen von Tel Aviv festgenommen worden war. Okamoto – der dreizehn Jahre später im Mai 1985 freikam und heute in Beirut lebt – habe angeblich bedauert, den Anschlag überlebt zu haben:

> Okamoto wollte sterben und traf gleich nach seiner Verhaftung mit einem israelischen General eine schriftliche Vereinbarung. Nach der sollte er umfassend aussagen, der General ihm dafür anschließend seine Pistole überlassen, damit er sich erschießen könnte. Doch beide spielten falsch. Der Terrorist gab einen falschen Tarnnamen und andere Unwahrheiten an, der General ließ eine Pistole auf dem Tisch liegen, die nicht geladen war.

Der US-amerikanischen Soziologin Patricia Steinhoff sagte Okamoto im August 1972: »Als ich ein Kind war, erzählte man mir, dass Menschen Sterne werden, wenn sie sterben. Wir drei Soldaten der Roten Armee wollten Orion werden, wenn wir sterben. Und mein

Herz wird von dem Gedanken beruhigt, dass all jene Menschen, die wir töteten, auch Sterne am selben Firmament werden.«[30]

Anders als das Massaker vom Flughafen Lod hat das Olympia-Attentat der Terrororganisation »Schwarzer September« in München zahlreiche Berichte und Dokumentationen, Romane und Filme angeregt, nicht nur aufgrund der dramatisch gescheiterten Geiselbefreiungsaktion auf dem Militärflugplatz Fürstenfeldbruck, sondern auch vor dem Hintergrund des Vergleichs mit den Olympischen Spielen in Berlin 1936. Auch die Spekulationen über die Unterstützung der Attentäter durch die Neonazi-Szene,[31] durch die RAF und die DDR spielten hier eine Rolle, ebenso wie die überraschende Freilassung der drei inhaftierten Geiselnehmer im Austausch gegen die Passagiere der am 29. Oktober 1972 entführten Lufthansa-Maschine »Kiel« auf dem Flug von Damaskus nach München. Für eine faszinationsgeschichtliche Vertiefung sorgte schließlich die Entscheidung der israelischen Premierministerin Golda Meir und ihres Sicherheitskabinetts, den Geheimdienst Mossad zu beauftragen, die Drahtzieher und überlebenden Terroristen des Olympia-Massakers aufzuspüren und zu liquidieren. Der Mossad bildete die Sondereinheit »Caesarea«, benannt nach der Stadt im Norden Israels, die in den folgenden Jahren einige Tötungsoperationen (unter dem Decknamen *Mivtza Za'am Ha'el*, Zorn Gottes) durchgeführt haben soll.[32] Es waren gerade diese Operationen, die in der Populärkultur ausgemalt wurden: etwa in einem Roman des kanadischen Journalisten George Jonas, der 1984 unter dem Titel *Vengeance* publiziert wurde. Die Ereignisse von München und die späteren Mossad-Aktionen werden darin aus der Perspektive des fiktiven Leiters der Sondereinheit erzählt; er heißt im Roman Avner.[33] *Vengeance* inspirierte zwei Spielfilme: Am 29. November 1986 wurde Michael Andersons Fernsehfilm *Sword of Gideon*, mit Steven Bauer (als Avner), Michael York, Rod Steiger und Lino Ventura in den USA und in Kanada ausgestrahlt. Fast zwanzig Jahre danach produzierte Steven Spielberg den Film *Munich* (2005), mit Eric Bana (als Avner Kauffman), Daniel Craig, Matthieu Kassovitz, Michael Lonsdale und Hanns Zischler. Von der Figur Avners ließ sich auch der ehemalige United-Press-Journalist Daniel Silva zu einer inzwischen auf fünfzehn Romane angewachsenen Serie um den israelischen Mossad-Agenten Gabriel Allon inspirieren. Zwar faszinieren diese Erzählungen und Filme über Israels Rache, vielleicht noch bis zu Quentin Tarantinos *Inglourious Basterds* (2009), durch ihre Revision dominierender Opferperspektiven auf die jüdische Geschichte, zugleich aber verleihen sie implizit dem September-Massaker an den israelischen Sportlern den Nimbus des Suizidattentats. Auch darum fragt Avner – in der Schlusssequenz von Spielbergs Film – Ephraim, seinen Vorgesetzten (gespielt von Geoffrey Rush), warum der Mossad nicht beauftragt wurde, die Attentäter festzunehmen, um sie wie Eichmann vor ein Gericht in Jerusalem stellen zu lassen. Die Frage bleibt offen – in den USA wurde der Film wegen »pazifistischer Naivität« und »antizionistischer« Tendenzen, wohl auch als Votum gegen George W. Bushs »War on Terror«, teilweise heftig kritisiert. Der israelische Friedensaktivist Uri Avnery warf dagegen Spielberg vor, er habe den Nahostkonflikt auf das Niveau eines Western- oder Gangsterfilms reduziert, »wo die guten Kerle die bösen Kerle umbringen und das Blut wie Wasser fließt«.[34] Über die Hollywood-Dramaturgie Spielbergs lässt sich streiten; schlimmer als die Anklänge an das Genre des Western- oder Gangsterfilms wirkt das Ende des Films: Ephraim lehnt die Einladung Avners zum Abendmahl (»Brich das Brot mit mir, Ephraim«) ab, was nicht nur Assoziationen mit christlichen Ritualen evoziert, sondern auch das Klischee vom jüdischen Talionsrecht als Legitimation eines Geistes der Rache.[35]

In *Munich* spielt Moritz Bleibtreu einen deutschen Freund Avners, der ausgerechnet Andreas heißt; fünf Jahre zuvor hatte er in der Verfilmung von Jennifer Egans Debütroman *The Invisible Circus* (von 1995), unter der Regie von Adam Brooks, einen deutschen Terroristen namens Eric verkörpert.[36] Roman und Film erzählen von der Reise der jungen US-Amerikanerin Phoebe (im Film gespielt von Jordana Brewster) nach Europa, um das Verschwinden – und wie sich später herausstellt: den Suizid – ihrer älteren Schwester Faith (Cameron Diaz) aufzuklären. Auf dieser Reise beginnt Phoebe eine Liebesbeziehung mit Wolf (Christopher Eccleston), dem ehemaligen Freund ihrer Schwester. Sie folgt den Spuren verschiedener Ansichtskarten, erfährt von einem ungeplanten Mord, den Faith für eine deutsche Terrororganisation – als Bombenlegerin in einem angeblich leeren Bürogebäude – begangen hat, und reist schließlich gemeinsam mit Wolf zu dem Ort, an dem Faith von einer Kirchenmauer an der ligurischen Steilküste gesprungen ist. Auf der Fahrt schluckt sie LSD, was eine intensive Erfahrung der Verdoppelung, eigentlich der Subjektspaltung, auslöst: Sie begegnet Faith in einem Schaufenster, trifft sich selbst als ihren Zwilling.

> In einem Fenster sah Phoebe ihr Spiegelbild, ging näher an das Glas heran und tauschte mit sich selber einen Blick, der so voll beiderseitiger Vertrautheit, beiderseitigem Wissen war, daß sie verlegen wurde. Was wir alles durchgemacht haben, dachte sie. Als Kind hatte sie immer ein Spiel gespielt, bei dem sie lange in den Spiegel in ihrem Zimmer schaute und sich dazu brachte, daß sie das Mädchen, das aus dem Spiegel zurückschaute, nicht erkannte, und ein köstliches Angstgefühl zog dann durch ihren Magen, als ihr eigenes Abbild das Abbild eines anderen Mädchens wurde, einer Fremden, in deren Gegenwart sie schüchtern wurde. Phoebe starrte das undeutliche Spiegelbild ihres dunklen Haars an, sah die weit auseinander liegenden, etwas schräg stehenden Augen, die durch das trübe Glas zu ihr heraus starrten, das war ein anderes Mädchen, die Hand eines anderen Menschen, die vorsichtig, ganz vorsichtig hinter dem Glas ausgestreckt wurde, um Phoebes Hand zu berühren, und es war Faith. Es war Faith. Hinter dem Fenster stand Faith und schaute zu Phoebe heraus, und ihrer beider Hände trafen sich auf dem Glas. Hinter der Kühle des Glases spürte Phoebe die Hitze, die von ihrer Schwester ausging. »Mein Gott«, flüsterte sie.[37]

Und wie Alice im Wunderland versucht sie den Spiegel zu durchqueren, um sich mit der lange gesuchten, vermissten Schwester zu vereinen.[38] Aber noch während Phoebe wiederholt, mit Blut im Mund, gegen die Glasscheibe anrennt, wird ihr klar, dass sie nur tot auf die andere Seite stürzen kann.

Am Ort der Steilklippe, an der Faith in die Tiefe gesprungen ist, scheint sich erneut die Möglichkeit einer tödlichen Verschmelzung mit dem imaginären Zwilling anzubahnen:

> Das Meer öffnete sich vor ihr, weit und still. So eingeschüchtert, daß es still ist, dachte Phoebe, das Meer und alles andere auch. Sie ging darauf zu. »Bleib stehen!« rief Wolf. Phoebe zuckte heftig zusammen. Als sie sich umdrehte, sah sie, daß Wolf aufgesprungen und bereit war, sich auf sie zu werfen. Sie machte den Mund auf, um etwas zu sagen, brachte aber nichts heraus; sie konnte vor Erstaunen nichts sagen. Wolf dachte wirklich, daß sie springen würde. Phoebe versuchte sich das vorzustellen – wenn man dastand und diese Entscheidung traf –, aber etwas in ihr wandte sich angewidert ab. »Ich würde das nie tun«, sagte sie und schaute Wolf ungläubig an. »Nie. Ich würde das nie tun.« Und während sie sprach, veränderte sich ihre Haltung dieser Tat gegenüber. Sie fand diese Entscheidung entsetzlich.[39]

*Die Farbe der Erinnerung* skizziert eine Genealogie des suizidalen Terrorismus, die im zweiten Roman von Jennifer Egan, der unter dem Titel *Look at me* just in der Woche vom 11. September 2001 erschienen ist, noch präziser ausgedeutet wird. Zum bemerkenswerten Erfolg dieses Werks mag beigetragen haben, dass es die Geschichte eines Terroristen mit der Geschichte eines Models verknüpft: Charlotte hat bei einem Autounfall schwere Verletzungen ihres Gesichts erlitten; seither vermag sie ihr Gesicht nur noch als artifizielle Maske wahrzunehmen, die von mehr als achtzig Titanschrauben zusammengehalten wird. Einerseits exploriert *Look at me* die komplexe Dialektik zwischen Sichtbarkeit und Unsichtbarkeit, andererseits die Varianten des verdoppelten Lebens, der Suche nach dem imaginären Zwilling, im Spiegelsaal der Schrift oder des Bildes, schwankend zwischen erster und dritter Person. Der Text verdichtet diese Suche – als Steigerung wie Unterbrechung – im Suizidversuch Charlottes, dem Sprung aus dem 25. Stock, der aber auf einem etwas tiefer gelegenen Balkon endet: »Der Spiegelsaal war verschwunden. Ich würde ihn niemals betreten – und vielleicht gab es ihn ja gar nicht. Ich hielt mein Gesicht in den Wind. Springen. Dieser Gedanke schwebte durch meinen Kopf wie eine Luftschlange. Ich schaute hinaus in die weiche rosa Dunkelheit. *Springen!*«[40] Springen und Fallen, Angst und Zorn, Suchen nach dem Zwilling und die Dissoziationen im Spiegelbild: Sie bilden gleichsam die Bühne für den Auftritt des unbekannten Terroristen Z.

## 3.

Zurück zu Moritz Bleibtreu: In Uli Edels Spielfilm *Der Baader Meinhof Komplex* (von 2008) spielte er Andreas Baader. Der aufwendig von Bernd Eichinger produzierte Film, gedreht auf Basis der gleichnamigen, seit 1985 in zahlreichen erweiterten Auflagen erschienenen Untersuchung von Stefan Aust,[41] bildet indes nur ein Beispiel für die eindrucksvoll lange Reihe historischer, filmischer, dokumentarischer, literarischer und künstlerischer Auseinandersetzungen mit der fast drei Jahrzehnte umfassenden, häufig in drei Generationen gegliederten Geschichte der RAF. Die meisten RAF-Filmlisten – etwa der Bundeszentrale für politische Bildung (20 Filme)[42] oder der Internetenzyklopädie Wikipedia (33 Filme)[43] – beginnen im Jahr 1975 mit Volker Schlöndorffs und Margarethe von Trottas Verfilmung einer Erzählung von Heinrich Böll: *Die verlorene Ehre der Katharina Blum* (1974); nur Anna Pfitzenmaier, die in ihrer kommentierten Filmographie von 2007 insgesamt 78 Filme – 29 Spielfilme und 49 Dokumentarfilme – ausführlich vorstellt,[44] erwähnt davor noch *Tätowierung* von Johannes Schaaf (1967), *Brandstifter* von Klaus Lembke (1969) und *Bambule* von Eberhardt Itzenplitz (1970) nach einem Drehbuch von Ulrike Meinhof. Die Erstausstrahlung dieses Films über das triste Leben von Heimkindern hatte der Südwestfunk für den 24. Mai 1970 geplant; da sich Ulrike Meinhof zehn Tage davor an der Befreiung Andreas Baaders beteiligt hatte, wurde der Film jedoch abgesetzt und verschwand in den Archiven des Senders, um erstmals am 24. Mai 1994 – also exakt 24 Jahre nach dem angekündigten Sendetermin – ausgestrahlt zu werden; das Drehbuch erschien allerdings bereits 1971 im Verlag Klaus Wagenbachs.[45] Schon *Tätowierung* erzählte die Geschichte eines Jugendlichen, der in Waisenhaus und Heim aufwächst, bevor er adoptiert wird; der Hauptdarsteller Christof Wackernagel schloss sich später selbst der RAF an, wurde 1977 in Amsterdam festgenommen und 1980 zu einer fünfzehnjährigen Haftstrafe verurteilt. Während eine gesellschaftliche Debatte um Misshandlung und Missbrauch von Kindern und Jugendlichen in Heimen oder Internaten erst gegen Ende der neunziger Jahre allmählich geführt wurde, war *Die verlorene Ehre der Katharina Blum* tatsächlich der erste Film, der explizit das Thema des Terrorismus behandelte, und zwar mit einer Stoßrichtung der Kritik an medialer Verhetzung und Sensationspresse, die bis heute überaus aktuell ist. Davon zeugen nicht nur die Debatten um Hassbotschaften und Falschnachrichten im Internet, sondern auch die Tatsache, dass Richard Flanagan – mehr als drei Jahrzehnte nach Böll und Schlöndorff – in seinem bereits zitierten Roman *Die unbekannte Terroristin* dieselbe Geschichte noch einmal erzählt hat: Eine junge Nachtklubtänzerin gerät nach einer Liebesnacht mit dem terrorverdächtigen Tariq ins Fadenkreuz der Fahndung und TV-Berichterstattung; am Ende tötet sie – wie Katharina – den verantwortlichen Journalisten und wird dabei selbst erschossen. Kurz vor diesem Ende ließ Flanagan seine Heldin die kollektive Angst spüren, sie vermeint plötzlich,

> die Angst riechen und schmecken zu können; sie alle atmeten Angst, sie aßen und tranken sie, sie lebten mit und durch die Angst. Sie fragte sich, ob die Menschen möglicherweise gar nicht ohne Angst leben konnten. Was, wenn sie die Angst brauchten, um sich ihrer Identität zu versichern, um bestätigt zu sehen, dass ihre Lebensweise die richtige war? Vielleicht brauchten sie hin und wieder einen Schuss Angst, mehr noch als ihren Kaffee oder Bier oder Koks. Denn was hätte ohne die Angst noch einen Sinn?[46]

In einer ersten Fassung seiner Erzählung hatte Böll einen Suizidversuch Katharinas ans Ende gestellt.[47] Präsent war die finale Konsequenz des Suizids in der Geschichte der RAF allemal, zwar nicht in Gestalt direkter Suizidattentate, wohl aber durch Hungerstreiks und »suicide missions«. So starb Holger Meins; so starben Ulrich Wessel und Siegfried Hausner nach einer ungeplanten Bombendetonation bei der Geiselnahme in der bundesdeutschen Botschaft von Stockholm am 24. April 1975. Die Toten wurden regelmäßig in Bezeichnungen neuer Kommandos geradezu inkorporiert: Die

Stockholmer Terrorgruppe nannte sich »Kommando Holger Meins«; die Entführung des Berliner CDU-Spitzenkandidaten Peter Lorenz am 27. Februar 1975 – drei Tage vor der Wahl zum Berliner Abgeordnetenhaus – verantwortete die Bewegung 2. Juni, deren Name auf die Erschießung des Studenten Benno Ohnesorg während einer Demonstration gegen den persischen Schah am 2. Juni 1967 Bezug nahm. Nach dem Suizid Ulrike Meinhofs am 8. Mai 1976, der allerdings bis heute immer wieder bestritten und als camouflierter Mord dargestellt wird,[48] bekannte sich am 7. April 1977 ein »Kommando Ulrike Meinhof« zur Ermordung des Generalbundesanwalts Siegfried Buback und seiner Begleiter. Die Entführung und spätere Erschießung Hanns Martin Schleyers im Herbst 1977 wurde von einem »Kommando Siegfried Hausner« durchgeführt; die vierköpfige Terrorgruppe der PFLP, die am 13. Oktober 1977 die Lufthansa-Maschine »Landshut« kaperte, nannte sich »Commando Martyr Halimeh«, nach dem Kampfnamen »Halima« der deutschen Terroristin Brigitte Kuhlmann, die sich am 27. Juni 1976 an der Entführung einer Air-France-Maschine – auf dem Flug von Tel Aviv nach Paris – beteiligt hatte; sie wurde bei der Aktion zur Befreiung der Geiseln durch israelische Soldaten am 4. Juli 1976 in Entebbe, der ehemaligen Hauptstadt Ugandas, erschossen. Die wiederholte Praxis der Benennung nach den Toten scheint auf eine Art von Märtyrerkult hinzuweisen; in diesem Sinne behauptete Andreas Pflitsch:

> Der Märtyrer als Legitimationsfigur entsprach der spezifischen Gruppendynamik der RAF. Besonders die Aktionen der zweiten Generation zielten fast ausschließlich nach innen. Politisch definierte Ziele rückten zugunsten der Befreiung der in Stammheim einsitzenden RAF-Mitglieder in den Hintergrund, man kreiste mehr und mehr um sich selbst. In einer solchen Atmosphäre sich ständig weiter befeuernder Paranoia entfaltet die Figur des Märtyrers ein ihr eigenes Sinnstiftungspotential und die ihr eigene Eskalation.[49]

Märtyrerkult oder Suizidfaszination? Nach der Todesnacht von Stammheim am 18. Oktober 1977, in der sich Andreas Baader,

Gudrun Ensslin und Jan-Carl Raspe das Leben nahmen, zirkulierten erneut Spekulationen über eine staatlich angeordnete Hinrichtung oder zumindest über eine bewusste Tolerierung der Suizide. Susanne Albrecht und Monika Helbing berichteten 1990 nach ihrer Festnahme in der DDR, »dass es RAF-intern für das Geschehen in dieser Nacht den Begriff ›suicide action‹ gegeben hätte – natürlich sei das Ganze nach außen ein Geheimnis gewesen«. Monika Helbing wiederum versicherte, von Brigitte Mohnhaupt »gehört zu haben, dass die Stammheimer für den Fall, dass die Freilassung nicht klappe, vorgehabt hätten, Selbstmord zu begehen«.[50] Wie in einem Vexierspiegel kippt das Bild von der Hinrichtung, die als Suizid camoufliert wird, zum Suizid, der als Hinrichtung camoufliert wird; nur Irmgard Möller, die mit vier tiefen Messerstichen in ihrer Zelle aufgefunden wurde, vertritt bis heute die Mordversion. Im Gespräch mit den *Spiegel*-Redakteuren Manfred Ertel und Bruno Schrep, das am 13. Mai 1992, ihrem 45. Geburtstag, in der Justizvollzugsanstalt Lübeck-Lauerhof geführt wurde, bestreitet sie energisch einen Suizidversuch:

> Das ist eine Lüge. Ich habe um elf Uhr nachts die letzten Nachrichten gehört. Ich wußte, da wird jetzt was laufen, da wird eine Entscheidung gefällt. Ich wußte aber nicht welche. Ich fand das unerträglich. Dann bin ich eingeschlafen. Irgendwann in der Nacht habe ich so ein dumpfes Geräusch gehört, das ich nicht identifizieren konnte. Ein heftiges Geräusch. An einen Schuß habe ich nicht gedacht, es klang eher so, als wenn ein Schrank umfällt oder so was. Und dann war meine nächste Wahrnehmung, wie ich im Flur unterm Neonlicht liege, von Leuten gepackt werde, die mir überall hingreifen, die Augen aufreißen. Dann habe ich eine Stimme gehört: Baader und Ensslin sind tot. Danach ist alles weg.[51]

Die Berichte über eine Stammheimer »suicide action« hält sie für abwegig, ebenso wie die Aussagen der ehemaligen RAF-Mitglieder, die doch nur »von dem Kronzeugending profitieren wollen«.[52] Am 1. Dezember 1994 wurde Möller aus der Haft entlassen; auch in späteren Gesprächen – etwa mit Oliver Tolmein[53] – hat sie ihre Schilderung der Ereignisse in Stammheim nicht revidiert.

Die Frage, ob der RAF-Terrorismus implizit suizidal gewesen sei, ist nicht leicht zu beantworten. Die Psychoanalytikerin Annette Simon hat 2001 argumentiert, das Lebensgefühl habe sich seit dem deutschen Herbst nachhaltig verändert, »und für manche bedeutete dies einen jähen und sehr herben Absturz. Immer wieder berichten Interviewpartnerinnen von der hohen Zahl von Selbstmorden unter ihren Kommilitonen und Freunden Ende der 70er/Anfang der 80er Jahre. In dieser Zeit schlug ein Teil der Elterngeneration mit Hilfe staatlicher Institutionen mörderisch zurück. Hier sehe ich ein bis heute unbearbeitetes Trauma der alten BRD. Die Ereignisse dieser Zeit wirken für mich wie in einer Kapsel eingeschlossen. Rührt man daran, bricht viel hervor, was in der jetzigen Öffentlichkeit überhaupt nicht mehr angesehen wird.«[54] Klaus Theweleit hatte im ersten Band seines *Buchs der Könige* (1988) behauptet, bereits die K-Gruppen seien geradezu Produktionsstätten für Suizide gewesen.[55] In seiner Rückschau auf die Jahre 1967 bis 1977 – *Das rote Jahrzehnt* (2001)[56] – widersprach Gerd Koenen zwar dieser These, umkreiste aber zwei Jahre später in einer Untersuchung der *Urszenen des deutschen Terrorismus* den tragischen Suizid Bernward Vespers (am 15. Mai 1971), des ehemaligen Lebensgefährten Gudrun Ensslins, vor allem aber dessen unvollendeten Roman *Die Reise*. Dokumentiert und kommentiert werden Briefe und Tagebuchaufzeichnungen Vespers, etwa der erschreckende Brief an Ruth, die vierzehnjährige Schwester Gudruns, in dem er schreibt, er sei »froh darüber, und sehr glücklich, daß es dich gibt, carissima ... gestern nacht waren wir am kleistgrab im ersten blau-grauen morgen am wannsee (Iena conradt, ronald steckel, ich ...) hast du den augenblick durchlebt, nachdem kleist frau von vogel erschoß, und bevor sich?«[57] Die Frage wirkt seltsam, geradezu als wollte Vesper eine eigene »Frau von Vogel« zum Doppelsuizid animieren; tatsächlich schrieb er schon in den letzten Februartagen 1968 an Gudrun Ensslin: »manchmal denke ich auch an kleist, finde aber bisher keine frau vogel!«[58] Eine andere Unglücksspur führt zum Vater: Will Vesper war ein Schriftsteller, der Hitler, »Blut und Boden«-Ideale, den NS-Rassismus und die Verfolgung der Juden bedingungslos verherrlichte. Und natürlich ist der Romanessay *Die Reise* eine unentwegte Auseinandersetzung mit dem Schatten dieses faschistischen Vaters. Ein solcher NS-Schatten lag auch über der Geschichte der RAF. 1977 erschien Jillian Beckers kritische Studie über *Hitlers Kinder*.[59] Aus ihrer Perspektive werden psychohistorische Prozesse klarer sichtbar, die das »rote Jahrzehnt« prägten: vom Zorn über die Teilhabe so vieler NS-Täter am Aufbau der Bundesrepublik bis zur Ambivalenz des Versuchs, diesen Staat als faschistische Diktatur zu entlarven, während zugleich die eigene Allianz mit den palästinensischen Terroristen im Kampf gegen Israel und die Juden immer fester geschmiedet wurde. Wie konnten etwa die deutschen Terroristen im Terminal des Flughafens von Entebbe zulassen, dass die jüdischen von den nichtjüdischen Passagieren getrennt wurden?[60] Wie konnte die Geiselhaft Schleyers mit dem Ausdruck »Volksgericht« legitimiert werden, den Peter-Jürgen Boock noch in der eindrucksvollen Dokumentation *Todesspiel* von Heinrich Breloer (aus dem Jahr 1997) verwendete? In derselben Dokumentation sprachen freilich auch Helmut Schmidt und Friedrich Zimmermann von ihren soldatischen Kriegserfahrungen als Wehrmachtsoffiziere. Was in *Todesspiel* gezeigt wird, ist der Alptraum eines Untoten, das nicht aus einem unvermindert »fruchtbaren Schoss« (nach Brechts vielzitiertem Satz im Epilog zum Drama *Der aufhaltsame Aufstieg des Arturo Ui*) zu kriechen droht, sondern aus der traumatisch verkapselten Suizidalität des Faschismus, jener *Black Box BRD*, die Andres Veiel in seinem mehrfach ausgezeichneten Dokumentarfilm (von 2001) am Leben und gewaltsamen Tod von Alfred Herrhausen und Wolfgang Grams auszuleuchten versuchte.

Plausibel erscheint ein Blick auf die Geschichte der RAF – als Vorspiel zum Aufschwung des suizidalen Terrorismus in den letzten beiden Dekaden des 20. Jahrhunderts – nicht nur, weil etwa die Geschichte der italienischen »roten Brigaden« von so vielen Aktionen der Geheimdienste, rechtsextremistischer Organisationen wie Ordine Nuovo und Geheimlogen wie Propaganda Due (P2) beeinflusst wurde, dass es bis heute schwerfällt, die Anschläge ihren tatsächlichen Urhebern zuzuordnen, sondern auch, weil die RAF eine neuartige Bildmacht und Medienwirksamkeit generierte, eine Ästhetik des Terrors. Diese Ästhetik wurde in den bereits erwähn-

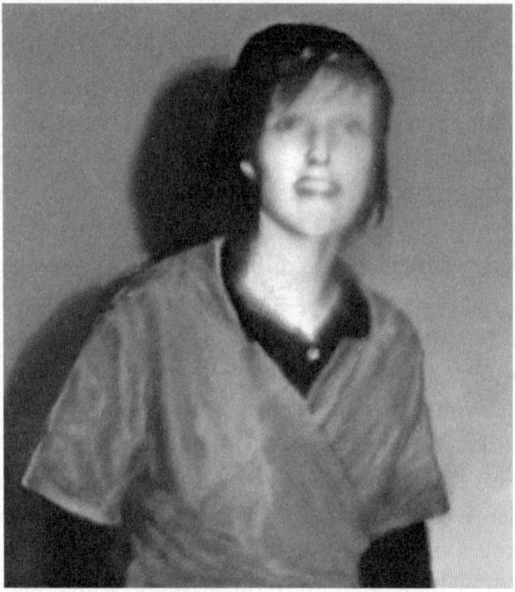

Abb. 26: Gerhard Richter, *Gegenüberstellung 2* (1988), aus dem Zyklus *18. Oktober 1977*.

ten Filmen, Bildern, Romanen, Theaterstücken, Presseberichten, Dokumentationen, Kunstwerken und Ausstellungen teilweise noch verstärkt, aber auch kritisch reflektiert. So verfremdete etwa Gerhard Richters Zyklus *18. Oktober 1977* fotografische Vorlagen, die ursprünglich in deutschen Illustrierten erschienen waren. Er bearbeitete diese Vorlagen, verschob sie ins Graue, verwischt und unscharf, so »dass man mehrmals hinschauen muss, um zu ahnen, was sie zeigen«. Richter schien es »weniger um eine ›Enthüllung‹ der ›wahren‹ Geschichte der RAF zu gehen als vielmehr um die unscharfen und blinden Stellen, welche die scharf gestochenen Presse- bzw. Polizeifotografien nicht zu erfassen vermögen«.[61] Die Totenfotografien von Andreas Baader und Ulrike Meinhof verarbeitete freilich nicht nur Richter, sondern auch Hans-Peter Feldmann in seinem Foto-Projekt *Die Toten, 1967-1993* (1998), das auf rund neunzig Bildern die Akteure und Opfer des Terrorismus zeigt. Zumeist handelt es sich um grobkörnige Fundstücke aus Zeitungen und Magazinen. »Die Toten, Täter und Opfer, aber auch Menschen, die, wie z. B. Schleyers Begleitschützer, Reinhold Brändle, nur zufällig in die Schusslinie geraten waren, hängen in einem Raum nebeneinander. Nur der Name und das jeweilige Todesdatum stehen als Information unter den Aufnahmen. Die Fakten sind in dieser ›Kaaba der Trauer‹ auf ein Minimum reduziert.« Und neben »erschreckend vielen Aufnahmen von unbekannten Toten, die längst in Vergessenheit geraten sind, stehen Bilder, die sich ins kollektive (Bilder-)Gedächtnis eingebrannt haben«.[62] Sie zitieren den Mythos, aber auch die morbide Faszination, die noch den Gerichtsmediziner Hans Joachim Mallach – ehemaliges Mitglied der Waffen SS und der Leibstandarte Adolf Hitler[63] – dazu brachte, das Gehirn Ulrike Meinhofs nach der Obduktion für eigene Untersuchungen zu extrahieren sowie Totenmasken von Baader, Ensslin und Raspe abzunehmen, die er jahrelang im Safe lagerte,[64] bevor sie wohl in Besitz des Hauses der Geschichte in Stuttgart kamen. Sieben Jahre später stellte sich allerdings heraus, dass auch der Bildhauer Gerhard Halbritter – beauftragt durch den Vater Gudrun Ensslins – Masken der Toten von Stammheim angefertigt hatte. Sie wurden 2010 erstmals bei einer Ausstellung in Esslingen präsentiert.

## 4.

Im selben Sinne, in dem gelegentlich behauptet wurde, der Zweite Weltkrieg sei – freilich nicht zwangsläufig – aus der Katastrophe des Ersten Weltkriegs entstanden,[65] kann argumentiert werden, die Geschichte des suizidalen Terrorismus verweise auf Wurzeln, deren Verzweigungen sich bis zum Zweiten Weltkrieg zurückverfolgen lassen: japanische Rotarmisten am Flughafen von Tel Aviv, deutsche RAF-Terroristen in der gekaperten Air-France-Maschine in Entebbe. Gerd Koenen resümiert:

> Wollte man die RAF-Kader als »Hitlers Kinder« beschreiben, dann in dieser Maß- und Bedingungslosigkeit, mit der sie einer Welt von (großteils wahnhaften) Feinden den Krieg erklärten, auch dann noch, als sie schon unentrinnbar im 7. Stock des Bunkers von Stammheim saßen. In diesem Sinne evozieren die nebligen Bilder des »deutschen Herbstes« von 1977 von ferne noch etwas von den nibelungenhaften Untergängen des April 1945.[66]

Die jüngere Geschichte des suizidalen Terrorismus begann in den achtziger Jahren, also einige Zeit nach der Suizidnacht von Stammheim, im Nahen Osten. Die ersten Angriffe wurden mit sprengstoffbeladenen Fahrzeugen geführt, etwa am 15. Dezember 1981 gegen die irakische Botschaft in Beirut, am 11. November 1982 gegen das Hauptquartier der israelischen Armee in der südlibanesischen Stadt Tyros oder am 18. April 1983 gegen die US-Botschaft in Beirut. Im Anhang zu seiner bereits zitierten Studie *Dying to Win* hat Robert A. Pape eine annähernd vollständige Liste der Suizidanschläge zwischen 1980 und 2005 erstellt. Seine Dokumentation folgt keiner rein chronologischen oder regionalen Gliederung, sondern einer Ordnung der »campaigns«, der einzelnen Offensiven und Angriffsserien.[67] Pape zählt 18 »campaigns«, 13 abgeschlossene und 5 aktuelle Feldzüge, denen er lediglich 14 Angriffe – als »isolated attacks«, teilweise sogar ohne Bekennerbotschaften – gegenüberstellt; die Anschläge werden jeweils mit Datum, Waffe, Ziel und Opferzahl präsentiert. Diese Strukturierung stützt seine zentrale These: Die Suizidattentate können zumeist auf politische, ökonomische und nationalistische Motive zurückgeführt werden. Als Akteure treten unterdrückte Minderheiten oder Populationen in okkupierten Gebieten auf; ihre religiöse Zugehörigkeit spiele dagegen nur eine nachrangige Rolle, etwa wenn eine Minderheit ihre Identität auch religionspolitisch begründen kann. Die ersten drei Offensiven zwischen 1982 und 1986 wurden von der Hisbollah geführt und sie richteten sich gegen Israel und die südlibanesische Armee, einmal auch gegen eine französische Einrichtung und mehrfach gegen US-Botschaften. Die Attentate ereigneten sich vor dem Hintergrund des libanesischen Bürgerkriegs (zwischen 1975 und 1990), vor allem aber des Libanonkriegs von 1982 und der israelischen Besetzung des Südlibanons, die bis 1985 andauerte.

Schauplatzwechsel: In den neunziger Jahren wurden die meisten Suizidanschläge im Bürgerkrieg von Sri Lanka (1983-2009) verübt, nun auch häufig mit Sprengstoffgürteln. Damals kämpften tamilische Separatisten, vor allem die Liberation Tigers of Tamil Eelam (LTTE), um ihre Unabhängigkeit vom Inselstaat. Der Konflikt war politisch und ideologisch motiviert, während religiöse Differenzen – etwa zwischen singhalesischen Buddhisten und tamilischen Hindus – kaum ins Gewicht fielen. Zu den prominenten Opfern der LTTE-Suizidattentate gehörten Rajiv Gandhi, der ehemalige Premierminister Indiens, der am 21. Mai 1991 von einer Suizidattentäterin mit einem Sprengstoffgürtel bei einer Wahlveranstaltung in der Nähe von Madras getötet wurde, sowie Ranasinghe Premadasa, der Präsident Sri Lankas, der am 1. Mai 1993 auf dem Weg zu einer Kundgebung in Colombo durch einen Suizidanschlag ums Leben kam. Joseph Croitoru hat behauptet, dass »bereits Mitte der achtziger Jahre LTTE-Kämpfer von PLO-Organisationen sowohl im Libanon als auch im Jemen ausgebildet worden sind«,[68] weshalb die singhalesische Regierung eine enge Zusammenarbeit mit israelischen Experten aufgenommen habe. Auch soll die LTTE Waffen aus nordkoreanischer Produktion erhalten haben. Der LTTE-Chef Velupillai Prabhakaran, argumentiert Croitoru, habe Subhas Chandra Bose verehrt, den Anführer der ehemaligen »Indischen Befreiungsarmee« (INA), der – als Gegenspieler Gandhis – seine Soldaten von japanischen Militärs ausbilden und in der Kunst des Bushido unterweisen ließ. In der LTTE kämpften überdurchschnittlich viele Frauen, was damit erklärt werden könne, dass »viele von ihnen vor ihrem Eintritt in die Organisation von singhalesischen Soldaten vergewaltigt worden sind. Da nach tamilisch-hinduistischem Verständnis eine vergewaltigte Frau weder heiraten noch Kinder bekommen darf und deshalb in der Regel von ihrer Familie – und im Falle von verheirateten Frauen auch von ihrem Ehemann – verstoßen wird, blieb den Vergewaltigungsopfern meist nur die Alternative, sich der LTTE anzuschließen.« So sei die junge Frau, die Rajiv Ghandi in den eigenen Tod mitriss, das

Opfer einer Gruppenvergewaltigung durch indische Soldaten gewesen.[69]

Im Gegensatz zu Pape unterstreicht Croitoru den »Märtyrerkult« der tamilischen Tiger, den er auf palästinensische Wurzeln zurückführt. Offen bleibt freilich, wie sich das Konzept des Martyriums mit dem hinduistischen Glauben vereinen lässt; nicht zufällig fehlt zum Beispiel im zitierten Sammelband der *Märtyrer-Porträts* jeder Hinweis auf Hindu-Märtyrer.[70] Das Martyrium ist zwar eine Form des »Selbstopfers« – des »altruistischen Suizids« nach Durkheim –, doch gewiss nicht die einzige! Insgeheim spiegeln die meisten Überlegungen zur globalen Verbreitung des suizidalen Terrorismus ohnehin die jeweilige Herkunft und Zugehörigkeit ihrer Autoren. Joseph Croitoru, der israelische Historiker und Journalist, konzentriert sich auf den Terror der Palästinenser. Ein Politologe wie Robert A. Pape betrachtet dagegen vorrangig die politischen Konflikte, die aus der Unterdrückung ethnischer Minderheiten resultieren. Ein militärhistorisch versierter Analytiker der »neuen Kriege« wie Herfried Münkler erinnert an die Nationalisierung der Kriege und an die Strategien des Partisanenkriegs.[71] Ein Islamwissenschaftler wie Navid Kermani thematisiert den »aktiven Nihilismus« der Suizidattentäter und relativiert ebenfalls die religiösen – islamischen oder christlichen – Referenzen. Ein japanischer Literaturwissenschaftler wie Arata Takeda kommentiert verschiedene Beispiele von Suizidattentaten in der abendländischen Literaturgeschichte, um die häufig behauptete japanische Genealogie suizidaler Kriegsführung in Frage zu stellen.[72] Und ein irakischer Publizist wie Najem Wali beginnt seine – ebenfalls schon zitierte – Untersuchung *Im Kopf des Terrors* mit einer aktuellen Beobachtung:

> Vor zweieinhalb Jahren, im Frühjahr 2014 also, sprengten sich in der irakischen Hauptstadt Bagdad vier Selbstmordattentäter in die Luft. Die Überraschung, mit der die Medien noch am selben Tag aufzuwarten hatten, war aber, dass die vier, alle zwischen Anfang und Mitte zwanzig, aus Deutschland stammten und deutsche Staatsbürger waren. Und mehr noch: Sie waren nicht bloß im Besitz der deutschen Staatsbürgerschaft, sondern hatten sogar deutsche Väter und Mütter, sie waren mithin – einer später er-

folgten Klassifizierung nach – »biologische« Deutsche ohne »Migrationshintergrund«, so die in offiziellen Verlautbarungen und von Experten (oh ja, so viele Experten gibt es heutzutage!) derzeit benutzte Bezeichnung für Kinder von Zuwanderern.

Wali erzählt danach von einem Telefonat mit seiner Schwester, die in einem Außenbezirk Bagdads wohne. Sie versteht die Welt nicht mehr:

> Wie sollte sie, die drei Kinder hat, von denen das älteste in diesem Jahr an die Universität gekommen ist, und die davon träumt, ihren Kindern ein Studium in Europa zu ermöglichen – wie sollte sie auch verstehen können, dass dieses Europa, das für sie immer ein Leuchtturm des Wissens und der Aufgeklärtheit war, vier junge Selbstmordattentäter losgeschickt hat, um mit ihren Autobomben eine möglichst große Anzahl von Irakern zu töten? Und dies nur aufgrund der schiitischen Glaubensrichtung dieser Menschen?[73]

Was Wali beschreibt, ist eine Globalisierung des politischen Suizids durch Migration: Während immer mehr junge Menschen aus Europa nach Syrien oder in den Irak reisen, um sich den islamistischen Terrormilizen anzuschließen, strömt eine wachsende Zahl von Kriegsflüchtlingen in die Nachbarländer oder nach Europa.

Robert A. Pape hat inzwischen eine umfangreiche Datenbank zur Erfassung von Suizidanschlägen aufgebaut; die aktuelle Zählung (von 1982 bis zum 12. Oktober 2016) erfasst 5292 Anschläge mit 52 966 Toten und 132 423 Verletzten.[74] Betroffen waren bisher 51 Länder. An der Spitze liegen – wenig überraschend – der Irak (2152 Anschläge) und Afghanistan (1145); ihnen folgen Pakistan (516), Syrien (259), Nigeria (175), Jemen (137), Somalia (117), Sri Lanka (115) und Israel (114). Auf die Länder, die heute zur Europäischen Union gehören, entfallen dagegen insgesamt 16 Anschläge, und zwar in Belgien (3), Bulgarien (1), Finnland (2), Frankreich (4), Großbritannien (4), Schweden (1) und Spanien (1); in Russland wurden – vorrangig im Zusammenhang mit dem Tschetschenienkrieg – 88 Suizidanschläge gezählt, in der Türkei 43.[75] Die chronologisch aufgebaute Statistik lässt einen markanten Anstieg der Zahlen nach der Jahrtausendwende erkennen: Erstmals wurde eine dreistellige Anzahl von Suizidanschlägen im Jahr 2004 (175) erfasst; Spitzenwerte sind belegt für 2015 (652), 2014 (598), 2007 (525) und 2013 (479). Begünstigt wurde der Anstieg und die Globalisierung der Suizidanschläge durch den beschleunigten Ausbau des Internets und der sozialen Medien, also durch eine Art von virtueller Migration. Die Plattform Facebook ging am 4. Februar 2004 ans Netz, YouTube folgte am 15. Februar 2005 und Twitter am 21. März 2006. Der suizidale Terrorismus ist auf die Medien geradezu angewiesen, um seine Botschaften verbreiten zu können:

> Die politisch motivierten Suizide der letzten Jahrzehnte sind vor allem Medienrituale: Ihr Publikum besteht hauptsächlich aus Zeitungslesern, Fernsehzuschauern sowie Internetnutzern. Diejenigen, die die Handlung selbst beobachten können, bleiben im Normalfall in der Minderheit. Auch der Einsatz einer Selbsttötung als politische Waffe [...] ist fast immer von ihrer textlichen und/oder bildlichen Repräsentation abhängig.[76]

Aber erst die Foren und Plattformen des Internets haben es ermöglicht, die Selektion der Nachrichten durch Presseagenturen erfolgreich zu unterlaufen. In seinem jüngsten Buch hat der israelische Universalhistoriker Yuval Noah Harari die Spätmoderne als eine Epoche des Siegs über die »apokalyptischen Reiter« – Hunger, Krieg, Gewalt und Seuchen – charakterisiert; unterstützt durch zahlreiche Statistiken behauptet er, dass nach Erhebungen von 2014 rund 2,1 Milliarden Menschen an Übergewicht, dagegen 850 Millionen an Hunger und Unterernährung leiden. 2012 starben weltweit etwa 56 Millionen Menschen, 620 000 von ihnen durch Gewalt, und zwar etwa 120 000 in Kriegen, und rund eine halbe Million durch Verbrechen; 1,5 Millionen starben hingegen an Diabetes. »Zucker ist heute gefährlicher als Schießpulver«,[77] resümiert Harari kühl. Und der Terrorismus?

> Im Kern ist der Terrorismus seine Show. Terroristen inszenieren ein entsetzliches Gewaltspektakel, das unsere Köpfe besetzt und

> uns das Gefühl vermittelt, wir würden ins mittelalterliche Chaos zurückschlittern. In der Folge fühlen sich Staaten oft dazu verpflichtet, auf dieses Theater des Terrors mit einer Sicherheitsshow zu reagieren und wuchtig ein ganzes Ensemble staatlicher Gewalt zu präsentieren, etwa die Verfolgung ganzer Bevölkerungsgruppen oder den Einmarsch in fremde Länder. In den meisten Fällen stellt diese Überreaktion auf den Terror eine viel größere Gefahr für unsere Sicherheit dar als die Terroristen selbst.[78]

Neben dem Aufstieg des Internets und der sozialen Medien war es gewiss der folgenreichste Suizidanschlag der vergangenen Jahrzehnte, der eine Epochenschwelle markierte: der Anschlag auf das World Trade Center in New York am 11. September 2001, der – nach den Zahlen der Datenbank von Chicago – 2753 Todesopfer forderte, einschließlich der Passagiere und Besatzungsmitglieder der beiden Flugzeuge, die in die Türme flogen, der Menschen, die aus den Fenstern sprangen, um dem Flammentod zu entgehen, sowie von mehr als 400 Helfern, Feuerwehrleuten, Polizisten und Sanitätern. Das Schreckensereignis entfaltete beinahe sofort eine außerordentliche Bild- und Medienmacht; in vielen Fernsehsendern wurden in Endlosschleifen die Videos vom Einschlag der Flugzeuge gezeigt, Interviews mit Augenzeugen, Überlebenden und Prominenten. Bald verbreitete sich das Kürzel 9/11, in Assoziation mit dem US-amerikanischen Polizeiruf 911, für deutsche Ohren auch mit dem politisch umkämpften Schicksalsdatum des 9. November. Nach wenigen Wochen zirkulierten die ersten Verschwörungstheorien im Internet, während zunächst ganz unklar blieb, wer für den Massenmord verantwortlich war. Es gehöre »zu den bemerkenswertesten, bis jetzt nicht hinreichend reflektierten Umständen des 11. Septembers«, kommentierte Navid Kermani in einem Essay für *The Times Literary Supplement* vom 29. März 2002, dass

> er völlig ohne ein Bekenntnis ausgekommen ist. Weder sind politische Konzepte formuliert noch Forderungen hinterlassen worden. Sogar Bin Laden selbst hat es in seinem berüchtigten Video, das am 7. Oktober 2011, am Abend des ersten amerikanischen Luftangriffs auf Afghanistan, ausgestrahlt wurde, geradezu auf-

fällig vermieden, die Verantwortung für die Anschläge zu übernehmen, auch wenn westliche Kommentatoren das Video in diesem Sinne auslegten. Genausowenig hat er die Urheberschaft geleugnet. Vielmehr versuchte er den Eindruck zu erwecken, als regneten Flugzeuge, die in amerikanische Wolkenkratzer fliegen, vom Himmel, als seien sie etwas wie eine Naturerscheinung, ein unabwendbarer Fluch.[79]

Flüche und Naturkatastrophen sind beliebte Hollywood-Themen; und der Zusammenhang mit den Genres des Horror-, Katastrophen- und Actionfilms wurde ebenfalls rasch hergestellt. Zur Vorgeschichte von 9/11 zählen demnach nicht nur die japanischen Kamikaze-Piloten, die Planung der ersten Suizidanschläge mit Flugzeugen in Manila – die »Operation Bojinka«, die von den philippinischen Behörden 1995 vereitelt wurde –, sondern beispielsweise auch der Roman *The Running Man* von Stephen King alias Richard Bachman (1982), in dem der Held zum Schluss ein Flugzeug in den Wolkenkratzer eines TV-Senders steuert. Die Verfilmung des Romans kam 1987 – mit Arnold Schwarzenegger in der Hauptrolle – in die Kinos.

## 5.

Die Liste der Beispiele für die kulturelle Wirkungs- und Faszinationsgeschichte von 9/11 ist lang: Sie umfasst Fotografien, Filme, Romane, Gemälde, Skulpturen und Monumente, Songs und Musikstücke und natürlich auch die architektonischen Entwürfe und Debatten zur Neugestaltung von Ground Zero. Die meisten Arbeiten und künstlerischen Positionen bezeugen die Trauer um die Opfer und die Solidarität mit den Angehörigen, und sie können auch als Ausdruck kollektiver Erinnerungsarbeit beschrieben werden. Um mit dem Medium des Lichtbilds zu beginnen: Zahlreiche Fotografien zeigen die rauchenden Türme, die Feuerschwaden nach dem Aufprall der Flugzeuge, den Einsturz der Wolkenkratzer. Ungewollt illustrieren sie eine bekannte Narration: die biblische Geschichte vom Turmbau zu Babel (Gen 11, 1-9), eine mythische Parabel von Hybris und Sturz, wie sie viele bedeutende Maler – von Pieter Bruegel bis René Magritte – dargestellt haben. Aus diesem konventionellen Rahmen treten vor allem zwei Fotografien heraus, die inzwischen geradezu ikonischen Status erlangt haben: ein Bild des deutschen Fotografen Thomas Hoepker und eines des Fotografen Richard Drew. Beide Fotos (s. Abb. 27 und 28) waren heftig umstritten. Hoepkers Foto erweckte den Eindruck, als sei es zur richtigen Zeit am falschen Ort aufgenommen worden, Drews Foto wurde als pietätlos kritisiert. Irritierend wirkte an Hoepkers Foto, dass die Gruppe gar nicht zu bemerken schien, welche Katastrophe sich in ihrem Rücken ereignete. Das Bild wurde als tendenziöse, antiamerikanische Fälschung bezeichnet; eine darauf abgebildete Frau beteuerte im Internet, die Gruppe hätte sich doch engagiert über die Anschläge unterhalten. Heute ist evident, wie oft sich die gezeigte Situation wiederholt hat: Auf die beliebte Frage, was man gerade gemacht habe, als die Flugzeuge in die Türme einschlugen, müssen viele Menschen zugestehen, sie hätten vor dem Fernsehgerät gesessen, womöglich beim Frühstück oder Mittagessen, in einer ähnlichen Lage wie die Protagonisten am Williamsburger Kai. Wir haben die fehlende Eindeutigkeit des Bildes, die Überblendung der beiden Situationen, vielfach selbst erlebt. Kontroverser noch verlief die Rezeptionsgeschichte des Fotos von Richard Drew. Dem Fotografen und den Zeitungen, die das Foto abdruckten, wurde vorgeworfen, bloß den Voyeurismus des Publikums befriedigen zu wollen und die Persönlichkeitsrechte des sterbenden Mannes – vermutlich des Toningenieurs Jonathan Briley – zu verletzen. Drew betonte dagegen, er habe gar »nicht den Tod eines Menschen fotografiert, sondern einen Augenblick im Leben dieses Mannes. Er hat eine Entscheidung getroffen und ich habe diese im Bild festgehalten.«[80]

Drews Kommentar ist aufschlussreich, denn er berührt gleichsam die Tabuzone. Auch bei dem Massenmord vom 11. September ging es um Suizide, nicht nur um die Suizide der Attentäter, sondern auch jener zahlreichen Menschen, die den Tod durch den Sprung in die Tiefe dem Feuertod vorzogen. Natürlich kann gegen Drews Bemerkung eingewendet werden, dass die Entscheidung des stür-

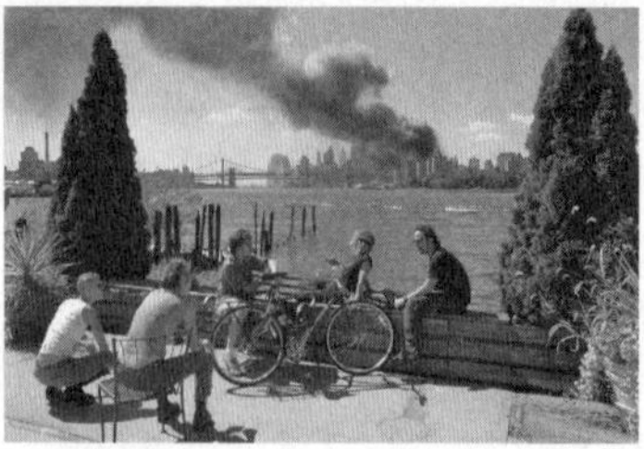

Abb. 27: Thomas Hoepker, *Blick von Williamsburg auf Manhattan, Brooklyn, 11. September 2001.*

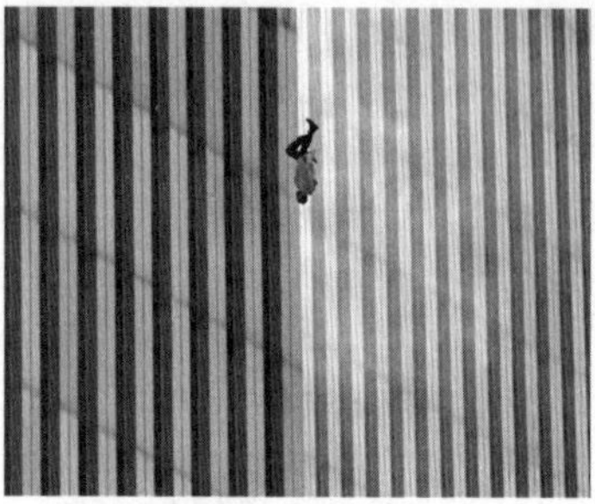

Abb. 28: Richard Drew, *The Falling Man.*

zenden Mannes erzwungen wurde, als eine Entscheidung zwischen zwei Übeln; doch vielleicht würde er erwidern, dass auch eine solche Entscheidung immer noch eine Entscheidung bleibt. Sie erinnert von fern an die Entscheidung, die ein Schwerkranker trifft, der die Dienste einer Sterbehilfe-Organisation in Anspruch nimmt: Auch er entscheidet zwischen zwei Übeln: dem Tod und der Fortsetzung unerträglicher Leiden. Drews Foto hat nicht zufällig erheblichen Einfluss ausgeübt, einerseits auf Skulpturen wie Eric Fischls *Ten Breaths* (2007-2008), die sich ebenfalls mit dem Thema des Sturzes auseinandersetzen, andererseits auf Romane wie Don DeLillos *Falling Man* (2007),[81] ein Wechselspiel zwischen den Perspektiven des überlebenden, doch traumatisierten Mitarbeiters einer Anwaltskanzlei im World Trade Center und des Terroristen Hammad, der vor dem Einschlag des Flugzeugs von Selbstzweifeln geplagt wird. Als Nebenfigur wird »Falling Man« eingeführt, ein Aktionskünstler, der sich von hohen Gebäuden abzuseilen pflegt, vielleicht in Erinnerung an den französischen Hochseilartisten Philippe Petit, der am 7. August 1974 – nach sechsjähriger Vorbereitung – in einer Höhe von 417 Metern auf einem Drahtseil von einem Turm des World Trade Centers zum anderen balancierte. Die ungesicherte Aktion war nicht genehmigt, weshalb Petit festgenommen und vor Gericht gestellt, dann aber aus Respekt vor seiner Leistung freigesprochen wurde. Sieben Jahre nach dem 11. September, aber nur ein Jahr nach der Publikation des Romans von Don DeLillo, wurde die tollkühne Aktion verfilmt: unter dem Titel *Man on Wire*; der Regisseur James Marsh gewann mit seinem Dokumentarfilm prompt einen Oscar.

Dabei gehört *Man on Wire* nicht einmal zur Riege der wohlgemerkt 390 Filme zum 11. September, die in der Internet Movie Database verzeichnet sind.[82] Und auch Don DeLillos *Falling Man* könnte mit zahlreichen anderen Romanen verglichen werden: etwa mit Jonathan Safran Foers – 2011 ebenfalls verfilmtem – *Extremely Loud & Incredibly Close* (2005), Amy Waldmans *The Submission* (2011) oder Thomas Pynchons *Bleeding Edge* (2013). Ein interessantes Beispiel ist auch Art Spiegelmans Comic *In the Shadow of No Towers* (2004), in dem der Verfasser der berühmten *Maus*-Comics seine eigenen posttraumatischen Symptome nach dem 11. September zu bewältigen versucht.[83] In seinem Vorwort zu den zehn detailreichen Bildtafeln schreibt Spiegelman:

> Ich bin leicht erregbar. Kleine Missgeschicke wie ein verstopftes Rohr oder eine Verspätung versetzen mich in helle Aufregung, als stürzte der Himmel ein. Das ist eine Veranlagung, die einen nicht gerade gut rüstet für den Fall, dass der Himmel tatsächlich einstürzt. Vor 9/11 waren meine Traumata mehr oder weniger selbst verschuldet, aber vor der Giftwolke wegzurennen, die Sekunden zuvor noch der Nordturm des World Trade Center gewesen war, ließ mich taumelnd auf der Verwerfung zurück, wo Weltgeschichte und eigene Geschichte aufeinanderprallen. Das war die Kreuzung, vor der meine Eltern, Überlebende von Auschwitz, mich immer gewarnt hatten, als sie mir beibrachten, stets auf gepackten Koffern zu sitzen. Es hat lange gedauert, ehe ich die brennenden Türme hinter mir lassen konnte. […] Das entscheidende Bild meines 9/11-Morgens, das Jahre später immer noch auf der Innenseite meiner Augenlider eingebrannt ist, ist der Anblick des aufragenden glühenden Gerippes des Nordturms, Sekunden bevor er sich in Staub auflöste. Ich habe wieder und wieder mit zunächst beschämenden Ergebnissen versucht, genau das zu zeichnen. Schließlich habe ich es geschafft, die Vision der Auflösung digital auf meinem Computer einzufangen. Und es gelang mir, einige

Sequenzen meiner lebendigsten Erinnerungen um dieses zentrale Bild zu platzieren. Ich hatte gehofft, die Höllenfahrt durch eine Stadt in Panik zu zeichnen, die wir erlebten, als wir unseren damals neun Jahre alten Sohn, Dash, aus der UN-Schule abholten. An dem Morgen hatten wir geglaubt, dass sie ein weiteres Ziel wäre. Als wir endlich alle wieder vereint waren, brach ich in Tränen aus, was meine Kinder weit mehr verstörte als alles, was meinem Schluchzen vorausgegangen war.[84]

Den Hintergrund des Vorsatzblatts mit Buchtitel und Signatur von Art Spiegelman bildete die Frontpage einer Ausgabe der Zeitung *The World*, erschienen in New York am Mittwoch, dem 11. September 1901. Die Schlagzeile lautete damals: »President's Wound Reopened; Slight Change for Worse« – »die Wunde des Präsidenten hat sich wieder geöffnet; eine leichte Veränderung zum Schlimmeren«. Unter einem Bild des Chirurgen Dr. Charles McBurney, der vom aktuellen Zustand des Präsidenten berichtet habe, steht die Zeile: »Prof. Mazzoni, the Pope's surgeon, thinks second bullet will have to be removed«, »Prof. Mazzoni, der Chirurg des Papstes, meint, die zweite Kugel müsse entfernt werden«. In der linken Zeitungsspalte lesen wir einige Details über die Inhaftierung der »Anarchist Queen« Emma Goldman, die energisch jede Konspiration mit Czolgosz bestreite. Wovon handeln alle diese Nachrichten? Sie betreffen schlicht das Revolver-Attentat auf den US-Präsidenten William McKinley, das der Anarchist Leon Czolgosz am 6. September 1901 verübt hatte. McKinley starb wenige Tage später, am 14. September 1901; Czolgosz selbst wurde am 29. Oktober 1901 auf dem elektrischen Stuhl hingerichtet.

Art Spiegelmans Comic-Kommentare waren zunächst so umstritten, dass sie nicht in einem US-Magazin, sondern ab 2007 in der deutschen Wochenzeitung *Die Zeit* erschienen. Schon auf der zweiten Bildtafel finden sich auch Bemerkungen, die gewiss als unpassend wahrgenommen wurden, etwa: »Wenn es nicht diese Tragödie und die Toten gegeben hätte, könnte ich mir diesen Angriff als eine Art radikale Architekturkritik vorstellen.« Eine ähnliche Stoßrichtung schlug Wiglaf Droste ein, als er zum zehnten Jahrestag der Anschläge in der Tageszeitung *Junge Welt* nicht nur an den

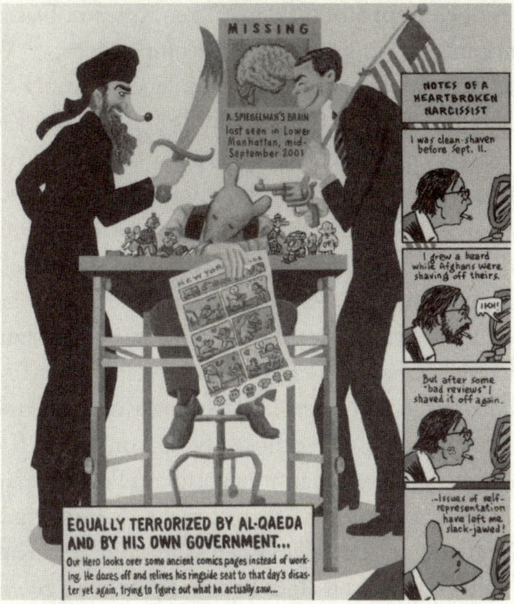
MISSING
A. SPIEGELMAN'S BRAIN
last seen in Lower Manhattan, mid-September 2001
NOTES OF A HEARTBROKEN NARCISSIST
I was clean-shaven before Sept. 11.
I grew a beard while Afghans were shaving off theirs.
ICH!
But after some "bad reviews" I shaved it off again.
...Issues of self-representation have left me slack-jawed!
EQUALLY TERRORIZED BY AL-QAEDA AND BY HIS OWN GOVERNMENT...
Our Hero looks over some ancient comics pages instead of working. He dozes off and relives his ringside seat to that day's disaster yet again, trying to figure out what he actually saw...

Abb. 29: Aus: Art Spiegelman, *In the Shadow of No Towers.*

Geburtstag Franz Beckenbauers (am 11. September 1945) erinnerte, sondern auch Spiegelmans ironischen Kommentar wiederholte: »Der Einsturz zweier hässlicher und sehr verzichtbarer Türme hat nur nationalfolkloristische Bedeutung. Für mich wird der 11. September 2001 bleiben als die Geburtsstunde der bemannten fliegenden Architekturkritik. Das Ingenieurbüro bin Laden & Erben könnte weiterhin viel zur Verschönerung der Welt beitragen.«[85] Solche satirischen Pointen waren 2011 etwas leichter zu verdauen als 2002 oder gar wenige Tage nach den Anschlägen, als Karlheinz Stockhausen einen gewaltigen Entrüstungssturm auslöste mit dem Kommentar: »Das war das größte Kunstwerk, das es je gegeben hat. Dass Geister in einem Akt etwas vollbringen, was wir in der Musik nicht träumen können, dass Leute zehn Jahre üben wie verrückt, total fanatisch für ein Konzert, und dann sterben. Das ist das größte Kunstwerk, das es überhaupt gibt für den ganzen Kosmos. Das könnte ich nicht. Dagegen sind wir gar nichts, als Komponisten.«[86] Vermutlich waren diese Sätze nicht satirisch gemeint, ebenso wenig wie die beiläufige Charakterisierung Osama bin Ladens als »Videokünstler« durch Boris Groys.[87] Indem sie die Täter – und ihre Suizide – in den Mittelpunkt stellten, nicht die Opfer oder die zerstörten Türme, folgten sie den rasch verbreiteten Verschwörungstheorien, die ebenfalls die Frage nach den Tätern aufwarfen und eine Mit- oder Hauptverantwortung der US-Administration behaupteten.[88]

Nach 2001 entwickelte sich das Feld der Satire selbst zum Kriegsgebiet. Die am 30. September 2005 in der dänischen Tageszeitung *Jyllands-Posten* unter dem Titel »Das Gesicht Mohammeds« (dänisch: »Muhammeds ansigt«) abgedruckte Serie von zwölf Karikaturen des Propheten eskalierte bekanntlich rasch zu Protesten und mehreren Anschlägen, bei denen insgesamt mehr als hundert Menschen starben. Attentate auf den dänischen Karikaturisten Kurt Westergaard, der Mohammed mit einer Bombe im Turban gezeichnet hatte, wurden 2008 und 2010 in letzter Minute vereitelt. Ab 2011 rückte auch die französische Satirezeitschrift *Charlie Hebdo* ins Zentrum der Angriffe. Ein Brandanschlag mit einem Molotow-Cocktail auf das Redaktionsbüro wurde in den frühen Morgenstunden des 2. November 2011 verübt; am 7. Januar 2015 drangen zwei maskierte Männer in die Redaktionsbüros ein, töteten elf Personen, darunter den Herausgeber und Zeichner Stéphane Charbonnier, verletzten mehrere Anwesende und erschossen auf der Flucht einen Polizisten. Zwei Tage danach wurden sie gestellt und von Sicherheitskräften erschossen. Zum ersten Jahrestag des Anschlags erschien eine Sonderausgabe von *Charlie Hebdo*, in einer Auflage von einer Million Exemplaren. Auf dem Cover wurde eine Zeichnung von Laurent Sourisseau alias »Riss« abgedruckt: Sie zeigt auf schwarzem Hintergrund einen bärtigen, alten Mann, der das göttliche Dreieck mit dem panoptischen Auge wie einen napoleonischen Zweispitz auf dem Kopf trägt. Sein weißer Kittel ist blutbefleckt, und auf dem Rücken trägt der grimmige Alte eine Kalaschnikow. Über der Zeichnung steht die Schlagzeile: »1 An Après: L'Assassin court toujours« – »Ein Jahr danach: der Attentäter ist noch auf freiem Fuß«. Gott als flüch-

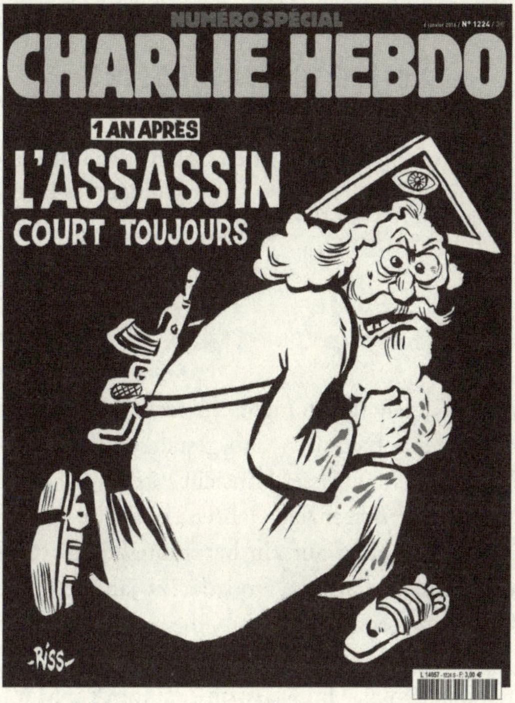
NUMÉRO SPÉCIAL
CHARLIE HEBDO
1 AN APRÈS
L'ASSASSIN
COURT TOUJOURS
-RISS-

Abb. 30: *Charlie Hebdo*, Sonderausgabe vom 6. Januar 2016.

tiger Terrorist? Natürlich erhoben sich gegen dieses Statement ebenfalls Proteste, nun sogar von Seiten des Vatikans, zumal sich das Editorial Sourisseaus nicht allein gegen »stumpfsinnige Fanatiker« des Islams richtete, sondern auch gegen die »gesegneten Ärsche anderer Religionen«. Gott ist nicht tot, wie Nietzsche glaubte. Er ist ein hartnäckiger Wiedergänger und Suizidattentäter.

# 11. Bilder meines Todes: Suizid in den Künsten

»Sterben ist eine Kunst, wie alles andere auch.
Ich kann es besonders gut.«
*Sylvia Plath*[1]

## 1.

Die modernen Künste haben nicht erst seit dem 11. September das Motiv des Suizids aufgegriffen und gestaltet. Richard Drews *The Falling Man* zitierte in gewisser Hinsicht Andy Warhols *Suicide*-Arbeiten aus den frühen sechziger Jahren; und Warhol selbst bezog sich in einer Arbeit auch auf ein berühmtes Foto, das Robert C. Wiles vier Minuten nach dem Tod der 23-jährigen Buchhalterin Evelyn McHale aufgenommen hatte, die am 1. Mai 1947 aus dem 86. Stock des Empire State Building gesprungen war. Das Foto wurde – paradox genug – im Magazin *Life* vom 12. Mai 1947 abgedruckt und unter dem Titel »The most beautiful suicide« rasch verbreitet. Evelyn McHale hatte einen Abschiedsbrief hinterlassen, der ausgerechnet mit dem Satz begann: »I don't want anyone in or out of my family to see any part of me« (»Ich will nicht, dass irgendjemand in oder außerhalb meiner Familie irgendeinen Teil von mir zu sehen bekommt«).[2] Dieser Wunsch wurde nicht erfüllt. Das Foto der unglücklichen Frau avancierte zu einer Suizid-Ikone, durchaus vergleichbar mit der Unbekannten aus der Seine; es zirkulierte auch in kolorierten Fassungen und wurde sogar nachgestellt, etwa für das Cover einer 1995 erschienenen CD der Band *Machines Of Loving Grace*. Zur Faszinationsgeschichte mag darüber hinaus beigetragen haben, dass eine Namensvetterin Evelyns – nämlich die 33-jährige Schauspielerin Dorothy Hale – am 21. Oktober 1938 ebenfalls Suizid begangen hatte, und zwar durch einen Sprung aus dem Fenster ihres Apartments im 16. Stock des Hampshire House in New York City, Central Park South. Dieser Sturz wurde zwar nicht foto-

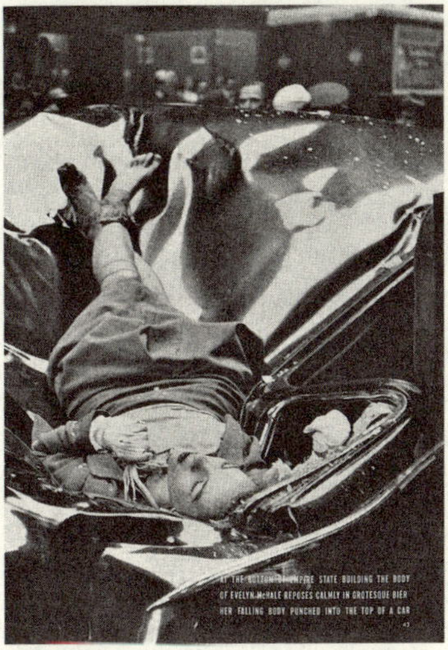


Abb. 31: Robert C. Wiles, *The Most Beautiful Suicide* im *Life Magazine* vom Freitag, den 12. Mai 1947.

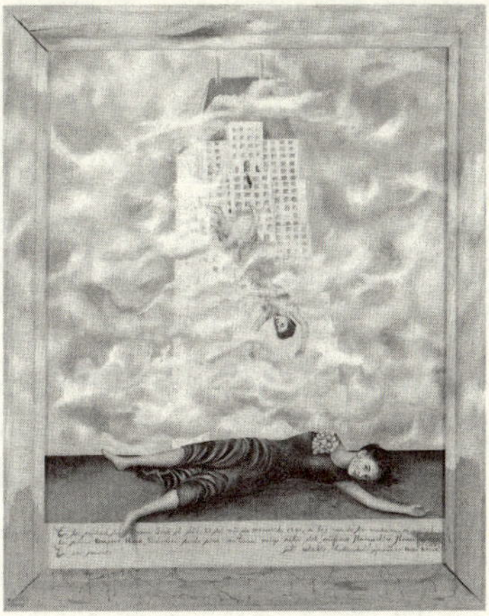

Abb. 32: Frida Kahlo, *The Suicide of Dorothy Hale* (1939).

grafiert, dafür aber gemalt, und zwar von Hales Freundin Frida Kahlo. Ihr Ölgemälde (1939) zeigt das von Wolken wie Federn umhüllte Gebäude, den fallenden und zugleich im Vordergrund fast unversehrt auf dem Boden liegenden Körper der jungen Frau im schwarzen Samtkleid und mit einem Bouquet gelber Rosen; eine ausführliche Bildlegende am unteren Bildrand rekapituliert in spanischer Sprache das Ereignis, das von Dorothy exakt geplant wurde. Am Vorabend hatte sie für einige Freunde eine Farewell Party veranstaltet, weil sie eine lange Reise antreten werde; danach verfasste sie einige Abschiedsbriefe, bevor sie sich am frühen Morgen aus dem Fenster stürzte. Wie die Fotografie vom »most beautiful suicide« wurde auch Frida Kahlos Werk vielfach reproduziert und zitiert, beispielsweise noch vor zehn Jahren in einem Theaterstück von Myra Bairstow mit dem Titel *The Rise of Dorothy Hale* (2007). In diesem Stück wird die Geschichte der Schauspielerin aus der Perspektive des Bildes und der Malerin vergegenwärtigt.

In den Künsten vor der Moderne finden wir Suiziddarstellungen viel seltener; und fast immer beziehen sie sich auf bekannte Motive und Narrationen: etwa auf die Suizide des Sokrates, Seneca, Ajax, Saul oder Cato, der Dido, Cleopatra oder Lucretia, natürlich auch des Judas. Von der möglichen Realität dieser Selbsttötungsakte sind die vormodernen Künste weit entfernt; und für ihre allegorische und moralische Botschaft – entweder Heroisierung oder Verwerfung des Suizids – ist es bedeutungslos, ob sich die Ereignisse so zugetragen haben wie sie überliefert wurden, ja es spielt noch nicht einmal eine Rolle, ob sich die Darstellungen auf fiktive Charaktere – wie noch Werther und Ophelia im 19. Jahrhundert – oder auf historische Persönlichkeiten beziehen. Ganz anders verhält es sich in der Moderne. Die Verbreitung der Bilder von Dorothy Hale und Evelyn McHale bezeugt ästhetische Faszination, keine moralische Belehrung. Während Allegorien an Bedeutung verlieren, treten sozialkritische Aspekte stärker in den Vordergrund, etwa in den Darstellungen erhängter oder erschossener Männer und ertrunkener Frauen, die Künstler und Künstlerinnen wie Édouard Manet, Max Klinger, Camille Pissarro, Henri Toulouse-Lautrec, Käthe Kollwitz, Ernst Barlach, George Grosz oder Frans Masereel in Radierung, Zeichnung, Lithographie, Ölbild oder Holzschnitt in den Jahrzehnten um die Wende zum 20. Jahrhundert gefasst haben.[3] Die Motive der Suizide sind dunkel und gleichgültig, wie im Fall der beiden Frauen mit dem Namen Hale, der übrigens im Türkischen die »Aura einer Sonnenfinsternis« bezeichnet. Auch die fünf in einer Reihe sitzenden Männer, die Ferdinand Hodler in *Die Lebensmüden* und *Die enttäuschten Seelen* – jeweils von 1892 – gemalt hat, bleiben stumm: Sie sitzen mit gefalteten Händen wie Findlinge auf ihrer Bank, suchen keinen Blickkontakt und senken die Köpfe.

Die nachhaltige Faszination, die der Suizid auf die modernen Künste ausübte, erschöpfte sich freilich nicht in Sozialkritik, sondern betraf viel eher die Aspekte der Selbstbeziehung, der Subjektspaltung und der Dissoziation, die schon im Geniekult angelegt waren. In ihrer zweiten Ausgabe vom 15. Januar 1925 veröffentlichte die neu gegründete Zeitschrift *La Révolution Surréaliste* die Ergeb-

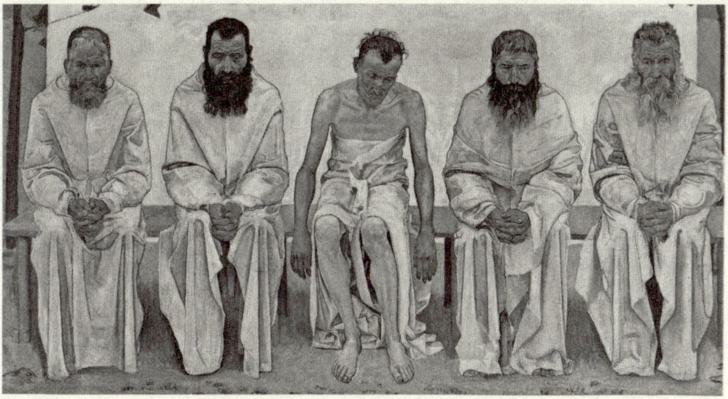

Abb. 33: Ferdinand Hodler, *Die Lebensmüden* (1892).

nisse einer Umfrage, deren Thema lautete: »Man lebt, man stirbt. Welche Rolle spielt der persönliche Wille dabei? Ist Selbstmord mit dem Traum vergleichbar? Ist er genauso ›unbewusst‹? Die Frage, die wir stellen, ist keine moralische: Ist Selbstmord eine Lösung?«[4] Publiziert wurden Antworten und Beiträge von rund fünfzig Autoren, darunter Antonin Artaud, André Breton, Francis Jammes oder Marcel Jouhandeau (»Selbstmord ist unnütz«[5]). Der an Lungentuberkulose erkrankte René Crevel bejahte den Suizid, den er zehn Jahre später auch vollzog; und Paul Valéry ließ sein Alter Ego, »Monsieur Teste«,[6] antworten. Monsieur Teste argumentierte an sich, der Suizid sei eine »plumpe Lösung«, jedoch räumte er ein, dass manche »zweimal Sterblichen« im »Schatten ihrer Seele einen somnambulen Mörder mit sich zu führen« scheinen,

> einen Träumer ohne Erbarmen, einen Doppelgänger, der zum Vollstrecker einer unerbittlichen Weisung wird. Manchmal steht in ihren Gesichtern ein leeres und geheimnisvolles Lächeln, das Zeichen ihres gleichgearteten Geheimnisses, das (wenn man das so schreiben kann) die Gegenwart ihrer Abwesenheit zum Ausdruck bringt. Vielleicht empfinden sie ihr Leben als sinnlosen und unerquicklichen Traum, dessen sie sich zunehmend überdrüssig fühlen, so dass sie der Versuchung, davon zu erwachen, immer

weniger widerstehen können. Alles erscheint ihnen trister und nichtiger als das Nicht-sein.[7]

André Masson, Man Ray und Oskar Kokoschka sandten Bilder als Antworten ein, Kokoschka mit dem Hinweis, er habe ohnehin gerade eine Zeichnung mit dem Titel *Moi-même mort* – »Selbstporträt als Toter«[8] – vollendet. Man Ray reichte dagegen eine Aérographie aus dem Jahr 1917 ein, die bereits den passenden Titel trug: *Suicide*. Diese abstrakte Arbeit wird in der Sekundärliteratur zur Geschichte der Darstellung von Suiziden in der Kunst als Ausdruck der Verzweiflung, ja sogar als Hilfeschrei interpretiert.[9] Obendrein habe Man Ray geplant, das Bild für die Inszenierung seines eigenen Suizids zu verwenden: Er wollte eine geladene Waffe auf das Werk richten und mit Hilfe einer Schnur den Abzug auslösen, während er hinter dem Bild stand. Das Arrangement erinnert ein wenig an Oscar Wildes *The Picture of Dorian Gray* (1890/91); doch ging es in Man Rays Bild nicht nur um die Exzesse der Selbstbeziehung, des Konflikts mit dem eigenen Doppelgänger, um die komplexen Wechselwirkungen zwischen Künstler und Werk oder Kunst und Leben, sondern auch um die künstlerischen Techniken zwischen Malerei und Fotografie. Aérographien werden ja mit Hilfe einer Spritzpistole erzeugt, die zur Versprühung von Farben und Chemikalien auf Fotopapier eingesetzt wird; insofern richtete Man Ray schon bei der Produktion von *Suicide* eine Pistole auf das entstehende Bild. Diese Wahrnehmung wird durch spätere Arbeiten gestützt. 1926 inszenierte Man Ray eine weitere Fotografie unter dem Titel *Le Suicide*: Wir sehen eine junge Frau mit einer Kappe, die eine Pistole auf das neun Jahre ältere Suizid-Bild setzt. Ihr Gesicht spiegelt sich im linken Oval; die Waffe zielt auf das rechte Oval. Bild im Bild, Spiegel, Fotografie? Die Verschränkung der bildnerischen Techniken orchestriert gleichsam die Subjektspaltung, die den Suizid ermöglicht.

Eine andere Fotografie aus dem Jahr 1932 zeigt Man Ray selbst; eine Schlinge liegt um seinen Hals, er hält eine Pistole in der rechten Hand, vor ihm stehen ein Wecker und verschiedene Utensilien. Auch diese Fotografie, ebenfalls unter dem Titel *Suicide – Self Por-*

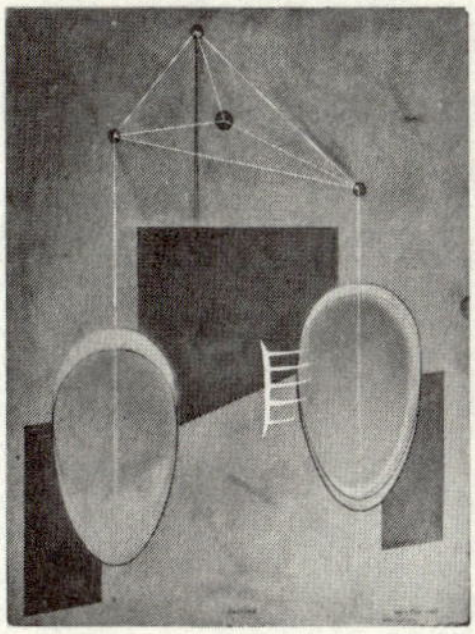

Abb. 34: Man Ray, *Suicide* (1917).

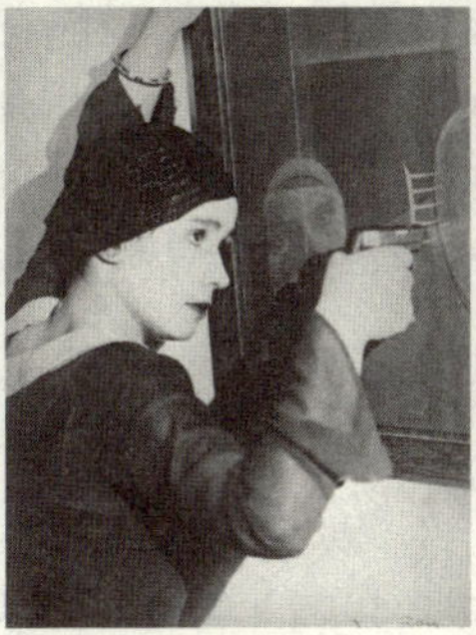

Abb. 35: Man Ray, *Le Suicide* (1926).

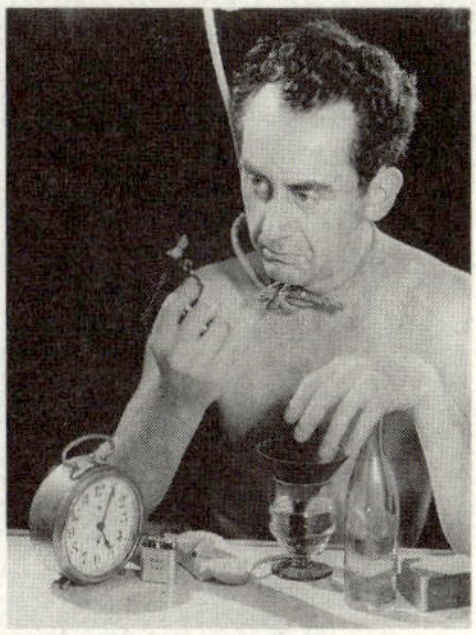

Abb. 36: Man Ray, *Suicide – Self Portrait* (1932).

*trait*, bleibt mehrdeutig: Ist die Waffe eine Spritzpistole? Dienen die Gerätschaften auf dem Tisch – Flasche, Glas, Trichter, Wecker – der Arbeit, dem Rausch oder dem Tod, der Mischung von Cocktails, Giften oder Chemikalien? Schwankt der Porträtierte zwischen den Suizidmethoden wie zwischen den möglichen Techniken seiner kreativen Arbeit? Und die Schlinge um den Hals? Sie verbindet Man Ray, fast wie eine Nabelschnur, mit Jacqueline Goddard, die er im selben Setting, vor demselben Tisch und ähnlichen Dingen, abermals mit Pistole, Zigarette und Schlinge um den Hals, fotografierte. In seiner Autobiographie erzählt Man Ray von verschiedenen Suiziden im Freundeskreis: von Jacques Rigaut, dem »French dandy«,[10] der den Surrealisten nahestand und dessen poetisches Werk fast ausschließlich um den Suizid kreiste, den er im Alter von dreißig Jahren – nach einem exzessiven Leben mit zahllosen Drogen und Affären – verübte, bis zu dem Maler Óscar Domínguez, der sich in der Silvesternacht des Jahres 1957, kurz vor seinem 52. Geburtstag, die Pulsadern aufschnitt.[11] Und er berichtet, dass er auf die Frage, ob seine Bilder die junge Generation zum Suizid animieren könnten und daher nicht verbreitet werden sollten, geantwortet habe, dass auch die Brücke von Pasadena, von der sich immer wieder jemand stürze, nicht abgebaut werde, und dass Gedichte, die im

Verdacht stehen, junge liebeskranke Menschen in den Suizid zu treiben, nicht verboten werden. Er selbst habe versucht, ein Bild zu malen, das den Betrachter – wie der schöne Kopf der Medusa – in Stein verwandle, doch bis jetzt sei er gescheitert.[12]

## 2.

Manche Untersuchungen zum Suizid als Thema der Künste kommentieren auch die Häufigkeit von Künstler-Suiziden. Fred Cutter hat seiner Studie im Anhang nicht nur eine Liste der Künstlerinnen und Künstler beigefügt, die Suizidthemen gestalteten, sondern auch eine Liste derer, die Suizid verübt haben;[13] Thomas Bronisch und Werner Felber haben noch eine wesentlich umfangreichere Liste solcher Suizide erstellt.[14] Steven Stack hat für die Jahre zwischen 1985 und 1992 die Verteilung von Künstler-Suiziden in den USA auf verschiedene Kunstrichtungen verglichen; er konnte zeigen, dass die Suizidzahlen im gewählten Zeitraum zumeist erheblich höher waren als im gesamten Bevölkerungsdurchschnitt. So starben etwa 33 Schauspieler und Schauspielerinnen durch Suizid, was fast vier Prozent aller Todesfälle in dieser Berufsgruppe ausmachte – und somit mehr als doppelt so viel wie in der US-Gesamtbevölkerung. Von 1284 Toden unter den Schriftstellern und Schriftstellerinnen wurden 58 durch Suizid verursacht, also 4,52 Prozent; 1989 waren es sogar 5,8 Prozent, nahezu viermal mehr als im Bevölkerungsdurchschnitt. Etwas niedrigere, wenngleich immer noch signifikant höhere Zahlen wurden für die Gruppe der Maler und Bildhauer (3,39 Prozent) erhoben oder für die Berufsgruppe der Fotografen (2,8 Prozent). Lediglich die Suizidhäufigkeit in den Kunstsparten des Tanzes und der Musik war im Vergleichszeitraum nur geringfügig höher als in der Gesamtbevölkerung.[15] Stack resümiert sein Ergebnis:

> Auf alle 26198 Tode von Künstlern entfallen 646 Suizide. Die Suizidrate unter Künstlern war also signifikant höher als in der Gesamtbevölkerung während aller acht Jahre. Wir haben aller-

> dings gesehen, dass einige Künstlergruppen einem höheren Suizidrisiko unterworfen waren als andere. Die Hochrisikogruppe umfasste Schauspieler, Schriftsteller, Maler, Bildhauer, Kunsthandwerker und Graphiker [...]. Ein niedrigeres Risiko betraf Tänzer, Designer, Musiker, Photographen und Redakteure.[16]

Eine mögliche Erklärung für die beobachteten Diskrepanzen könnte aus den Potentialen visueller und narrativer Imagination – im Unterschied etwa zu Tanz, Musik und Design – abgeleitet werden. Manche Künstler – zum Beispiel Man Ray – praktizieren das bereits zitierte »Vorlaufen« in den eigenen Tod als ein »Vorschauen« oder »Vorahmen« (im Sinne Hans Blumenbergs[17]), als ein vorwegnehmendes Erzählen. Auf einem der ersten Lichtbilder überhaupt (vom 18. Oktober 1840) erscheint ein heute – im Vergleich mit Louis Daguerre oder William Henry Fox Talbot nahezu vergessener – Erfinder und Pionier der neuen Kunst: der französische Finanzbeamte Hippolyte Bayard. Das Bild zeigt einen aufgebahrten Ertrunkenen. Wer es umdreht, kann auf der Rückseite lesen:

> Die Leiche des Mannes, die Sie umseitig sehen, ist diejenige des Herrn Bayard. [...] Die Akademie, der König und alle diejenigen, die diese Bilder gesehen haben, waren von Bewunderung erfüllt, wie Sie selber sie gegenwärtig bewundern, obwohl er selbst sie mangelhaft fand. Das hat ihm viel Ehre, aber keinen Pfennig eingebracht. Die Regierung, die Herrn Daguerre viel zu viel gegeben hatte, erklärte, nichts für Herrn Bayard tun zu können. Da hat der Unglückliche sich ertränkt.[18]

Rund 160 Jahre später, zu Beginn des Jahres 2001, initiierten Niki Lederer und Hannes Priesch in New York eine visuelle Umfrage: das Projekt *Death in the Studio*.

> An über hundert Künstler in New York, Wien, Bratislava und Toronto schickten wir Einladungen aus. Wir baten sie, in ihrem Atelier oder einem anderen Ort ihrer Wahl, ihren Tod oder ihre Todesvorstellung zu inszenieren. Bei Zusage fotografierten wir die Inszenierung. [...] Unsere ersten »Atelierbesuche« starteten wir im Mai 2001 in Brooklyn, New York. Im September dessel-

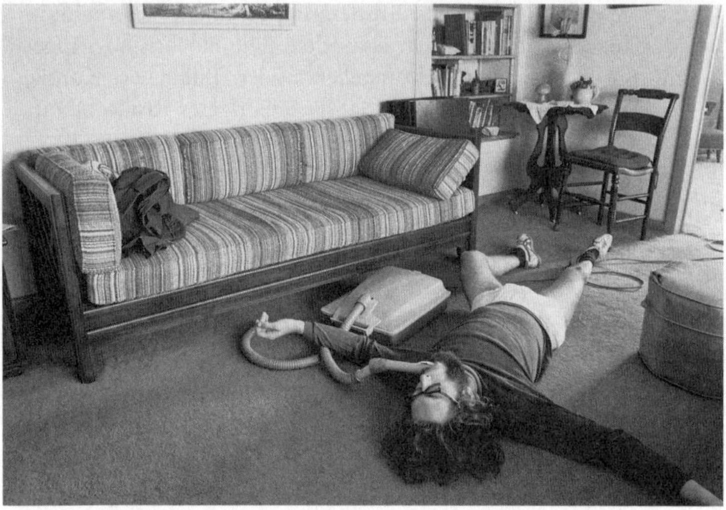

Abb. 37: Sam Samore, *The Suicidist #7* (1973).

ben Jahres folgte eine »Viertagesrallye« durch Wien und Bratislava. Sie brachte uns zu 23 verschiedenen »Tatorten«. Später im Herbst nahmen wir unsere »Studio Death Snapshots« in New York wieder auf. Sie wurden mit Unterbrechungen bis in den Frühsommer 2002 fortgeführt. Unsere letzte Station war Toronto in Kanada, wo im Juni 2002 neun Teilnehmer ihre »Death in the Studio« Version inszenierten. 61 KünstlerInnen und Künstlergruppen leisteten einen Beitrag zu diesem Projekt.[19]

Auffällig am Projekt *Death in the Studio* wirkt einerseits das Schweigen über die Ereignisse vom 11. September 2001 – die zwar einen »Tatort«, aber fast keine sichtbaren Toten zurückließen –, und andererseits die relative Dominanz der inszenierten Suizide: 15 von 61 Künstlerinnen und Künstlern, also rund ein Viertel, gestalteten eine postsuizidale Szenerie. Das »Preenactment« des eigenen Todes tendiert offenbar zum frei gewählten Tod.

Wer seinen Tod »vorlaufend« oder »vorausschauend« inszeniert und abbildet, kann die Faszination schwer zurückdrängen, die sich noch in dem hartnäckigen Gerücht manifestierte, die Fotografin

Diane Arbus habe ihren Suizid (am 26. Juli 1971 in New York) mit einer Kamera fotografiert.[20] Vielleicht gehört diese Antizipation des fremden Blicks auf den eigenen toten Körper wesenhaft zur Imagination des eigenen Suizids, zu jener imaginären Schleife, die Ene-Liis Semper in ihrem siebenminütigen Videoloop *FF/REW* (1998) gestaltet hat: als ewige Wiederkehr verschiedener Arten des Suizids.

> Der Schuss verhallt ungehört, der Sound des filmisch inszenierten Selbstmords wird nur durch die beruhigende Klaviermusik von Beethoven untermalt. Die Frau in Weiß sinkt auf einen Sessel, doch gegen jegliche Erwartungshaltung erhebt sie sich, setzt sich wieder, widmet sich einer kurzen Lektüre und begeht erneut einen Suizid. Diesmal wird sie sich erhängen. Wenn sie den Hocker mit ihrem Fuß beiseite stößt, fällt das Bild ins Black. Nach der erneuten Aufblende läuft der Film jedoch wieder zurück in die Ausgangsposition, die Selbstdarstellerin steht wieder auf dem Hocker, verlässt die Szenerie des schaurigen Freitods, beginnt erneut mit der Lektüre, um sich wiederholt zu erschießen.[21]

Seit den frühen siebziger Jahren hat auch der New Yorker Fotokünstler Sam Samore verschiedene Arten, sich das Leben zu nehmen, visuell inszeniert. Auf manchen Fotografien liegt der Künstler unter einem Auto, auf anderen treibt er scheinbar leblos auf dem Wasser. Samore hat seine Bilderserien unter dem Titel *The Suicidist* 1973 begonnen und 2003 wieder aufgenommen, vielleicht sogar unter dem Eindruck des *Death in the Studio*-Projekts.

> Die mit hintersinnigem, besser: schwarzem Humor entworfenen Szenarien von Anschlägen auf sich selbst greifen einerseits bekannte Muster des Selbstmordes auf – Treppensturz und Autounfall, Tod durch Ertrinken oder eine Tablettenüberdosis –, sind andererseits aber von grotesker Komik geprägt, etwa wenn sich Samore mit einer über den Kopf gezogenen Plastiktüte erstickt und mit einem Telefonkabel stranguliert, sich ein Staubsaugerrohr in den Rachen stößt oder kopfüber von einer Kinderrutsche stürzt.[22]

Virtuell erschossen, erhängt oder vergiftet hat sich auch der Londoner Künstler Neil Hamon in seinen *Suicide Self-Portraits* (2006):

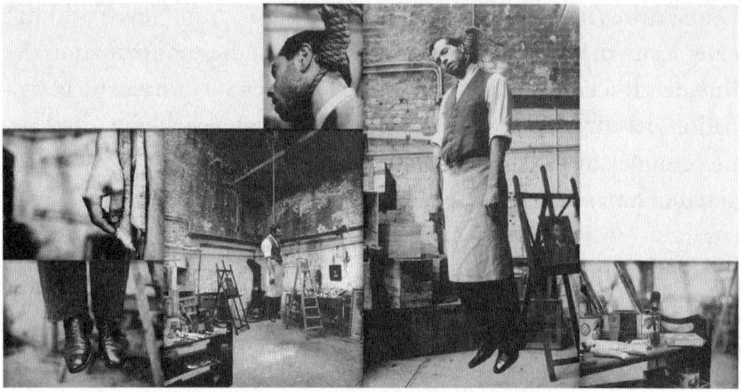

Abb. 38: Neil Hamon, *Suicide Self-Portrait: Hanging* (2006).

Die Selbstporträts bestehen aus jeweils sechs Einzelfotos, die in ähnlicher Anordnung dieselbe Szene aus unterschiedlichen Blickwinkeln und Entfernungen zeigen. Die Lichtbilder wirken wie Polizeifotos oder sogar makabre Souvenirs – worauf etwa in *Suicide Self-Portrait: Hanging* die Staffelei mit dem kleinen Porträtbild oder das Board mit den Malutensilien hinzuweisen scheinen –, aber sie könnten auch als Stillleben oder mehrteilige Altarbilder figurieren. Der Suizid wird in den Medien seiner Inszenierung mit makabrer Ironie dekomponiert.

Am 20. Februar 1999 erhängte sich die britische Dramatikerin Sarah Kane, im Alter von 28 Jahren. Ihr letztes, posthum uraufgeführtes Stück *4.48 Psychose* endete mit den Worten: »It is myself I have never met, whose face is pasted on the underside of my mind / please open the curtains«,[23] »Wem ich nie begegnete, das bin ich, sie mit dem Gesicht eingenäht in den Saum meines Bewusstseins / bitte öffnet den Vorhang«.[24] Die Schlussworte sind mehrdeutig. Sie können sich auf ein Fenster beziehen, auf eine Bühne oder gar auf die ganze Welt; und sie können nach innen oder nach außen, aus der Perspektive des Publikums oder der Schauspieler gesprochen werden. Ob erst die Öffnung des Vorhangs die Begegnung mit sich selbst ermöglicht? Oder öffnet der Vorhang sich nur für jene

Personen, die auf Selbstbegegnungen verzichtet haben? Wenige Monate nach dem Suizid der Autorin versuchte die süddeutsche Künstlerin Claudia Reinhardt, das Ereignis zu rekonstruieren und als Bild zu erfassen. Aus diesem Experiment entwickelte sie eine Serie fotografischer Selbstinszenierungen, in denen sie – unter dem Titel *Todesarten/Killing Me Softly* – die Suizide bedeutender Künstlerinnen selbst nachstellte und fotografierte. Im Gespräch mit Veronika Springmann erzählt sie:

> Der Tod Sarah Kanes war der Auslöser dieser Arbeit. »Sarah« ist mein erstes Foto in dieser Serie, aufgenommen in unserem WG-Badezimmer am letzten Tag im Jahr 1999. Ich habe viel über Sarah Kane gelesen und mich intensiv mit ihr und ihrer Arbeit beschäftigt. Mich schockierte ihr Selbstmord und ich dachte darüber nach, wie es zu so einer Tat kommen kann, wie man das erklären kann, wie sich das anfühlt.[25]

Dem Foto von Sarah folgten »letzte Bilder« von Unica Zürn, Clara Immerwahr, Sylvia Plath, Adelheid Duvanel, Ingeborg Bachmann, Anne Sexton, Diane Arbus, Pierre Molinier und Karin Boye. In erster Linie gehe es um »Frauenschicksale«, betont Reinhardt, um eine »Hommage« an die Künstlerinnen, um deren Leben und Werk, natürlich auch um die Kritik an gesellschaftlich verweigerter Anerkennung, an Missbrauch und Gewalt. Warum aber wollte die Fotografin gerade den frei gewählten Tod der bewunderten Frauen als »Model« verkörpern, und nicht einen exemplarischen Moment kreativer Vollendung oder kontrafaktischen Glücks?

Die Selbsttötung wird auf den fast lebensgroßen Fotos nicht als Opferung, sondern als Tat porträtiert, nicht als Krankheit, sondern als Entscheidung: Claudia Reinhardts Protagonistinnen »setzen, legen, springen oder hängen sich uns Betrachtenden direkt vor die Augen und entfachen in uns eine Art inneren Monolog«.[26] Spürbar ist auch eine abgründige Faszination, eine Verführung zu ästhetisch-philosophischer Grenzüberschreitung, die sich vielleicht mit der Antwort auf die Frage verbindet, »wie sich das anfühlt«. Wie soll eine Einfühlung in die radikalste mögliche Distinktion gelingen? Die Strategie der Identifikation wird in Reinhardts Fotografien ver-

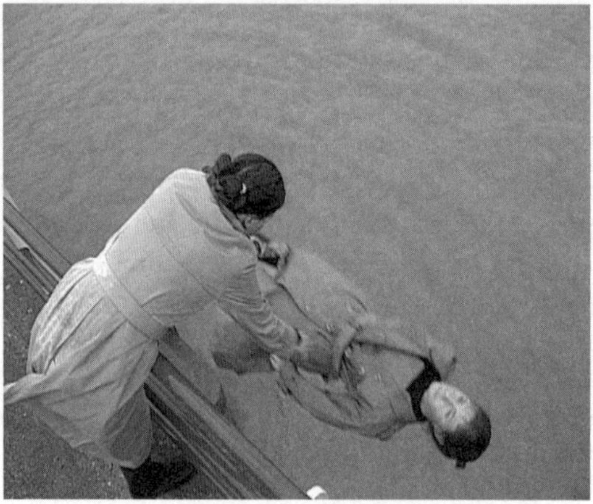

Abb. 39: Mathilde ter Heijne, *Mathilde, Mathilde …* (2000); Film-Still.

schränkt mit der Frage nach dem Zeugen – dem Ich als Auge, *I* und *eye* zugleich – im finalen Moment der Selbstauslöschung. Es ist dieser Zeuge, den noch die letzten Zeilen in Sarah Kanes *4.48 Psychose* zu beschwören scheinen: »Bestätige mich / Zeuge für mich / Erblicke mich / Liebe mich […] Ich hab kein Verlangen nach dem Tod / welcher Selbstmörder hatte das schon / sieh mich verschwinden / sieh mich / verschwinden / sieh mich / sieh mich / sieh«.[27] Und es ist dieser Zeuge, in den sich auch die niederländische Künstlerin Mathilde ter Heijne zu verwandeln beginnt, sobald sie ihr Double – eine lebensgroße Puppe, die genauso aussieht und gekleidet ist wie sie selbst – von einer Brücke stürzen, den Kopf verlieren oder wie in *Suicide Bomb* (2000)[28] in Flammen aufgehen lässt.[29] Als Titel ihres umfangreichen Werkkatalogs von 2008 wählte sie eine Zeile aus Ronald D. Laings *Knoten* (1970): *If it's me, it's not me.*[30] Laings Satz zitiert die Spaltung: das beobachtende Ich, das dem beobachteten Ich begegnet, oder das tötende Ich, das dem zu tötenden Ich gegenübertritt. Unklar bleibt freilich, ob der Beobachter oder der Beobachtete die finale Tat begeht. Wenn es in einem Abschiedsbrief heißt, »ich bin am Ende meiner Kräfte und kann meinem Niedergang, intellektuellen, physischen, psychischen, nicht zusehen«,[31] spricht wohl der Zeuge; wenn es dagegen heißt, »sieh mich verschwinden«, dann spricht mutmaßlich das bezeugte Subjekt, das sich dem Blick der Selbstüberwachung, dem Imperativ der Selbstbeherrschung zu entziehen versucht.

## 3.

Warum nehmen sich Künstler und Künstlerinnen so häufig das Leben? In einem inspirierenden Essay hat die flämische Schriftstellerin und Philosophin Patricia de Martelaere 1993 die Frage nach einer *Ästhetik des Selbstmords* aus unvertrauter Perspektive untersucht. Gewiss, so setzt sie ein: »Selbstmord ist ›in‹. Immer mehr Menschen denken daran, immer mehr Menschen tun es, und immer mehr Menschen versuchen es auch einmal. Am allermeisten jedoch wird über Selbstmord geredet – seien es Psychologen, Ärzte und Priester, Kritiker, Moralisten und Sympathisanten oder Sektenführer, Therapeuten und zögernde Verzweifelnde.«[32] Zwei Typen des Suizids seien freilich »philosophisch uninteressant«: der rationale Suizid, der aus überzeugenden Motiven – einer massiven Einschränkung des Lebens durch hohes Alter, unheilbare Krankheit oder schwer erträgliche Schmerzen – begangen wird, und der Suizid, der so »stark von einer psychischen Pathologie bestimmt wird«, dass er geradezu als »unbewusste Handlung« charakterisiert werden könnte. In Analogie zu einem Satz des Science-Fiction-Autors Frederick Brown, »für den eine Menge Autoren Geld zahlen würden, dürften sie dann in Anspruch nehmen, ihn formuliert zu haben« – nämlich: »Mich widert das Schreiben an, aber ich finde es wunderbar, geschrieben zu *haben*« –, fragt sie nach einem Typus des Suizidenten, der »lieber ›gelebt hätte‹, anstatt zu leben«.[33] Diese unmögliche Haltung werde geprägt von einer »Sehnsucht nach Vollständigkeit, nach Vollendung, nach Abrundung des eigenen Lebens, um es, endlich, als Endprodukt den Hinterbliebenen vorzulegen und dabei selbst aus dem Grab heimlich zuschauen zu können«. Heideggers »Sein zum Tode« erträumte noch »*Das mögliche Ganz-*

*sein des Daseins*«,[34] doch ein »leidiger Aspekt des Lebens« bestehe gerade darin, dass »es sich nicht vollendet«:

> Wir bilden uns ein, daß wir »am Ende« unseres Lebens sterben werden, was nicht nur logisch, sondern auch gerecht und sehr schön wäre. Aber in Wirklichkeit sterben wir auf dem Weg, um die Kinder von der Schule abzuholen, im Badezimmer, während wir eine Kultursendung im Radio hören, oder im Bett mit einer Frau, die nicht die unsrige ist. Wir sterben, so scheint es, immer in den ungelegensten Momenten. Und alles, was wir unbedingt noch tun mussten, alles, was wir auf jeden Fall noch sagen wollten, wird einfach ungetan bleiben und ungesagt. Unser Leben wird durch den Tod *unterbrochen*, nicht *beendet*.[35]

Darin besteht die Drohung des Todes: im Abbruch, nicht in der Vollendung. Vor dem Hintergrund dieser Analyse entwirft Patricia de Martelaere ein »Phantombild« des kreativen Suizidenten,

> der, mehr als andere Menschen, von einer nie nachlassenden Unruhe und Unzufriedenheit getrieben wird. Er kann nichts beginnen, ohne gleich zu wollen, daß es schon beendet ist, weil er sich einbildet, daß er dann zufrieden ist und seine Ruhe wiedergefunden hat. Aber darin wird er immer wieder getäuscht, denn sobald er das eine beendet hat, oder meistens sogar lange vorher, will er schon wieder etwas anderes anfangen, das eigentlich auch längst wieder fertig sein müßte. Das erklärt sowohl die große Ausdauer als auch den großen Widerwillen, mit dem er arbeitet, denn im Gegensatz zu seinen Artgenossen, die die meisten ihrer Tätigkeiten problemlos mittendrin unterbrechen können, geht es ihm nicht um das Vergnügen des Zeitvertreibs oder der Abwechslung, sondern einzig und allein um den Moment der Vollendung.[36]

Der Suizident sei »im buchstäblichen Sinn ein Arrivist, weil er immer schon ›angekommen ist‹, bevor er sich auf den Weg gemacht hat, und sich auch nur mit dieser Aussicht in Bewegung setzen kann. Er ist ein ›Perfektionist‹ sondergleichen, der von allem wünscht, dass es ›perfekt‹ sei, ›perfekt‹ im etymologischen Sinn des vorbei sein, des abgearbeitet und zu Ende gebracht haben, von dem die gängigere Bedeutung ›vollkommen‹ abgeleitet ist.« Das Ende wird als Erfüllung imaginiert, als jener Augenblick, in dem Gott – am Tag nach der Schöpfung – sagen konnte, es war gut.[37] Diese Imagination teilt er mit Künstlern, Autoren, Malern oder Bildhauern:

> In Tolstois *Anna Karenina* ereignet sich ziemlich zu Beginn des Romans ein Eisenbahnunglück auf dem Bahnsteig, wo sich Anna und ihr späterer Geliebter Wronski zum erstenmal begegnen. Das ist für sich genommen ein verhältnismäßig bedeutungsloser Vorfall von rein anekdotischem Wert. Erst am Ende des Romans, als Anna Selbstmord begeht, indem sie sich vor einen Zug wirft, kann der Vorfall als eine dramatische Präfiguration mit schicksalhaften Implikationen identifiziert werden. Das bedeutet, daß Tolstoi, voluminös, wie sein Roman werden mußte, bereits von Anfang an auf das Ende zu geschrieben hat.[38]

Suizidalität sei daher nicht bloß destruktiv oder nihilistisch, folgert Patricia de Martelaere, sondern auch eine ästhetische Passion, Ausdruck des Wunsches, ein anderer zu sein, ein abgespaltener Zwilling oder Doppelgänger, der gleichsam das eigene Leben wie ein vollendetes Kunstwerk zu betrachten vermag. Darin bestehe die enge Verwandtschaft der Kunst mit dem Suizid:

> Es ist nicht die Kunst, die den Selbstmord, auf eine perverse Weise, »ästhetisiert« hat – der Selbstmord besitzt in einer bestimmten Variante eine ästhetische, künstlerische Bedeutung und konnte *deshalb* in der Kunst und um sie herum ein so zentrales Thema werden. Das ästhetische Bewußtsein *im allgemeinen* ist wesentlich »suizidal« – oder, in weniger negativen Begriffen: terminal, perfektionistisch und arrivistisch. [...] Es gibt keine Kunst, die nicht die Kunst des Beendens ist.[39]

Diese Reflexionen werfen ein neues Licht auf den Begriff der Lebenskunst, dem seit den neunziger Jahren – oft unter Bezug auf das Spätwerk Foucaults[40] – besondere Aufmerksamkeit geschenkt wird. Bekanntlich hat Foucault die Lebenskunst mit »Selbsttechniken« in Zusammenhang gebracht. Im Unterschied zu Produktionstechniken, Machttechniken und Techniken des Umgangs mit Zeichen- und Symbolsystemen sprach Foucault von *techniques de soi*,

»die es dem Einzelnen ermöglichen, aus eigener Kraft oder mit Hilfe anderer eine Reihe von Operationen an seinem Körper oder seiner Seele, seinem Denken, seinem Verhalten und seiner Existenzweise vorzunehmen, mit dem Ziel, sich so zu verändern, dass er einen gewissen Zustand des Glücks, der Reinheit, der Weisheit, der Vollkommenheit oder der Unsterblichkeit erlangt«.[41] Müsste nicht der Suizid – auch im Licht der Überlegungen Patricia de Martelaeres – als »Selbsttechnik« schlechthin verstanden werden? Foucault sprach zwar in seinem Vortrag zu den »Technologien des Selbst« an der Universität Vermont im Oktober 1982 von der Vorbereitung auf den Tod, nicht aber vom Suizid; doch im Gespräch mit dem Filmregisseur Werner Schroeter am 3. Dezember 1981 betonte er unmissverständlich, dass es »nichts Schöneres« gebe als den Selbstmord, über den man »mit größerer Aufmerksamkeit nachdenken sollte«. Es komme darauf an, ein Leben lang »an seinem Selbstmord [zu] arbeiten«.[42]

Suizid als Selbsttechnik: Die Arbeit am eigenen Tod verhält sich dann – im Sinne der Bemerkung Foucaults – zum Selbst wie zu einem künstlerischen Werk. Das Leben wird als »Geschichte«, als »Roman« oder als »Film« symbolisch verdichtet, wie in den bekannten Berichten von Nahtoderfahrungen, in denen das ganze eigene Leben sekundenlang, wie im Zeitraffer, vor dem inneren Auge vorbeizieht.[43] Diese Erfahrung wird – spätestens seit der Romantik – auch als ästhetisches Erlebnis beschrieben, gleichsam als Gestaltung jenes unmöglichen Satzes, den der hypnotisierte Sterbende in Edgar Allan Poes Novelle *The Facts in the Case of M. Valdemar* (1845) sagt: »I *have been* sleeping – and now – now – *I am dead*«, »Ich *habe* geschlafen – und nun – nun *bin ich tot.*«[44] Dieser Satz kann nur in der Novelle, im Roman oder für die Bühne formuliert werden, nicht im wirklichen Leben. Darum bemerkte Michel Schneider in seiner Untersuchung imaginärer Tode, man müsse »die Bücher lesen, die die Schriftsteller geschrieben haben: Dort ist die Rede von ihrem Tod. Ein Schriftsteller ist jemand, der sein Leben lang stirbt, in langen Sätzen, in kleinen Worten.«[45] Doch zumeist bilden diese Sätze keine Spur zum wirklichen Tod des Autors. Ein fernes Echo des unmöglichen Satzes von Herrn Valdemar wurde freilich noch im

Sommer 1976 niedergeschrieben: »Ich werde tot sein, und ich werde gewußt haben, warum.«[46] Neuere Versuche einer literarischen Auseinandersetzung mit dem eigenen Sterben begannen nach dem frühen Tod des Züricher Millionärssohns und Gymnasiallehrers Fritz Angst, am Allerseelentag des Jahres 1976. Vor seinem Tod hatte Angst das Manuskript eines autobiographischen Textes seinem Buchhändler übergeben, der es zur Prüfung an Adolf Muschg weiterreichte. Das Buch erschien posthum, unter dem Titel *Mars*; der Autor hatte das Programm seines Geburtsnamens korrigiert und nannte sich jetzt – im Sprung von A nach Z – Fritz *Zorn*. Rasch avancierte *Mars* zum Kultbuch der späten siebziger Jahre; in ihm verschmolzen Protest und Verzweiflung, die Evidenzen abgelehnter Herkunft, gescheiterter Revolte und auswegloser Zukunft. Im Vorwort zum 1977 verlegten Roman fragte Muschg, inwiefern dieses »Lebenswerk eines Sterbenden« als Literatur betrachtet werden dürfe, »im Sinne jener prekären Noblesse, die die Nähe der Guillotine zusammenbestehen läßt mit der Brillanz des Alexandriners«;[47] er bejahte die Frage, wenngleich mit mancher Einschränkung, betreffend etwa die fehlende Sinnlichkeit und Erfahrungsnähe der Wortgewalt Zorns, mit der er sein Krebsleiden als leibhaftige Selbstkritik eines falsch gelebten Lebens deutete.

Für Zorn bildete der bevorstehende Tod eine Art von Suizid, eine erlittene, darum paradoxe Tat der Freiheit und der Emanzipation; und so kommentierte auch Hermann Burger in seinem *Tractatus logico-suicidalis* (1988) den Tod Zorns:

> Definierten wir eine Todeskrankheit wie Krebs als organische Beihilfe zum Selbstmord, dann ist auch der Autor des Buches Mars, Fritz Zorn, ein Suizidalfall. Er hat den Krebs nicht nur gerufen wie Kafka die Tuberkulose, er bezeichnet den bösartigen Tumor als vollkommen »logisch« und nennt es »die beste Idee, die ich je hatte«, nämlich Krebs zu bekommen vielmehr sich zu nehmen. Ich nehme Unfall, sagt der Angestellte im Scherz, wenn er sich ein paar ruhige Tage machen will. Tatsächlich nehmen wir uns den Krebs, nehmen wir uns die Depression. […] Zorn sagt, das Furchtbare, das ihn immer gequält habe, habe nun endlich einen Namen bekommen, und niemand werde bestreiten, daß

das schreckliche Bekannte immer besser sei als das schreckliche Unbekannte. Hier zeichnet sich eine für die Psychiatrie sensationelle Methode ab: der Selbstmord als Therapie.[48]

Burger bezeichnete Zorn als einen »wahren Suizidalisten«;[49] Burger selbst beendete übrigens am 28. Februar 1989 freiwillig sein Leben. Zorn hatte geschrieben:

> Ich habe mich zu Tode gegrämt, ich sterbe aus Leid. Vielleicht muß ich mein Anders-als-meine-Eltern-sein-Wollen mit dem Tode bezahlen. Vielleicht ist sogar der Krebs ein freiwilliger Entschluß, der Preis, den ich zu zahlen gewillt bin, um von meinen Eltern freizukommen. Man könnte hier einwenden, das heiße das Kind mit dem Bade ausschütten. Wenn das Kind aber ohnehin schon verloren ist, wenn das Kind ohnehin sterben muß, geht es dann nicht erst recht darum, wenigstens noch das Bad auszuschütten?[50]

*Mars* darf nicht allein als autobiographischer Text gelesen werden. Fritz Zorns Essay ist auch ein hellsichtiger Kommentar zu den bleiernen Jahren in Deutschland. Darum schrieb der Lehrer von der Züricher »Goldküste«, wenige Wochen nach dem Suizid Ulrike Meinhofs am 9. Mai 1976:

> War es sinnvoll, daß Ulrike Meinhof einer ganzen Nation den totalen Krieg erklärt hat? »Sinnvoll« ist wohl nicht das richtige Wort dafür, »sinnlos« auch nicht. Meinetwegen war es sogar sinnlos, aber *konsequent* war es. Ich weiß nicht, was für Umstände dazu geführt haben, daß Ulrike Meinhof Terroristin geworden ist; aber gute Umstände können es auf keinen Fall gewesen sein, denn niemand, dem es gut geht, wird zum Terroristen. Höchstwahrscheinlich war ihr Leben ein unglückliches Leben, vielleicht war es auch ein sinnloses Leben, aber eben das *eine* hatte ihr Leben: Konsequenz.[51]

Und vielleicht war dieses Leben sogar konsequenter als selbst Fritz Zorn ahnen konnte: von Anfang an eine Antwort auf verlorene, sterbende, verratene Kinder, deren Bad – und sei es im Untergrund – ausgeschüttet werden sollte. Hermann Burger bemerkte lapidar:

»Wer den Anschlag auf sein eigenes Leben plant und durchführt, gehört eindeutig zur Terroristenszene.«[52]

## 4.

Der schriftstellerischen Neigung, die Vollendung eines Werks mit der suizidalen »Vollendung« des eigenen Lebens – wie paradox auch immer – zu verschmelzen, sind wir bereits mehrfach begegnet: etwa im Falle Philipp Mainländers und Alfred Seidels. Vier Wochen nach Erscheinen ihres ersten Romans *The Bell Jar, Die Glasglocke* – am 11. Februar 1963 – nahm sich Sylvia Plath das Leben. Ein anderes Beispiel hat der französische Schriftsteller und Fotograf Édouard Levé gegeben. Im Oktober 2007 schickte er das Manuskript eines Textes mit dem Titel *Suicide* – halb Roman, halb Essay oder Bekenntnis – an seinen Verleger, der ihn nach der Lektüre begeistert anrief, um ein Treffen zu vereinbaren; doch wenige Tage nach diesem Telefonat erhängte sich der 42-jährige Autor. Sein Text ist insofern einzigartig, als er durchgehend als eine Art von Selbstgespräch konzipiert ist; die Spaltung des Subjekts in das literarische Ich des Autors und das adressierte Du eines Freundes, der sich bereits das Leben genommen hat, wird mit geradezu chirurgischer Präzision vollzogen.

> Dein Leben war eine Vermutung. Diejenigen, die alt sterben, sind ein Brocken Vergangenheit. Man denkt an sie und sieht, was sie waren. Man denkt an dich und sieht, was du hättest sein können. Du warst und bleibst ein Brocken Möglichkeiten. Dein Selbstmord war das Wichtigste, was du in deinem Leben gesagt hast, aber du wirst die Früchte davon nicht ernten. Bist du überhaupt tot, da ich doch zu dir spreche? [...] Du bist ein Buch, das zu mir spricht, wenn ich es wünsche. Dein Tod hat die Geschichte deines Lebens geschrieben.[53]

Kaum einen Text habe ich in den letzten Jahren gelesen, der so klar einer *Ästhetik des Selbstmords* folgt, wie sie Patricia de Martelaere skizziert hat: einer Sehnsucht nach Unsterblichkeit als Neuanfang im Text; und immer wieder schlägt das Gespräch mit dem toten Freund in ein Selbstgespräch um:

> Am Anfang tragen die Ereignisse noch jenes Potenzial in sich, das sie mit ihrem Ende verlieren. Das Verlangen kann so lange währen, wie es nicht befriedigt wird. Der Genuss dagegen markiert das Ende des Verlangens und kurz darauf auch das Ende des Genusses selbst. Eigenartig, dass ausgerechnet du, der die Anfänge liebte, dich umgebracht hast: Ein Selbstmord setzt ein Ende. Hast du geglaubt, er sei ein Anfang?[54]

Tatsächlich erscheine ihm der Suizid als »Gründungsakt«, erläutert Levé an einer anderen Stelle:

> Ich habe nach deinem Tod nie gehört, dass jemand, der von deinem Leben sprach, bei seinem Beginn ansetzte. […] Deine letzte Sekunde hat dein Leben in den Augen der anderen umgekehrt. […] Du bist keiner von denen, die krank und alt, mit gespenstisch welkem Körper enden und die dem Tod schon ähneln, bevor sie aufgehört haben zu leben. Ihr Tod steht am Ende eines schleichenden Verfalls. Und bedeutet der Tod für eine Ruine nicht Erlösung? Der Tod vom Tod? Du bist dagegen in vollstem Besitz deiner Lebenskraft verschwunden. Jung, stark, gesund. Dein Tod war der Tod vom Leben. Und doch möchte ich glauben, dass du das Gegenteil verkörperst: das Leben vom Tod. Ich suche nicht nach einer Vorstellung, in welcher Form du deinen Selbstmord überlebt haben könntest, aber dein Verschwinden ist eine solche Zumutung, dass es diesen Wahnwitz gebiert: zu glauben, du seist ewig.[55]

Eine ganz andere Art von Spaltung hat Terézia Mora in ihrem 2013 erschienenen Werk *Das Ungeheuer* in Szene gesetzt. Einerseits bildet *Das Ungeheuer* eine Art von Fortsetzung des Romans *Der einzige Mann auf dem Kontinent* (2009),[56] mit dem der Text seinen Protagonisten, den Ingenieur und IT-Spezialisten Darius Kopp, teilt; andererseits nimmt das Buch konsequent nicht nur mehrere Perspektiven ein, sondern gliedert sich auch in zwei Texte, die durch eine Trennlinie auf jeder Druckseite voneinander abgegrenzt werden. Der erste Text schildert die katastrophale Lage Darius

Kopps, der ja schon gegen Ende von *Der einzige Mann auf dem Kontinent* seinen Arbeitsplatz verloren und die Ehe mit Flora nahezu ruiniert hat; nun hat sich aber Flora erhängt und er stürzt in eine tiefe Trauerdepression, verlässt kaum mehr die verwahrloste Wohnung und muss von Freunden unterstützt werden, bevor er zu einer langen Reise aufbricht, erst nach Ungarn, wo Flora aufgewachsen ist und wo er die Urne mit ihrer Asche in Empfang nimmt, um sie fortan im Kofferraum des Autos mit sich zu führen, dann nach Albanien, in die Türkei, nach Griechenland, Armenien und schließlich Georgien. Auch am Ende des Buches ist die Reise noch nicht vorbei, auf der Darius Kopp die ursprünglich in ungarischer Sprache verfassten, danach übersetzten Dateien vom Laptop seiner toten Frau studiert: eine Mischung aus Notizen und Tagebuchaufzeichnungen, Exzerpten aus psychologischer Fachliteratur und Übersetzungsversuchen ungarischer Literatur. Das Konvolut dieser Dateien bildet den zweiten Text, der ab der Seite 83 unter der Trennlinie fortlaufend abgedruckt wird. Die Lesenden müssen nun entscheiden, ob sie beide Texte parallel lesen sollen, oder erst den einen und dann den anderen, denn nur gelegentlich scheinen die Texte zusammenzuhängen. Beide Texte sind vielfach gebrochen, mit manchen Streichungen, die den gestrichenen Text – wie im Theater – dennoch sichtbar sein lassen, im häufigen Wechsel zwischen Innen- und Außenperspektive, erster und dritter Person, Empathie und Distanz. Die Trauer um die erhängte Geliebte – »dieses rasend machende Gefühl deiner Abwesenheit«[57] – spiegelt die Fragen nach Heimat und Exil, nach Migration und Übersetzung, buchstäblich nach der Grenze zwischen Lebenden und Toten, an der über Zugehörigkeit entschieden werden kann. Die Flitterwochen begannen, erinnert sich der Techniker, in der eigenen Wohnung,

> wo sie dann zwei Tage später dicht nebeneinander vor dem Fernseher standen und Stunde um Stunde nur zusahen, wie die Flugzeuge in die Zwillingstürme flogen – da fliegt auch ein Flugzeug und noch eins, und noch eins, es ist ein Flughafen in der Nähe – immer und immer wieder die Wolken, die Wolke des Eintretens,

> die Wolke des Zusammenstürzens, und Menschen, die aus den Fenstern sprangen, den ganzen Tag sprangen Menschen aus Fenstern, und diesmal nicht von allen ungesehen aus dem Klofenster im dritten Stock in den Innenhof.[58]

Die Frage nach der Erzählstimme bleibt offen, ebenso wie die Entscheidung, wo die Urne mit Floras Asche beigesetzt werden soll. In einer Aufzeichnung Floras heißt es: »Ich bin ein Niemandskind. *Mutter tot, der Vater fort, weder Gott noch Heimatort.* [...] Warum kann ich nicht einfach alles vergessen? Aus Lethe trinken.«[59]

In einem Essay zum Thema des Suizids in der Literatur haben Steven Stack und Barbara Bowman 61 Werke der Weltliteratur – nur einen Bruchteil möglicher Referenzen – nach Geschlecht, Motiven und Methoden des Suizids klassifiziert.[60] Gerade die Frage nach den Todesarten des Suizids, nach der Wahl geeigneter Mittel der Selbsttötung, wird in literarischen Texten häufig verhandelt. So fragt sich Arthur Schnitzlers *Fräulein Else*, wie viele Tabletten Veronal sie wohl brauchen werde, um sich das Leben zu nehmen. Und sie antwortet sich selbst: »Sechs glaube ich. Aber zehn ist sicherer«, und resümiert: »Ich glaube, es sind noch zehn. Ja, das werden genug sein.«[61] Anne Sexton schrieb in einem lyrischen Nachruf auf ihre enge Freundin Sylvia Plath – Sexton selbst starb ebenfalls durch Suizid am 4. Oktober 1974 –, dass alle Suizidenten »eine besondere Sprache« teilen: »Wie Zimmerleute fragen sie nur: *welches Werkzeug*, niemals jedoch: *warum bauen*.«[62] Und Peter Turrini ließ den Mann auf der Bühne, der bis tausend zählen will, bevor er sich in den Kopf schießt, monologisieren:

> Ich habe alle Todesarten überlegt und wieder verworfen. Der Sprung aus dem Fenster schien mir zu unsicher, ich könnte ihn überleben und zum Invaliden werden. Der Gastod fällt aus, seit die Stadtwerke das Gas entgiftet haben. Tabletten habe ich schon genommen, erfolglos. Eine Zeitlang überlegte ich, mit dem Auto gegen eine Wand zu rasen, aber das würde nur die Unfallstatistik erhöhen und meinem Tod das Besondere nehmen. Erhängen finde ich auch zu üblich. Eine Selbstverbrennung ist mir zu pathetisch, außerdem schreit man noch minutenlang vor sich hin.

> Ein Schuß in den Kopf ist das vernünftigste. Ein großer Knall, und dann ist es still.[63]

Zur Frage nach den Methoden des Suizids gehört auch die Gestaltung der Lage, in der die eigene Leiche aufgefunden werden soll. So bemerkt Lukas Bärfuss in seinem autobiographischen Roman *Koala* (2014) zum Suizid seines Bruders, der sich in der Badewanne die Pulsadern aufgeschnitten hat:

> Es schien, als habe mein Bruder Rücksicht bewiesen, indem er den Aufwand zur Entsorgung seiner Leiche auf die Reinigung einer Badewanne beschränkte, aber ich sah darin einen sarkastischen Kommentar zu den Ansichten der Reinlichkeit, die in jener Gegend vertreten wurden, dass die größte Zumutung eines Selbstmörders nicht sein Tod, sondern der Schmutz sei, den er hinterlässt.[64]

In Peter Turrinis Bühnenmonolog fragt der Mann kurz vor dem finalen Schuss:

> Ist der Anzug, den ich anhabe, nicht zu salopp für diese Gelegenheit? Wirkt dieses Hemd nicht etwa zu sportlich? Soll ich die Schuhe ausziehen und ein eleganteres Paar anziehen? Soll ich mich vorher noch rasieren, oder gehört das zum Service des Bestattungsunternehmens? Alles habe ich mir überlegt, und jetzt fällt mir plötzlich eine Unmenge von Dingen ein. Was ist, wenn der Schuß mich nicht tödlich trifft und alles umsonst gewesen ist? Soll ich vorher noch einmal aufs Klo gehen?[65]

Literarische Werke nutzen die Sprache der Zimmerleute (nach Anne Sexton); sie konzentrieren sich auf letzte Details, wie die Jungen in *The Virgin Suicides* (1993) von Jeffrey Eugenides, die alles sammeln, was sie irgendwie in Zusammenhang bringen können mit den Suiziden der fünf schönen Töchter des Ehepaars Lisbon: Cecilia (13), Lux (14), Bonnie (15), Mary (16) und Therese (17), die sich alle innerhalb eines einzigen Jahres das Leben nehmen. Zuerst stirbt die Jüngste: Cecilia schneidet sich im Badezimmer die Pulsadern auf, wird aber im letzten Moment entdeckt und gerettet; dem Arzt, der ihre Wunden näht, sie verbindet, und dabei bemerkt: »Was tust du überhaupt hier, Kindchen? Du bist ja noch nicht einmal alt genug, um zu ahnen, wie hart das Leben mal wird«, antwortet sie überzeugt: »Offensichtlich waren Sie nie ein dreizehnjähriges Mädchen.«[66] Kurze Zeit später, während der trostlosen Party, die ihre Eltern – zur Feier ihrer Genesung, wohl auch aus therapeutischen Gründen – veranstalten, springt sie aus dem Fenster und wird von einem eisernen Zaunpfahl aufgespießt. Mit Cecilias Tod beginnt eine soziale Katastrophe, deren Verlauf an keiner Stelle korrigiert werden kann. Die Trauer der Familie verwandelt sich in Erstarrung und ausweglose Depression. Haus und Garten, Zimmer und Küche werden zunehmend vernachlässigt; ungewaschene Kleider liegen herum, während die Essensreste auf Tischen und in Ecken verfaulen. Bald gehen die Mädchen nicht mehr zur Schule, dem Vater, einem Mathematiklehrer an derselben Schule, wird gekündigt. Das Mitleid der Nachbarn verwandelt sich allmählich in Ablehnung und Hass. Am Jahrestag von Cecilias Freitod sterben auch die anderen vier Mädchen: Therese schluckt Schlaftabletten, Mary steckt den Kopf in den Gasherd, Bonnie erhängt sich, und Lux vergiftet sich in der Garage mit Autoabgasen. Erzählt werden die Ereignisse aus der Perspektive einer Gruppe von Jungen, deren Namen zwar genannt werden, die aber keine Rolle spielen. Denn sie fungieren nicht als Pendants zu den Mädchen, sondern eher wie der Chor in einer griechischen Tragödie: Sie kommentieren und bezeugen die Handlungen der Protagonistinnen, ohne jemals ihr eigenes Leben sichtbar werden zu lassen. Während des gesamten Romans sammeln sie Beweisstücke und Details, als müssten sie vor einem Gericht den Verlauf der Ereignisse, deren Hintergründe und tiefere Wahrheit bezeugen:

> Alles geht dahin – Beweisstücke Nr. 1 bis Nr. 97 auf fünf verschiedene Koffer verteilt, von denen jeder wie ein ägyptischer Grabstein eine Fotografie der Verstorbenen trägt […]: (Nr. 1) Ms. D'Angelos Polaroidaufnahme vom Haus, getrübt von einer grünlichen Patina, die wie Moos aussieht; (Nr. 18) Marys alte Kosmetika, die langsam austrocknen und sich in beigefarbenen Staub

> verwandeln; (Nr. 32) Cecilias Leinenstiefel, so vergilbt, daß auch Zahnbürste und Seifenlauge nicht mehr helfen; (Nr. 57) Bonnies Votivkerzen, allnächtlich von Mäusen angenagt; (Nr. 62) Thereses Objektträger, auf die neue Bakterien vordringen; (Nr. 81) Lux' Büstenhalter [...], der so steif und prothesenartig wurde wie etwas, was eine Großmutter anzieht. Wir haben unsere Grabstätte nicht luftdicht abgeschlossen, und unsere heiligen Gegenstände verkommen.[67]

Manche Beweisstücke sind keine Souvenirs oder Reliquien, sondern vielmehr Aufzeichnungen und schriftliche Zeugnisse wie Cecilias Tagebuch.

> Die Seiten waren über und über mit Miniaturzeichnungen bedeckt. Bubblegum-Engel schwebten von den oberen Rändern herab oder kamen sich zwischen dicht gekritzelten Passagen mit ihren Flügeln ins Gehege. Jungfrauen mit goldenen Haaren weinten meerblaue Tränen in den Falz des Buchs. Traubenblaue Wale spien Blutfontänen rund um einen Zeitungsbericht (eingeklebt) mit den Neuzugängen auf der Liste der bedrohten Tierarten.[68]

Später bereichern sogar schulische Dokumente die Sammlung der Jungen: »Thereses Chemieaufgaben, Bonnies Geschichtsaufsatz über Simone Weil, Lux' zahlreiche gefälschte Entschuldigungen für Sport«.[69] Doch kein Detail gibt eine verlässliche Antwort.

Zeitungen und Nachrichtensendungen verschweigen heute häufig solche Details, um dem Risiko und Vorwurf zu entgehen, Nachahmungstaten zu induzieren. Sie verweisen auf »Werther-Effekte«, freilich ohne zu bedenken, dass auch diese Effekte zur Faszinationsgeschichte des Suizids in der Moderne gerechnet werden müssen; und sie stützen sich auf die Gerüchte von »Suizid-Epidemien«, die etwa durch *Gloomy Sunday*, den »Suicide-Song« schlechthin, ausgelöst worden sein sollen.[70] Das Lied mit dem Originaltitel *Szomorú Vasárnap*, »Trauriger Sonntag«, wurde 1933 von zwei Ungarn komponiert: Rezső Seress schrieb die Musik, László Jávor den Text. In einem Gerücht wurde verbreitet, dass das Lied für eine ehemalige Freundin Jávors geschrieben wurde, die sich kurze Zeit nach der Aufnahme umgebracht habe; auch Rezső Seress hat sich – allerdings viele Jahre später, im Januar 1968 – das Leben genommen. Seit 1936 wurde immer wieder behauptet, dass eine Vielzahl von Suiziden in Ungarn in Zusammenhang stand mit dem Lied, bevor noch US-amerikanische Übersetzungen und Aufnahmen – besonders prominent ist die Version von Billie Holiday – entstanden. So berichteten etwa die *Los Angeles Times* vom 24. Februar 1936 und das *Time Magazine* vom 30. März 1936, dass 17 Suizide in Ungarn mit dem Song assoziiert werden konnten: Zwei Personen sollen sich erschossen haben, während eine Musikkapelle das Lied spielte, andere hätten sich beim Hören einer Plattenaufnahme getötet oder mit dem Notenblatt in der Donau ertränkt. Am 25. Januar 1937 berichtete *Time*, dass der 24-jährige Jerry Flanders in Indianapolis einen Sänger im Saloon gebeten habe, *Gloomy Sunday* zu singen, und gerade noch daran gehindert werden konnte, ein Glas mit vergiftetem Bier zu trinken. Der 13-jährige Floyd Hamilton habe sich – so die *New York Times* am 6. April 1936 – im Wohnzimmer des Hauses erhängt, in dem er bei seinem geschiedenen Vater lebte; in seiner Tasche wurde eine Kopie des Liedtextes gefunden.[71] Vermutlich, folgern Steven Stack, Karolina Krysinska und David Lester, waren diese Berichte zumindest teilweise korrekt und nicht bloße Effekte einer populären Legende; tatsächlich hatte auch die BBC jede Wiedergabe des Songs bis 2002 gesperrt.[72] Inzwischen haben mehr als achtzig Interpreten *Gloomy Sunday* aufgenommen;[73] und im Jahr 1999 wurde die Geschichte des Lieds vom traurigen Sonntag – mit Erika Marozsán, Joachim Król und Ben Becker, unter der Regie von Rolf Schübel – verfilmt.

## 5.

Die Zahl der musikalischen Werke – Songs, Opern, Trauermusik –, die das Thema Suizid umkreisen, wird gewiss noch übertroffen von der Zahl einschlägiger Filme. Eine Auswahl fällt schwer, zumal inzwischen selbst wöchentlich ausgestrahlte TV-Serien, wie *Tatort* oder *Polizeiruf 110*, immer häufiger von Suiziden handeln. Mediale Tabuzonen, deren Einrichtung noch nach der bereits erwähnten

TV-Serie *Tod eines Schülers* (ZDF 1981) diskutiert wurden,[74] finden kaum mehr Beachtung. Selbst das heikle Thema des Kindersuizids wurde in der 22. Folge der TV-Serie *Unter Verdacht* – Titel: *Mutterseelenallein*, mit Senta Berger als Eva-Maria Prohacek und Rudolf Krause als André Langner – aufgegriffen; in dieser am 11. April 2014 erstmals bei Arte ausgestrahlten Folge ging es um die Aufklärung des Suizids eines neunjährigen Jungen. Und ausgerechnet in der 1001. *Tatort*-Folge – erstmals gesendet in der ARD am 20. November 2016, unter dem Titel: *Es lebe der Tod* – ließ sich Ulrich Tukur als Kommissar Felix Murot von einem Psychopathen, gespielt von Jens Harzer, zum Suizid überreden, der erst in letzter Sekunde scheitert; da liegt der Kommissar bereits mit aufgeschnittenen Pulsadern in der Badewanne. Zugespitzt gesagt: Suizide sind seit einer Reihe von Jahren populärer als Serienmorde, die in den neunziger Jahren, nach dem Erfolg von Jonathan Demmes *Schweigen der Lämmer* (1991), die Kinoleinwände und TV-Kanäle bevölkerten. In einem neueren Versuch zur Klassifikation von *Suicide Movies* haben Steven Stack und Barbara Bowman 1158 Filme – mit insgesamt 1377 Suiziden – erfasst;[75] folgende Suizidmotive wurden prozentuell qualifiziert: traditionelle psychische Motive (wie Depression, Drogensucht usw.) mit 21,4 Prozent, nichttraditionelle psychische Motive (wie Psychopathie) mit 18,4 Prozent, physische Motive (wie Krankheit, Schmerz, Behinderung usw.) mit 6,9 Prozent. Der Verlust einer geliebten Person (eines Kindes, Freundes oder Ehegatten) bildete das relevante Suizidmotiv in 7,6 Prozent der bewerteten Filme, Konflikte in sozialen Beziehungen (Streit, Scham, Vorurteile usw.) spielten in 52,9 Prozent der Filme eine Rolle, ökonomische Belastungen (Schulden, Arbeitslosigkeit usw.) in 16,2 Prozent. Altruistische Suizidmotive (wie das Selbstopfer in Kriegen oder gefährlichen Situationen) wurden in 18,7 Prozent der Filme festgestellt.[76] Die ermittelte Gesamtprozentzahl ist naturgemäß höher als 100 Prozent, da sich Motive miteinander verschränken können, etwa wenn der Verlust einer geliebten Person zu sozialen Konflikten oder ökonomischen Belastungen führt, und insofern manche Filme – rund 200 Produktionen im untersuchten Sample – mehr als einen Suizid verhandeln. Statistiken sind freilich nur begrenzt aussagefähig. Wie soll ein repräsentatives Tableau generiert und überblickt werden? Allein 1000 Filme anzusehen kostet schon viel Zeit, bei vier Filmen täglich fast ein Jahr. Doch eine Filmdatenbank wie die Internet Movie Database enthält bereits mehr als vier Millionen Einträge, und längst nicht alle Dokumentarfilme, TV-Filme oder Independent-Movies. Eine zweite Schwierigkeit ergibt sich aus dem Klassifikationsschema Émile Durkheims, das Steven Stack und Barbara Bowman auf die *Suicide Movies* angewendet haben. Dieses Schema wurde konzipiert für die Analyse sozialer Systeme, wohingegen ästhetische Kriterien, wie sie Patricia de Martelaere in ihrem Essay zum *Lebenskünstler* abgeleitet hat, ebenso fehlen wie eine Reflexion auf die Wechselwirkungen zwischen Ästhetik und Lebenswelt. Eine dritte Schwierigkeit ergibt sich aus der Frage nach historischen Entwicklungsprozessen: In welchen Zeiten rücken Suizide ins Zentrum filmischer Aufmerksamkeit? Wann werden *Suicide Movies* vermehrt gedreht? Und ab wann beginnt das Publikumsinteresse wieder nachzulassen? Vierte Schwierigkeit: Bilder, Romane, Opern, Filme sind keine soziologischen oder psychiatrischen Analysen. Die Realität, die sie abbilden, ist mit den lebenspraktischen Mentalitäten, die durch Umfragen ermittelt werden sollen, nur schwer vergleichbar; denn sie gestalten auch und vor allem die Realitäten der Faszination, jener Mischung aus Anziehung und Abstoßung, die weder zur Identifikation und Nachahmung, noch zur Abwehr und Verwerfung zwingt.

Manche Filmregisseure haben sich mit dem Thema des Suizids gleich in mehreren Filmen zentral auseinandergesetzt. Zu diesen suizidfaszinierten Regisseuren zählte etwa Robert Bresson. In seinem fast 100 Jahre (von 1901 bis 1999) währenden Leben hat er nur dreizehn Spielfilme (und einen Kurzfilm) gedreht, von denen aber zumindest drei den Suizid einer Hauptfigur explizit thematisieren: *Mouchette* (1967), *Une femme douce* (1969) – die Verfilmung einer Novelle Dostojewskijs – sowie der bereits erwähnte Film über den Suizid eines Jugendlichen in *Le diable probablement* (1977). In gewisser Hinsicht streifen auch die Filme über *Le procès de Jeanne d'Arc* (1962) und vor allem *Au Hasard Balthazar* (1966) das Suizidthema: Warum Marie – gespielt von der großartigen Anne Wiazemsky – nach ihrer Vergewaltigung verschwunden ist, bleibt zwar unklar; doch könnte sich die Vermutung aufdrängen, sie habe sich das Leben genommen. Bresson wurde von vielen Kollegen bewundert – etwa von Bergman, Cocteau, Fassbinder, Godard, Susan Sontag, Truffaut oder Tarkowski –, weil er das Kino als eigenständige Kunstform begründet und von allen parasitären Allianzen mit Fotografie, Theater, Oper oder Musik radikal getrennt habe. Die Kinematographie, so erklärte Bresson in seinen *Notes sur le cinématographe*, müsse jede Brücke zur Bühnenkunst abbrechen; denn der Film solle keine Dramen zeigen, sondern vielmehr eine »Schrift mit Bildern in Bewegung und mit Tönen«.[77] Darum engagierte Bresson auch keine professionellen Schauspieler, sondern bloß Laiendarsteller, die er »Modelle« nannte; sie sollten nichts repräsentieren, simulieren oder bedeuten. Anne Wiazemsky beschrieb in ihrem Roman *Jeune fille* (2007), wie der Regisseur seine »Modelle« zu Leseübungen anhielt, um zu erreichen, dass sie nicht spielten oder interpretierten. »Ich möchte, dass Sie jede Absicht unterdrücken«, zitiert sie die Maximen Bressons, die an den Rigorismus Brechts erinnern: »Sie sollen nicht Innerlichkeit oder Einfachheit spielen. Es geht darum, überhaupt nicht zu spielen.«[78] Als Walter Green, Darsteller des Jacques, nicht verstehen will, dass das »Spielen« schon bei der falschen Betonung eines einzigen Wortes beginnt, lässt Bresson seine Marie aus dem Drehbuch vorlesen:

> Ich kam seiner Aufforderung nach. Ab und zu stolperte ich über ein Wort und unterbrach mich, verwirrt. Mit einer kleinen Handbewegung ermunterte er mich dann fortzufahren. […] Schließlich bedeutete er mir, dass die Übung beendet war, und wandte sich wieder Walter zu: »Haben Sie gehört?« »Ja, Monsieur.« »Sie sind also in der Lage, hoffe ich, zu begreifen, dass Anne Marie die Person meines Filmes ist, weil sie bereit ist, sie selbst zu bleiben. Sie fügt keine Absicht hinzu, sie betreibt keine Psychologie, sie ist, wie sie ist, und sie ist wahrhaftig. Das ist es, was ich von Ihnen verlange.«[79]

Auf der Suche nach solcher Wahrhaftigkeit schätzte Bresson übrigens seine tierischen »Modelle« – etwa die Katze in *Les anges du pé-*

*ché*, den Hund und die Tauben in *Procès de Jeanne d'Arc*, den Hasen in *Mouchette*, den Esel in *Au Hasard Balthazar*, die Pferde in *Lancelot du Lac* – womöglich mehr als seine besten Laien.

Als »Modell« fungiert auch Nadine Nortier in *Mouchette*, gedreht nach dem Roman von Georges Bernanos (aus dem Jahr 1937).[80] Erzählt wird schlicht eine Passionsgeschichte. Mouchette – wörtlich übersetzt bedeutet ihr Name »kleine Fliege« – ist ein etwa zwölf Jahre altes Mädchen, das in einem abgeschiedenen Dorf Frankreichs mit dem Vater, einem Trinker, und einer kranken, bettlägerigen Mutter lebt. Neben der Schule besorgt sie den Haushalt der Familie und betreut den kleinen Bruder. In fast jeder Lebenslage bleibt sie Außenseiterin: In der Schule wird sie im Musikunterricht gedemütigt, aber auch von den Mitschülerinnen abgelehnt; ein kurzes Vergnügen auf dem Jahrmarkts-Autodrom – wo sie mehrfach mit einem hübschen Jungen grob kollidiert – endet mit einer väterlichen Ohrfeige. Arsène, ein Alkoholiker, der sie im Wald aufgreift und in seine Hütte mitnimmt, aus Angst, sie könnte beobachtet haben und verraten, dass er bei einer Rauferei am Teich einen anderen Mann verletzt oder getötet hat, vergewaltigt sie just, nachdem sie ihm bei einem epileptischen Anfall geholfen hat. Ihre Mutter stirbt, während sie Milch holen geht. Eine ältere Frau gibt ihr danach ein Kleid für die tote Mutter, das Mouchette an sich reißt; sie läuft zum Teich, in dem sie sich ertränkt. Die Schlussszene mit dem Suizid Mouchettes ist eindrucksvoll inszeniert: Das Mädchen wickelt sich in das Totenkleid für ihre Mutter und rollt einen Abhang hinunter, um mit dem Schwung der Umdrehungen in den Teich zu fallen; zuerst misslingt der Sturz und muss wiederholt werden, danach hören die Zuschauer nur mehr ein Klatschen und sehen die allmählich sich beruhigende Wasseroberfläche. In einer Schlüsselszene des Films hat Mouchette zuvor im Wald beobachtet, wie ein Hase von drei Jägern ins Visier genommen wird, die ihn aus allen Richtungen beschießen. Und so viele Haken das Tier auch schlägt, so wenige Chancen hat es, dem tödlichen Schuss zu entkommen. Der Hase ist Mouchette; auch sie erliegt den Angriffen, die sie aus verschiedenen Richtungen treffen. Bresson hat diese traurige Geschichte ganz unsentimental gedreht, fast im Stil einer

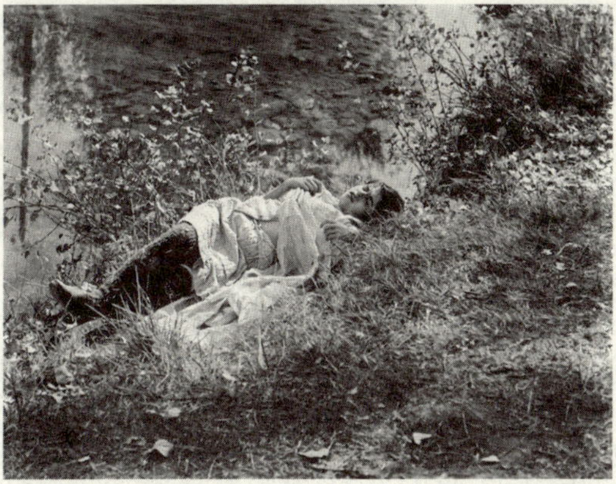

Abb. 40: Nadine Nortier in *Mouchette* von Robert Bresson (1967); Film-Still.

griechischen Tragödie. An keiner Stelle soll das Publikum gerührt, zu Affekten des Mitleids bewegt werden, auch nicht durch die sparsam eingesetzte Musik aus Monteverdis *Magnificat.* Emotionen werden kaum verbalisiert, die Mimik der Personen verrät keine Gefühle. Selbst die Kamera ergreift nicht Partei, weder für den Hasen noch für das Mädchen. Bemerkenswert ist die technische Umsetzung dieser Strategie: Zumeist folgt die Kamera nicht den »Modellen«, sondern lässt statisch zu, dass sie den jeweiligen Bildausschnitt verlassen, aus dem Bild treten oder – wie zum Ende – rollen. Der Rhythmus des Films wird nicht durch Kamerafahrten erzeugt, sondern allein durch Schnitt und Montage, nach der Grundregel Bressons: »Bewegen nicht mit bewegten Bildern, sondern mit Beziehungen von Bildern, die sie gleichzeitig lebend und bewegend machen.«[81]

Ein anderer Regisseur – auch er ein Bewunderer Bressons[82] –, der sich in seinen Filmen mehrfach mit dem Thema des Suizids befasst hat, ist Michael Haneke. Schon in *Der siebente Kontinent* (1989) und in *71 Fragmente einer Chronologie des Zufalls* (1994) ging es um Suizide: Im erstgenannten Film nimmt sich eine dreiköpfige Familie – Georg, Anna und die Tochter Eva – mit einem Gift, das im Film »Noctenal« genannt wird, das Leben; im zweiten Film erschießt ein Student in einer Wiener Bankfiliale drei Menschen und zuletzt sich selbst. Der Film *Die Klavierspielerin* (2001), nach dem gleichnamigen Roman von Elfriede Jelinek (1983), endet mit einem Messerstich, den sich Erika Kohut, gespielt von Isabelle Huppert, beim Verlassen eines Schülerkonzerts zufügt. Blutend betritt sie die Straße. Der Film wurde in Cannes mit dem Großen Preis der Jury ausgezeichnet; die Goldene Palme gewann Haneke erstmals 2009 mit *Das weiße Band* und danach noch einmal 2012 mit *Liebe*, einem Film auch zum Thema der Sterbehilfe und assistierter Suizide. Die vielleicht erschreckendste und gewaltsamste Suizidszene hat er jedoch in *Caché* (2005) präsentiert. Im Mittelpunkt dieses Films, dessen Themen heute noch aktueller sind als vor zwölf Jahren, steht ein Pariser Ehepaar; sie heißen – wie in *Der siebente Kontinent* – Georges und Anne. Die Frau, gespielt von Juliette Binoche, arbeitet für ein Verlagshaus, der Mann, gespielt von Daniel Auteuil, moderiert eine populäre Literatursendung im Fernsehen. Das Paar erhält anonyme Päckchen mit Videokassetten, die stundenlange Aufnahmen ihres Hauses zeigen. Sie glauben zunächst an eine Art von Stalking, doch der zweiten Sendung ist eine Zeichnung beigelegt von einem Kind, das aus dem Mund blutet. Ein weiteres Band zeigt einen Pariser Wohnblock und eine nummerierte Eingangstür. Als Georges die Sozialwohnung ausfindig macht, trifft er dort auf den gleichaltrigen Majid aus Algerien. Und allmählich wird eine alte, längst verdrängte Geschichte aufgedeckt: Vor vielen Jahren hatten die Eltern Majids als Gastarbeiter auf dem Bauernhof der Eltern von Georges gearbeitet, zur selben Zeit, als der Unabhängigkeitskrieg in ihrer Heimat tobte. Von einer Demonstration in Paris kehrten sie nicht mehr zurück, vermutlich fielen sie dem berüchtigten Massaker vom 17. Oktober 1961 zum Opfer, bei dem mindestens 200 Algerier erschossen, erschlagen oder in der Seine ertränkt wurden. Der sechsjährige Majid sollte damals adoptiert werden, doch der eifersüchtige Georges verhinderte diesen Schritt. Er stiftete Majid dazu an, einem Hahn den Kopf abzuschlagen, behauptete aber, der Junge habe ihn erschrecken wollen; Majid wurde danach in ein Waisenhaus abge-

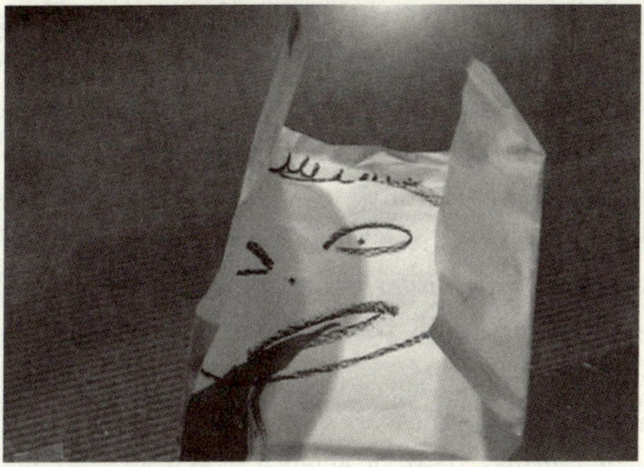

Abb. 41: Michael Haneke, *Caché* (2005); Film-Still.

schoben. Als Georges den Algerier noch einmal aufsucht, streitet Majid erneut ab, die Videos gefilmt zu haben, zieht jedoch plötzlich ein Messer und schneidet sich die Kehle durch. Die bis dahin aufgebaute Kette der Verweise, Erinnerungen und Visualisierungen – von den groben Zeichnungen bis zu den Videos, die als Filme im Film den Habitus der Wahrnehmung irritieren – zerreißt in einem einzigen Moment, und zwar so unverhofft, dass es das erschreckte Kinopublikum geradezu von den Sitzen reißt: als würde der Suizid die Grenze zwischen Repräsentation und Realität unmittelbar überschreiten.

Die Vielzahl der Filme, in denen Suizide zentral oder am Rand verhandelt werden, lässt sich wie gesagt kaum überblicken, und Beispiele lassen sich fast für jedes Genre entdecken. Seit einigen Jahren steht ein Film an der Spitze jener Rangliste der 50 besten Filme aller Zeiten, die von *Sight & Sound*, der Zeitschrift des British Film Institute, durch Umfragen unter Filmkritikern und Regisseuren regelmäßig ermittelt wird: nämlich Alfred Hitchcocks *Vertigo* (1958).[83] Anders als Bresson oder Haneke hat sich Hitchcock in seinem umfangreichen Werk mit der Inszenierung zahlreicher Morde, nur selten aber mit Suiziden befasst. Ausnahmen bilden lediglich *Rebecca* (1940), mit dem Feuertod der wahnsinnigen Haushälterin Mrs. Danvers, oder *Suspicion* (1941), die Geschichte von der ambivalenten Liebesbeziehung zwischen dem Dandy Johnnie Aysgarth (gespielt von Cary Grant) und Lina McLaidlaw, einer Tochter aus gutem Hause (gespielt von Joan Fontaine). Immer wieder fallen Schatten des Verdachts – vom Heiratsschwindel bis zum Mord – auf den Mann; im Film werden diese Verdachtsmomente zwar mit einer gewissen Halbherzigkeit ausgeräumt, doch tatsächlich wollte Hitchcock einen ganz anderen Schluss drehen:

> Wenn am Ende des Films Cary Grant Joan Fontaine das Glas vergiftete Milch bringt, hätte sie gerade einen Brief schreiben sollen, und zwar an ihre Mutter: »Liebe Mutter, ich liebe ihn wahnsinnig, aber ich will nicht länger leben. Er will mich töten, und da will ich lieber sterben. Aber ich finde, die Gesellschaft muß vor ihm geschützt werden.« Wenn Cary Grant ihr also das Glas Milch reicht, sagt sie: »Liebling, würdest du bitte diesen Brief an meine Mutter abschicken?« Und er sagt: »Ja«. Sie trinkt die Milch und stirbt. Abblende, Aufblende und eine kurze Szene: Cary Grant kommt pfeifend daher und wirft den Brief in einen Briefkasten.[84]

Da Lina gewusst hätte, dass sie vergiftet werden soll, würde sie – in diesem alternativen Schluss – eigentlich Suizid begehen, worauf auch ihr Abschiedsbrief an die Mutter hindeutet. Dieses Ende durfte allerdings nicht gedreht werden, weil die Produktionsfirma RKO den Star Cary Grant nicht als Mörder und Hochstapler auftreten lassen wollte, und vielleicht sollte auch der Anschein eines Suizids vermieden werden. Ganz anders *Vertigo*. Der Plot dieses Films – nach einem Roman von Pierre Boileau und Thomas Narcejac[85] – ist überaus kompliziert. Eine schauspielerisch begabte junge Frau namens Judy, gespielt von Kim Novak, wird engagiert, um die Rolle einer Ehefrau namens Madeleine zu verkörpern, die dem Bann ihrer toten Urgroßmutter Carlotta Valdes – der Dame auf einem Porträtbild, die sich angeblich vor vielen Jahren umgebracht hat – zu erliegen scheint. Sie imitiert zunehmend das Bild, trägt dieselbe Halskette, einen ähnlichen Blumenstrauß, und begeht zuletzt ebenfalls Suizid. Erfolgreich vertuscht wird in diesem Spiel die Ermor-

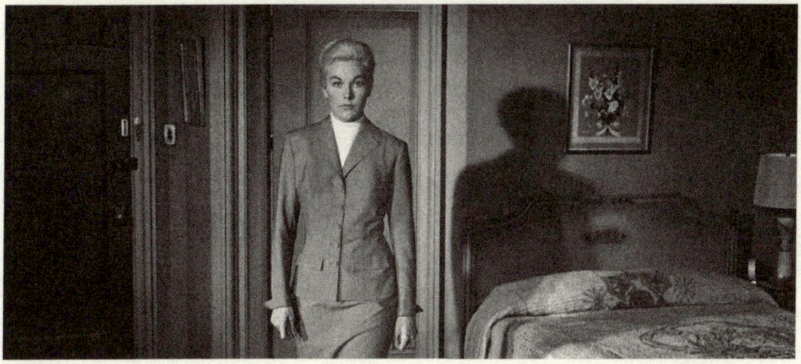

Abb. 42: Kim Novak in *Vertigo* von Alfred Hitchcock (1958); Film-Still.

dung der tatsächlichen, im Film gar nicht auftretenden Ehefrau. Erzählt wird die Geschichte aus der Perspektive des pensionierten Polizeibeamten Scottie Ferguson, gespielt von James Stewart, der unter Höhenangst leidet, weshalb er den inszenierten Suizid Madeleines – den Sprung vom Kirchturm einer kleinen Missionsstation – nicht verhindern kann. Der Mordplan sah allerdings nicht vor, dass sich der ehemalige Polizist und die Schauspielerin ineinander verlieben; ungeplant war auch, dass sie einander nach dem Verbrechen wieder begegnen. Die Wiederbegegnung zwischen Judy und dem Ex-Polizisten prägt Dynamik und *suspense* der zweiten Filmhälfte, die geradezu wie ein Spiegelbild der ersten Hälfte inszeniert ist. Früher als der männliche Held weiß das Publikum, dass Judy identisch ist mit der scheinbar vom Kirchturm gesprungenen Madeleine aus dem ersten Teil, und verfolgt mit zunehmender Spannung die allmähliche Rückverwandlung Judys in die verlorene Geliebte Madeleine. Die mit manischer Energie forcierte Transformation erreicht ihren Höhepunkt, als die Schauspielerin – endlich im richtigen Kostüm und mit erwünschter Frisur – den Raum betritt, umspielt von grünem Neonlicht, das ihre Wiederkehr aus dem Totenreich ankündigt. Als moderner Pygmalion triumphiert Ferguson in diesem Moment, doch versagt er als Orpheus, denn die Halskette kann er nicht übersehen. Das Bild (Judy) von einem Bild (Madeleine) von einem Bild (Carlotta), das zweimal auf eine Tote verweist (zuerst Carlotta, danach Madeleine), wird als Simulation durchschaut, die bald danach mit einem zweiten tödlichen Sturz vom Kirchturm endet. Die Kette der Suizide wird als mörderische Camouflage durchschaut.

# 12. Orte des Suizids

»Der perfekte Selbstmord:
durchs Fenster zu schlafwandeln.
Aber wacht man auf
dem Weg nach unten auf?«
*Samuel Beckett*[1]

## 1.

In den meisten Suizid-Statistiken werden Geschlecht, Alter, Methode und Motiv eines Suizids ausgewertet, sehr viel seltener der Tatort. Lediglich ein neuerer Sammelband über *Suicide as a Dramatic Performance* widmet den zweiten von vier Teilen der »Location of the Suicidal Act«.[2] Gleich zu Beginn dieses Teils wird eine Statistik der Suizidorte in 16 US-Bundesstaaten für das Jahr 2010 angeführt; damals starben 75,4 Prozent der Suizidenten in ihren eigenen Häusern und Wohnungen, 4,1 Prozent in der Natur (Wald, See, Meer, Berg), 3,2 Prozent auf Straßen oder Autobahnen, 2,3 Prozent im Auto, 1,9 Prozent im Hotel, 1,5 Prozent in Parks, auf Spielplätzen oder Sportarealen, 1,3 Prozent in Gefängnissen, sowie 1,2 Prozent auf Parkplätzen oder in Parkhäusern. Die restlichen Orte – wie Bahnstrecken, Spitäler, Büros, Kaufhäuser oder Schulen – fallen mit jeweils weniger als einem Prozent kaum ins Gewicht.[3] Diese Statistik steht in einem interessanten Widerspruch zur kulturellen Prominenz verschiedener Suizidorte, von der Golden Gate Bridge bis zum japanischen Wald Aokigahara; und sie gibt – angesichts von drei Vierteln aller Suizide, die im eigenen Haus stattfinden – keine genaueren Auskünfte über die konkreten Lebensumstände der Suizidenten oder über die bevorzugte Wahl der Zimmer, in denen sie sich das Leben nehmen. In ihrer Zusammenfassung bemerken die beiden Herausgeber, dass die Chance auf Entdeckung eines Suizids im Eigenheim zumeist viel höher sei als beim Sterben im Hotelzimmer oder in der einsamen Ecke eines Nationalparks. Die Ortsstatistik wird danach auf die Geschlechterdifferenz bezogen: »Frauen entscheiden sich häufiger für einen Suizid zuhause als Männer. Das könnte hilfreich sein für eine Erklärung der Genderdifferenz bei Suiziden.« Denn in den USA sterben viermal so viele Männer durch Selbstmord wie Frauen. Die Autoren vermuten, dass Frauen zwar viel häufiger Suizid in der eigenen Wohnung begehen, darum aber auch öfter entdeckt und gerettet werden. Der Interpretationsversuch demonstriert freilich auch, wie viele zweifelhafte Narrative mit Statistiken vermittelt werden. Zwar betonen die Verfasser, dass genauere Forschungen notwendig wären, um die Unterschiede bei der Wahl des konkreten Suizidorts in der eigenen Wohnung zu erklären; doch spekulieren sie auch rasch, dass Männer beispielsweise von der Garage oder dem Keller angezogen werden könnten, von Orten also, die mit männlichen Aktivitäten assoziiert werden, während Frauen eher das Bade- oder Schlafzimmer auswählen würden. Was aber bedeutet es, sich im Bett oder in der Badewanne umzubringen? Was wird mit dieser Entscheidung ausgedrückt? Wird der Tod hier als Schlaf oder gar als Rückkehr in den Mutterleib symbolisiert? Solche Fragen sind ungeklärt. Sie könnten allerdings untersucht werden durch Befragungen akut suizidaler Personen, die von den erwünschten Orten ihres Todes erzählen.[4]

Die Leitdifferenz zwischen Suiziden im eigenen Wohnbereich und in fremder Umgebung könnte genauer exploriert werden unter Bezug auf die Theorie der »Nicht-Orte« (*non-lieux*), die der französische Ethnologe Marc Augé, langjähriger Direktor der Pariser École des Hautes Études en Sciences Sociales, 1992 vorgelegt hat.[5] Als »Nicht-Orte« verstand er funktionale Räume wie Supermärkte, Autobahnen, Flüchtlingslager, Bahnhöfe, Hotels oder Flughäfen, zumeist in den diffusen Zonen zwischen privaten und öffentlichen Räumen, verwandt mit den Niemandsländern und Todesstreifen, die sich häufig zwischen Staatsgrenzen erstrecken. Augé zufolge stiften diese »Nicht-Orte« keine Geschichte, keine Beziehungen, keine Zugehörigkeiten und Identitäten, sondern bloß Einsamkeit und Ähnlichkeit. Der traditionelle, »anthropologische« Ort dagegen, so Augé, erzeuge historische Kontexte und soziale Relationen.

Er stehe in Zusammenhang mit unserer Herkunft und Zukunft als der

> Ort, den die Eingeborenen einnehmen, die dort leben und arbeiten, die ihn verteidigen, seine herausragenden Zeichen bestimmen, seine Grenzen bewachen, aber auch nach den Spuren der unterirdischen oder himmlischen Mächte, der Ahnen oder Geister fahnden, die ihn bevölkern und seine innerste Geographie beleben, als wäre das kleine Teil Menschheit, das ihnen an diesem Ort huldigt und opfert, zugleich die Quintessenz, als gäbe es Humanität, die dieses Namens würdig ist, einzig am Ort des Kultes, den man ihr weiht.[6]

Die Differenz zwischen solchen »anthropologischen Orten« und »Nicht-Orten« lässt sich auch ableiten aus der Unterscheidung zwischen horizontaler und vertikaler Migration. Horizontale Migration bezeichnet alle Arten der Reise, und zwar unabhängig davon, ob sie freiwillig oder unfreiwillig angetreten werden, als Abenteuer- und Entdeckungsfahrt oder als Vertreibung und Flucht. Charakteristisch ist, dass die Reise von einem Ort ausgeht, um einen anderen Ort zu erreichen. Bevor sie sesshaft wurden, sind Menschen wohl nicht gereist, sondern waren stets unterwegs. Vertikale Migration bezeichnet dagegen die Reise als Metapher für das gesamte Leben: mit einer Geburt und Tod als Ankunft und Abreise. John Berger hat den »anthropologischen Ort« – im Sinne Augés – als Schnittpunkt zwischen den Routen der horizontalen und vertikalen Migration beschrieben. In traditionalen Gesellschaften sei das Zentrum der Welt ein Ort gewesen, an dem

> eine vertikale Linie und eine horizontale sich kreuzten. Die vertikale Linie war ein Pfad, der zum Himmel hinauf- und in die Unterwelt hinabführte. Die horizontale Linie stellte den weltlichen Verkehr dar, alle nur möglichen Straßen, die über die Erde zu anderen Orten führten. Damit war man zu Haus den Göttern im Himmel und den Toten in der Unterwelt am nächsten. Diese Nähe versprach Zugang zu beiden. Und gleichzeitig war man am Ausgangspunkt und, hoffentlich, dem der Heimkehr von allen irdischen Reisen.[7]

John Bergers Perspektive schließt eine kulturkonservative Wahrnehmung der »Nicht-Orte« Augés aus, etwa die Idealisierung einer »Heimat« oder die implizite Aufforderung, »Nicht-Orte« zu meiden. Denn die »anthropologischen Orte«, an denen wir zur Welt gekommen sind, definieren eine kontingente Zugehörigkeit, die uns zugefallen ist, auch wenn sie fortan in jedem Identitäts- und Reisedokument verzeichnet wird. Manchmal kommen Geflüchtete ins neue Land ohne Geburtsort, Staatszugehörigkeit und Geburtsdatum; ihnen wird mit besonderem Misstrauen begegnet, wie Ilija Trojanow feststellt:

> Ein halbes Leben lang hat er den Status *staatenlos* inne. Das ist keine Nebensächlichkeit. Keine Formalität. Keine bürokratische Petitesse. Bei jeder Einreise warnt er die Mitreisenden hinter ihm, sie mögen sich in eine andere Schlange einreihen. Bei jeder Passkontrolle erlebt er, wie sehr der Staat den Staatenlosen misstraut. Er ist eine Provokation für die feinsäuberliche Ordnung des Staates. Eigentlich darf es ihn nicht geben.[8]

Dabei sind wir doch alle Immigranten! So hat es Wilhelm Reich in seiner wütenden antinationalistischen *Rede an den kleinen Mann* ausgedrückt: »›Halt, haltet den Dieb! Er ist ein Fremder, ein Eingewanderter. Ich aber bin ein Deutscher, ein Amerikaner, ein Däne, ein Norweger!‹ Ach, geifere nicht, kleiner Mann! Du bist und bleibst der ewige Ein- und Auswanderer. Du bist ganz zufällig in diese Welt eingewandert und wirst lautlos wieder aus ihr vergehen.«[9] Die »Nicht-Orte« könnten folglich auch als mobile Räume, als architektonische Verkörperungen der Befreiung von Zwängen der Herkunft, der Geschichte, der sozialen Abhängigkeit begrüßt werden – als Orte einer Passage, die den Ankünften und Abschieden, der Trauer und der Sehnsucht, eine emanzipatorische Gestalt verleiht. Darum argumentiert Kalle – Wortführer der heiteren *Flüchtlingsgespräche*, die Bertolt Brecht in den frühen vierziger Jahren verfasst hat – für eine Heimat der eigenen Wahl, nicht des Schicksals als Geburtslotterie, die den einen Menschen in eine goldene Wiege fallen lässt, den anderen in einen Stall.

> Das ist so, als wenn man die lieben soll, die man heiratet, und nicht die heiratet, die man liebt. Warum, ich möcht zuerst eine Auswahl haben. Sagen wir, man zeigt mir ein Stückel Frankreich und einen Fetzen gutes England und ein, zwei Schweizer Berge und was Norwegisches am Meer und dann deut ich drauf und sag: das nehm ich als Vaterland; dann würd ichs auch schätzen. Aber jetzt ists, wie wenn einer nichts so sehr schätzt wie den Fensterstock, aus dem er einmal heruntergefallen ist. [...] Sonst hör ich immer, man soll verwurzelt sein. Ich bin überzeugt, die einzigen Geschöpfe, die Wurzeln haben, die Bäum, hätten lieber keine, dann könntens auch in einem Flugzeug fliegen.[10]

Unlängst erst hat George Steiner in einem Gespräch mit Laure Adler diese Vermutung Kalles emphatisch bestätigt: »Der Baum hat Wurzeln; ich habe Beine. Und dies ist ein großartiger Fortschritt. Ich liebe die Bäume. Die in meinem Garten vergöttere ich. Aber wenn der Sturm kommt, brechen sie und stürzen; der Baum kann, ach, von Axt oder Blitz gefällt werden. Ich dagegen kann laufen. Die Beine sind eine Erfindung erster Güte.«[11] Das Lob der Beine lehre uns, so Steiner, »dass wir alle Gast sind auf dieser Erde« und die »schwierige Kunst« üben müssen, »überall zu Hause zu sein und zu jeder Gemeinschaft, in die man eingeladen wird, etwas beizusteuern«.[12]

Die »anthropologischen Orte«, die Kreuzungspunkte zwischen horizontaler und vertikaler Migration, sind in der Moderne nahezu völlig verschwunden. Es ist unmöglich, resümiert John Berger, »in jenen historischen Zustand zurückzukehren, wo jedes Dorf Mittelpunkt der Welt war. Die einzige Hoffnung, sich jetzt wieder einen Mittelpunkt zu schaffen, besteht darin, die ganze Erde dazu zu bestimmen.«[13] Aber wie kann die ganze Erde zum eigenen Mittelpunkt gemacht werden? Ehemals gab es »kein Haus, kaum ein Zimmer, in dem nicht schon einmal jemand gestorben war«, schrieb Walter Benjamin in seinen Betrachtungen zu Nikolai Lesskows Erzählungen; doch heute seien »die Bürger in Räumen, welche rein vom Sterben geblieben sind, Trockenwohner der Ewigkeit«.[14] Sind also auch unsere Häuser und Wohnungen längst zu »Nicht-Orten« geworden? Macht es überhaupt einen Unterschied, ob wir auf Türme oder auf Klippen steigen, ob wir Brücken betreten oder Bahngleise, Hotelzimmer, Wälder oder eine Stelle in unseren Häusern und Wohnungen – das Bett, den Keller oder die Badewanne –, um uns das Leben zu nehmen? Oder verhält es sich genau umgekehrt? Werden berühmte Suizidorte – jenseits von bloßer Nachahmungslust – frequentiert, gerade weil sie sich allmählich in »anthropologische Orte« verwandelt haben, an denen der Weg zu den Göttern und in die Unterwelt bereits vielfach beschritten wurde? Zwar hatte schon Enrico Morselli in seiner statistischen Untersuchung des Suizids (von 1881) festgestellt, dass die »Wahl des Ortes« ebenso signifikant für einen Suizid sei wie »die Wahl der zerstörerischen Mittel«, und dass die Gründe, die jemand bewegen, das Wasser der Feuerwaffe vorzuziehen oder den Strick dem Gift, ebenso einflussreich sind wie die Entscheidung, »Suizid in der eigenen Wohnung zu begehen, auf der Straße oder in der Kanalisation«.[15] Aber Morselli betonte auch, was auf der Hand liegt, dass manche Suizidmethoden die Ortswahl einschränken – wer sich ertränken will, muss einen Fluss oder See aufsuchen, wer sich in die Tiefe stürzen will, einen Gipfel, eine Brücke oder ein hohes Gebäude, während andere Methoden gleichsam ortsneutral bleiben: Erschießen oder vergiften kann ich mich fast überall. Das heißt aber auch: Gerade die ortsneutralen Suizidmethoden verleihen der Auswahl eines bestimmten Orts ihr besonderes biographisches, politisches oder ästhetisches Gewicht.

Zwischen 2012 und 2014 hat die in Taiwan geborene, heute in Kalifornien lebende Fotografin Donna J. Wan das visuelle Faszinationspotential verschiedener Suizidorte untersucht. *Death Wooed Us*, »der Tod lockte uns« – so lautet der Titel für einen Zyklus von Fotografien, der wiederum auf ein frühes Gedicht von Louise Glück verweist: »Fish bones walked the waves off Hatteras. / And there were other signs / That Death wooed us, by water, wooed us / By land: among the pines / An uncurled cottonmouth that rolled on moss / Reared in the polluted air. / Birth, not death, is the hard loss. / I know. I also left a skin there.«[16] Auf ihrer Homepage schreibt Donna J. Wan zu ihrem Fotoprojekt *Death Wooed Us*:

> Suizid ist ein schwieriges Gesprächsthema. Die meisten versuchen es zu vermeiden. Einige von uns haben persönlich so tiefe Verzweiflung erfahren, dass wir über diese Option nachdachten. Und wir haben andere gekannt, die ihr tragisch erlegen sind. Nach der Geburt meiner Tochter im Jahr 2011 habe ich eine schwere postpartale Depression entwickelt und dachte daran, mir das Leben zu nehmen. Ich stellte mir vor, ich würde an die kalifornische Küste fahren, um auf den grandiosen Ozean zu schauen und dann von einer Klippe zu springen. Seither habe ich mich erholt und mitbekommen, dass viele suizidale Personen ähnlich empfinden: Sie reisen an nahe oder ferne, gut bekannte oder verborgene Orte in der Natur, um ihr Leben zu beenden.[17]

Die Fotos der meisten Suizidorte zeigen schöne, romantische, fast kitschige Landschaften, die zugleich durch ihre Leere beeindrucken: Meer, Himmel, manchmal ein Steg oder eine Klippe, wie eine Kante vor der finalen Passage. Wans Fotos erinnern an die Thesen Georg Simmels oder Joachim Ritters, denen zufolge die ästhetische Moderne mit der Entdeckung der Landschaft begann,[18] gleichsam als Spiegel der Subjektivität, einer ästhetisch begrenzten Einheit im Unterschied zur allumfassenden Natur. Francesco Petrarcas Brief von der Ersteigung des Mont Ventoux, datiert auf den 26. April 1336, wird in diesem Kontext häufig als eine Art von Gründungsdokument moderner Landschaftsbetrachtung zitiert, nicht allein wegen der Beschreibung der grandiosen Fernsicht,[19] sondern weil der Dichter beschlossen hatte, auf dem Berggipfel in den *Confessiones* des Augustinus zu lesen, wo er rasch auf den Satz stößt: »Und es gehen die Menschen hin, zu bewundern die Höhen der Berge und die gewaltigen Fluten des Meeres und das Fließen der breitesten Ströme und des Ozeans Umlauf und die Kreisbahnen der Gestirne – und verlassen dabei sich selbst.«[20] Petrarca schließt das Buch, um es im Geiste erst richtig aufzuschlagen; er wendet sich ab vom Panorama – und den Blick nach innen. Und ein halbes Jahrtausend vor Beginn der Romantik erscheint die Landschaft erstmals als Topos der Melancholie, des einsamen Lebens, mit dem sich Petrarca intensiv beschäftigt hat,[21] gleichsam als »tragédie du paysage« – »Tragödie der Landschaft«. Im Atelier Caspar David Friedrichs soll

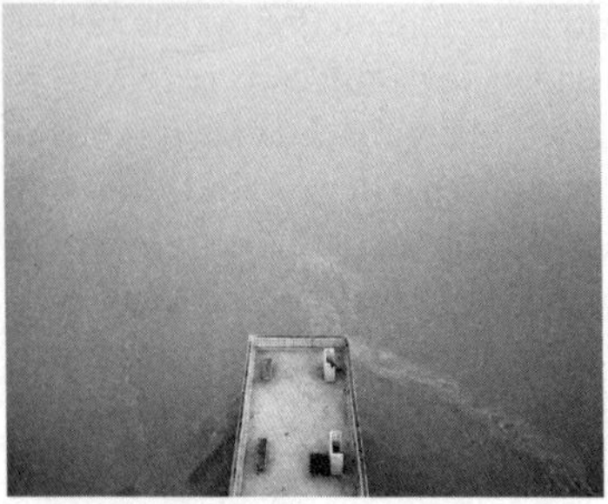

Abb. 43: Donna J. Wan, *Death Wooed Us: Dumbarton Bridge, CA #2* (2014).

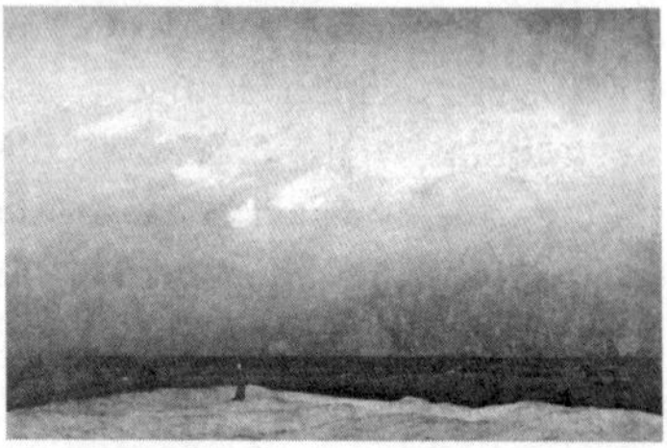

Abb. 44: Caspar David Friedrich, *Der Mönch am Meer* (1808/1810).

der französische Bildhauer David d'Angers bekanntlich ausgerufen haben: »Voilà un homme, qui a découvert la tragédie du paysage!« – »Sieh an, ein Mann, der die Tragödie der Landschaft entdeckt hat!«.[22]

## 2.

Besonders häufig hat Donna J. Wan in ihrem Zyklus die Golden Gate Bridge von San Francisco fotografiert, deren Name sich auf die 1,6 Kilometer breite Einfahrt zur Bucht bezieht, die seit 1846 – zu Beginn des Goldrauschs in Kalifornien – »Golden Gate« genannt wurde. Am 28. Mai 1937 wurde die Brücke feierlich eröffnet, und damit auch ein besonders berühmter Suizidort. In der Ausgabe des *New Yorker* vom 13. Oktober 2003 schrieb Tad Friend in seiner Kolumne »Letter from California« über die Menschen, die seither von der Brücke gesprungen sind:

> Durchschnittlich alle zwei Wochen springt jemand von der Golden Gate Bridge. Sie ist die weltweit führende Suizidadresse. In den achtziger Jahren gründeten örtliche Holzarbeiter die »Golden Gate Springer Vereinigung« – einen Klub, in dem Wetten

darauf abgeschlossen werden konnten, an welchem Wochentag jemand springen würde. Seit Eröffnung der Brücke 1937 wurden mindestens 1200 Personen beim Springen beobachtet oder im Wasser gefunden, darunter Roy Raymond, Gründer von Victoria's Secret (1993), oder Duane Garrett, Aktivist der demokratischen Partei und enger Freund von Al Gore (1995). Die aktuelle Quote ist vermutlich erheblich höher. [...] Viele Springer verpacken Abschiedsbriefe in Plastik und verstauen sie in ihren Taschen. »Survival of the fittest. Adios – unfit«, schrieb ein siebzigjähriger Mann in seiner Abschiedsbotschaft; ein anderer notierte: »Absolut kein Grund außer Zahnweh«.[23]

Im Jahr 1996 installierte die Computertechnikerin und Künstlerin Natalie Jeremijenko, gegenwärtig Professorin im Visual Art Department der New York University, ein Videosystem mit Bewegungsmeldern – die *Suicide Box*[24] – an der Golden Gate Bridge, mit dessen Hilfe sie 17 Todessprünge in drei Monaten aufzeichnete. Indem sie diese Suizide, es waren deutlich mehr als in der offiziellen Statistik, mit dem Dow Jones korrelierte, kreierte Jeremijenko einen »Despondency Index«, gleichsam als symbolisches Maß für kollektive Verzweiflung.

Zehn Jahre danach provozierte Eric Steels Dokumentarfilm *The Bridge* (2006) heftige und kontroverse Diskussionen. Inspiriert von Tad Friends Bericht im *New Yorker* hatte Steel – fast während des gesamten Jahres 2004 – Kameras an der Brücke installiert, um Suizide zu filmen. Die Dreherlaubnis hatte er allerdings nur unter dem Vorwand erhalten, die spektakulären Wechselwirkungen zwischen dem Bauwerk und der Natur dokumentieren zu wollen. »Nun aber« – so schrieb der *San Francisco Chronicle* am 19. Januar 2005 – »hat Steel in einer E-Mail an die Brückenbehörden enthüllt, dass die Kameras [...] fast alle neunzehn Springer gefilmt haben, die im vergangenen Jahr von der Brücke gesprungen sind, sowie eine Reihe von Suizidversuchen.«[25] Die Empörung seitens der Behörden wirkte freilich nicht ganz glaubhaft. Ebenfalls im Januar 2005 wurde Jenni Olsons Experimentalfilm *The Joy of Life* auf dem Sundance Festival uraufgeführt und gefeiert: ein Film über die Golden Gate Bridge als Wahrzeichen für Suizide; erst wenige Tage vor dem

Bericht über den Streit um Steels Film hatte der *San Francisco Chronicle* Olsons engagiertes Plädoyer für die Errichtung von präventiven Barrieren auf der Brücke veröffentlicht.[26] Im Zentrum der Debatten um *The Bridge* stand natürlich die Sorge, der Film werde zahlreiche Nachahmungssuizide provozieren. Im Gespräch mit ABC News vom 20. Oktober 2006 argumentierte Steel zwar, die meisten Suizide seien nicht das Resultat der Betrachtung von Suizidbildern, widersprach sich jedoch dann im Grunde selbst, indem er die Geheimhaltung des Projekts mit der Behauptung rechtfertigte, er wollte verhindern, dass Leute zur Brücke kommen, um Suizid in einem Film zu begehen. Darüber hinaus hätte das Filmteam stets interveniert, sobald sich Suizidversuche abzuzeichnen begannen, und sogar sechs Sprünge verhindert. Die Brücke selbst sei das Nachahmungsproblem, resümierte Steel, nicht ein Film, der überdies zahlreiche Interviews mit Freunden und Angehörigen der Suizidopfer in die Darstellung integriert habe.

Warum die Golden Gate Bridge? Schon im Vorspann zeigt der Film Eric Steels zahlreiche Ansichten der Brücke; häufig verschwindet ein Teil ihrer Konstruktion in Nebelschwaden und Dunst. Nicht weit entfernt von der Brücke, im südlichen Teil der San Francisco Bay Area, liegt das Silicon Valley, wo namhafte Unternehmen Milliarden investieren, um den Traum vom Sieg über den Tod mit wissenschaftlichen Strategien zu verwirklichen. Ihre Maxime lautet: »Gleichheit ist out, Unsterblichkeit ist in«.[27] Das Versprechen ewigen Lebens wird von derselben verschwindend kleinen Gruppe propagiert, an die es sich eigentlich richtet; Unsterblichkeit muss man sich leisten können. Zu dieser Gruppe gehören etwa Ray Kurzweil, Leiter der technischen Entwicklung bei Google, oder Peter Thiel, Mitbegründer von PayPal, mit einem geschätzten Privatvermögen von 2,2 Milliarden US-Dollar, Geldgeber für die Tea Party und den Wahlkampf Donald Trumps. Keine zwei Autostunden entfernt springen andere Menschen von der Brücke. »Gleichheit ist out«: Es war diese Frage, die Thornton Wilder in seinem zweiten, mehrfach verfilmten und 1928 mit dem Pulitzer-Preis ausgezeichneten Roman *Die Brücke von San Luis Rey* (1927) diskutierte, die Frage nach Schicksal oder Vorsehung, exemplifiziert am Einsturz einer alten

Hängebrücke in Lima, bei dem 1714 fünf Menschen zu Tode kamen. In Wilders Roman ging es um das verbotene Wissen, das dem Chronisten des Romans, dem Franziskanermönch Bruder Juniper, den Feuertod des Häretikers einträgt: die philosophischen Systeme und mathematisch-statistischen Formeln, mit deren Hilfe die Biographien der Opfer dem Ereignis ihres unverhofft geteilten Todes, dem fatalen Einsturz der Brücke, zugeordnet werden sollen. Das Rätsel findet im Roman nur eine knappe pathetische Antwort: »Da ist ein Land der Lebenden und ein Land der Toten, und die Brücke zwischen ihnen ist die Liebe.«[28] Diese Brücke ist zwar offenbar fragil und einsturzgefährdet, doch auch sie verschränkt symbolisch die Wege horizontaler und vertikaler Mobilität.

Die Liste der Brücken, die den zweifelhaften Ruhm teilen dürfen, als prominente Suizidorte angesehen zu werden, ist lang. Zu ihr zählt etwa die Nanjing-Jangtse-Brücke, eine kombinierte Straßen- und Eisenbahnbrücke in Nanjing, Hauptstadt der chinesischen Provinz Jiangsu; sie hat inzwischen die Suizidquote der Golden Gate Bridge – mit mehr als zweitausend Suiziden seit 1968 – deutlich übertroffen. Auch die Van Stadens Brücke in Südafrika, die Hornsey Lane Brücke in London, die Clifton Suspension Brücke über den Fluss Avon bei Bristol, die Hafenbrücke von Sydney, das Prince Edward Viaduct in der kanadischen Stadt Toronto, die Bosporus-Brücke in Istanbul, die zehn Tage nach dem Putschversuch des türkischen Militärs im Juli 2016 umbenannt wurde zur »Brücke der Märtyrer des 15. Juli«, die Eduardo Villena Brücke in Lima oder die Segovia Brücke in Madrid sind beliebte Suizidorte. In Deutschland wären die Göltzschtalbrücke im sächsischen Vogtland, die Hamburger Köhlbrandbrücke oder die Großhesseloher Isar-Brücke in München zu nennen, über die der *Spiegel* am 27. Mai 1996 schrieb:

> Die Eisenbahnbrücke über die Isar im Süden von München gilt seit mehr als einem Jahrhundert als geradezu magischer Anziehungspunkt für Lebensmüde. Hoch über dem grün dahinrauschenden Fluß ist am Horizont die Silhouette von München zu sehen, unten am Wasser laufen Jogger entlang. Auf dem Kiesbett

sind überall kreisrunde Spuren von Grillfeuern zu sehen, am Ufer schnattern ein paar Enten. [...] 1877 sprang der erste, seitdem reißt die Serie nicht mehr ab. 1978 schrieb der *Münchner Merkur* von über 300 Toten, andere Blätter zählen 286 Tote, offizielle Angaben gibt es nicht. Doch die Zahl steigt stetig. In den zwanziger Jahren galt die Überführung unter Londoner Dandys als besonders »fashionabler Ort fürs Lebensende«. 1926 berichtete die *Frankfurter Zeitung* von dem der Brücke »anhaftenden Odium und ihrer Suggestionskraft für Verzweifelte«. Mittlerweile wird das Großhesseloher Viadukt in einer Reihe genannt mit der Golden Gate Bridge von San Francisco und der Clifton Suspension Bridge nahe dem englischen Bristol.[29]

Der *Spiegel*-Artikel wurde nach zwei Kindersuiziden verfasst. Am 30. April 1996 sprang der zwölfjährige Jan in die Tiefe, sechs Tage danach ein fünfzehnjähriges Mädchen. Dabei soll Jan, wie der *Spiegel* betont, gar nichts gewusst haben von der makabren Geschichte der Brücke, doch daran lässt sich zweifeln. Das »Odium« eines Suizidorts teilt sich nicht erst nach historischen Quellenstudien mit.

Aber worin besteht dieses »Odium«, wörtlich: das Anrüchige? In seinen pathognostischen Studien zur Brückenphobie hat Rudolf Heinz die These elaboriert, wer unüberwindliche Angst empfinde, eine Brücke zu betreten, nehme an dieser architektonischen Konstruktion etwas wahr, was im »Normalgebrauch« verschlossen bleibe, etwa die gewaltsame Überwindung der natürlichen Grenzen eines Flusses oder einer Schlucht.[30] Brücken sind imperiale »Kriegsdinge«, insinuiert Heinz, die der Expansion und Eroberung dienen. Die Brückenphobiker folgen daher dem unbewussten Impuls einer Art von Befehlsverweigerung. Und die suizidalen Springer? Sie finden zu einer »negativen Zerstörungsaneignung«, zu einer »Selbstbemächtigung« im Akt der Selbstvernichtung. Indem sie sich das Leben nehmen, ergreifen sie es. Kann diese Diagnose auch auf Kinder bezogen werden? Oder auf Tiere? Zu den rätselhaftesten Suizidbrücken gehört die schottische Overtoun-Brücke in der Nähe von Glasgow, denn von dieser Brücke sollen nicht nur Menschen gesprungen sein, sondern auch rund sechshundert Hunde. Inzwischen wurden Warnschilder aufgestellt mit dem Text »Dangerous

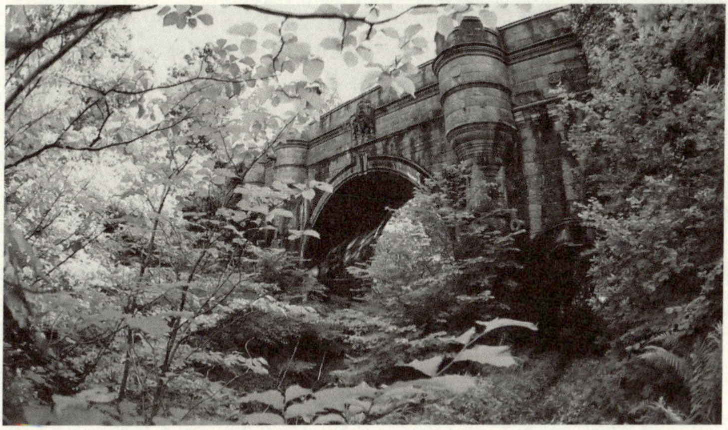

Abb. 45: Overtoun Bridge bei Dumbarton, Schottland.

bridge – keep your dog on a lead« – »Gefährliche Brücke – Führen Sie Ihren Hund an der Leine«. Experten für Ethologie und Hundepsychologie, die die Umgebung der Brücke untersucht hatten, vermuteten, dass der scharfe Geruch des Urins männlicher Nerze die Hunde so unwiderstehlich anziehe, dass sie – übrigens stets von derselben Seite der Brücke – hinunterspringen. Endgültig geklärt wurde die Frage allerdings nicht, zumal örtliche Jäger behaupteten, in dieser Gegend noch nie Nerze gesichtet zu haben. Zuletzt meldeten sich »Geisterjäger« zu Wort, die die Brücke und das Anwesen, zu dem sie führt, als »verfluchte« Orte bezeichneten. Dabei konnten sie sich auf einen Fall aus dem Jahr 1994 berufen, als ein geistesgestörter Mann seinen zwei Wochen alten Sohn von der Brücke warf und nur mühsam daran gehindert werden konnte, sich selbst ebenfalls hinunterzustürzen. Er gab an, plötzlich gespürt zu haben, dass sein Kind vom Teufel besessen sei. Und am 30. Juli 2015 kommentierte Florian Schmidt in der *Welt*, sogar die keltische Mythologie halte »eine Antwort für die Hunde-Selbstmord-Brücke bereit. Als sogenannter ›thin place‹, als dünner Ort, wird die Gegend um Overtoun traditionell beschrieben. Gemeint ist damit ein Platz, wo sich Diesseits und Jenseits besonders nahe sind – ein Phänomen, das

Hunde womöglich eher spüren als Menschen, das sie anzieht und Todesgelüste aufkeimen lässt?«[31] Entscheidend ist freilich nicht, ob Hunde oder Menschen Geister wahrnehmen können, sondern dass Brücken überzeugende Todesmetaphern bilden: Sie sind Passagen, Übergänge – »Nicht-Orte« schlechthin.

## 3.

Wenn wir »alle Gast sind auf dieser Erde«, wie George Steiner im Gespräch mit Laure Adler betonte, so liegt es nahe, den Suizid an einem Ort zu begehen, der explizit für Gäste reserviert ist, etwa in einem Hotelzimmer. Zumindest für eine Nacht sind wir dort geschützt, anders als zu Hause, mit versperrter Zimmertür, an der ein Do-not-disturb-Schild baumelt. Hotels sind anonym. Hat sich jemand in ihren Räumen das Leben genommen, arbeiten sie häufig mit professionellen Tatort-Reinigungsteams zusammen. Die Spuren des Suizids werden rasch und gründlich beseitigt: Der Tod wird »weggewischt«, wie die Berliner Boulevardzeitung *B. Z.* am 13. April 2014 berichtete:

> Das Zimmer ist aufgeräumt. Das Bett frisch gemacht. Der Gast hat in diesem Hotelzimmer nie übernachtet. Aber im Bad sein Leben beendet. [...] Christian Heistermann (45) interessiert nur, wie er das Badezimmer wieder sauber bekommt. Heistermann ist der erste Tatort-Reiniger Deutschlands. [...] Der Selbstmord im Badezimmer ist für den gebürtigen Schmargendorfer Routine. »Schon der zweite Suizid im Hotel diese Woche«, sagt er. Der Firmenchef und sein Mitarbeiter streifen weiße Einweganzüge über, ziehen die grünen Gummihandschuhe an und Atemmasken vor die Gesichter. Dann wird alles zum Schutz vor Viren und Bakterien verklebt. Zur Routine gehört auch die Auslegware, gelbe und blaue Folie. Ein- oder zweimal pro Woche rücken die Männer zu Tatorten aus. Selbstmorde machen mehr als die Hälfte der Einsätze aus. »Die meisten Menschen nehmen sich im Badezimmer das Leben, um nicht so viel Dreck zu machen«, sagt Heistermann. »Sie bereiten alles genau vor.«[32]

Statistiken sind kaum verfügbar. Hotels legen meist keinen besonderen Wert darauf, als Suizidorte bekanntzuwerden, und die Gäste wollen gewöhnlich kein Zimmer buchen, in dem sich gerade jemand das Leben genommen hat. Auch um das Risiko von Nachahmungssuiziden zu senken, werden solche Informationen häufig verschwiegen.

Mit ähnlicher Diskretion berichtet Sarah Khan – in ihren Reportagen über *Die Gespenster von Berlin* (2009) – von einem Hochhaus am Hackeschen Markt, das den Ruf eines beliebten Suizidorts genießt. Obwohl die Adresse nicht genannt wird, kann sie leicht eruiert werden, denn in diesem Hochhaus werden regelmäßig Gäste- und Ferienapartments vermietet. Aufgrund seines Grundrisses heißt das Haus »Windmühle«, und es sieht aus

> wie ein weißes Raumschiff, es steht in der Mitte der Stadt, hat vierundzwanzig Stockwerke, zweihundertvierzig Kabinen und etwa fünfhundert Mann Besatzung an Bord. [...] Eine ganz bestimmte Sorte Erdenbürger fühlt sich allerdings so merkwürdig angezogen von dem Ding, dass sie es seit Bestehen, also seit vierzig Jahren, gezielt ansteuern und hier ihr Leben opfern für eine Flugübung zwischen Außenhaut und Parkplatz. Wenn pro Jahr drei springen, dann sind in den vergangenen vierzig Jahren einhundertzwanzig Leute hier hinabgestürzt. Diese Windmühle ist gefährlich. Die Balkone werden von den Bewohnern deshalb auch Flugbalkone genannt, sie können betreten werden, da sie zum Notausgangssystem gehören, zum Fluchtweg ins Treppenhaus. So kommt es, dass jeder Berliner Taxifahrer das Haus kennt und respektvoll »die Windmühle« nennt.[33]

Nicht nur mit dem Taxifahrer, der sofort fragt: »Ach zur Windmühle wollense? Wollense etwa runterhopsen?«,[34] sondern auch mit den Bewohnern kommt Sarah Khan rasch ins Gespräch über die Suizidserie im Hochhaus:

> »Wir sind ja im negativen Sinne bei Selbstmördern beliebt. Das war schon in der DDR so. Aus der ganzen DDR kamen sie.« »Es sind drei bis vier im Jahr. Erst vor drei Wochen wieder nachmittags. Ich nehme schon gar nicht mehr den Hinterausgang,

weil ich Angst hab, mir fällt einer auf den Kopp.« »Ich geh immer an der Wand lang.« »Ich dachte noch, das ist aber ein großer Vogel, so große Vögel gibt's doch gar nicht.« »Manchmal sieht man weinende Leute am Parkplatz, mit Blumen und Kerzen, Sonnenbrille, nachdenklich. Da denkt man sofort, das sind bestimmt wieder Angehörige.« [...] Der Flugbalkon im 24. Stock ist fast achtzig Meter über dem Boden, er verursacht Schwindel und Angst, obwohl der Ausblick toll ist, aber nicht zum Aushalten. Alles ist voller Kritzelnachrichten aus Hass und Traurigkeit, aber vor allem der 23. Stock ist gezeichnet. Dieser Balkon hat schon viel erlebt.[35]

Im Jahr 2000 drehte Wim Wenders seinen Film *The Million Dollar Hotel*, angeblich nach einer Idee von Bono, dem Frontmann der Band U2. Die Geschichte spielt in einem verwahrlosten Hotel in Los Angeles; und der Film beginnt mit einem Suizid: Nach langem Anlauf springt Tom Tom, gespielt von Jeremy Davies, vom Dach des Hotels. Aus dem Off hört das Publikum seine Stimme: »Mannomann, erst als ich gesprungen bin, ist mir klargeworden, das Leben ist ganz wunderbar.« Der Kommentar leitet eine Rückblende ein: Vor zwei Wochen erst hat Tom Tom seinen besten Freund Izzy (Tim Roth) verloren, der ebenfalls vom Dach gesprungen ist; und zur selben Zeit hat er sich in Eloise (Milla Jovovich) verliebt. Wenig später erscheint in der Lobby des Hotels ein Mann in teurem Anzug mit Krawatte, der sich sofort vorstellt: »Mein Name ist Special Agent Detective J. D. Skinner vom FBI« (Mel Gibson). Später wird sich herausstellen, dass Skinner von Izzys Vater, dem Medien-Tycoon Stanley Goldkiss (Harris Yulin), beauftragt wurde, die Umstände zu untersuchen, die zum Tod seines Sohns führten. Izzy sei ermordet, vom Dach gestoßen worden, argumentiert der Vater: »Selbstmord ist das niedrigste Verbrechen für einen Juden. Bei uns gibt es keinen Selbstmord. So was brauchten wir nicht. Nur äußerst selten.« Skinner führt die Befragungen im Million Dollar Hotel durch, getreu nach der Maxime, jeden Verdächtigen so zu behandeln, als wäre er schuldig. Doch als Tom Tom sich selbst bezichtigt, um Eloise zu schützen, glaubt ihm der Agent nicht; stattdessen verhaftet er Geronimo (Jimmy Smits), einen anderen Hotelbewohner. Doch

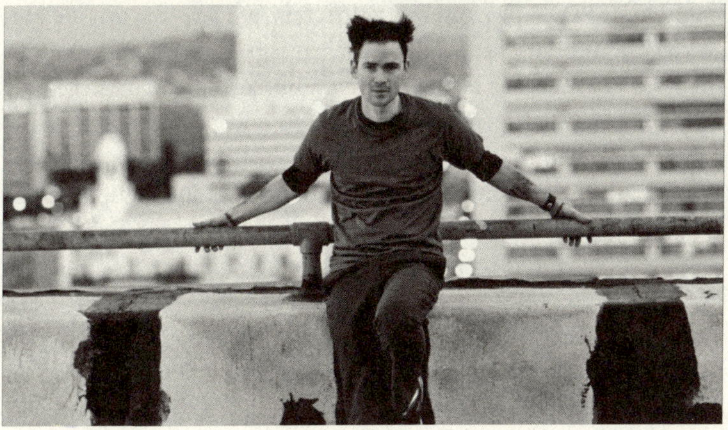

Abb. 46: Jeremy Davies in *The Million Dollar Hotel* von Wim Wenders (2000); Film-Still.

Tom Tom nimmt sogar in einer TV-Sendung die Schuld auf sich, er taucht unter, träumt von einer gemeinsamen Flucht mit Eloise und springt schließlich selbst in den Tod. Der Film endet vor einer Blutlache. Eloise und Skinner umarmen einander. Tom Toms Off-Kommentar vom Anfang – das Lob des Lebens und der Liebe, das Bekenntnis seines Wunsches, Eloise zu retten – wird wiederholt, bevor der eigens für den Film komponierte U2-Song »The Ground Beneath Her Feet« gespielt wird: »Let me love you, let me rescue you« – »Lass mich dich lieben, lass mich dich retten«.

Gelegentlich profitieren Hotels aber auch vom Tod eines prominenten Gastes. Nachdem Whitney Houston am 11. Februar 2012 im Beverly Hilton Hotel von Los Angeles tot in der Badewanne aufgefunden wurde, buchten zahlreiche Fans die Suite 434, in der sie gestorben war. Auch das Grandhotel Beau-Rivage in Genf genießt einen solchen unwillkommenen Ruf. In der Nacht vom 10. auf den 11. Oktober 1987 starb dort der CDU-Politiker Uwe Barschel, der gerade als Ministerpräsident von Schleswig-Holstein zurückgetreten war. Sein Tod – nach der Affäre um eine Verleumdungskampagne gegen seinen politischen Konkurrenten Björn

Engholm (SPD) – provozierte zahlreiche Gerüchte, die um die Frage kreisten, ob Barschel Suizid begangen habe oder ermordet wurde. Im *Stern* erschien das Foto des toten Politikers in der Hotel-Badewanne, was zu heftigen Debatten über die Legitimität solcher Berichterstattung führte; und in den folgenden Jahren wurden mehrere TV-Dokumentationen und Spielfilme ausgestrahlt, beispielsweise Heinrich Breloers *Die Staatskanzlei* (1989) oder sogar eine *Tatort*-Folge (*Borowski und der freie Fall*, mit Axel Milberg als Kommissar), erstmals in der ARD am 14. Oktober 2012. Am 6. Februar 2016 wurde schließlich Kilian Riedhofs Dokumentation *Der Fall Barschel* – ebenfalls in der ARD – gesendet. Nach Barschels Tod erschienen mehrere Sachbücher, und 1997 erregte Thomas Demands Fotografie *Badezimmer* – eine akribische Nachstellung des skandalisierten *Stern*-Fotos, freilich ohne den toten Politiker – besondere Aufmerksamkeit. Das Foto spielt gleichsam mit dem Bildgedächtnis der Betrachter, mit der Frage nach der Historizität von Bildern, der Differenz zwischen Modell und Wirklichkeit. Zuvor hatten die Medien selbst auf die Geschichte des Luxushotels am Ufer des Genfer Sees hingewiesen: Denn in der Suite 119/120 hatte Kaiserin Elisabeth von Österreich, die berühmte Sissi, die letzte Nacht ihres Lebens verbracht. Am 10. September 1898 wurde sie auf dem Weg zur Schiffsanlegestelle vom Anarchisten Luigi Lucheni mit einem Stilett niedergestochen und ins Hotel zurückgebracht. Noch am selben Tag erlag sie ihren Verletzungen. Lucheni wurde zu lebenslanger Haft verurteilt, obwohl er die Todesstrafe für sich gefordert hatte. Am 19. Oktober 1910 erhängte er sich mit einem Gürtel in seiner Zelle.

Im Sommer 1993 provozierte der niederländische Freidenker und pensionierte Sozialarbeiter Jan Hilarius grenzüberschreitendes Aufsehen mit seiner Idee, ein eigenes Hotel für Suizidenten zu errichten. Die Umstände eines Sprungs von Hochhäusern oder vor einen Zug, der Selbsttötung durch Schusswaffen oder Erhängen seien doch dramatisch und unerträglich, argumentierte Hilarius; dem Suizid müsse eine Art von »Heimat« angeboten werden, mit kompetenter Begleitung durch geschultes Personal, das auf konkrete Fragen nach Testament oder Beisetzung ebenso aufmerksam antworten kön-

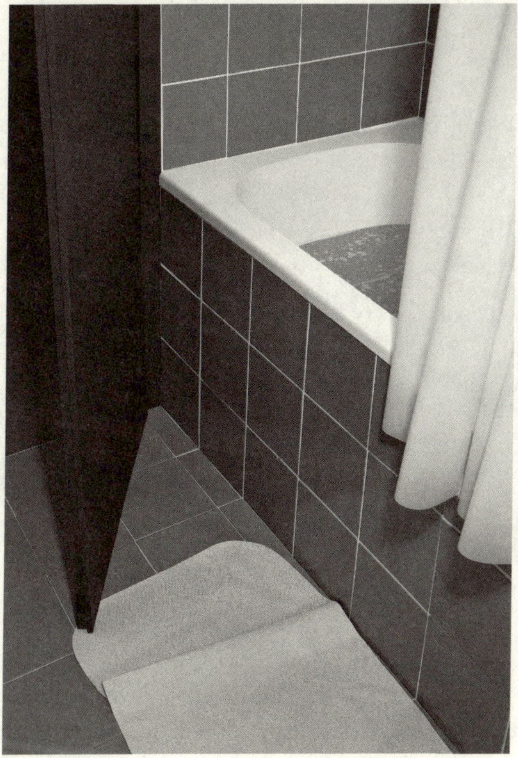

Abb. 47: Thomas Demand, *Badezimmer* (1997).

ne wie auf letzte Zweifel, die oft tiefe Verzweiflung bezeugen. Das »Hotel am Horizont« – so nannte Hilarius sein Hotelprojekt – solle Suizide weder anregen noch verhindern; es müsse sich konsequent neutral zur individuellen Entscheidung für Tod oder Weiterleben verhalten. Die Reaktionen der Öffentlichkeit auf das Projekt waren ambivalent; der Satiriker Youp van't Hek fragte etwa im *NRC Handelsblad*, ob die Hotelzimmer im 16. Stock teurer sein würden als die Räume in der ersten Etage, und ob die Gäste abends gefragt würden, wann sie morgens geweckt werden wollen.[36] Das »Hotel am Horizont« wurde nicht gebaut, allerdings haben Sterbehilfeorgani-

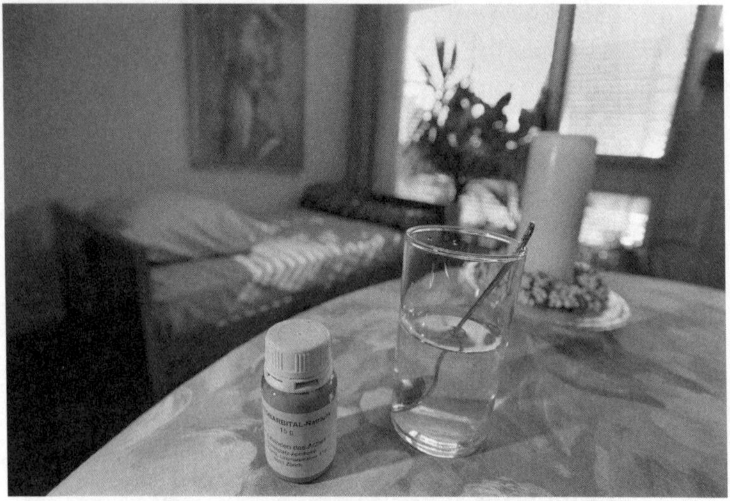

Abb. 48: Sterbezimmer der Sterbehilfe-Organisation Dignitas.

sationen – wie Dignitas oder Exit in der Schweiz – ihre Herbergen für die letzte Reise längst errichtet. Die Zimmer in diesen Einrichtungen sind gewiss keine Luxusräume; sie gleichen eher den Unterkünften einer schlichten Pension. Bartholomäus Grill, der seinen unheilbar an Krebs erkrankten Bruder auf der Reise nach Zürich zu Dignitas begleitet hat, schildert den Raum, in dem sein Bruder das tödliche Medikament einnahm:

> Das Sterbezimmer ist vielleicht zwanzig Quadratmeter groß. Sessel, Nachtkästchen, fünf Stühle, ein runder Tisch mit granatroter Decke, Kerzen, eine welke Rose, an der Stirnwand ein Ölbild. Eine Frau im roten Gewand, den Rücken dem Betrachter zugekehrt, hat sich auf ihre Arme gelehnt und starrt in den Urwald. Neben dem Kassettenrecorder liegt eine CD, Vivaldi, *Die vier Jahreszeiten.*[37]

Das häufig abgedruckte Archivfoto eines Dignitas-Sterbezimmers zeigt im Vordergrund – neben einem Glas Wasser mit Löffel – das zur Anwendung bereitgestellte Medikament. Auf dem Tisch mit bunter Decke steht eine Kerze, eingefasst von einem kleinen Blumenkranz, der bereits an Grabschmuck erinnert. Im Hintergrund erkennen wir ein Bett mit großem Polster und einer gefalteten Decke; als Farben dominieren Grün, Orange und Hellrot. Vor dem Fenster mit heruntergelassenen Jalousien sehen wir mehrere Topfpflanzen; und an der Wand über dem Bett hängt ein weibliches Aktbild, als sollte das Ende mit dem Anfang assoziiert werden. Das Bild könnte Michel Houellebecq – in seinem Roman *Karte und Gebiet* (2010) – zum Vergleich mit einem Bordell inspiriert haben; Dignitas hat den Autor daraufhin prompt verklagt.[38] »Der Verein *Dignitas* brüstete sich damit«, schrieb Houellebecq, »in Stoßzeiten die Nachfrage von hundert Kunden pro Tag zu befriedigen. Es war durchaus nicht sicher, ob die *FKK-Relax-Oase Babylon* vergleichbare Besucherzahlen geltend machen konnte.«[39]

## 4.

Häufig suchen Menschen, die sich das Leben nehmen wollen, abgeschiedene Orte auf, »Nicht-Orte« in einem ganz anderen Sinn als in Marc Augés Analysen, nämlich einsame Orte, an denen sie weder mit Tradition und Herkunft noch mit passagerer Mobilität – wie in den Flughäfen, Bahnhöfen oder Shopping Malls – konfrontiert sind. Zu diesen Orten zählen alle unbesiedelten Regionen, an denen Menschen nur schlecht leben können: die Felsenhöhlen des Anachoreten Antonius, die Meere des Odysseus oder des misanthropischen Kapitäns Nemo, der den Namen des listenreichen Seefahrers annahm, die Wüsten der syrischen Säulensteher, die Wälder Parzivals, Dantes oder Thoreaus, die Berge, vom Mont Ventoux bis zum Monte Verità in Ascona, die Inseln Robinsons oder Rousseaus, die menschenleeren Steppen aller Frontier-Bewegungen im Osten oder Westen, die eisigen Polarzonen der Forschungsexpeditionen des 19. Jahrhunderts, die interstellaren Räume der Kosmonauten des 20. Jahrhunderts. Nicht selten waren und sind diese Gegenden Zentren einer »verkehrten Welt«, in der die Toten mächtiger sind als die

Lebenden, und die Knechte stärker als die Herren. In seinen *Beobachtungen über das Gefühl des Schönen und Erhabenen* von 1764 schreibt Kant: »Tiefe Einsamkeit ist erhaben, aber auf eine schreckhafte Art. Daher große weitgestreckte Einöden, wie die ungeheure Wüste Schamo in der Tartarei, jederzeit Anlaß gegeben haben, fürchterliche Schatten, Kobolde und Gespensterlarven dahin zu versetzen.«[40] Die einsamen »Nicht-Orte« zeichnen sich gewöhnlich nicht nur durch die Abwesenheit anderer Menschen aus, sondern auch durch ihre Einförmigkeit und Homogenität: Wüsten, Meere, Wälder, Steppen oder Schneefelder bilden zumindest auf den ersten Blick monotone Umgebungen, in denen man sich leicht verirren kann. Aber just diese Gleichförmigkeit begünstigt vielfältige, bunte Auftritte von Bedeutungen und Symbolen, die wie Zeichen auf einer anonymen Oberfläche, wie Schauspieler vor dem Hintergrund einer neutralen Bühne, ihren semantischen Glanz intensivieren.[41] In dieser Hinsicht fungiert die Einöde wie jeder flache Stein, wie eine Tafel aus Ton oder Wachs, wie Leinwand, Papyrus oder ein Blatt Papier, als ein Medium verschiedener Selbsttechniken, und nicht zuletzt des Suizids.

Beginnen wir mit dem Wechselspiel zwischen den Heterotopien des Berges und des Meeres, etwa in Gestalt imponierender Klippen. Zu ihnen zählen Pigeon's Rock vor der libanesischen Küste von Raouché, in der Nähe Beiruts, und vor allem das Kalkplateau von Beachy Head in East Sussex, England. Auf Beachy Head ereignen sich jährlich rund 20 Suizide, obwohl lokale Patrouillen jeden Tag durch die Gegend streifen, um potentielle Suizidenten vom Sprung abzuhalten. Als populäre Suizidorte gelten schließlich auch die irischen Klippen von Moher, die sich bis zu einer Höhe von 120 Metern über den Atlantik erheben, die 30 Meter hohe Steilküste von Türisalu in Estland, die Preikestolen-Felskanzel von Ryfylke in der norwegischen Provinz Rogaland, deren Kante 600 Meter tief in den Fjord abfällt, oder die Meeresklippen östlich von Sydney, die den bezeichnenden Titel The Gap tragen, die Kluft. The Gap ist der bekannteste Suizidort Australiens; inzwischen wurden allerdings erhebliche Anstrengungen unternommen, um die hohe Suizidquote zu senken: durch die Errichtung von Zäunen, Videoüberwachungs-

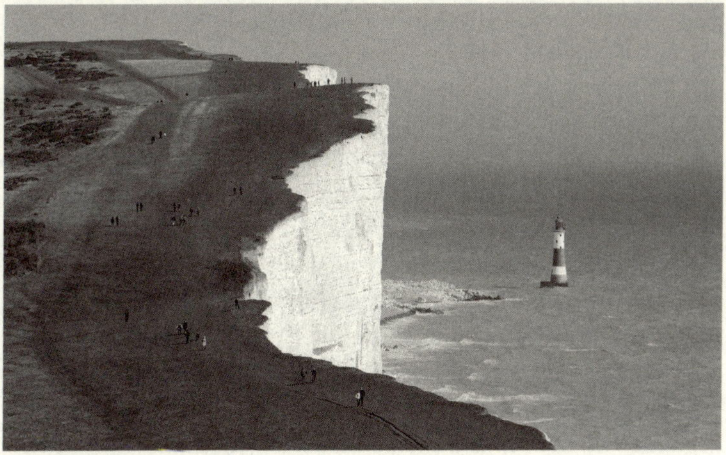

Abb. 49: Beachy Head (5. April 2010), England.

anlagen, Notruftelefonen und Warntafeln. Die meisten Suizid-Klippen evozieren die romantischen Topoi der Einsamkeit und Erhabenheit. Attraktiv sind sie darum aber auch für Touristen; die Einsamkeitsorte des Rückzugs können sich leicht in die »Nicht-Orte« einer globalisierten Reiseökonomie verwandeln. Und selbst der nach wie vor aktive Vulkan Mihara auf der japanischen Insel Izu-Ōshima erscheint dann rasch wie ein Zitat. Am 12. Februar 1933 hatte sich die 21-jährige Studentin Kiyoko Matsumoto in den Krater gestürzt, ihr folgten schon im nächsten Jahr 944 Personen, 804 Männer und 140 Frauen. Seit den frühen zwanziger Jahren hatte eine intensive japanische Rezeption der Werke Friedrich Hölderlins begonnen; bald wurden erste Übersetzungen seiner Werke publiziert.[42] Und wer weiß, vielleicht ließen sich die Spuren der Faszination Hölderlins für den Tod des Empedokles – des legendären Philosophen, der im fünften vorchristlichen Jahrhundert in den glühenden Ätna gesprungen sein soll – bis an den Kraterrand des Mount Mihara verfolgen.

Ebenfalls in Japan, am nördlichen Fuß des Fuji, liegt, wie bereits erwähnt, der Geisterwald Aokigahara, ein alternativer Anziehungspunkt für suizidwillige Menschen. Der Wald ist so dicht und undurchdringlich – ein 35 Quadratkilometer umfassendes »Baummeer« (*Aokigahara Jukai*) –, dass jede Orientierung verlorenzugehen droht. Seit den frühen sechziger Jahren werden jährlich zahlreiche Leichen von Suizidenten geborgen, und wahrscheinlich wird ein Teil der Toten in unzugänglichen Waldabschnitten gar nicht entdeckt. Auch der Aufstieg des von Spukgeschichten und Sagen umrankten Waldes zu einem der weltweit bedeutendsten Suizidorte entsprang der Literatur: 1960 erschien der Bestseller-Roman *Nami no tō* (*Der Wellenturm*) von Matsumoto Seichō; die Heldin des Romans nimmt sich aus unglücklicher Liebe im Baummeer das Leben. 2015 drehte Gus Van Sant, der Regisseur von *Elephant*, einen Mystery-Film im Suizidwald: *The Sea of Trees*. Darin wird von der Begegnung zwischen dem US-Amerikaner Arthur Brennan (Matthew McConaughey), der um seine verstorbene Frau Joan (Naomi Watts) trauert, und dem Japaner Takumi Nakamura (Ken Watanabe) im Aokigahara erzählt; beide wollen Suizid begehen. Doch während sie immer tiefer in den Wald eindringen und sich allmählich verirren, wächst auch ihr Überlebenswille. In zahlreichen Rückblenden wird die Geschichte Arthurs und seiner Ehe, geprägt von Verzweiflung und Schuldgefühlen, erschlossen. Am Ende wird Arthur von einer Waldpatrouille gerettet, doch stellt sich heraus, dass sein Begleiter Takumi gar nicht wirklich existierte. Geist oder Doppelgänger? Warum verkörpert sich die schützende Imago der toten Frau in einem Japaner? Diese Fragen bleiben in dem symbolüberladenen Film, der die Dynamik eines Trauerprozesses darzustellen versucht, unbeantwortet; immerhin verrät das Lieblingsbuch Joans, das Arthur vor Antritt der Reise von ihrer Schwester zugeschickt wurde, das Geheimnis des Waldes: ausgerechnet Grimms Märchen *Hänsel und Gretel*. Aus psychoanalytischer Sicht geht es in diesem Märchen um die Überwindung des »süßen« Wunsches – repräsentiert durch das Lebkuchenhaus – in den Mutterleib zurückzukehren, von der Mutter verschlungen zu werden, die in Gestalt der tödlichen Mutter, der Hexe, ihrerseits getötet werden muss, um ein Überleben der Kinder jenseits der Grenzen des Waldes zu ermöglichen. (Nebenbei: Im Untergrund lauteten die Decknamen für Andreas Baader und Gudrun Ensslin – Hans und Grete.)

Die Suizidorte in der Natur – Berge, Wälder, Seen, Meere – repräsentieren also nicht nur Einsamkeit und Trennung, sondern auch die verführerische Gewalt der *cattive madri*, der *bösen Mütter*, die der Landschaftsmaler Giovanni Segantini 1894 in die Zweige eines schiefen Baums vor dem Alpenpanorama setzte (s. Abb. 50). Schon 1911 hat Karl Abraham dieses Gemälde auf unbewusste Suizidwünsche bezogen; aus der Segantini-Biographie von Franz Servaes (1907) zitierte er die Sätze:

> Die ganze Biegung ihres Körpers ist wie eine weinende Wehklage; die ausgestreckten Arme sind wie hilflose Verzweiflung; die flatternden im Baume hängenden Haare sind wie der Schmerz einer Selbstmörderin; und das sterbensbleiche Antlitz mit dem verzogenen Mund und den eingedrückten Augen ist wie die Folterqual der Reue. Erschütternd aber wirkt das suchende, dürstende Köpfchen des verlassenen Kindes, das sich über die nackte, kalte Mutterbrust beugt, die in Lieblosigkeit verdorrt ist.[43]

Das letzte Werk, an dem Segantini vor seinem frühen Tod am 28. September 1899 arbeitete, war das Alpen-Triptychon *La natura*. Die drei Bilder, die heute im Segantini-Museum von St. Moritz hängen, hießen *Leben*, *Natur* und *Tod* (*La vita*, *La natura*, *La morte*). Segantini war damals auf den Schafberg gezogen, in eine Höhe von 2700 Metern. Während der Arbeit am Triptychon befiel ihn ein Fieber; nichtsdestotrotz ging er bei Tag oder Nacht häufig ins Freie hinaus, um zu malen. Ein Jahr vor seinem Tod habe er sich sogar »im Winter auf einer Wanderung verirrt, habe sich ermüdet im Schnee niedergelassen und sei eingeschlafen. Er wäre sicher dem Tode des Erfrierens preisgegeben gewesen, wenn ihn nicht im Augenblick der Gefahr eine Stimme gerufen hätte, die er als die *Stimme seiner Mutter* erkannte.« Karl Abraham kommentiert:

> Für uns sind von besonderem Interesse die nicht seltenen Fälle von *unbewußtem* – versuchtem oder vollendetem – *Selbstmord*. Personen, die unter einer depressiven Stimmung leiden, lassen ganz gewöhnlich die einfachsten, ihnen bisher selbstverständlichen Vorsichtsmaßregeln außer Acht. Sie laufen unbedachtsam einem Automobil in den Weg, nehmen versehentlich eine giftige

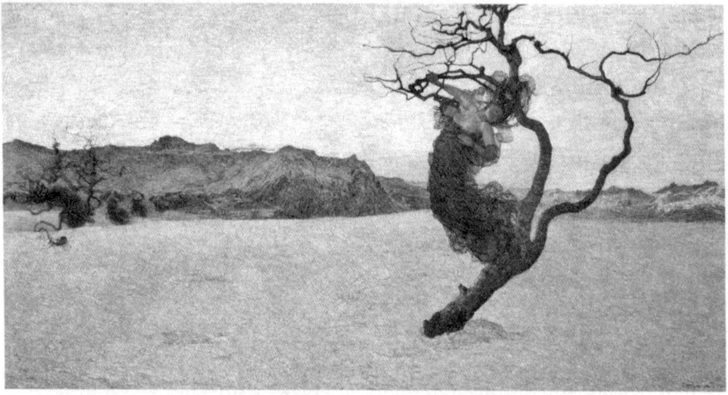

Abb. 50: Giovanni Segantini, *Le cattive madri* (1894).

statt einer ungiftigen Arznei, oder sie ziehen sich in ungeschickter Weise Verletzungen zu, wie es ihnen sonst nicht begegnet war. Alle solche Handlungen können ohne bewußte Absicht geschehen, also aus unbewußten Impulsen hervorgehen. In das Gebiet des unbewußten Selbstmordes gehören beispielsweise auch nicht wenige der so häufigen Unfälle im Hochgebirge. Es ist auffällig, daß der berggewohnte Segantini, der als Maler, als Tourist und als Jäger zu jeder Zeit die Gegend durchstreifte, den Weg verlor und dann noch unvorsichtig genug war, sich bei Winterskälte im Schnee niederzulassen. Das Verirren und das Einschlafen im Schnee erregen in uns den Verdacht, hier möchte ein unbewußter Selbstmordversuch vorliegen. Zu dieser Vermutung berechtigt uns die Tatsache, daß düstere Gedanken aus Segantinis Unbewußtem besonders in jener Zeit oftmals aufstiegen, daß ein Sehnen nach dem Tode sich nur allzu deutlich bemerkbar machte.[44]

Knapp zwanzig Jahre nach Abraham bezog Sigmund Freud die Sehnsucht nach Verschmelzung mit einer mütterlich-tödlich imaginierten Natur – das »ozeanische Gefühl«, das ihm Romain Rolland als Wurzel der Religionen empfohlen hatte – auf ein tiefes »Unbehagen in der Kultur«. Freud betonte zwar in seiner Abhandlung mehrfach, wie fremd ihm persönlich dieses »ozeanische Gefühl« sei, und dass er es lieber mit Schillers Ballade vom Taucher halte: »Es freue sich, wer da atmet im rosigen Licht«.[45] Doch hatte er schon seit den frühen zwanziger Jahren das Konzept eines »Todestriebs« entwickelt und weiterverfolgt. Dass dieser »Todestrieb« das Element des Wassers bevorzuge, ließe sich an der Wahl mancher Suizidorte überzeugend demonstrieren, etwa an den zahllosen Sprüngen von einer Brücke oder Klippe. Die romantische Vorstellung des Suizids – von Ophelia bis zur Unbekannten aus der Seine – idealisierte besonders oft den Freitod im Wasser. Spätestens seit Mitte der siebziger Jahre hat sich um den mutmaßlichen Tod des niederländischen Konzept- und Videokünstlers Bas Jan Ader ein neuer Mythos der »Suizidkunst« aufgebaut: Am 9. Juli 1975 war Ader mit dem lediglich vier Meter langen Segelboot »Ocean Wave« von Cape Cod in Massachusetts zu einer Überquerung des Atlantischen Ozeans – »In Search of the Miraculous«, auf der Suche nach dem Wunderbaren – aufgebrochen; am 10. April 1976 wurde sein Segelboot in der Nähe der irischen Küste aufgefunden. Vom damals 33-jährigen Künstler fehlt bis heute jede Spur. Hat er sein Verschwinden inszeniert und lebt seither wie Robinson auf einer Insel? Ist sein Boot gekentert? Oder hat er Suizid im Meer begangen? Die Suizidhypothese argumentierte mit einigen Experimentalfilmen Aders, in denen er mit dem Fahrrad vom Dach stürzt oder ins Meer zu fahren scheint. Antje von Graevenitz behauptet, in Aders »Suizidkunst« werde eine existentielle Haltung propagiert, in der ein Künstler »dem Schein der Kunst ein Stück des gelebten Lebens schenken« will.[46] Und sie betont sogar: »Sterben für ein Kunstwerk – diese Möglichkeit hatte Freud nicht erwähnt, als er von einem allgemeinen Todestrieb sprach.«[47] Maike Aden-Schraenen hat in ihrem Buch *In Search of Bas Jan Ader* (2013) die Gültigkeit dieser Interpretation entschieden bezweifelt und auf deren Verwurzelung im romantischen Geniekult hingewiesen.[48] Unstrittig scheint lediglich, dass die geplante Atlantiküberquerung mit einem winzigen Segelboot als suizidales Projekt par excellence betrachtet werden kann.

## 5.

Die Frage nach dem »unbewussten Suizid« – bei Segantini oder Bas Jan Ader – thematisiert Suizidorte, denen die unscharfe Grenze zwischen Unfall und absichtlich herbeigeführtem Tod von vornherein eingeschrieben ist: Suizide mit Fahrzeugen oder Geräten. Zur Epistemologie des Unfalls gehört ja die Frage nach der Verantwortung, die Frage nach den Ursachen des Unfalls. Wer oder was hat ihn ausgelöst? Zur Diskussion stehen Konstrukteure, Lieferanten, Benutzer: Die Entgleisung eines Zuges kann beispielsweise auf einen Konstruktionsfehler, auf einen Materialfehler oder auf einen Fehler der beteiligten Personen – Lokführer, Signalwärter, Stationsvorsteher – zurückgeführt werden. Die Gutachter suchen nach Spuren eines technischen oder menschlichen Versagens; auf ihren Befund werden sich später die Versicherungen stützen, vielleicht auch Anwälte und Richter. Doch alle Instanzen werden nur so lange von Unfall, Versagen oder Schuld sprechen, als eine tatsächliche Intention des Unfalls ausgeschlossen werden kann. Die Rhetorik des Unfalls, seiner Rekonstruktion und Beurteilung rekurriert auf die Gewissheit, dass er unabsichtlich passiert ist; anderenfalls würde er als Anschlag, Sabotage oder eben Suizid beurteilt werden. Die ersten TV-Bilder vom 11. September 2001 zeigten zwar ein Ereignis, das einem Unfall, wie ihn die Zeugen auch zunächst wahrzunehmen glaubten, zum Verwechseln ähnlich sah und an historische Großunfälle erinnerte: den Brand der Hindenburg am 6. Mai 1937, die Explosion der Raumfähre Challenger am 28. Januar 1986, den Absturz der Concorde am 25. Juli 2000. Aber die Codierung des Ereignisses als kriegerischer Angriff veränderte rasch die öffentliche Wahrnehmung und Faszination. Wie gesagt, ein Ereignis darf keiner Absicht entspringen, um als Unfall bestimmt werden zu können. Doch nicht immer lässt sich die Absichtslosigkeit klar erkennen: Sie darf getrost bestätigt werden, sobald die Vogelfedern in den Triebwerken entdeckt wurden – Spuren der Vogelschwärme, die das Flugzeug zum Absturz brachten. Manchmal lässt sie sich lediglich aus Spuren und Indizien ableiten. Nach dem Tod der Prinzessin von Wales am 31. August 1997 wurde jahrelang nach Anhaltspunkten für ein

Attentat gefahndet, das als Unfall getarnt wurde. War der Fahrer wirklich so betrunken, wie im Abschlussbericht der Pariser Polizei vom 26. Oktober 1998 behauptet wurde (1,8 Promille)? Fuhr der Mercedes 280 S wirklich mit nahezu 200 Stundenkilometern in den Straßentunnel, wo er mit einem Betonpfeiler – nach 16 Metern Bremsweg – kollidierte? War wirklich ein weißer Fiat Uno am Unfall beteiligt, der trotz umfangreicher Recherchen, einschließlich der Überprüfung von mehr als 3000 Uno-Fahrern, niemals entdeckt werden konnte? Hatte Diana wirklich ein Jahr vor ihrem Tod in einem versiegelten Brief, den sie dem Butler aushändigte, die Planung eines Mordanschlags durch einen manipulierten Autounfall vorausgesagt? Auch eine britische Ermittlungskommission – unter Leitung des ehemaligen Scotland-Yard-Chefs Lord Stevens – kam im Dezember 2006 zum selben Ergebnis wie die französischen Kollegen: Es gab keine Verschwörung, sondern es war schlicht ein ganz gewöhnlicher, wenn auch tragischer Unfall, verursacht durch einen betrunkenen Chauffeur, der viel zu schnell fuhr, um einigen Fotografen zu entkommen.

Die Vermutung, es habe sich bei einem bestimmten Unfall eigentlich um einen Suizid gehandelt, ist deutlich schwerer zu widerlegen als ein Mordgerücht. Ohne Ankündigung oder Abschiedsbrief lässt sie sich weder beweisen noch ausschließen: Der einzige Zeuge ist ja tot. Hat er seinen Tod geplant und intendiert, herbeigeführt oder zumindest riskiert? Die Frage kann durch eine Untersuchung und Rekonstruktion des Geschehens kaum beantwortet werden, denn die fehlende Bremsspur vor dem Aufprall verweist nicht zwingend auf Absicht, sondern könnte auch auf Übermüdung oder Sekundenschlaf zurückgeführt werden. So schossen nach dem tödlichen Autounfall des umstrittenen österreichischen Politikers Jörg Haider am 11. Oktober 2008 die Spekulationen über Verschwörungen und Mordanschläge ins Kraut, beunruhigender aber wirkte die ebenfalls wiederholt aufgeworfene Frage, ob Haider seinen Unfall durch Alkoholisierung und überhöhte Geschwindigkeit selbst provoziert hatte, womöglich in depressiver Stimmung. Unfall oder Suizid? Die Alternative kann häufig nicht klar entschieden werden. Die Unfallpsychologie rechnet mit vielgestaltigen und unbewussten Intentionen; sie weiß, der Schüler Gerber würde heute nicht mehr aus dem Fenster springen, sondern mit dem Fahrrad verunglücken. Und der Pornoproduzent Ludwig fährt – in Christine Gräns Roman *Heldensterben* – mit dem Taxi und einer Flasche Wodka auf den verschneiten Semmering bei Wien, um dort den Erfrierungstod zu suchen; auf dem Weg dorthin kommt dem Taxi ein Lastwagen mit aufgeblendeten Scheinwerfern entgegen. Der Taxifahrer »flucht, weil er nichts mehr sieht, und er tritt auf die Bremse, was zur Folge hat, dass sein Auto auf glatter Fahrbahn ins Schlingern kommt. Ludwig spürt die Welt, die ins Rutschen gerät. Die Flasche entgleitet seiner Hand und rollt auf den Boden. Er sieht in ein helles Licht. *Jessas*, sagt er. Letztes Wort. Er hätte es anders formuliert, wenn er Zeit gehabt hätte.«[49] Aus dem geplanten Suizid wird unverhofft ein Unfall.

Wenn die Frage nach einer möglichen Mitschuld an einem Unfall oder einem Suizid auftaucht, dann zumeist in Gestalt des Vorwurfs unterlassener Hilfeleistung. So hat sie auch Albert Camus in seinem letzten Roman *Der Fall* (1956) gestellt: 14 Jahre nach der bereits zitierten These, es gebe »nur ein wirklich ernstes philosophisches Problem: den Selbstmord«,[50] bezieht sich die Geschichte des selbsternannten »Bußrichters« Jean-Baptiste Clamence im Amsterdamer Hafenviertel auf den Suizid einer jungen, unbekannten Frau. In einer Novembernacht, so berichtet der ehemalige Anwalt aus Paris,

> kehrte ich über den Pont Royal aufs linke Seineufer nach Hause zurück. Es war eine Stunde über Mitternacht; ein feiner Regen fiel, ein Nieseln vielmehr, das die vereinzelten Fußgänger verscheuchte. […] Auf der Brücke erblickte ich eine Gestalt, die sich über das Geländer neigte und den Fluß zu betrachten schien. Im Näherkommen gewahrte ich, daß es eine schlanke, schwarzgekleidete junge Frau war. Zwischen dem dunklen Haar und dem Mantelkragen war ein frischer, regennasser Nacken sichtbar, der mich nicht gleichgültig ließ. Eine Sekunde lang zögerte ich, dann setzte ich meinen Weg fort. […] Ich hatte schon etwa fünfzig Meter zurückgelegt, als ich das Aufklatschen eines Körpers auf dem Wasser hörte; in der nächtlichen Stille kam mir das Geräusch trotz der Entfernung ungeheuerlich laut vor. Ich blieb jäh stehen,

wandte mich jedoch nicht um. Beinahe gleichzeitig vernahm ich einen mehrfach wiederholten Schrei, der flußabwärts trieb und dann plötzlich verstummte. In der unvermittelt erstarrten Nacht erschien mir die zurückgekehrte Stille endlos. Ich wollte laufen und rührte mich nicht. Ich glaube, daß ich vor Kälte und Fassungslosigkeit zitterte. Ich sagte mir, daß Eile not tat, und fühlte, wie eine unwiderstehliche Schwäche meinen Körper überfiel. Ich habe vergessen, was ich in jenem Augenblick dachte. »Zu spät, zu weit weg …« oder etwas Derartiges. Regungslos lauschte ich immer noch. Dann entfernte ich mich zögernden Schrittes im Regen. Ich benachrichtigte niemand.[51]

Ein Vorbild der jungen Frau war vermutlich Francine Camus, die Ehefrau des Schriftstellers, die im November 1954 – während einer schweren Depression – aus dem Fenster der Klinik sprang und einen Beckenbruch erlitt: »Als Camus ihr Teile des Buchs zu lesen gab, sagte sie: ›Dauernd setzt du dich für die gute Sache der einen oder der anderen ein. Aber hörst du auch die Schreie, die dir gelten?‹ Der Schrei der jungen Frau, die Clamence nicht rettet, ist der unterdrückte Schrei Francines.«[52] Aber *Der Fall* ist kein autobiographischer Text; und das Lachen, das Clamence – Jahre nach dem Suizid der jungen Frau – zu hören vermeint, erinnert auch an das mysteriöse Lächeln im Gesicht der *inconnue*:

> Ich war auf den zu dieser Stunde leeren Pont des Arts getreten, um den Fluß zu betrachten, den man in der nun völlig hereingebrochenen Dunkelheit kaum ahnte. […] Ich richtete mich auf und wollte eben eine Zigarette anzünden, die Zigarette der Befriedigung, als hinter mir ein Lachen ertönte. Voll Überraschung wandte ich mich blitzschnell um – niemand. Ich beugte mich über das Geländer – kein Schleppkahn, kein Boot. Ich drehte mich wieder der Insel zu und hörte von neuem das Lachen in meinem Rücken, doch in etwas größerer Entfernung, als treibe es den Fluß hinunter. Ich verharrte reglos. Allmählich verklang das Lachen; indessen vernahm ich es noch deutlich hinter mir, es kam aus dem Nichts oder vielleicht aus dem Wasser.[53]

Unfall oder Suizid? *Der Fall* ist der Unfall, den Camus entschieden fürchtete – und dem er, wenige Jahre nach der Publikation des Romans, am 4. Januar 1960 erlag. »Zu seinen Freunden sagte Camus oft, es gebe keinen größeren Skandal als den Tod eines Kindes und nichts Absurderes, als bei einem Autounfall ums Leben zu kommen.«[54] Kaum jemand hat diese Absurdität klarer erkannt als John Hawkes in seinem Roman *Travesty* (1976), der den Fall endgültig in einen Unfall übersetzte – und zugleich den Unfall in einen Suizid. Der gesamte Text wird als Monolog während einer Autofahrt gesprochen, die mit einem Unfall enden wird: Wir werden, verspricht der Fahrer seiner Tochter und ihrem Ehemann im unverwechselbaren Tonfall des Bußrichters Clamence,

> in einer unmöglichen Kurve auf das Gelände eines verlassenen Hofes schwenken und dort, ohne die Geschwindigkeit zu senken, frontal in die fensterlose Mauer einer alten und jetzt nicht mehr überdachten Scheune hineinrasen; sie ist vor langer Zeit liebevoll aus großen Ackersteinen erbaut worden. Die Mauer ist einen Meter dick. Einen vollen Meter oder gar noch etwas mehr.[55]

Ein Unfall als erweiterter Suizid? Noch 1976 hatte Jean Améry in seinem Plädoyer für den Freitod festgestellt: »Nirgends las ich von einem zum Freitod entschlossenen Piloten oder Lokomotivführer, der die ihm anvertrauten Passagiere in seinen eigenen Tod mit hineingerissen hätte.«[56] Keine vierzig Jahre später ist genau dieser Fall eingetreten: Am 24. März 2015 raste ein Airbus der Fluggesellschaft Germanwings auf dem Weg von Barcelona nach Düsseldorf um 10:41 Uhr gegen eine Bergwand in den französischen Alpen. Nach einer Untersuchung stellte sich rasch heraus, dass der Copilot Andreas Lubitz die Maschine bewusst zum Absturz gebracht hatte. In seinen Suizid hatte er 144 Passagiere und fünf Crew-Mitglieder hineingerissen. Wenige Monate zuvor war Damián Szifrons neuester, 2014 gedrehter und mehrfach ausgezeichneter Film *Wild Tales* in die Kinos gekommen. Die erste Episode des Films spielt in einem spärlich besetzten Flugzeug. Als ein Passagier mit einer Frau zu flirten beginnt, finden beide heraus, dass sie einen gemeinsamen Bekannten haben: Gabriel Pasternak. Der Reihe nach bekennen in rascher Folge immer mehr Fluggäste, diesen Mann ebenfalls gekannt

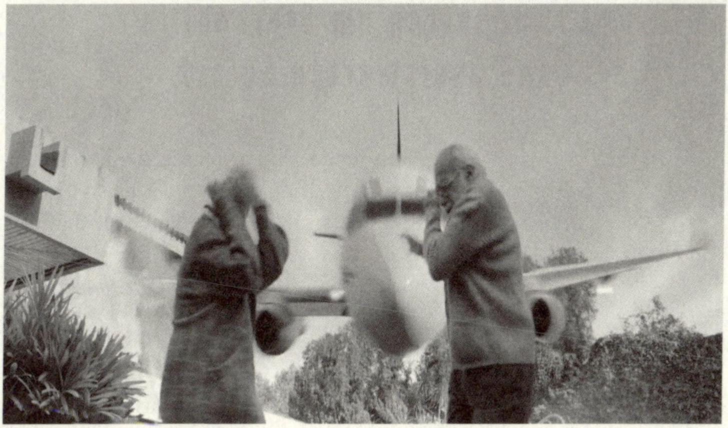

Abb. 51: Lucila Mangone (links) und Héctor Drachtman in *Wild Tales* von Damián Szifron (2014); Film-Still.

zu haben, bevor die Stewardess mit blassem Gesicht den Gang betritt und mitteilt, dass Gabriel Pasternak, Flugbegleiter auf dieser Maschine, den Platz im Cockpit des Piloten eingenommen und die Tür verriegelt habe. Nach einem Schnitt sieht das Publikum ein älteres Ehepaar im Garten eines Bungalows; und während die Zuschauer noch überlegen, ob es sich dabei um die Eltern Pasternaks handeln könnte, erscheint das Flugzeug im Tiefflug am Himmel und rast auf das Grundstück zu. Wir wissen nicht, ob Andreas Lubitz den Film Szifrons gesehen hat; in Deutschland war *Wild Tales* – mit dem Untertitel »Jeder dreht mal durch!« – schon am 8. Januar 2015 in die Kinos gekommen. Doch wissen wir inzwischen von mehreren anderen Pilotensuiziden, die durch Abstürze besetzter Passagierflugzeuge herbeigeführt wurden: etwa am 9. Februar 1982 der Japan-Airlines-Flug 350 vom Flughafen Fukuoka in Südjapan zum Flughafen Tokio-Haneda, am 31. Oktober 1999 eine Boeing 767 der Egypt Air auf dem Weg von Los Angeles nach Kairo oder am 29. November 2013 ein Passagierflugzeug der Linhas Aéras de Moçambique auf dem Flug von Maputo nach Luanda in Angola,[57] um nur drei Beispiele zu nennen.

# 13. Debatten um Sterbehilfe und assistierten Suizid

»In jenen Tagen werden die Menschen
den Tod suchen, aber nicht finden;
sie werden sterben wollen, aber der Tod
wird vor ihnen fliehen.«
*Geheime Offenbarung 9,6*

## 1.

Paul Lafargue wurde am 15. Januar 1842 in Santiago de Cuba geboren, wo er seine ersten Lebensjahre verbrachte, bevor die Familie 1851 nach Bordeaux in Frankreich übersiedelte. In Paris studierte Lafargue erst Pharmazie, dann Medizin; bald danach schloss er sich der sozialistischen Bewegung an. Und während er in London sein Medizinstudium fortsetzte, wurde er zum regelmäßigen Gast im Haushalt von Karl Marx, wo er dessen Tochter Laura kennenlernte. Die Hochzeit fand am 2. April 1868 statt, Trauzeuge war Friedrich Engels. Lafargues Herkunft trug ihm lebenslang zahlreiche rassistische Angriffe ein; sogar sein Schwiegervater, wohl ein wenig eifersüchtig, bezeichnete ihn in Briefen als »Abkömmling eines Gorillas«,[1] als »Negrillo«,[2] »medizinischen Kreolen«[3] oder als »hidalgo della figura trista« – »Ritter von der traurigen Gestalt«.[4] Ein paar Wochen zuvor hatte er sogar gedroht: »Dieser verdammte Schlingel Lafargue belästigt mich mit seinem Proudhonismus und wird wohl nicht eher ruhen, bis ich ihm einmal tüchtig etwas auf seinen Kreolenschädel gegeben habe.«[5] Immerhin bekannte er auch, in dem bereits zitierten Brief an Laura vom 5. September 1866: »Ehrlich gesagt, ich hab' den Jungen gern. Gleichzeitig aber bin ich ziemlich eifersüchtig auf ihn wegen seiner Ansprüche auf meinen alten ›Geheimsekretär‹.«[6] Den Verlust seiner Tochter – des »alten Geheimsekretärs« – beklagte Marx noch in einem Schreiben, das er ein paar Tage nach der Hochzeit an das Brautpaar richtete:

> Ich freue mich, [...] daß Ihr Eure Brautfahrt gründlich genießt und daß alle äußeren Umstände, Frühling und Sonne und Luft und Pariser Lustbarkeiten, sich zu Eurem Besten verbinden. Was besagten Gefährten angeht, so spricht es Bände für die angeborene Freundlichkeit des »jungen Mannes«, daß er mir in einem solch kritischen Augenblick Bücher schickt. Dieses einfache Faktum wäre kein schlechter Beweis, daß er zu einer besseren als der europäischen Rasse gehören muß.[7]

Allerdings hatte Marx schon im Schreiben an Friedrich Engels vom 7. August 1866 eine gewisse Sorge geäußert über »die Gemütsexzesse solcher Kreolen, etwas Furcht, daß der jeune homme (er ist 25 Jahre) sich umbringen würde«.[8]

Die beiläufig ausgesprochene Sorge rechtfertigte sich allerdings erst im November 1911, also fast drei Jahrzehnte nach dem Tod von Karl Marx. In der Nacht vom Samstag – dem 25. auf den 26. November 1911 – nahmen sich Paul und Laura Lafargue in ihrem Haus in Draveil, rund dreißig Kilometer südöstlich von Paris, durch Zyankali-Spritzen das Leben; davor waren sie noch in die Hauptstadt gefahren und in die Oper gegangen; sie sollen in heiterer Stimmung heimgekehrt, ein kleines Abendessen eingenommen und zu Bett gegangen sein. Am Morgen fand die Köchin das tote Paar. Paul hatte einen Abschiedsbrief hinterlassen, in dem es hieß: »Gesund an Körper und Geist töte ich mich, bevor das erbarmungslose Alter mir nacheinander alle Vergnügen und Freuden des Lebens nimmt, mich meiner physischen und psychischen Kräfte beraubt, meine Energie lähmt, meinen Willen bricht und aus mir eine Last für andere und mich selber macht.«[9] Lafargue betonte, er habe sich schon vor Jahren das Versprechen gegeben, das siebzigste Lebensjahr nicht zu überschreiten. Lauras Haltung zum gemeinsamen Suizid wird nicht erwähnt; auch eine Abschiedsbotschaft des »alten Geheimsekretärs« wurde nicht gefunden. An der Beisetzung auf dem Pariser Friedhof Père-Lachaise nahmen 15 000 Menschen teil, darunter eine dreihundertköpfige Delegation streikender Taxi-Chauffeure. Am offenen Grab sprachen Wilhelm Bracke, Édouard Vaillant, Jean Louis Dubreuilh, Jules Guesde, Jean Jaurès, Karl Kautsky, Édouard Anseele, Keir Hardie, Ilya Rubanovich, Alexandra

Kollontai und Wladimir Iljitsch Lenin. Sechs Jahre vor Beginn der Russischen Revolution rühmte Lenin Lafargue als »einen der Begabtesten und Gründlichsten unter denen, welche die Ideen des Marxismus verbreiten«:

> In der Person Lafargues vereinigten sich [...] zwei Epochen: jene Epoche, als die revolutionäre Jugend Frankreichs zusammen mit den französischen Arbeitern im Namen der republikanischen Ideen zum Sturm gegen das Kaiserreich schritt – und jene Epoche, als das französische Proletariat unter der Führung der Marxisten den konsequenten Klassenkampf gegen die gesamte bürgerliche Ordnung führte.[10]

Im privaten Umfeld äußerte er freilich schwere Bedenken gegen den Doppelsuizid der Lafargues: »Ein Sozialist gehört sich nicht selbst, sondern der Partei. Wenn er in der Lage ist, in irgendeiner Weise für die Arbeiterklasse nützlich zu sein, z. B. auch nur einen Appell oder einen Artikel zu schreiben, hat er kein Recht, Selbstmord zu begehen.«[11] Auch die ehrenden Nachrufe auf Lafargue versäumten zumeist nicht, solche Ambivalenzen auszudrücken. So schrieb etwa Franz Mehring in *Die Neue Zeit*,

> daß der Dienst der Freiheit ein strenger Dienst ist, der auch dem reich mit Lorbeeren geschmückten Veteranen nicht gestattet, seinen Posten zu verlassen, solange ihn noch ein Hauch von Kraft beseelt. [...] Sein Tod zeugt wider ihn, wie seine großen Führer und Lehrer wider ihn zeugen, die auch die Beschwerden des Alters nicht scheuten, um ihrer großen Sache zu dienen bis zum letzten Atemzug.[12]

Mehring zögerte auch nicht, die Herkunft Lafargues als möglichen Hintergrund des Suizids zu charakterisieren:

> In Paul Lafargue mischte sich das Blut dreier unterdrückter Rassen: die Mutter seines Vaters war eine Mulattin, von den Eltern seiner Mutter war der Mann ein Inder, die Frau eine karaibische Indianerin. So heißt es in den französischen Nachrufen, die wir weder bestätigen noch bestreiten können. Sicher ist nur, daß Lafargue Negerblut in den Adern hatte, wovon er selbst gern sprach

und wovon auch der matte Teint und die großen weißen Augäpfel des sonst sehr regelmäßig geschnittenen Gesichtes beredtes Zeugnis ablegten. Und nur diese Blutmischung hat eine gewisse Bedeutung für das Wesen des Mannes gehabt; auf sie mag seine geistige und körperliche Gesundheit, seine große Sorglosigkeit, die sich vielleicht noch in der Art seines Todes bekundet hat, und auch ein gewisses Maß von Hartnäckigkeit zurückführen, das Marx und Engels gar manches Mal zu ärgerlich-lustigem Spotte über den »Niggerschädel« veranlaßt hat.[13]

Auch Eduard Bernstein stellte einen direkten Zusammenhang zwischen Lafargues Herkunft und seinem Suizid her, als er schrieb:

> Das Bewußtsein, daß er zum Teil von Angehörigen unterdrückter, der europäischen Zivilisation fremd gegenüberstehender Rassen abstammte, scheint schon früh sein Denken beeinflußt zu haben, wie sich Rückwirkungen einer dadurch erzeugten Kulturauffassung in seinen ganzen ethnologischen und soziologischen Arbeiten verfolgen lassen. Man kann diese Auffassung als einen kulturphilosophischen Romantizismus bezeichnen, eine hochgradige Skepsis gegenüber der Kultur der vorgeschrittenen Völker Europas und eine starke Wertschätzung von Einrichtungen und Gewohnheiten wilder und halbwilder Völkerschaften. Wie fest diese Romantik in ihm saß, bezeugt unter anderm auch sein selbstgewählter Tod. Wiederholt hat Lafargue mit großer Sympathie der Sitte der Wilden und Barbaren gedacht ihre Alten zu töten, sobald diese so hinfällig geworden waren, daß sie an den Zügen des Stammes nicht mehr ohne Beschwerden teilnehmen konnten.[14]

Naheliegender als die Vorwürfe der Desertion von revolutionären Pflichten gegenüber der Arbeiterklasse und der Partei, naheliegender als die Assoziationen mit einer kulturromantischen Verklärung der Altentötung, wäre gewiss die Erinnerung an einen Traktat gewesen, der oft nur als Satire gelesen wurde: Lafargues *Das Recht auf Faulheit – Le droit à la paresse* – von 1880, das ausgerechnet Eduard Bernstein 1891 ins Deutsche übersetzt hatte. Die Abhandlung erschien zwar zunächst in zahlreichen Sprachen und war vor 1917 beinahe so weit verbreitet wie das *Kommunistische Manifest*; danach aber wurde sie bald aktiv vergessen und ignoriert. In der Sowjetunion waren Lafargues Schriften lange verboten; der Text wurde jedoch auch im Westen erst in der Zeit der Studentenproteste der späten sechziger Jahre wiederentdeckt: 1966 erschien eine von Iring Fetscher edierte Neuausgabe der alten Übersetzung Bernsteins; in der Einleitung erzählte Fetscher, ihm sei in der DDR, als er aus dieser Schrift zitierte, prompt »Untergrabung der Arbeitsmoral« vorgeworfen worden.[15] Im Jahr 2013 wurde Lafargues Traktat – in der von Ulrich Kunzmann bearbeiteten Übersetzung Bernsteins – neu aufgelegt. Im Nachwort betonte der Philosoph Guillaume Paoli, dass die Thesen Lafargues gerade nach den Erfahrungen der Finanz- und Schuldenkrise neu gelesen werden müssen. Wer vor einigen Jahrzehnten noch gedacht hatte, die Entwicklung zu höheren Einkommen, kürzeren Arbeitszeiten und wachsendem Wohlstand bestätige nachträglich Lafargues Vision, wurde ab 2007 eines Schlechteren belehrt. Denn die Wertschöpfung sei, betonte Paoli, »von der Industrieproduktion ins fiktive Kapital geflüchtet. [...] Die lohnabhängige Bevölkerung ist nur noch relevant, indem sie sich verschulden kann und die Zeche der Banken und Staaten bezahlen kann.«[16] Die Arbeiterklasse sei dagegen zerstreut und besiegt, so dass »das Kapital sich selbst überlassen ist, ohne soziale Gegenkräfte, die seine Kamikaze-Tendenzen noch bändigen könnten«.[17] Die systemimmanente »Suizidalität« des Kapitals hatte freilich schon Lafargue selbst 1887 in seinem Traktat über *La Religion du Capital*, *Die Religion des Kapitals* – also fast zwanzig Jahre vor Max Webers *Die protestantische Ethik und der Geist des Kapitalismus*[18], mehr als dreißig Jahre vor Walter Benjamins Fragment zum »Kapitalismus als Religion«[19] – hervorgehoben. Da heißt es in den »Ultima Verba« des Kapitals, dieses neuen Gottes: »Die Menschen haben Brahma, Jupiter, Jesus und Allah aus dem Himmel verjagt; meinen eigenen Tod aber besorge ich selbst.«[20]

Kann der Doppelsuizid von Paul und Laura Lafargue vor dem Hintergrund der Proklamation eines Rechts auf Muße und Faulheit gedeutet werden? Als Beanspruchung eines Rechts auf Lebensmüdigkeit, auf »Lebenssattheit« im Sinne Hiobs, der nach seinen schweren Prüfungen ein hohes Alter erreichte, Kinder und Enkel bis in die vierte Generation sah, um schließlich zu sterben: »alt und lebenssatt«, wie es in der Bibel heißt (Hiob 42,17)? Für eine solche Deutung spricht, dass in Lafargues Abschiedsbrief keine akuten Krankheiten oder quälende Altersbeschwerden angeführt werden, sondern lediglich deren künftige Wahrscheinlichkeit, das wachsende Risiko, anderen Menschen und sich selbst zur Last zu fallen. Während aber das oft geäußerte Motiv für den Alterssuizid, niemanden – und am wenigsten die eigenen Partner, Freunde oder Kinder – belasten zu wollen, auch als Appell wahrgenommen werden kann, bleibt das an zweiter Stelle genannte Motiv, sich nicht selbst zur Last fallen zu wollen, ein wenig rätselhaft. Wer ist hier der Belastete, wer ist die Last? Eine erste Antwort drängt sich auf: Die Last ist der eigene Leib, der den Dienst zu verweigern droht. So beginnen jedenfalls die fiktiven Erinnerungen des römischen Kaisers Hadrian, die Marguerite Yourcenar 1951 in ihrem bekanntesten Roman ausgemalt hat: »Zum ersten Male enthüllte sich mir mein Leib, dieser alte Freund und treue Gefährte, den ich soviel besser kenne als meine Seele, als ein tückisches Ungeheuer, das gegen seinen Gebieter aufbegehren will.«[21] Und in einer Passage seiner *Kritik der zynischen Vernunft* von 1983 formulierte Peter Sloterdijk – übrigens noch kurz vor den ersten Suizidanschlägen der neuesten Geschichte –, die zeitgenössische Medizin denke den Körper als »Subversionsrisiko. In ihm tickt die Krankheitsgefahr wie eine Zeitbombe; er ist verdächtig als der mutmaßliche künftige Mörder der in ihm hausenden Person. Der Körper ist mein Attentäter.«[22] Unheimlicher noch als der Leib, der die gewohnten Dienste aufkündigt, erscheint indes die Selbstbelastung, die einem Versagen des »Gebieters« entspringen könnte. Daraus ergibt sich eine zweite Antwort: Ein mögliches Motiv des Alterssuizids betrifft künftige Kontrollverluste, etwa durch eine fortschreitende Demenzerkrankung. So hatte Gunter Sachs seinen Suizid vom 7. Mai 2011 in einem öffentlich verbreiteten Abschiedsbrief begründet:

> In den letzten Monaten habe ich durch die Lektüre einschlägiger Publikationen erkannt, an der ausweglosen Krankheit A. zu erkranken. Ich stelle dies heute noch in keiner Weise durch ein

> Fehlen oder einen Rückgang meines logischen Denkens fest – jedoch an einer wachsenden Vergesslichkeit wie auch an der rapiden Verschlechterung meines Gedächtnisses und dem meiner Bildung entsprechenden Sprachschatzes. Dies führt schon jetzt zu gelegentlichen Verzögerungen in Konversationen. Jene Bedrohung galt mir schon immer als einziges Kriterium, meinem Leben ein Ende zu setzen. Ich habe mich großen Herausforderungen stets gestellt. Der Verlust der geistigen Kontrolle über mein Leben wäre ein würdeloser Zustand, dem ich mich entschlossen habe, entschieden entgegenzutreten.[23]

Wer tritt hier wem entgegen? Wer fällt hier wem zur Last? Die Frage entrollt eine komplexe Zeitstruktur: Als Last wird empfunden, dass ich irgendwann nicht mehr fähig sein könnte, mich selbst als Last zu empfinden. In solchem Sinne bekannte der Theologe Hans Küng – in einem Postscriptum zu seinem Buch *Glücklich sterben?* –, er habe während einer schweren gesundheitlichen Krise im Zuge seiner fortschreitenden Parkinson-Erkrankung befürchtet, den Zeitpunkt für eine selbstbestimmte Entscheidung zum Sterben versäumt zu haben. Da habe er gewusst, »dass der Wunsch, bis zur letzten Sekunde die Kontrolle über mein Leben zu behalten, eine Idealvorstellung ist«.[24]

Gunter Sachs war 78 Jahre alt, als er sich in seinem Chalet im Schweizer Gstaad erschoss; Paul Lafargue stand kurz vor dem 70. Geburtstag, als er sich und seiner 66-jährigen Frau Zyankali spritzte. Nach statistischen Analysen sterben in Deutschland rund 10 000 Menschen jährlich durch Suizid; und nahezu 40 Prozent dieser Suizidenten sind älter als 60 Jahre. Die Dunkelziffer ist vermutlich noch viel höher: So können alte Menschen, die nicht mehr leben wollen, durch Nahrungsverweigerung, Absetzung oder Überdosierung von Medikamenten sterben; die suizidale Absicht wird dann selten erkannt, ganz abgesehen davon, dass Ärzte bei kranken Menschen in hohem Alter – auch aus Rücksicht auf die Angehörigen – häufig einen »natürlichen« Tod bescheinigen. Im Begleitkatalog zu seiner eindrucksvollen Video-Reanimation des Basler Totentanzes (im November 2013) bemerkte Peter Greenaway, nicht ohne Lust an der Provokation:

> Wir sollten uns wirklich einigen können auf die vernünftige Zahl von siebzig Jahren. Wir sollten nicht gierig werden und es gut sein lassen. Schließlich reden wir rein von Quantität, nicht von Qualität. [...] Ich bin 71, schon ein Jahr über dem Limit. Ich lebe von geborgter Zeit, ich lebe auf Überzeit. Leute meines Alters sterben überall um mich herum weg – mit der Frequenz von zwei Toden pro Sekunde. Sie haben die Geduld der Evolution überstrapaziert. [...] Die meisten Menschen haben Schwierigkeiten mit dem Konzept der freiwilligen Euthanasie. In Amsterdam, wo ich wohne, wird ernsthaft über unfreiwillige Euthanasie gesprochen. Nur geredet, wohlgemerkt, aber ernsthaft.[25]

Auch Greenaway lässt mit sich reden; vielleicht sollte erst mit 80 Jahren ein Schlussstrich gezogen werden? »80 also. ›Herzlichen Glückwunsch zum Geburtstag, Opa, nimm dir ein Stück Geburtstagstorte, und hier kommt die Spritze.‹ Niemand darf das umgehen, niemand darf sich verdrücken, sich freikaufen oder sich rausboxen.«[26] 70 Jahre? 80 Jahre? Doch wer soll die Lebensgrenzen definieren? Vor 10 Jahren hat die japanische Designerin und Konzeptkünstlerin Michiko Nitta ihre Abschlussarbeit am Royal College of Art in London präsentiert: das Manifest einer neuen radikalen Organisation namens Extreme Green Guerillas. Zu den Grundsätzen dieser fiktiven Organisation sollte die Verpflichtung gehören, nicht älter zu werden als 40 Jahre. Nitta stellte den Entwurf eines Ohrrings vor, der zeremoniell zum 20. Geburtstag angelegt werden sollte, um pünktlich zum 40. Geburtstag eine tödliche Droge freizusetzen; und sie fragte: »Wenn du weißt, dass dein Leben nur 40 Jahre dauern wird, wie wirst du dein Leben planen?«[27] Natürlich war Michiko Nittas Projekt ebenso provokant wie Greenaways Essay zum Basler Totentanz; implizit erinnerte sie jedoch an die in Japan verbreitete Praxis, sich im Alter von 70 Jahren auf einen entlegenen Berg tragen zu lassen, um dort zu sterben. Der japanische Filmregisseur Shōhei Imamura hat diese Praxis – *Ubasute* – in seinem Film *Narayama bushikō* (*Die Ballade von Narayama*), eindrucksvoll dargestellt. Als Protagonistin der Handlung, die in einem kleinen Dorf spielt, fungiert Orin (Sumiko Sakamoto), die ein Jahr vor ihrem 70. Geburtstag die nötigen Vorbereitungen trifft und alle

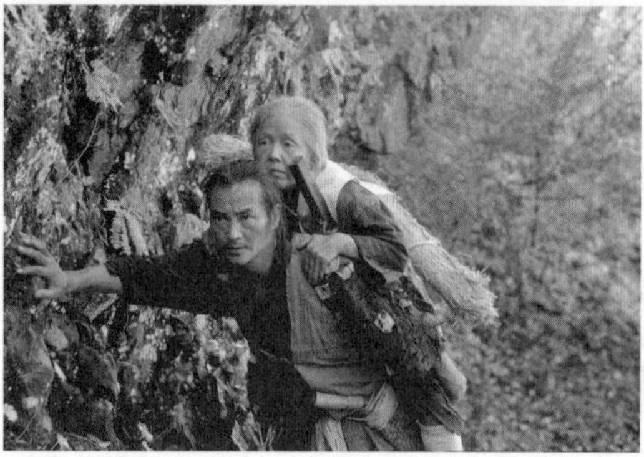

Abb. 52: Ken Ogata (links) und Sumiko Sakamoto in *Narayama bushikō* von Shōhei Imamura (1983); Film-Still.

Angelegenheiten der Familie regelt, um schließlich die letzte Reise antreten zu können. Als sie auf ihre vitale Gesundheit angesprochen wird, schlägt sie sich – in einer schwer erträglichen Szene – mit einem Stein die Zähne aus; sie will einer alten Frau ähnlicher sehen. Der Film Imamuras wurde 1983 auf den Internationalen Filmfestspielen von Cannes mit der Goldenen Palme ausgezeichnet.

## 2.

Als westliches Gegenstück zu Shōhei Imamuras *Die Ballade von Narayama* könnte Hal Ashbys *Harold und Maude* betrachtet werden: ein Film, der 1971 in die Kinos kam und mit schwarzem Humor gleich zwei Tabus angriff, weshalb er zunächst bei Kritik und Publikum durchfiel, bevor er später zum regelrechten Kultfilm avancierte. Hal Ashby verhandelte – nach einem Drehbuch von Colin Higgins – sowohl das Thema des Suizids und der Suizidfaszination als auch das Thema einer höchst unkonventionellen Liebesbeziehung zwischen der fast 80-jährigen Maude (Ruth Gordon) und dem jungen Harold (Bud Cort). Kurz zur Handlung: Harold lebt in einer kalifornischen Villa; er ist fasziniert von Tod und Suizid. So inszeniert er realistische und schockierende Schein-Suizide, um die Reaktionen seiner reichen Mutter zu testen, fährt einen Cadillac, der zu einem Leichenwagen umgebaut wurde, besucht Friedhöfe und nimmt an Bestattungen teil. Bei einer solchen Gelegenheit trifft er die 79-jährige Maude, die seinem morbiden Temperament mit exzentrischer Lebensfreude begegnet. Und noch während seine Mutter ihn mit jungen Mädchen zu verkuppeln versucht oder ihn – auf Rat des Onkels, eines Generals – nach Vietnam schicken will, entspinnt sich eine intensive Liebesgeschichte zwischen Harold und Maude. Diese Geschichte gelangt zu einem abrupten Ende bei der Feier von Maudes 80. Geburtstag: Sie gesteht ihm, dass sie soeben Tabletten geschluckt habe, um zu sterben. Harold ist entsetzt, transportiert sie in die Klinik; aber es ist bereits zu spät. In der Schlussszene sieht man zunächst, wie der Leichen-Cadillac ins Meer stürzt; der letzte Schein-Suizid gilt dem Kinopublikum, das kurz danach den jungen Mann auf den Klippen stehen sieht, wo er auf dem Banjo spielt, das ihm Maude einmal geschenkt hat. Die ursprünglich gedrehten Sexszenen zwischen Harold und Maude mussten nach einem Veto von Paramount herausgeschnitten werden; zu weit durfte die sexuelle Emanzipation der späten sechziger Jahre dann doch nicht gehen. So sieht man nur einmal, wie die beiden nebeneinander im Bett liegen; Maude schläft noch und Harold bläst Seifenblasen in die Luft. Die Filmmusik stammt von Cat Stevens; besonders bekannt wurde der Song »If you want to sing out, sing out«, der im Film mehrmals wiederholt wird. *Harold und Maude* erschien bald auch in einer Romanfassung, die Colin Higgins – parallel zum Drehbuch – verfasst hatte, sowie als Theaterstück; zuletzt feierte das Stück am 26. Januar 2017 im Wiener Theater in der Josefstadt – mit der 90-jährigen Erni Mangold als Maude und Meo Wulf als Harold – Premiere.

Das freundliche Bild des Alterssuizids, das Hal Ashby, und in gewisser Hinsicht auch Shōhei Imamura, entwerfen, muss – bei aller Sympathie für die Figur der Maude – relativiert werden. Aus psychoanalytischer Perspektive, die im Film ausgerechnet von einem Priester formuliert wird, sehen wir eine typische Geschichte der

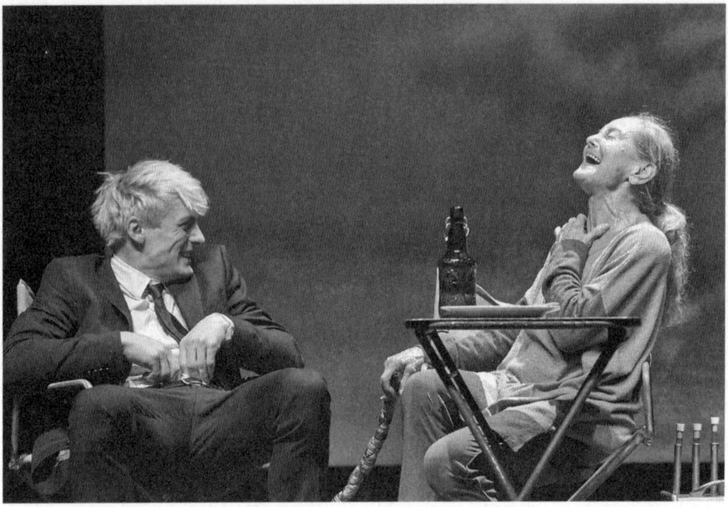

Abb. 53: Meo Wulf (links) und Erni Mangold in *Harold und Maude* von Colin Higgins, Theater in der Josefstadt Wien, 26. Januar 2017.

Adoleszenz: Ein vaterloser Junge will seine Mutter mit Suizid-Phantasien und morbiden Inszenierungen gewinnen, erobert jedoch ihre archaische Gestalt, eine vitale »Große Mutter«, die ihn sexuell initiiert und danach verlässt; erst ihr Verlust wird ihm ermöglichen, erwachsen zu werden. Maudes eigenes Leben bleibt dagegen verborgen; in einem kurzen Moment sieht man eine Auschwitzer Nummerntätowierung an ihrem Arm, aber dieses Motiv wird nicht weiterverfolgt. Es geht nicht um Maude, sondern um Harold. Das Suizidmotiv Maudes wird nicht expliziert, sondern lediglich mit dem unscharfen Klischeebild der Holocaust-Überlebenden angedeutet. Warum sie gerade an ihrem 80. Geburtstag sterben will, erfahren wir nicht. Im Vergleich mit der Handlung des Films sind die üblichen Motive des Alterssuizids hingegen ziemlich evident: Berufsende und »Pensionsschock«, Krankheiten, Behinderungen und chronische Schmerzen, Bettlägerigkeit, soziale Isolation und Einsamkeit, Übersiedlungen aus der vertrauten Umgebung in Alters- und Pflegeheime, vor allem aber der Verlust des Partners oder der Partnerin. Das zuletzt genannte Motiv des »Liebestods« wird besonders hartnäckig verdrängt. Die bange Frage, wer wohl wen überleben wird und wie, wird im Alltag nicht gestellt; die Haltung, die in der von Freud zitierten angeblichen Bemerkung eines Ehemannes zum Ausdruck kommt – »Wenn einer von uns beiden stirbt, übersiedle ich nach Paris«[28] –, liegt uns gewöhnlich ganz fern. Und als der britische Opernregisseur Graham Vick seine Inszenierung von Wagners *Tristan und Isolde* am 13. März 2011 dem Publikum der Deutschen Oper Berlin vorstellte, erntete er heftige Proteststürme. Er war auf die Idee gekommen, vor dem dritten Akt mehrere Jahrzehnte verstreichen und die Liebenden als alte Menschen die Bühne wieder betreten zu lassen. Das Libretto kennt keine Altersangaben, doch nur ein junges Paar, das an seiner Liebe – »unbewusst, höchste Lust« – scheitert und zu Tode kommt, kann romantisch verklärt werden. Der damals 58-jährige Vick inszenierte dagegen die Ahnung von einem ganz anderen »Liebestod«, der keine romantische Idealisierung gestattet, aber tiefe Achtung verdient: als »Tod in der zweiten Person«, wie Vladimir Jankélévitch in seiner Untersuchung von 1966 behauptete. Denn zwischen »dem Tod des Anderen, der weit entfernt und belanglos ist, und dem eigenen Tod, der unser Sein unmittelbar betrifft, gibt es die Nähe des Todes eines mir Nahestehenden«.[29] Nicht der Tod in der ersten Person – Martin Heideggers »Sein zum Tode« – oder der Tod in der dritten Person, wie er in historischen oder ethnologischen Analysen aufscheint, sondern einzig der Tod in der zweiten Person erzwinge eine Erfahrung des Todes »im Diesseits des Todes«,[30] als Sterben im Du, in der Schmerzhaftigkeit und Zeitlichkeit des Älterwerdens. Der Tod des geliebten Menschen ist in gewisser Weise, so Jankélévitch, mein eigener Tod.

Vor elf Jahren hat der in Wien geborene französische Philosoph André Gorz eine der schönsten Liebeserklärungen publiziert, die ich jemals gelesen habe: die *Lettre à D.*, eine *Histoire d'un amour*. Dieser Brief an seine seit vielen Jahren schwerkranke, von kaum erträglichen Schmerzen gequälte Frau Dorine endete mit folgenden Zeilen:

> Soeben bist Du zweiundachtzig geworden. Und immer noch bist Du schön, anmutig und begehrenswert. Seit achtundfünfzig Jahren leben wir nun zusammen, und ich liebe Dich mehr denn je. Kürzlich habe ich mich von neuem in Dich verliebt, und wieder trage ich in meiner Brust diese zehrende Leere, die einzig die Wärme Deines Körpers an dem meinen auszufüllen vermag. Nachts sehe ich manchmal die Gestalt eines Mannes, der auf einer leeren Straße in einer öden Landschaft hinter einem Leichenwagen hergeht. Dieser Mann bin ich. Und Du bist es, die der Leichenwagen wegbringt. Ich will nicht bei Deiner Einäscherung dabei sein; ich will kein Gefäß mit Deiner Asche bekommen. Ich höre die Stimme von Kathleen Ferrier, die singt: »Die Welt ist leer, ich will nicht leben mehr«, und ich wache auf. Ich lausche auf Deinen Atem, meine Hand berührt Dich. Jeder von uns möchte den anderen nicht überleben müssen. Oft haben wir uns gesagt, dass wir, sollten wir wundersamerweise ein zweites Leben haben, es zusammen verbringen möchten.[31]

André und Dorine Gorz haben sich am 22. September 2007 gemeinsam das Leben genommen. Der *Brief an D.* war ein öffentlicher Abschiedsbrief; andere letzte Briefe waren an Freunde gerichtet, und an der Eingangstür zum gemeinsamen Haus im burgundischen Vosnon hing ein Zettel mit der Bitte, die Polizei zu verständigen. Der Doppelsuizid von André und Dorine Gorz in der französischen Provinz erinnert fast unmittelbar an den gemeinsamen Tod von Paul und Laura Lafargue. In seinen letzten Büchern hatte übrigens André Gorz, ehemals ein strikter Verfechter des Rechts auf Arbeit und der Verpflichtung zur Arbeit, nicht nur das Ende der Arbeitsgesellschaft und eine ökologische Zeitenwende prognostiziert, sondern auch die Einführung eines bedingungslosen Grundeinkommens, also gleichsam ein »Recht auf Faulheit«.[32]

Zwei Jahre nach dem Doppelsuizid von André und Dorine Gorz hat die Journalistin Johanna Adorján die berührende Geschichte ihrer Großeltern Vera und István recherchiert und aufgezeichnet; das Paar hatte sich am 13. Oktober 1991 im dänischen Exil gemeinsam das Leben genommen. In *Eine exklusive Liebe* schildert Adorján, wie ihr Großvater in Wien Medizin studierte, Orthopäde wurde, seine Frau Vera kennenlernte und heiratete; beide lebten in Budapest. Nach der Besetzung Ungarns durch deutsche Truppen im März 1944 wurde István ins KZ Mauthausen verschleppt; doch er überlebte. Während des Ungarnaufstands 1956 floh das Paar von Budapest nach Dänemark, wo sie zurückgezogen die folgenden 35 Jahre verbrachten. Als István schwer erkrankte, trafen sie konsequent alle Vorkehrungen für einen gemeinsamen Tod. Im Rahmen ihrer Recherchen traf die Enkelin auch den Arzt, der ihnen dabei geholfen hatte. Er beschrieb die Großeltern als ein »aristokratisches Paar«, als »König und eine Königin«, seine Frau und er »hätten sie sehr gemocht«. Mit dem Arzt kann Johanna Adorján offen sprechen:

> Mein Großvater habe ihn gefragt, ob es wirklich notwendig sei, ein Antibrechmittel einzunehmen, erzählt er. Da habe er sich entschieden, ihnen jetzt alles zu sagen, was sie beachten sollten. Er habe ihnen nicht in den Tod helfen wollen. Aber als er sah, dass sie es auch ohne seine Hilfe tun würden, wollte er dazu beitragen, dass sie das Leben so schmerzfrei, so leicht wie möglich verlassen könnten. »Ich fand den Gedanken unerträglich, es würde nur einer von ihnen überleben«, sagt er, »womöglich schwer verletzt.« Also beantwortete er die Fragen meines Großvaters nach bestem Wissen und Gewissen. Es sei ein Fachgespräch gewesen, erinnert er sich. Zwei Ärzte besprechen sich. Ja, das Antibrechmittel sei unbedingt erforderlich. Ja, das Gift wirke noch schneller, wenn man die Gelatinekapsel entferne und nur das Pulver einnehme, das sei eine gute Idee.

Der Arzt bekannte, »er habe den Eindruck gewonnen, es habe zwischen meinen Großeltern einen Pakt gegeben, nicht ohne den anderen zu sterben. Einen Schwur, den sie sich lange Zeit vorher, fünfzig Jahre vielleicht, nach Ende des Zweiten Weltkriegs gegeben hatten und der möglicherweise nach der Flucht erneuert worden war.« Ihr Entschluss, versichert der Arzt, »sei unumstößlich gewesen. Es gab keinen Zweifel.«[33] Ein anderer Arzt, der Würzburger Psychoanalytiker, Professor für Psychosomatik und Facharzt für Psychosomatische Medizin und Psychotherapie Herbert Csef, hat in einem Essay die Gemeinsamkeiten solcher Altersdoppelsuizide hervorgehoben: »Das Ehepaar lebte im Durchschnitt 40-60 Jahre zusammen und war sehr lange verheiratet. Einer der Ehepartner hatte eine schwere oder unheilbare Erkrankung. Zum Zeitpunkt des Doppelsuizids waren die Ehepartner fast 80 Jahre alt oder älter.«[34] Csef zitiert auch einige weitere Fallbeispiele: den Doppelsuizid des niederländischen Psychiaters Nico Speijer und seiner Ehefrau Renée (in der Nacht vom 28. zum 29. September 1981), den Doppelsuizid von Arthur und Cynthia Koestler (am 1. März 1983), und zuletzt den Doppelsuizid von Georgette und Bernard Cazes am 22. November 2013 in Paris:

> Auch sie lebten mehr als 60 Jahre zusammen und stammten aus der gebildeten Pariser Oberschicht. Beim Doppelsuizid waren beide 86 Jahre alt. Georgette litt sehr unter ihrer Erblindung. Das greise Paar ging zum geplanten Suizid in das ehrwürdige Pariser Luxushotel »Lutetia«. Dort legten sie zwei Abschiedsbriefe auf den Nachttisch. Beide zogen sich einen Plastiksack über den Kopf und erstickten sich damit. Bernard Cazes war hoher Staatsbeamter und Offizier der Ehrenlegion. Georgette Cazes war Literaturprofessorin und Schulbuchautorin. Sie hinterließen nicht nur einen Abschiedsbrief an ihre Familie, sondern einen öffentlichen Brief an den Oberstaatsanwalt der Französischen Republik, eine Art Anklageschrift. Sie forderten darin die Liberalisierung der Sterbehilfe und die Durchführung eines Bürgervotums zu diesem Thema. Sie beklagten, der Staat zwinge alte Menschen zu grausamen Methoden des Suizids und gebe ihnen nicht das Recht, ruhig und selbstbestimmt zu sterben.[35]

Herbert Csef verweist auch auf zwei Filme, die das Thema des Doppelsuizids gealterter Paare zentral verhandeln: Sophie Heldmans *Satte Farben vor Schwarz* (2010) und Michael Hanekes *Liebe* (2012).[36] Beide Filme waren prominent besetzt: in *Satte Farben vor Schwarz* spielten Senta Berger und Bruno Ganz die Hauptrollen von Anita und Fred, in *Liebe* waren es Emmanuelle Riva und Jean-Louis Trintignant als Anne und Georges. Zum Zeitpunkt der Dreharbeiten waren Senta Berger und Bruno Ganz 69 Jahre alt, Emmanuelle Riva und Jean-Louis Trintignant sogar 85 und 81 Jahre; Emmanuelle Riva ist inzwischen in Paris – am 27. Januar 2017, kurz vor ihrem 90. Geburtstag – verstorben. Wovon handeln die beiden Filme?

*Satte Farben vor Schwarz* schildert das Leben eines Paars, das fast 50 Jahre verheiratet ist; die Kinder sind erwachsen, die Enkelin mitten im Abitur. Nachdem Anita ihren Mann dabei ertappt hat, wie er – statt ins Büro – in eine neue, leere Wohnung geht, stellt sie ihn zur Rede, weil sie vermutet, dass er eine Geliebte hat. Sie erfährt jedoch, dass Fred die Diagnose eines Prostatakarzinoms erhalten und sich gegen eine operative Behandlung entschieden hat. Sie ist empört und fühlt sich alleingelassen; die Ehe gerät in eine tiefe Krise, auf deren Höhepunkt Anita sogar aus der gemeinsamen Villa in ein Seniorenheim zieht. Erst auf der Abiturfeier ihrer Enkelin gelingt eine Wiederannäherung: Fred und Anita tanzen miteinander und verbringen die Nacht gemeinsam im Hotel. Danach gehen sie in die neue Wohnung, setzen sich auf ein Sofa, um sich jeweils mit einer Giftspritze das Leben zu nehmen. Michael Hanekes *Liebe* beginnt dagegen mit der Entdeckung einer Toten: Auf dem Bett liegt Anne, im besten Kleid und mit Blumen geschmückt.[37] Eine Rückblende erschließt die Vorgeschichte. Nachdem Anne, die ehemalige Pianistin und Klavierlehrerin, einen Schlaganfall erlitten hat, halbseitig gelähmt und auf einen Rollstuhl angewiesen ist, will sie nicht mehr leben, obwohl ihr Mann sie aufmerksam pflegt, ankleidet, wäscht und füttert. Sie verweigert die Nahrung, spuckt sogar das Wasser aus, das ihr Georges reicht, und schreit stundenlang mit leiser Stimme um Hilfe. Schließlich setzt sich Georges zu ihr ans Bett und erzählt eine Geschichte aus seiner Kindheit: Mit zehn Jahren sei er in ein Ferienlager geschickt worden. Dort gefiel es ihm aber gar nicht: das Sportprogramm, der verhasste Milchreis. »Ich hatte mit Mama eine geheime Verabredung getroffen. Ich sollte ihr jede Woche eine Ansichtskarte schicken. Für den Fall, dass mir der Aufenthalt gefällt, sollte ich Blumen darauf zeichnen, falls nicht, Sternchen. Sie hat die Karte aufgehoben – sie war übersät mit Sternchen.«[38] Wenig später sei er mit hohem Fieber und akuter Diphterie auf die Isolierstation eines Krankenhauses gebracht worden, wo ihm die Mutter nur durch die Glasscheibe zuwinken konnte. Nach dem Ende der Erzählung – Anna ist ruhiger geworden – greift Georges nach einem Kissen und erstickt sie. Danach legt er der Toten Festkleidung an, schmückt sie mit Blumen und verschließt das

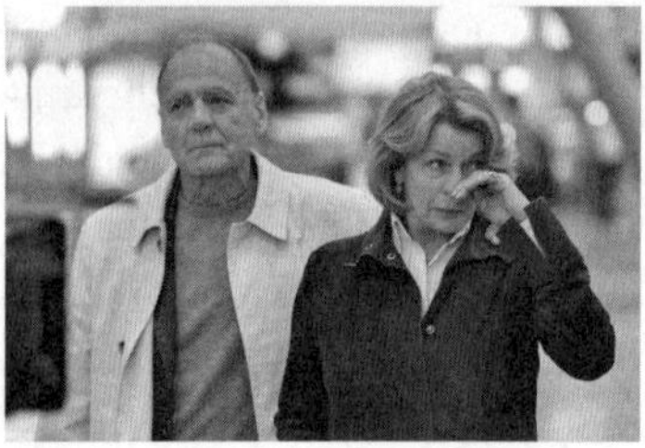

Abb. 54: Bruno Ganz (links) und Senta Berger in *Satte Farben vor Schwarz* von Sophie Heldman (2010); Film-Still.

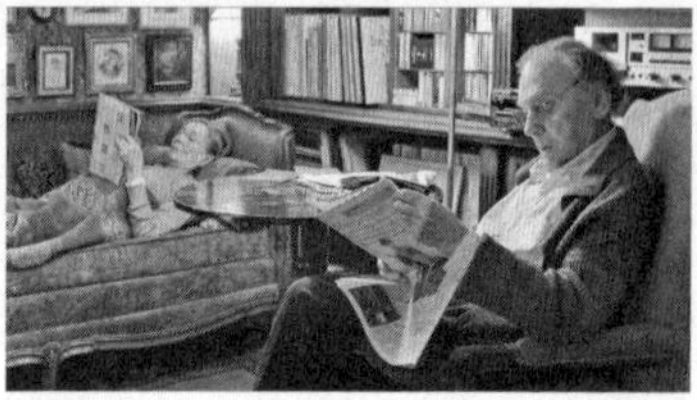

Abb. 55: Emmanuelle Riva (links) und Jean-Louis Trintignant in *Liebe* von Michael Haneke (2012); Film-Still.

Zimmer. Sein eigener Suizid wird allerdings nur metaphorisch sichtbar: in der Freilassung einer Taube, in der Aufforderung seiner Frau, die plötzlich in der Küche steht und das Geschirr spült, sich die Schuhe anzuziehen, um mit ihr auszugehen. Die letzten Bilder sehen wir aus der Perspektive Evas, der gemeinsamen Tochter (gespielt von Isabelle Huppert). Sie bezeugen eine Ratlosigkeit, die wir teilen, und die auch an manchen Stellen des Berichts Johanna Adorjáns spürbar wird; denn auch wir – Lese- und Kinopublikum – sind ja ausgeschlossen. Haneke selbst erwähnte in einem Gespräch mit Thomas Assheuer vom 13. September 2012, der Anlass zum Film sei das schwere rheumatische Leiden seiner alten Tante gewesen, die sich im Alter von 93 Jahren das Leben nahm, um nicht zum Pflegefall zu werden. Der Film erzähle davon, so Haneke, »wie schwer es ist, mit dem Leiden eines geliebten Menschen umzugehen«.[39]

## 3.

Gestaltwandel des Liebestods: Noch in der ersten Hälfte des 20. Jahrhunderts waren es vorwiegend junge Paare, die aufgrund wirtschaftlicher Not, ungewollter Schwangerschaft oder elterlicher Ablehnung ihrer Beziehung den Weg in den gemeinsamen Suizid antraten, vielleicht auch inspiriert von romantischen Vorbildern, wie sie Bühnen, Kinoleinwände oder Romane bevölkerten. Heute sind es dagegen alte Paare, die sich – oft nach jahrzehntelanger Partnerschaft – das Leben nehmen, aus Angst vor einem allzu langen Leben, das womöglich in Krankheit, Behinderung und Schmerzen verbracht werden muss, vor allem aber aus Angst davor, den geliebten Menschen zu überleben. Dieser Gestaltwandel hat sich lange angekündigt. Nach Berechnungen des Statistischen Bundesamts hat sich die Lebenserwartung etwa in Deutschland seit dem Ende des Deutsch-Französischen Krieges 1871 – also während jenes Jahrhunderts der Kriege und Völkermorde, das Eric J. Hobsbawm als »Zeitalter der Extreme« charakterisiert hat[40] – kontinuierlich mehr als verdoppelt. Die vier apokalyptischen Reiter – auf dem weißen Pferd der Kriege, dem roten Pferd der Gewalt, dem schwarzen Pferd des Hungers und dem fahlen Pferd der Seuchen und Angst – haben sich während des 20. Jahrhunderts zwar nicht zurückgezogen, aber sie haben den demographischen Wandel auch nicht verzögert. Sogar die fernere Lebenserwartung – die durchschnittliche Zahl der Lebensjahre, die Frauen und Männer im Alter von 60 Jahren noch erwarten dürfen – wird sich bis 2050 im Verhältnis zu 1900 beinahe verdoppelt haben: Während 60-jährige Männer zu Beginn des 20. Jahrhunderts mit 13 weiteren Jahren rechnen durften, werden sie 2050 noch fast 24 Jahre leben; 60-jährige Frauen werden statt ehemals 14 Jahre mehr als 28 Jahre (im Durchschnitt also bis zu ihrem 88. Geburtstag) leben.[41] Immer länger wird also die Lebensdauer; kaum jemand muss mehr sein Leben »fristen«. Unter solchen Umständen sind überraschende Todesfälle selten geworden, und die ehemals gültigen Vorstellungen von einem wünschenswerten Tod haben sich geradezu in ihr Gegenteil verkehrt. In vergangenen Jahrhunderten galt der plötzliche Tod als Unglück, während der allmähliche als guter Tod bewertet wurde, weil er es den Menschen erlaubte, ihre irdischen und himmlischen Angelegenheiten zu ordnen und zu regeln. Heute wird dagegen das allmähliche, verzögerte Sterben mit Hilfe von Patientenverfügungen begrenzt oder gar verhindert, während ein plötzlicher Tod fast schon als Wunschbild des glücklichen Sterbens erscheint. Der Tod wird nicht mehr als Schicksal wahrgenommen, sondern als kalkulierbares und gestaltbares Projekt, anders gesagt: eigentlich als Suizid. Im Vorwort zu seiner bereits 1938 erschienenen Psychoanalyse des Suizids behauptete Karl Menninger, es sei wohl wahr, dass »sich letztlich jeder Mensch selbst tötet, auf seine eigene, selbstgewählte Weise, schnell oder langsam, früher oder später«.[42] Heute ist diese These noch viel wahrer geworden.

Die neue Erscheinungsform des Todes inspirierte den 2010 verstorbenen portugiesischen Nobelpreisträger für Literatur José Saramago zu einem radikalen Gedankenexperiment. Die Leitfrage seines – im fortgeschrittenen Lebensalter von 82 Jahren – verfassten Romans *Eine Zeit ohne Tod* lautete: Was würde passieren, wenn plötzlich, etwa nach Beginn eines neuen Jahres, niemand mehr stirbt? Anfangs würden wohl die grotesken Aspekte dieser Situation in den Vordergrund treten: Die Königin, mit deren Ableben stündlich gerechnet wurde, bleibt, dem Kronprinzen zum Trotz, am Leben; Krankenhäuser und Altersheime sind zunehmend überfüllt, weil kein Wechsel zwischen Abgängen und Neuaufnahmen mehr stattfindet; die katholische Kirche ist irritiert, weil das Versprechen des ewigen Lebens und der Auferstehung von den Toten seine Überzeugungskraft zu verlieren scheint; und die Vertreter der Bestattungsindustrie appellieren an die Regierung, sie möge zur raschen Verhinderung des Konkurses einer ganzen Branche die obligatorische Bestattung sämtlicher Haustiere – vom Kanarienvogel bis zum Zirkuselefanten – anordnen. Die Versicherungen, ebenfalls vom Niedergang bedroht, schlagen einen Kompromiss vor, mit dessen Hilfe ein offizielles Sterbealter von achtzig Jahren festgelegt werden soll, »natürlich im übertragenen Sinne«, wie ihr Präsident »mit nachsichtigem Lächeln« hinzufügt: »So können die Versicherungen wieder ganz regulär ihre Beiträge erheben, bis der glücklich Versicherte das achtzigste Lebensjahr vollende, und, da er sich in einen virtuellen Toten verwandele, die komplette Versicherungssumme erhalte, welche auch pünktlich ausbezahlt werde.«[43] Doch allmählich spaltet sich die Gesellschaft in zwei Parteien auf, zerrissen »zwischen der Hoffnung, ewig zu leben, und dem Horror, niemals zu sterben«.[44] Und bevor die Königin einzusehen beginnt, dass der Rentenbankrott droht – »Majestät, falls wir nicht wieder sterben, haben wir keine Zukunft mehr«[45] –, und bevor noch der erschreckende Brief des Todes auf den Schreibtisch des Fernseh-Programmdirektors gelegt wird, entwickeln sich bizarre Praktiken der Sterbehilfe. Da es offenbar schon genügt, die sterbeunfähigen kranken oder alten Mitmenschen über die Landesgrenzen zu schaffen, etabliert sich bald eine schlagkräftige Organisation – im Roman heißt sie Maphia –, um die Menschen bei der Lösung ihrer moralischen oder rechtlichen Probleme zu unterstützen: »Jemanden in den Tod zu führen oder ihn zu töten ist nicht immer dasselbe, zumindest nicht in diesem Fall.«[46] In den Debatten, die sich um diese Streitfrage entwickeln, findet die Maphia rasch eine Lösung: Da die Sterbenden akzeptiert haben, über die Grenze gebracht zu werden, müssen sie in den Sterbeurkunden lediglich als »Selbstmörder« verzeichnet werden.[47] Wer sterben will, muss also gleichsam in seinen Suizid einwilligen. Die *Zeit ohne Tod* verwandelt sich bald in eine Zeit des Suizids.

Auch in Saramagos Roman ist diese Zeit des Suizids eine Zeit der Debatten um Sterbehilfe und assistierten Suizid. Seit der allmählichen Entkriminalisierung des Suizids ab dem 18. Jahrhundert – im Vereinigten Königreich erst 1961, in Israel 1966 – und seit den Diskussionen um die Legitimität von Suizidprävention, etwa durch Zwangseinweisung in die geschlossenen Abteilungen psychiatrischer Anstalten oder durch Maßnahmen der Zwangsernährung bei Hungerstreiks in Gefängnissen, wird die moderne Medizin immer klarer und unabweisbarer mit der Frage nach dem Suizid konfrontiert. Ärzte müssen – paradox genug – über Fragen entscheiden, die sich gerade ihren Leistungen und Erfolgen verdanken, nämlich den technischen Möglichkeiten, das Leben eines Menschen mit Hilfe von Medikamenten oder Maschinen unabsehbar zu verlängern. Rechtliche Regelungen unterscheiden dabei zumeist zwischen (erstens) aktiver Sterbehilfe und Tötung auf Verlangen, (zweitens) passiver Sterbehilfe durch Abbruch oder Reduktion lebensverlängernder Behandlungsmaßnahmen, (drittens) indirekter Sterbehilfe durch Hochdosierung von Medikamenten zur Beruhigung, Betäubung und Schmerzlinderung, auch unter Inkaufnahme einer dadurch womöglich herbeigeführten Verkürzung der Lebensdauer (Stichwort Palliativmedizin), und (viertens) der Beihilfe zum Suizid, dem assistierten Suizid, der etwa in Vereinen wie Dignitas oder Exit praktiziert wird. Die Rechtslage differiert schon in den europäischen Ländern. So ist die aktive Sterbehilfe nur in Luxemburg, Belgien und den Niederlanden gesetzlich erlaubt, in den beiden letztgenannten Ländern inzwischen sogar für Kinder; die Gewährung passiver oder indirekter Sterbehilfe ist dagegen einzig in Polen ausdrücklich verboten, während die meisten anderen europäischen Länder lediglich eine Willensäußerung der Kranken oder eine gültige Patientenverfügung als Voraussetzung verlangen. Der assistierte Suizid ist nicht nur in den Benelux-Staaten und der Schweiz, sondern auch in Schweden legal, dort allerdings bloß für Privatpersonen; in England und Irland kann er dagegen mit bis zu 14 Jahren Haft, in Österreich und Slowenien mit bis zu fünf Jahren Haft bestraft werden. In den USA ist der assistierte Suizid in den Bundesstaaten Kalifornien, Washington, Colorado, Oregon und Vermont erlaubt. Im Northern Territory von Australien waren aktive Sterbehilfe und Suizidassistenz von 1995 bis 1997 – durch Verabschiedung des »Rights of the Terminally Ill Act« – kurzfristig legal; in Kanada ist der ärztlich assistierte Suizid seit 2016 gestattet. In China sind aktive Sterbehilfe und Suizidassistenz streng verboten; dagegen hat sie ausgerechnet das katholisch geprägte Kolumbien schon ab 1997 erlaubt. Die internationale Rechtslage ist also denkbar unübersichtlich; selbst eine tabellarische Übersicht bietet nur eine Momentaufnahme, denn in vielen Ländern – nicht zuletzt auch in Deutschland – werden immer wieder Initiativen zur Liberalisierung der Sterbehilfe heftig und kontrovers diskutiert.

Häufig waren es besondere, manchmal von mehreren Gerichtsinstanzen beurteilte Fälle, die eine schwelende Debatte neu befeuerten. Am 4. März 1985 starb beispielsweise Emily Gilbert in Fort

Lauderdale, Florida. Sie und ihr Mann Roswell »waren immer unzertrennlich gewesen. Freunde und Angehörige bezeugten, daß sie eine glückliche und harmonische Ehe geführt hatten – 51 Jahre lang.« Doch als das Paar eine Mieterversammlung ihres Apartmenthauses besuchte, »brach Emily Gilbert, 73, ohne ersichtlichen Anlaß in Tränen aus. Sie bat ihren Ehemann, so laut, daß alle Nachbarn es hörten, ›ihr Leiden zu beenden‹ und sie ›zu töten‹. Roswell Gilbert ging mit seiner Frau in die Wohnung zurück und gab ihr Schmerztabletten. Dann holte er seine Pistole und feuerte von hinten zwei Schüsse in ihren Kopf.«[48] Emily litt an einer unheilbaren Knochenkrankheit sowie an der damals noch wenig erforschten Alzheimer-Demenz. Vor Gericht rechtfertigte sich der 76-jährige Mann damit, dass er sie von ihren Schmerzen habe erlösen wollen. Da er die Vorsätzlichkeit seiner Tat gestand, verurteilte ihn der Richter zu einer Haftstrafe von 25 Jahren. Das strenge Urteil schlug hohe Wellen und führte zu heftigen Diskussionen über Sterbehilfe in der US-amerikanischen Öffentlichkeit. Die tragische Geschichte der Gilberts – entfernt erinnert sie an Hanekes *Liebe* – wurde 1987 von Steve Gethers für das Fernsehen unter dem Titel *Mercy or Murder* (*Mitleid oder Mord*) verfilmt, mit Robert Young und Frances Reid in den Hauptrollen. Im August 1990 wurde Gilbert begnadigt und freigelassen; er starb Anfang September 1994, 85 Jahre alt, im Haus seiner Tochter in Baltimore. Zwei Jahre später – am 22. September 1996 – nahm sich der 66-jährige Schreiner Bob Dent in Darwin, der Hauptstadt des Northern Territory von Australien, das Leben: und zwar als erster Mensch, der die damals gerade beschlossene Legalisierung des assistierten Suizids nutzte. Sein Arzt war Philip Nitschke, Begründer und Leiter von Exit International; er verwendete ein Gerät, das die zeitversetzte Infusion einer tödlichen Dosis von Barbituraten ermöglichte, nach dreimaliger Bestätigung auf einem Laptop, die der Kranke selbst vornehmen musste. Ein ähnliches Gerät hatte Jack Kevorkian konstruiert und eingesetzt, ein US-amerikanischer Arzt und Sterbehilfe-Aktivist, der 1999 wegen Totschlags zu einer langjährigen Haftstrafe verurteilt wurde, aus der er 2007 – wenige Jahre vor seinem eigenen Tod – vorzeitig entlassen wurde; 2008 präsentierte Roger Kusch, der ehe-

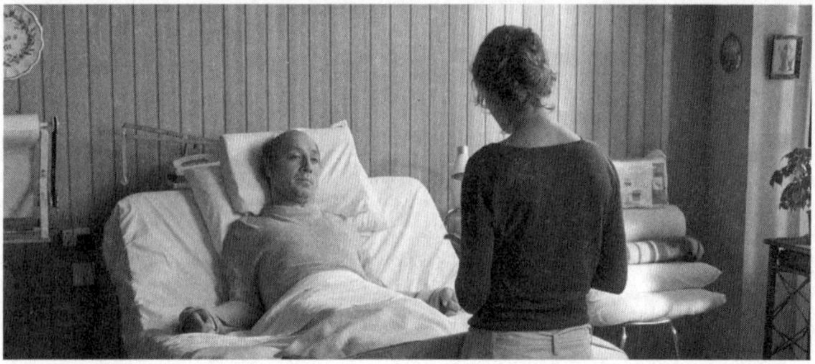

Abb. 56: Javier Bardem (links) und Belén Rueda in *Mar Adentro* von Alejandro Amenábar (2004); Film-Still.

malige Justizsenator von Hamburg, den Injektionsautomat von Kevorkian und Nitschke als probates Mittel des assistierten Suizids. Bob Dent jedenfalls hinterließ einen Abschiedsbrief, in dem er seine ausweglose körperliche und seelische Verfassung so genau wie möglich beschrieb. Er betonte sein ab Juli 1996 garantiertes Recht auf einen frei gewählten Tod und fügte hinzu: »Ich würde belangt werden, würde ich ein Haustier in dem Zustand halten, in dem ich mich selbst befinde.«[49] Die Assoziation mit dem »Gnadentod« der Tiere, *mercy killing*, die schon in den Debatten um den Gilbert-Prozess eine gewisse Rolle gespielt hatte, blieb freilich ambivalent: Wir wissen allzu genau, dass Heimtiere oft bereits »eingeschläfert« werden, weil ihre Betreuung zu aufwendig wird.

In den folgenden Jahren fanden weitere Sterbegeschichten ein internationales Echo: etwa der Fall des Seemanns Ramón Sampedro aus Spanien, der im Alter von 25 Jahren – nach dem Sprung von einer Klippe – vom Hals abwärts gelähmt war und 30 Jahre lang erfolglos um sein Recht auf aktive Sterbehilfe gekämpft hatte. Am 12. Januar 1998 – eine Woche nach dem 55. Geburtstag Ramóns – ermöglichte ihm seine Freundin Ramona Maneiro in der nordspanischen Kleinstadt Boiro, ein Glas Zyankali-Lösung mit einem Strohhalm auszutrinken; ihre damals strafbare Beihilfe zum Suizid dokumentierte sie auf einem Videofilm. Kurz vor seinem Tod hatte

Sampedro einen Band mit Gedichten publiziert, die er teilweise mit dem Mund geschrieben und teilweise diktiert hatte: *Cartas desde el infierno* (*Briefe aus der Hölle*).[50] Auch seine Geschichte wurde prominent verfilmt, und zwar von Alejandro Amenábar unter dem Titel *Mar Adentro, Das Meer in mir* (2004); Javier Bardem spielte die Rolle Ramóns. Der Film wurde mit einem Golden Globe und einem Oscar, jeweils für den besten fremdsprachigen Film ausgezeichnet. Ein ähnlicher Fall ereignete sich am 24. September 2000 in Frankreich: Ein schwerer Autounfall lähmte den 19-jährigen Vincent Humbert, der – nach neun Monaten im Koma – blind und stumm war, lediglich hören und den rechten Daumen bewegen konnte. Auch er kämpfte für das Recht auf Sterbehilfe, beispielsweise durch eine Petition an den französischen Staatspräsidenten Jacques Chirac. Schließlich injizierte ihm seine Mutter eine Dosis Natriumpentobarbital. Vincent fiel wieder ins Koma, und die Mutter wurde verhaftet. Am folgenden Tag erschien jedoch sein Buch *Je vous demande le droit de mourir* (*Ich bitte um das Recht zu sterben*).[51] Danach wurde die Mutter freigelassen, und am 26. September 2003 wurden die lebenserhaltenden Maschinen in der Klinik der Ortschaft Berck, Département Pas-de-Calais, abgeschaltet. Die bisher geschilderten Fallgeschichten betrafen eine Tötung auf Verlangen (Emily Gilbert), eine schwere Krebserkrankung (Bob Dent) sowie Unfälle mit schwersten irreversiblen Folgen (Ramón Sampedro, Vincent Humbert); hier ging es also um aktive Sterbehilfe und assistierten Suizid unter verschiedenen rechtlichen Rahmenbedingungen. Zwei Fälle von progressivem Muskelschwund bewegten die Menschen in den Jahren 2006 und 2007: die passive Sterbehilfe für Piergiorgio Welby am 20. Dezember 2006 in Rom und für Inmaculada Echevarría am 14. März 2007 in Granada. Welby hatte seit 1963 – da war er 18 Jahre alt – an der Muskeldystrophie gelitten; 2006 war er bereits seit einem Jahrzehnt fast völlig gelähmt und auf künstliche Beatmung angewiesen. Am 22. September 2006 ließ er einen offenen Brief und einen Videofilm an den italienischen Staatspräsidenten Giorgio Napolitano schicken; sein Antrag auf Gewährung passiver Sterbehilfe wurde dennoch von einem römischen Gericht abgelehnt. Sein Arzt Mario Riccio verabreichte ihm daraufhin ein

Betäubungsmittel und schaltete das Beatmungsgerät ab. Eine Mordanklage gegen Riccio wurde vom Gericht abgewiesen, dennoch verweigerte die katholische Kirche Welby eine kirchliche Beisetzung. Ähnlich erging es Inmaculada Echevarría, die schon seit ihrem elften Lebensjahr an der gleichen Krankheit gelitten hatte. Nach 40 Jahren konnte sie endlich durchsetzen, dass die Beatmung beendet wurde. Zuvor hatte eine Ethikkommission ihren Fall eingehend geprüft und war – gegen den Widerstand konservativer Kirchenmänner – zu der Schlussfolgerung gelangt, die Ablehnung einer Behandlung sei noch keine Sterbehilfe. In allen diesen Fällen wurde der dringende Wunsch der Kranken ausführlich, schriftlich und filmisch dokumentiert. Komplizierter erschienen dagegen die Fälle der Komapatientinnen Terri Schiavo (USA) und Eluana Englaro (Italien), weil hier nicht auf Verfügungen oder Willensbekundungen der Patientinnen zurückgegriffen werden konnte. Im Fall Schiavos, die bereits 15 Jahre im irreversiblen Wachkoma verbracht hatte, bekämpften nicht nur die katholische Kirche, sondern auch die Eltern – im Streit mit dem Ehemann – die Entscheidung, alle Maßnahmen zur Beatmung und künstlichen Ernährung abzubrechen; schließlich durfte Terri Schiavo am 31. März 2005 in Pinellas Park, Florida, sterben. Eluana Englaro lag sogar 17 Jahre im Wachkoma, bevor ihr Vater endlich durchsetzen konnte, dass die Behandlung – am 9. Februar 2009 in Udine – beendet werden durfte. Kurz zuvor hatte der italienische Ministerpräsident Berlusconi noch eine Notverordnung zu erlassen versucht, um die gerichtlich genehmigte Abschaltung der lebenserhaltenden Maschinen zu verhindern; Staatspräsident Napolitano verweigerte allerdings die Unterzeichnung des Dekrets. In ihrem *Diario di un suicidio, Tagebuch eines Selbstmords* (2010) kritisierte Roberta Tatafiore den politischen und medialen Rummel um Englaro als Ausdruck einer »perversen Wette zwischen all denjenigen, die sich als erste diese (Schein-)Figur sichern wollen: die Politiker, die sie am Leben halten wollen oder die Ärzte, die vom Vater dazu verpflichtet wurden, sie sterben zu lassen. Sie hat es verdient, umgeben von tiefem Schweigen und Andacht aus dieser Welt gehen zu können. Aber das ist nicht möglich: die Politik hat von ihr Besitz ergriffen.«[52]

Zum Zeitpunkt ihres Todes war Terri Schiavo 41 Jahre alt, Eluana Englaro 38 Jahre. Ihr Sterben hat die Frage verschärft, wem mein Leben eigentlich gehört, sobald ich selbst nicht mehr ansprechbar, ja in gewisser Hinsicht nicht einmal mehr anwesend bin. Den Eltern, dem Ehemann, dem Vater? Der Kirche? Dem Staat? Den Anwälten und Gerichten? Einer Ethikkommission? Oder den Ärzten und Klinikleitern?

## 4.

Wenige Monate nach Eluana Englaros Tod – im Mai 2009 – erschien ein Roman über sardische Sterbehilfe bei Giulio Einaudi in Turin, seit 1994 Teil des Verlagshauses Mondadori, das zum Berlusconi-Imperium gehört und von Silvio Berlusconis Tochter Marina geleitet wird: *Accabadora* von Michela Murgia. »Accabadora«, so heißt auf Sardinien eine Frau, die das Amt einer Reisebegleiterin für erste und letzte Wege versieht. Sie dient als Hebamme und als Sterbehelferin; sie wird zu Frauen gerufen, die in Wehen, oder zu Menschen, die in Agonie liegen. Die Accabadora – wörtlich übersetzt: »eine, die es beendet« – ist eine mythische Figur des italienischen Südens, jener magischen Region, die der Anthropologe Ernesto de Martino so intensiv erforscht hat, und deren Untergang Pier Paolo Pasolini so häufig beklagt hat.[53] In Murgias vielgepriesenem Roman ist die Accabadora eine alte Schneiderin im sardischen Dorf Soreni; eingeführt wird sie als »zweite Mutter«, die Maria, die jüngste Tochter der bitterarmen Anna Teresa Listru, als »Kind des Herzens«, *fill'e anima*, zu sich nimmt. Diese Praxis der Adoption brauchte keine Genehmigungen, Behörden, Urkunden oder Stempel; das Einverständnis der Familie genügte, zu der das »Herzenskind« auch weiterhin Kontakt hielt. Maria hatte fortan einfach zwei Mütter; in vergleichbarem Sinne hatte noch die Renaissance zwischen »Bluts-« und »Milchmüttern« unterschieden.[54] Die Accabadora in Murgias Erzählung heißt Bonaria Urrai; sie ist der Todesengel, den Roberta Tatafiore in ihrem Suizid-Tagebuch am 31. Januar 2009 imaginierte: »Wenn einer oder eine die Notwendigkeit zu sterben empfindet, ist das, was sie sich am meisten wünscht, einen Engel an der Seite zu haben, eine Figur, die nicht von dieser Welt ist, aber auch nicht ganz von jener.«[55] Bonaria Urrai wird meist in der Nacht gerufen, um einem Sterbenden den letzten Schritt zu erleichtern; als sie einmal vorzeitig geholt wird, verlässt sie empört die ungeduldige Familie, nicht ohne sie vorher ausgiebig zu verfluchen. Dennoch bleibt ihre Tätigkeit ambivalent. Im Zentrum des Romans wird die Geschichte von Nicola Bastíu erzählt, dem nach einer Schussverletzung das Bein amputiert werden muss. Nicola will nicht mehr leben, und er bittet Bonaria um ihre Hilfe, die sie zuerst entschieden verweigert, später aber – in der Nacht von Allerheiligen auf Allerseelen – doch noch gewährt:

> Sie trat näher an sein Bett heran und antwortete erst, als sie so dicht war, dass Nicola glaubte, den typischen bitteren Geruch alter Leute an ihr wahrnehmen zu können. Als die Frau sprach, wusste er, dass er wirklich wach war. »Wie ich gekommen bin, kann ich auch wieder gehen. Wenn du mir sagst, dass du deine Meinung geändert hast, verlasse ich das Zimmer, ohne mich noch einmal umzudrehen. Ich verspreche, dass wir nie wieder davon sprechen werden, so als wäre es nie geschehen.« Nicola antwortete so überstürzt, als wolle er sich selbst keine Zeit zum Zweifeln geben. »Ich habe meine Meinung nicht geändert. Ich bin schon tot, und Ihr wisst es.« Sie hielt ihr Gesicht im Schatten verborgen, so dass er es nicht sehen konnte, und schaute ihm in die Augen. Darin sah sie, was sie nicht gehofft hatte zu sehen. Mit erschöpfter Stimme flüsterte sie: »Nein, Nicola, das weiß ich nicht. Das kannst nur du wissen. Ich bin gekommen, weil du mich gerufen hast, aber bete dafür, dass der Herr die Sache auf dich zurückfallen lässt, die du von mir verlangst, denn sie ist nicht gesegnet und nicht einmal notwendig…« »Für mich ist sie notwendig«, sagte Nicola und nahm den Fluch mit einem angedeuteten Kopfnicken auf sich. Die Alte ließ inzwischen die Enden ihres Tuches auseinandergleiten und legte ihre Hände frei, die um einen kleinen Behälter aus Terrakotta geschlossen waren. Als die *Accabadora* den Deckel hob, stieg Rauch auf. Nicola Bastíu sog den beißenden Geruch tief ein, er hatte ihn genau so erwartet, und murmelte dabei leise Worte, die die Alte vorgab nicht zu hören. Der Mann hielt den giftigen Rauch in der Lunge und schloss zum

letzten Mal die Augen. Vielleicht schlief er schon, als ihm das Kissen aufs Gesicht gedrückt wurde, denn er fuhr nicht zusammen und wehrte sich nicht. Oder vielleicht hätte er sich auch sonst nicht gewehrt, weil er nicht anders sterben konnte, als er gelebt hatte: atemlos.[56]

Bonaria Urrai zahlt einen hohen Preis für ihre Tat. Maria verlässt sie, nachdem ihr Nicolas Bruder erzählt hat, was er in der Nacht beobachtet hat; die Accabadora selbst stirbt einen langen und qualvollen Tod, bevor ihr Maria, die zuletzt wieder nach Soreni zurückgekehrt ist, das Kissen auf das Gesicht drücken wird.

*Mercy or Murder?* Die Frage kann vielleicht nicht prinzipiell, sondern nur unter Bezug auf den jeweiligen Einzelfall entschieden werden. Zu dieser vorsichtigen Übereinstimmung gelangt sogar ein Streitgespräch zwischen dem Publizisten Bartholomäus Grill und dem Philosophen Robert Spaemann, einem entschiedenen Gegner der Sterbehilfe. Zuvor hatte Grill – wie bereits im 12. Kapitel erwähnt – seinen schwerkranken Bruder Urban nach Zürich begleitet, wo er in den Räumen von Dignitas sein Leben beendete.

Nur noch die Schwester und der Theologiestudent sind im Raum. Urban setzt sich auf die Bettkante, Herr W. streut das Schlafmittel in das Wasserglas, fünfzehn Gramm Natrium-Pentobarbital, eine letale Dosis. Urban nimmt das Gefäß mit zitternder Hand, führt es zum Mund, leert es in drei, vier kräftigen Zügen und lehnt sich an die linke Schulter seiner Schwester, Herr W. kniet vor ihm. Urban legt den Zeigefinger auf die Lippen. Er sagt nichts mehr, nur noch ein kurzes Psssst! entweicht seinem Mund. Nach zwei Minuten schläft er ein, die Schwester legt ihn aufs Bett und hält seine Hand. Urbans Züge entspannen sich, er lächelt, wie er seit März nicht mehr gelächelt hat. Er hat den Krebs besiegt. Er hat die Ketten seines Leidens gesprengt. Nach knapp zehn Minuten setzt die Atmung aus. Nach sechzehn Minuten spürt die Schwester seinen Puls nicht mehr. Es ist 16.06 Uhr, 26. November 2004. Die Schwester wankt ans Fenster und öffnet es weit, damit die Seele ihres Bruders hinausfliegen kann.[57]

Knapp zwei Jahre später diskutierten Grill und Spaemann in Stuttgart über die Frage: »Barbarei oder Barmherzigkeit?«. In dem Gespräch erinnert Spaemann mehrfach an die nationalsozialistische Euthanasie-Praxis: »Walker Percy zitiert in seinem Buch *Das Thanatos-Syndrom* einen alten Mann, der sagt: ›Sentimentalität führt nach Auschwitz.‹ Goebbels hat mit dieser Sentimentalität gearbeitet, er hat auch vom ›Gnadentod‹ gesprochen. Damals haben die Psychiater gesagt: Diese Menschen haben ein erbarmungswürdiges Leben. Man muss sie befreien von diesem Leben.«[58] Besonders scharf attackiert Spaemann die niederländische Praxis der Sterbehilfe, nicht ohne zuzugestehen, dass der verstärkte Ruf nach Sterbehilfe auf »extreme Formen von Lebensverlängerung« reagiert, die »jedes vernünftige Maß« überschreiten: »Man lässt die Leute nicht mehr in Frieden sterben.«[59] Mit Grill stimmt er zumindest darin überein, dass allgemeine Regeln die Einzelfälle nicht zureichend erfassen; und er bekennt, dass er seinen eigenen Bruder auch zum frei gewählten Sterben begleitet hätte, jedoch ohne dessen Entscheidung zu billigen. Ein Schlüsselthema des Gesprächs betrifft noch einmal die Subjektspaltung im Suizid. Aus dem Horizont seiner christlichen Überzeugung argumentiert Spaemann: »Was heißt das, ich will mich befreien von meinem Körper? Das hieße ja, da gibt es ein Ich, das hat sich befreit von seinem Körper. Als dieses befreite Ich lebt es weiter. Wer aber das gar nicht glaubt, der kann das Wort ›Befreiung von meinem Körper‹ nicht benutzen. Er kann nur sagen: Ich will mich als Ganzes zum Verschwinden bringen.«[60] Kann aber dieses »als Ganzes verschwinden« nicht auch als »Befreiung« beschrieben werden, wenn eine Fortdauer der Person, des Ichs oder einer Seele weder erhofft noch gewünscht wird, wie im Denken des Buddhismus?[61] In ihrem Roman *Tout s'est bien passé* (2013) erzählt die französische Schriftstellerin Emmanuèle Bernheim, wie ihr Vater sie – nach einem schweren Schlaganfall – darum gebeten habe, ihm beim Suizid zu helfen. Sein Motiv klingt plausibel:

> *Mein Vater siecht dahin.* – Du kannst mich nicht so lassen. Der Hals streckt sich, der Kopf hebt sich. – Das … Mit dem Kinn weist er auf seinen Körper. – Das alles … Plötzlich umklammert

> seine linke Hand das Metallgitter. Er richtet sich auf. Vor Anstrengung verzerrt sich sein Gesicht. – Das bin … Unsere Gesichter berühren sich beinahe. – NICHT MEHR ICH. Seine Worte zerplatzen vor meinem Gesicht in einem Schwall Speichel. Sein Kopf fällt zurück. *Das bin nicht mehr ich.*[62]

Ein paar Tage danach studiert die Autorin die Website einer Schweizer Sterbehilfe-Organisation:

> Ich sollte schlafen gehen, aber ich bleibe sitzen, die Augen auf ein langes Wort gerichtet, das einzige fettgedruckte Wort, ein dunkler Tausendfüßler mitten im Text. **Selbstbestimmung.** Was heißt das auf Französisch? Ich klicke auf das Dashboard. Das blaue Südsee-Rechteck erscheint. *Übersetzen: Deutsch nach: Französisch.* Ich tippe sorgfältig das Wort ein, Buchstabe um Buchstabe, S-e-l-b-s-t-b-e-s-t-i-m-m-u-n-g. Ich halte den Atem an. »Autodétermination«.[63]

Im Jahr 1995 erschien ein aufsehenerregendes Plädoyer für menschenwürdiges und selbstbestimmtes Sterben, verfasst von dem Schweizer Theologen Hans Küng und Walter Jens, Professor für Rhetorik an der Universität Tübingen. Gemeinsam geschrieben hatten sie allerdings nur die kurze Einleitung (vom Dezember 1994), die mit einer Frage und einer Fallgeschichte begann:

> Darf einer 72jährigen Frau, die nach einem Herzstillstand unheilbar hirngeschädigt, im Koma liegt und künstlich ernährt werden muß, nach drei Jahren die künstliche Nahrung versagt werden, damit sie endlich ruhig einschlafen kann? Ja, meinte ihr Sohn, ja, meinte auch der behandelnde Arzt. Nein, sagte das Pflegepersonal des Krankenhauses; es leistete der Anordnung des Arztes keine Folge, rief im Gegenteil das Vormundschaftsgericht an. Die Folge: Die künstliche Ernährung wurde fortgesetzt. Und so verharrte diese Frau, nicht ansprechbar, noch weitere neun Monate im Koma, bis sie endlich sterben konnte.[64]

Dieser Einleitung folgen nicht nur ein theologischer Essay von Hans Küng und ein literaturhistorischer Exkurs von Walter Jens, sondern auch Diskussionsbeiträge des Arztes – damals Leiter der

Universitätsklinik für Kinder- und Jugendmedizin in Tübingen – Dietrich Niethammer und des Juristen Albin Eser, von 1982 bis 2003 Direktor am Max-Planck-Institut für ausländisches und internationales Strafrecht in Freiburg. Eine aktualisierte Neuausgabe des Buchs erschien 2009, erweitert um zwei Texte von Hans Küng, vor allem aber um ein »Nach-Wort in eigener Sache« von Inge Jens, der Ehefrau des Mitautors. Dieses Nachwort war notwendig geworden nach den öffentlichen Debatten um die fortschreitende Demenz ihres damals 85-jährigen Manns, die zugleich um die vorgeblich vergessene Mitgliedschaft in der NSDAP kreisten, aber auch durch die Veröffentlichung eines umstrittenen Buchs, das der gemeinsame Sohn und Journalist Tilman Jens verfasst hatte, eine Mischung aus Würdigung und Abrechnung,[65] gewiss nicht so liebenswürdig wie Arno Geigers zwei Jahre danach publiziertes Porträt seines demenzkranken Vaters *Der alte König in seinem Exil*.[66] In ihrem Nachwort zitierte Inge Jens zunächst einschlägige Passagen aus der Patientenverfügung ihres Manns, um danach ihr Dilemma zu schildern:

> Ich weiß, dass er so, wie er jetzt lebt, niemals hat leben wollen: »Du darfst es nicht zulassen, du musst mit Dr. X sprechen, du musst mir helfen.« Ja, ich will ihm helfen ... aber wie? Wie kann diese Hilfe konkret aussehen? Mein Mann hängt nicht an Apparaten, die ich abstellen könnte, er hat keine unerträglichen Schmerzen, es »geht ihm gut«. Jedenfalls gibt es keinen objektiven Grund, sein Leben abzukürzen. Aber er leidet. Er leidet wirklich. Unzumutbar? Er kann es mir nicht sagen. Er hat keine Sprache mehr. Wie also soll ich helfen?[67]

Die Zustände des Kranken schwanken zwischen verzweifeltem Todeswunsch und der Angst, jemand werde diesen Wunsch erfüllen: »›Nein, ich will nicht sterben!‹ Die Angst schüttelt ihn, und es braucht lange Zeit, ehe er sich wieder beruhigt und die Versicherung, niemand wolle, dass er stürbe, ihn erreicht. Über den Verstand kann man ihm keine Zuversicht vermitteln, aber auf der Gefühlsebene ist er zu überzeugen. Er kann sogar replizieren: ›Ach, das ist schön.‹«[68] In solchen Situationen werden Patientenverfügungen plötzlich wertlos; denn sie können die Frage nicht beantworten, die

Inge Jens stellt: Ist »der von einem Gesunden verbriefte Wille noch mit dem des Leidenden identisch?«[69] Sie selbst habe langsam gelernt, »die Kategorien ›lebensunwert‹ und ›lebenswert‹ neu zu durchdenken, meine Vorstellungen von ›Würde‹ und ›Glück‹ zu differenzieren und die Nichtlösbarkeit gewisser Antinomien, jedenfalls für mich, zu akzeptieren«.[70] Walter Jens ist schließlich am 9. Juni 2013, drei Monate nach seinem neunzigsten Geburtstag, gestorben.

In gewisser Hinsicht ist das zeitliche Dilemma – dieser womöglich über viele Jahre vertiefte Graben zwischen der Unterzeichnung einer Patientenverfügung und dem schmerzhaften Verlust der Fähigkeit, seinen eigenen Willen zu äußern und sprachlich mitzuteilen – ein Effekt technologischer Fortschritte der Medizin. Sie erhöhen unentwegt das Risiko, den richtigen Augenblick zu verpassen, in dem noch über das eigene Leben entschieden werden kann. Wenn aber das Sterben zu einer immer länger andauernden Schlussetappe des Lebens mutiert, wenn das »Zwischenreich« – dieses Niemandsland zwischen Leben und Tod – seine Grenzen unablässig verschiebt, muss dann nicht gefragt werden, »warum Menschen solange leben müssen, bis sie nicht einmal mehr von selbst sterben können«? Wie soll die Schlussfolgerung, die Daniele Dell'Agli mit polemischer Energie zieht, bestritten werden – dass es nämlich »*schändlich und würdelos ist*, wochen-, monate- oder jahrelang kraftlos, freudlos, lustlos, hilflos, verwirrt und sediert oder festgeschnallt, zwangsernährt, zwangsbeatmet, von Druckgeschwüren geplagt beziehungsweise gelähmt und in jedem Fall immer sabbernd vor sich hin zu vegetieren«, und zwar besonders dann, »wenn man auf sieben, acht oder neun Jahrzehnte wenn nicht durchgängig erfüllten, so doch bewegten Lebens zurückblicken kann«?[71]

Eine neue, andere Sterbekultur, davon ist Dell'Agli überzeugt, könne nur durch die »längst fällige Entpathologisierung des Suizids«[72] – und zumal des Alterssuizids – erreicht werden. Darin ist er sich mit Matthias Kamann einig, der sogar Hospize und palliativmedizinische Einrichtungen kritisiert, sobald sie »als eine Art Abwehrzauber gegen die Sünde der Sterbehilfe« propagiert werden:

Palliativmedizin und Hospize müssen gut sein, weil jene Suizid-Assistenz böse ist, gegen die sie sich angeblich richten. Dass diese Logik verquer ist, bemerkt man spätestens dann, wenn man bedenkt, dass zumindest Alterssuizide weniger aus Angst vor dem reinen Sterbeprozess als vielmehr aus Furcht vor der Heimphase verübt werden. Wer im Kampf gegen Alterssuizide die Palliativmedizin ausbauen will, verhält sich wie jemand, der Grundschülern die Angst vor der Schule nehmen will, indem er sich vornimmt, die Abiturfeier besonders festlich und harmonisch zu gestalten.[73]

Als Franz Kafka mit einer schweren Kehlkopftuberkulose, so dass er kaum mehr sprechen konnte, im Sanatorium bei Klosterneuburg lag, soll er am 3. Juni 1924 seinen Arzt und Freund Robert Klopstock gebeten haben, ihm endlich die versprochene Morphiumspritze zu geben: »Töten Sie mich, sonst sind Sie ein Mörder!«[74] Hermann Burger hat diese legendär paradoxe Aufforderung in seinem *Tractatus logico-suicidalis* zitiert,[75] und er erzählt auch die Fortsetzung der Sterbegeschichte: Als Klopstock Kafka die ersehnte Injektion gegeben hatte und sich abwandte, um die Spritze zu reinigen, »bat Kafka: ›Gehen Sie nicht fort.‹ Klopstock beruhigte ihn: ›Ich gehe ja nicht fort.‹ ›Aber ich gehe fort‹, erwiderte Kafka, und schloß die Augen.«[76]

In seiner Untersuchung *Todeskämpfe* hat Matthias Kamann die kulturellen Hintergründe der Debatten um Sterbehilfe und assistierten Suizid skizziert: an erster Stelle die Transformation der Suizid-Diskurse, die »früher, zuletzt in der existentialistischen Philosophie, im Rahmen elitärer Selbstverständigung mit all den dazugehörenden Zuspitzungen geführt« wurden. Suizide gelten nicht mehr als Verbrechen, erst recht nicht als Sünde; und allmählich »haben sich in den westlichen Bevölkerungen sowohl bei den konfessionell gebundenen Christen als auch bei den Nichtkirchenmitgliedern die Vorstellungen vom Sterben, vom Tod und vom Zustand danach einschneidend verändert. Das Sterben erscheint als disponibel, der Tod erregt weniger Angst, Sterbeprozesse verlieren ihre metaphysische Bedeutung, die Linie des diesseitig gedachten Individuums zieht sich vom Leben in den Tod und wird zur Richtschnur der Entscheidungen.« Doch zugleich seien »die westlichen Bevölkerungen massiv verunsichert durch ihre kollektive Alterung, die starke Zunahme der Pflegebedürftigkeit, die technischen Lebensverlängerungsmöglichkeiten und die schwer zu beeinflussenden Systemlogiken des medizinischen Apparates, der vielen Menschen als uninteressiert an ihren persönlichen Bedürfnissen erscheint. Suizid-Motive und Sterbehilfedebatten haben daher auch mit Abwehrinteressen gegenüber entfremdeten Systemen zu tun sowie mit der Suche nach angemessenen Reaktionen auf den demographischen und gesellschaftlichen Wandel.« Darüber hinaus haben sich Ideale der Selbstbestimmung – im Zuge gesellschaftlicher Demokratisierungs- und Individualisierungsprozesse – seit den achtziger Jahren, so Kamann, von den Eliten auf breite Schichten der Bevölkerung ausgedehnt; dabei seien diese Ideale »entheroisiert« und popularisiert worden. »Selbstbestimmung ist nicht mehr begründungspflichtig und tritt daher auch nicht mehr argumentativ hochgerüstet, sondern in gleichsam intuitiver Gestalt als Selbstverständlichkeit auf, der gegenüber alle Einschränkungen begründungspflichtig sind.«[77] Sterbehilfe werde – vorwiegend transzendenzfrei – im Horizont von Diskursen um persönliche Autonomie verhandelt. Gerade dieser Trend, so argumentiert Svenja Flaßpöhler in *Mein Tod gehört mir*, provoziere aber auch Enttäuschungen: »So fällt es uns offensichtlich immer schwerer, Kontrolle abzugeben, bestimmte Dinge einfach geschehen zu lassen«; wer ein Kind bekomme, wolle möglichst schon vor der Geburt das Geschlecht kennen und in Erfahrung bringen, ob das Kind gesund sei. Daher müsste gefragt werden, ob nicht der Ruf nach Sterbehilfe den modernen Willen zur Selbstbestimmung

> insofern auf die schwindelerregende Spitze treibt, als wir nun nicht einmal am Lebensende die Zügel aus der Hand geben wollen. Die Vorstellung, früher oder später von anderen abhängig zu sein, sich pflegen lassen zu müssen, unter körperlichen Einschränkungen, gar einer tödlichen Krankheit zu leiden, ist für viele Menschen unerträglich – und deshalb erwerben sie bereits in gesundem Zustand einen Mitgliedsausweis bei Exit, um sich für alle Fälle zu wappnen.[78]

Und man darf hinzufügen: Forciert wird der Trend zu Individualisierung, Selbstbestimmung und Kontrolle durch Medienwandel und digitale Revolution. Heute werden schon die kurzfristige Störung einer Internetverbindung oder ein defektes Smartphone als Verletzung persönlicher Bewegungsfreiheit und Autonomie empfunden.

## 5.

Die Frage nach dem Suizid ist ein Leitmotiv der Moderne, das als solches bisher erst wenig erforscht wurde. Dem unaufhaltsamen Aufstieg dieses Leitmotivs gingen mehrere Prozesse der Relativierung voraus: Schritte der Entheroisierung, der Entmoralisierung, der Entkriminalisierung und zuletzt der Entpathologisierung des Suizids. So galt der Suizid schon im Mittelalter nicht mehr wie in der Antike als ehrenvolle Heldentat, sondern als schwere Sünde; ab dem 16. und 17. Jahrhundert wurde die Sündhaftigkeit des Suizids allmählich in Frage gestellt, und im 18. Jahrhundert – spätestens seit 1751, dem Edikt Friedrichs II. zur Abschaffung der Suizidbestrafung in Preußen – begann die allmähliche Entkriminalisierung des Suizids. 1790 schrieb etwa Julius Friedrich Knüppeln in seiner Schrift *Über den Selbstmord*: »Friedrich der Einzige! hob aber durch Ein Reskript vom 6ten Dezemb. 1751 alle, wegen Bestrafung des Selbstmordes, in vorigen Zeiten, ergangene Edicte, gänzlich auf, weil dadurch die Angehörigen ganz unverschuldet leiden müßten, und durch den hieraus erwachsenden Vorwurf und Beschimpfung in grosse Verlegenheit gesetzt würden.«[79] Heute stehen wir an der Schwelle zur Entpathologisierung des Suizids, zur Anerkennung der persönlichen Entscheidung für einen Suizid. Die Prozesse der Entheroisierung, Entmoralisierung, Entkriminalisierung und Entpathologisierung wurden ermöglicht durch den fortschreitenden Verlust der Hoffnung auf ein Weiterleben nach dem Tod, auf Unsterblichkeit und Auferstehung der Toten. Zweifel am Jenseits – Himmel, Hölle oder etwas ganz anderes – plagten bekanntlich schon zu Beginn des 17. Jahrhunderts den Prinzen von Dänemark, der in seinem berühmten Suizidmonolog bemerkte, es sei »die Furcht vor etwas nach dem Tod«, die bewirke, »dass wir die Übel, die wir haben, lieber ertragen als zu unbekannten fliehn«.[80] Die »Furcht vor etwas nach dem Tod« hat sich in der Moderne ebenso verbreitet und vertieft wie die Furcht vor unerträglicher Langlebigkeit; darum bleiben Umfragen sinnlos, solange nur erhoben wird, ob die Bevölkerungen an ein Leben nach dem Tod glauben. In Deutschland scheint jedenfalls dieser Glaube zu schwinden: Nach einer repräsentativen Umfrage von 2016 ist fast die Hälfte der Menschen über 60 der Meinung, dass nach dem Tod nichts mehr kommt, und nur mehr zwölf Prozent erwarten gar, ihre verstorbenen Liebsten wiederzusehen.[81] Die Hamlet-Frage wurde allerdings nie gestellt: ob nämlich ein Leben nach dem Tod gewünscht oder gefürchtet wird. Seit 150 Jahren sind es aber genau diese Fragen, die in spiritistischen Sitzungen, auf der Jagd nach Geisterfotografien oder bei der Auswertung von Nahtoderfahrungen verfolgt werden: Was geschieht, wenn wir sterben? Geht das sprichwörtliche Licht aus? Oder wird es – nach der häufig erwähnten Passage durch einen Tunnel[82] – erst so richtig hell? Und was erleben Menschen in Todesnähe, die versucht haben, sich das Leben zu nehmen? Hans Peter Duerr und Hubert Knoblauch haben energisch bestritten, dass Suizidenten von negativen, gelegentlich sogar als »höllisch« charakterisierten Nahtoderfahrungen heimgesucht werden.[83] Wer aber heute noch – etwa in esoterischen Zirkeln oder auf Internetforen – grausame Höllenbilder auszumalen versucht, hat bereits vergessen, dass gerade die Höllenangst als Motor der Säkularisierung fungierte, als besonders starker Grund, das ewige Leben nicht zu wünschen, sondern zu fürchten. In diesem Sinne besiegt der Anwalt Kevin Lomax (gespielt von Keanu Reeves) in Taylor Hackfords Film *The Devil's Advocate* (1997) den Teufel (alias John Milton, großartig verkörpert von Al Pacino), indem er sich eine Kugel in den Kopf schießt.

Bilder vom Leben nach dem Tod, von Jenseits, Himmel oder Hölle, bleiben dagegen in populären Filmen oder Romanen seltsam blass. Unsterblichkeit wird immer häufiger verdüstert; und selbst die Vampire haben in den letzten Jahrzehnten einen auffälligen Gestaltwandel absolviert. Noch in der Gothic-Literatur des

19. Jahrhunderts erscheinen sie als vitale Ungeheuer, blutsaugende Wiedergänger, die ihre Lebenskraft am Blut sterblicher Zeitgenossen stärken und beliebig verlängern können. Ihr prominentester Vertreter ist Graf Dracula in Bram Stokers Roman (von 1897). Seine dunkle Gestalt hat sich auch auf den Leinwänden behauptet: von Friedrich Murnaus *Nosferatu* (1922) bis zu Francis Ford Coppolas *Dracula* (1992). Akkordiert wurden diese *Dracula*-Filme durch zahlreiche Vampirfilme, die am Mythos partizipierten, ohne ihn explizit zu zitieren oder zu verändern. Zum wesentlichen Rahmen der Handlung zählen regelmäßig ein Spukschloss, die Unfähigkeit der Vampire, ein Spiegelbild zu erzeugen, ihre Abneigung gegen Sonnenlicht, Knoblauch, Silberamulette und Kruzifixe, ihre mögliche Tötung durch einen ins Herz getriebenen Holzpfahl – was an die bevorzugt grausame Hinrichtungsart erinnert, die ein mögliches historisches Vorbild Draculas, der rumänische Woiwode Vlad III. im 15. Jahrhundert, genannt Tepes, der »Pfähler«, praktiziert haben soll – und natürlich die blutigen Bisse, die durch lange und spitze Eckzähne hervorgerufen werden. Neben Vlad werden die Wurzeln der Vampirmythen mit Bestattungen scheintoter Menschen in Zusammenhang gebracht oder mit Fledermäusen, in die sich Vampire für ihre nächtlichen Ausflüge verwandeln. Die medizinhistorischen Wurzeln der Vampirmythen hat etwa Klaus Hamberger exemplarisch untersucht;[84] die psychoanalytischen Referenzen und Kontexte des Vampirismus stellt Laurence A. Rickels in seinen *Vampire-Lectures* (1999) ausführlich dar.[85] Ein signifikanter Bruch des Genres ereignete sich spätestens 1994, als Neil Jordans Verfilmung eines Romans von Anne Rice die Kinos eroberte: *Interview with the Vampire: The Vampire Chronicles.* Für den Erfolg des Films war nicht nur die opulente Besetzung – mit Brad Pitt, Tom Cruise, Christian Slater, Antonio Banderas und Kirsten Dunst – verantwortlich, sondern auch die Narration selbst: die Präsentation des sensiblen Vampirs Louis de Pointe du Lac (Brad Pitt), der nicht nur zwischenzeitlich, aus Mitleid mit seinen Opfern, auf Bisse verzichtet und sich von Ratten ernährt, sondern auch während einer Pestepidemie in Louisiana das Waisenmädchen Claudia (Kirsten Dunst), das neben seiner toten Mutter sitzt, buchstäblich ins Herz

schließt – ihre Herzen pochen spontan im selben Takt – und gleichsam adoptiert. Sein Lehrmeister, Gefährte und Gegenspieler Lestat de Lioncourt (Tom Cruise) verwandelt das Mädchen in einen Vampir, was jedoch bewirkt, dass Claudia ihr ewiges Leben als Kind verbringen muss. Darum rächt sie sich, gemeinsam mit Louis, an Lestat, indem sie ihm die Kehle durchschneidet, ohne ihn dabei wirklich zu töten. Zwei Szenen sind besonders interessant: der Suizidversuch, den Louis unternimmt, indem er sein Haus in Louisiana anzündet, um im Feuer zu sterben, und die Melancholie des abgemagerten Vampirs Lestat in New Orleans, der das untote Leben in der Postmoderne kaum mehr erträgt und vor Sonnenaufgängen im Kino entsetzt flüchtet.

Seither sind die neuen Vampire sensibel, mitleids- und liebesfähig, höflich und rücksichtsvoll, melancholisch und latent suizidgefährdet. Dieser Trend hat sich auch im 21. Jahrhundert fortgesetzt. Ausgerechnet im Krisenjahr 2008 – wenige Tage nachdem Lehman Brothers Insolvenz angemeldet hatte – kam der erste Film der *Twilight Saga* in die Kinos, der die Liebesgeschichte zwischen Bella Swan (Kristen Stewart) und dem Vampir Edward Cullen (Robert Pattinson) schildert. Er endet mit einer paradoxen Umkehrung der klassischen Vampirliebe: Bella wird zwar von einem anderen Vampir gebissen, doch Edward saugt ihr das vergiftete Blut aus der Wunde, um zu verhindern, dass sie selbst zum Vampir wird. Sein Biss fungiert als medizinische Rettungstat, als rationalisierter Handkuss, als eine Art von Reanimation: Ich muss dich beißen, um dich davor zu bewahren, so zu werden wie ich selbst. Eine Schlüsselrolle spielt dabei sein Vater, Dr. Cullen, der ihn vor die Alternative stellt, Bella zu retten und dabei die eigene Blutgier zu bremsen oder sie in einen Vampir zu verwandeln. Gut zwei Monate früher, Anfang September 2008, wurde die erste Folge der TV-Serie *True Blood* ausgestrahlt, in der die Vampire sich zumeist mit synthetischem Blut begnügen. Auch bei *True Blood* stand anfangs eine Liebesgeschichte im Mittelpunkt: die Beziehung zwischen Sookie Stackhouse (Anna Paquin) und dem Vampir Bill Compton (Stephen Moyer); inzwischen wurden bereits sieben Staffeln dieser Serie abgedreht. Ebenfalls im Jahr 2008 feierte der schwedische Film *Låt den rätte komma in* (wörtlich: »Lass den Richtigen hereinkommen«, im deutschen Verleih unter dem Titel *So finster die Nacht*) von Tomas Alfredson Premiere; er wurde viel gelobt und mit sechzig Filmpreisen ausgezeichnet. Neuerlich ging es um eine Liebesgeschichte zwischen Mensch und Vampir, nun zwischen dem in sich gekehrten Jungen Oskar (Kåre Hedebrant) und dem androgynen Vampirmädchen Eli (Lina Leandersson). Am Ende des Films sind Oskar und Eli auf der Flucht; wir sehen sie in einem Zug, Eli wird in einer Kiste transportiert, aus der wir Morseklopfzeichen für das Wort »Kuss« hören. Küsse sind also endgültig an die Stelle der Bisse getreten, und nebenbei sind die Vampire – wie schon Claudia in Neil Jordans Film – zu ewigen Kindern geworden. Die neuen Vampire leiden – wie Klaus Kinski in Werner Herzogs *Nosferatu*-Remake (1977) – an unglücklicher Liebe und an ihrer Unsterblichkeit. Auch Jim Jarmuschs *Only Lovers Left Alive* (2013) erzählt noch einmal die Liebesgeschichte zwischen zwei Vampiren, die wie die ersten Menschen heißen: Adam (Tom Hiddleston) und Eve (Tilda Swinton). Sie ernähren sich von Blutkonserven aus einem Spital, deren Inhalt sie aus eleganten Sherry-Gläsern trinken; manchmal scheint ihre Lebensmüdigkeit sogar ihre Jahrhundertliebe zu überwinden, etwa zu Beginn des Films, als der Musiker Adam seinen Suizid mit Hilfe einer spezifischen Holzkugel plant, die er sich – an Stelle des üblichen Pfahls – ins Herz jagen will. Zwar siegt die Liebe über die Verzweiflung, am Ende sind Adam und Eve jedoch gezwungen, ein anderes Liebespaar dem eigenen Überleben zu opfern. »Excusez-moi«, sagt Eve immerhin, bevor sie ihre Zähne in den Hals des küssenden Mädchens schlägt, was wir, auch der Film bleibt so diskret wie seine Helden, nicht mehr zu sehen bekommen. Tom nennt die sterblichen Menschen übrigens »Zombies«; seinen Suizidplan rechtfertigt er gegenüber Eve mit dem Aufstieg dieser »Zombies« und ihrer Art, die Welt zu beherrschen. Diese Bemerkung gibt einen Hinweis auf mögliche Hintergründe der melancholischen Suizidalität der Vampire: Sie haben skrupellosere Konkurrenz im Beißen erhalten, durch Zombies und Werwölfe, die bereits in *Twilight Saga* oder *True Blood* als proletarische, konsumgierige Gegenspieler der melancholischen Aristokraten auftreten. Zombies und Werwölfe begnü-

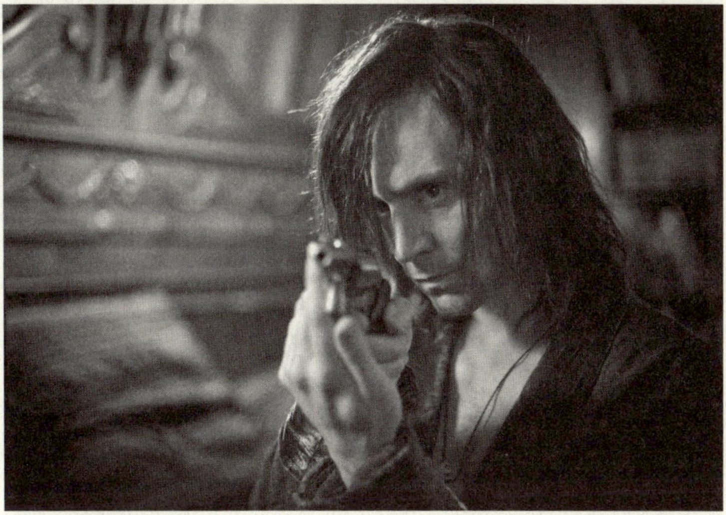

Abb. 57: Tom Hiddleston in *Only Lovers Left Alive* von Jim Jarmusch (2013); Film-Still.

gen sich nicht mit Blut; wie hungrige Raubtiere reißen sie ihre Opfer und fressen auch ihr Fleisch. Ihr Tod ist ihnen gleichgültig, denn sie vermehren sich fressend, wie Tomáš Sedláček im Gespräch mit David Graeber nebenbei feststellte: »Zombies sind sehr effizient – ich meine damit, sie können gleichzeitig essen und sich vermehren. (Das ist eine Fähigkeit, die wir als Menschen noch nicht erlangt haben. Bei uns vollziehen sich Essen und Vermehrung noch getrennt.)«[86]

Was spiegelt sich in diesem kurz skizzierten Zivilisierungsprozess der Vampire? Eine anachronistische Vision des Klassenkampfs, bei dem eine postmoderne Konsumentenklasse auf die nahezu ausgestorbenen Repräsentanten des Adels trifft, die durch gute Manieren, Melancholie und temporäre Enthaltsamkeit imponieren? Gehören die Kapitalisten, Börsenspekulanten und Finanzmakler inzwischen zur Klasse der bissigen Wölfe, die sich weder durch Reflexionsniveau noch durch Raubgier signifikant von den bewusstlosen Zombies unterscheiden? Ist darum der Vampir zum romantisch-nostalgisch verklärten Topos der Sehnsucht nach einer untergegangenen Kultur aufgestiegen? In *Only Lovers Left Alive* sind die Vampire die letzten Bohemiens, Intellektuelle wie Christopher Marlowe (gespielt von John Hurt), der nicht nur behaupten darf, unter dem Pseudonym Shakespeare geschrieben zu haben, sondern auch den Kreis seiner Freunde mit frischen Blutvorräten versorgt. Während wir uns mühelos mit solchen Vampir-Sympathieträgern identifizieren können, avancieren die Zombies zu Feindbildern par excellence: dumm, gierig, brutal, doch – anders als die Vampire – leicht zu töten. Die Zivilisierung der Vampire kann durchaus im Licht sozialer und ökonomischer Entwicklungen beurteilt werden; wichtiger erscheint mir jedoch jene Perspektive, die den Wandel unserer Einstellungen zur Langlebigkeit in den Mittelpunkt rückt. Langlebigkeit ist ein Wert, dessen Bedeutung zunehmend relativiert wird, je mehr Menschen damit rechnen müssen, ein hohes Alter zu erreichen. Und dieser Wandel trifft auch die Vampire: Ihre Bisse werden umso zärtlicher, je mehr wir die Zahnlosigkeit des Alters zu fürchten lernen. Im selben Jahr 1922, in dem Friedrich Wilhelm Murnau *Nosferatu* drehte, brachte der tschechische Autor Karel Čapek sein eigentlich als Roman konzipiertes Drama *Věc Makropulos* (*Die Sache Makropulos*), auf die Prager Bühne; dort sah es auch Leoš Janáček, der das Stück 1926 als Oper (mit einem Libretto von Max Brod) vertonte. Die schwarze Komödie und die Oper handeln von der Langeweile der Unsterblichkeit, vom Gift der Lebenselixiere und der Melancholie eines Daseins, dem keine Grenzen gesetzt sind.[87] Thema und Stoff sind heute viel aktueller als in der Zeit zwischen den Weltkriegen; Talkshows und Presseartikel widmen sich in stets neuen Anläufen den Fragen nach Sterbehilfe und Alterssuizid, die – etwa anlässlich der Freitode des ehemaligen MDR-Intendanten Udo Reiter (am 9. Oktober 2014) oder des Schriftstellers Fritz J. Raddatz (am 26. Februar 2015) – zunehmend positiv kommentiert werden.

Soviel wusste wohl auch Stephen King, als er 2013 eine Fortsetzung seines weltberühmten, von Stanley Kubrick 1980 verfilmten Romans *The Shining* (1977) verfasste. In dieser Fortsetzung trifft Danny Torrance, einst das hellsichtige Kind des ersten Romans, auf eine Sekte von »Vampiren«, die sich vom »Lebenselixier« der Schmerzen gequälter Kinder ernähren. Diese neuen Vampire sind keine edlen, melancholischen und suizidgefährdeten Aristokraten mehr, sondern unauffällige Spießer in Polyesterkleidung, die in ihren Caravans umherfahren.

> Ihr seht sie gar nicht richtig, stimmt's? Wieso solltet ihr das auch tun? Es sind bloß die Wohnmobilleute, ältere Rentner und einige jüngere Gesinnungsgenossen, die ihr wurzelloses Leben auf den Schnell- und Fernstraßen verbringen, die auf Campingplätzen hausen, wo sie in ihren Klappsesseln von Walmart herumhocken und sich auf ihrem Gartengrill was brutzeln, während sie sich über Geldanlagen, Angelwettbewerbe, Eintopfrezepte und weiß Gott was auslassen.[88]

Danny Torrance dagegen arbeitet als Sterbebegleiter in einem Hospiz, wo er liebevoll *Doctor Sleep* genannt wird, weil er einen sanften Tod ermöglicht. Nicht die Vampire müssen zivilisiert werden, sondern die Alten, die nicht sterben wollen, so lautet die beunruhigende Botschaft Kings, die von einer neuen, friedlichen Sterbekultur träumt, freilich um den Preis einer Tötung der allzu lebensgierigen Alten. Viel düsterer noch hat King diese Vorstellungen in *Revival* (von November 2014) ausgemalt: Hier erscheint das christliche Auferstehungsversprechen geradezu als schwarze Prophetie der Hölle.[89] Im Vergleich mit Kings Spätwerk, dem literarischen Ausdruck einer biopolitisch inspirierten Naturalisierung des Klassenkampfs – als Krieg der Alten gegen die Jungen – wirkt so manche Kritik an der Jagd nach Unsterblichkeit, wie sie etwa John Gray[90] oder Yuval Noah Harari vortragen, geradezu brav. Immerhin hat Harari den Entstehungsort neuer Mythen des ewigen Lebens exakt porträtiert:

> Trotz allen Geredes vom radikalen Islam und vom christlichen Fundamentalismus ist der aus religiöser Sicht interessanteste Ort auf dieser Welt nicht der Islamische Staat oder der Bible Belt, sondern Silicon Valley. Dort bauen Hightech-Gurus schöne neue Religionen für uns zusammen, die wenig mit Gott und alles mit Technologie zu tun haben. Sie versprechen all die alten Gewinne – Glück, Frieden, Wohlstand und sogar ewiges Leben –,

> nur eben hier auf Erden mit Hilfe der Technik und nicht erst nach dem Tod mit Hilfe himmlischer Wesen.[91]

Don DeLillo hat diesem Versprechen in seinem Roman *Zero K* (2016) die dunkle Gestalt eines futuristischen Unsterblichkeitslabors an den Grenzen der bewohnten Welt verliehen, in dem sich Menschen einfrieren lassen, um Krankheit und Alter irgendwann in der Zukunft, mit Hilfe neuester Medizintechnik, überwinden zu können. Fast unmerklich verschmilzt die Hoffnung auf ein ewiges Leben mit purer Todessehnsucht. Der erste Satz des Romans lautet: »*Jeder will das Ende der Welt in der Hand haben.*«[92] Der Griff nach dem Ende der Welt, der Wunsch, das ewige Leben anzunehmen, setzt freilich das Einverständnis mit einer Prozedur voraus, die einem assistierten Suizid bemerkenswert ähnlich sieht.

# Nachwort

»Ich werde das letzte Wort haben.«
*Roland Topor*[1]

Wie kommt ein Buch zum Ende? Mit einem letzten Satz oder Wort? Gewiss nicht; denn gerade die letzten Sätze und Worte können dieses Gewicht nicht tragen. Sie würden bloß den Schatten einer ambivalenten Empfindung werfen – der Sehnsucht nach dem Abschluss, den Patricia de Martelaere in ihrem Essay *Der Lebenskünstler* virtuos analysiert hat,[2] aber auch der Angst vor dem Ende, die 1781 einen lesefreudigen Pariser Schuster so lange nach dem passenden Zitat für seinen Abschiedsbrief suchen lässt, bis er alle Suizidpläne aufgibt.[3] An Stelle der letzten Sätze und Worte empfiehlt sich die Wiederholung. In seinen *Vorlesungen über die Grundlagen der Mathematik* behauptet Ludwig Wittgenstein, er sei als Lehrer eigentlich ein Fremdenführer. Aber um »ein guter Führer zu sein, sollte man den Leuten zuerst die Hauptstraßen zeigen, doch ich bin ein äußerst schlechter Führer und werde leicht durch interessante Örtlichkeiten vom Weg abgelenkt und neige dazu, Nebenstraßen einzuschlagen, bevor ich die Hauptstraßen gezeigt habe.«[4] Ich kann die Sympathie für Abzweigungen und Nebenwege gut verstehen. Darum will ich jetzt zu den Hauptstraßen zurückkehren und die Leitthesen dieses Buchs noch einmal knapp zusammenfassen.

*Erstens* – Die Moderne ist eine Epoche der Umwertung des Suizids, der zunehmend nicht mehr verfolgt, verteufelt oder tabuisiert wird. Schon im Denken der Aufklärung wird er nicht mehr als schwere Sünde betrachtet, sondern als Krankheit, und seit 1751, als Friedrich II. in Preußen alle Suizidstrafen aufhob, wird die Selbsttötung allmählich – im Vereinigten Königreich erst ab 1961 – entkriminalisiert. Ermöglicht wurden die Prozesse der Entheroisierung, Entmoralisierung und Entkriminalisierung des Suizids freilich durch seine umfassende Pathologisierung, etwa im Zeichen von

Seuchendiskursen, wie die Rede über Suizidepidemien und Ansteckungsrisiken überdeutlich verrät. Erst heute zeichnet sich ab, dass auch diese Pathologisierung in Frage gestellt werden kann, etwa in Debatten um Alterssuizid, Palliativmedizin und Liberalisierungen der Sterbehilfe.[5] Die Frage nach dem Suizid ist zwar vielleicht nicht die »Quintessenz der Moderne«, wie Walter Benjamin meinte,[6] doch gewiss ein wesentliches Leitmotiv.

*Zweitens* – Die Umwertung des Suizids in der Moderne ereignet sich auf verschiedenen Feldern: in den Religionen, in Ästhetik, Literatur, Philosophie, Kunst und Film, in der Politik, vom faschistischen »Viva la muerte!«[7] bis zu den Protestsuiziden und Suizidattentaten der jüngsten Gegenwart, in den Rechtsordnungen und in der Medizin. Dabei kommt es – trotz aller Ausdifferenzierungen gesellschaftlicher Subsysteme – zu zahlreichen Interferenzen und Resonanzeffekten. Die Debatten um die Sterbehilfe finden beispielsweise einen Ausdruck nicht nur in Romanen, Filmen und philosophischen Essays, in rechtlichen Reformen und in der Transformation religiöser Überzeugungen wie des Glaubens an persönliche Unsterblichkeit, sondern auch in der schwierigen Frage nach der Legitimität institutioneller Präventionsbemühungen, etwa der Zwangsernährung von Hungerstreikenden im Gefängnis.[8] Ein anderes Beispiel: Schulsuizide werden zwar seit dem Ende des 19. Jahrhunderts intensiv diskutiert. Doch im Kontext politischer Suizidattentate haben sie sich dramatisch verändert: zu den »Amokläufen« und »school shootings«, die seit der letzten Jahrhundertwende – das berüchtigte Columbine-Massaker fand am 20. April 1999 statt – vermehrt begangen werden.[9]

*Drittens* – Säkularisierungsprozesse bilden eine wichtige Wurzel der modernen Umwertung des Suizids. Der Glaube an persönliche Unsterblichkeit hat sein Faszinationspotential partiell eingebüßt; zugleich erscheinen Auferstehung und Weiterleben nach dem Tod nicht mehr als so wünschenswert wie noch in den ersten Jahrhunderten der Ausbreitung des Christentums.[10] Im Zuge kontinuierlicher Steigerungen der Lebenserwartung durch medizinische und technische Fortschritte hat der Traum vom langen Leben einen düsteren Zug angenommen, wie Vampirfilme und Horrorromane anschaulich bezeugen. Auch die statistischen Analysen politischer Suizidanschläge seit 1982 belegen keine Wiederkehr der Religionen, sondern allenfalls den Aufstieg eines »aktiven Nihilismus«, wie Navid Kermani kurz nach dem 11. September 2001 überzeugend argumentiert hat.[11]

*Viertens* – Der Suizid ist in der Moderne zu einer »Selbsttechnik« – nach einem Begriff Michel Foucaults[12] – avanciert, in enger Verbindung mit anderen Selbsttechniken wie Schreiben, Lesen oder Bildermachen.[13] Die Idee, dass ich und mein Leben mir gehören,[14] verkörpert sich heute vor allem in der paradoxen Forderung, mein Tod solle mir gehören.[15] Der eigene Tod wird zum Projekt, das ich selbst gestalten und nicht irgendwelchen Institutionen oder Angehörigen überlassen will. Die deutsche Übersetzung des Suizid-Tagebuchs von Roberta Tatafiore trägt den passenden Titel: *Einen Tod entwerfen*.[16]

*Fünftens* – Selbsttechniken operieren zumeist mit einer Art von »Subjektspaltung«: das Subjekt erscheint als Autor und zugleich als Werk, als Zeuge und Beobachteter, als Spieler und Spieleinsatz, als Besitzender und Besitz, als Wächter und Bewachter, als Täter und Opfer, als Befreier und Befreiter. In verschiedenen Darstellungen und Reflexionen des Suizids, vor allem in zahlreichen Abschiedsbriefen, wird diese Spaltung explizit thematisiert. Am klarsten hat es Théodore Jouffroy 1842 ausgedrückt, als er bemerkte, die Rede von Selbstmord oder Suizid verwende unpassende Begriffe, denn »wer tötet, ist niemals identisch mit dem, der getötet wird«.[17]

*Sechstens* – Der Aufstieg des Suizids zur Selbsttechnik hängt eng zusammen mit der neueren Geschichte der Massenmedien. Schon in den Debatten um die »English Malady« im 18. Jahrhundert[18] und das »Werther-Fieber« im 19. Jahrhundert wurden die potentiell gefährlichen Wirkungen von Theaterbesuchen, Zeitungs- und Romanlektüre betont, und heute noch kritisieren Einrichtungen zur Suizidprävention die mediale Berichterstattung über Suizide oder die Kommunikation im Internet als wahrscheinliche Auslösefaktoren für Nachahmungstaten. Die Moderne ist wesentlich geprägt von Massenmedien, einerseits durch allgemeine Alphabetisierung und Schulbildung, andererseits durch rasante technische Fortschritte, die eine Verwendung symbolischer Kulturtechniken – von Schreibmaschinen bis zu Computern, von Fotoapparaten bis zu Smartphones – erheblich erleichtern. Wer hatte vor dem 19. Jahrhundert schon die Gelegenheit, ein Bild von sich zu sehen oder zu machen? Wer hatte die Möglichkeit, einen Text über sich und sein Leben zu verfassen oder bei der Vorbereitung des Suizids einen Abschiedsbrief zu schreiben? Selbsttechniken wurden ehemals bloß von minoritären Eliten geübt, während sie heute ganz selbstverständlich – und obendrein mit globaler Reichweite – von allen Bevölkerungsschichten praktiziert werden können.

*Siebtens* – In historischer Perspektive lassen sich suizidkritische und suizidfaszinierte Kulturen voneinander unterscheiden.[19] So war etwa die Antike gewiss viel suizidfreundlicher eingestellt als das christliche Mittelalter, auch wenn Emil Szittya vermutlich übertreibt, wenn er das Altertum als Epoche einer veritablen Selbstmordbegeisterung charakterisiert.[20] Doch abgesehen davon, dass Faszination wie Kritik doppelgesichtig sind, zwischen Anziehung und Abstoßung schwanken, haben sich kulturspezifische Traditionen der Suizide und Suizidnarrative in einem so atemberaubenden Tempo global verbreitet und vermischt, dass es kaum mehr Sinn ergibt, suizidkritische und suizidfaszinierte Mentalitäten unterscheiden zu wollen. Wer etwa Theaterstücke, Romane, TV-Serien oder Computerspiele aus verschiedenen Weltregionen vergleicht, wird rasch viel mehr Ähnlichkeiten und Verwandtschaften entdecken als signifikante Differenzen. Wir leben in einer suizidfaszinierten Welt, die gar nicht selten davon träumt, dem eigenen Untergang zuschauen zu können.[21] Und es spielt dabei kaum eine Rolle mehr, wo die dystopischen Visionen eines postatomaren Zeitalters, eines Lebens nach dem finalen Klimasturz oder der weltweiten Ausbreitung tödlicher Viren, die alle Menschen in Zombies verwandeln, produziert wurden: in Japan oder den USA, in Kanada, Lateinamerika, Südafrika oder Europa. Heute denken wir nicht bloß gelegentlich daran, uns selbst das Leben zu nehmen, sondern sind fasziniert von der Vorstellung, die Menschengattung werde insgesamt – am Ende eines womöglich kurzen »Anthropozäns« – aussterben und verschwinden. »Wir sind mit der Überzeugung groß geworden«, schreibt Hannah Arendt

1943, »dass das Leben das höchste Gut und der Tod das größte Schrecknis sei, und wurden doch Zeugen und Opfer von Schrecklichkeiten, die schlimmer sind als der Tod – ohne dass wir ein höheres Ideal als das Leben hätten entdecken können.«[22] Aber was könnte auch an dessen Stelle treten? Wirklich nur das »Nichts«, dieses widerwärtig erhabene Substantiv, das auch Peter Watson jüngst zur Signatur unseres Zeitalters erklärt hat?[23] Oder eine »Kultur des Selbstmords«, wie sie Michel Foucault in einem seiner letzten Interviews gefordert hat?[24]

* * *

Das letzte Wort soll stets Dank ausdrücken. Erste Entwürfe zum Thema dieses Buchs habe ich während eines Forschungsaufenthalts am Kölner Kolleg »Morphomata« während des Studienjahrs 2013/14 niedergeschrieben; für die Einladung zu diesem Aufenthalt – mit dem Projekt »Suizid als Selbsttechnik« – danke ich Günter Blamberger und Dietrich Boschung. Danach habe ich im Wintersemester 2014/15 eine Vorlesung zur Kulturgeschichte des Suizids an der Humboldt-Universität Berlin gehalten; den Studierenden danke ich für ihre anregenden Fragen und Diskussionsbemerkungen. Bei manchen Erkundungsgängen in das noch ziemlich neue Forschungsfeld einer kulturwissenschaftlichen Suizidologie haben mich Kolleginnen und Kollegen am Institut für Kulturwissenschaft mit Ratschlägen begleitet, denen ich ebenfalls herzlich danke: Iris Därmann, Katja Kynast (mit der ich ein Seminar zum Kulturvergleich von Suiziddarstellungen im Film für den Masterstudiengang »Psychoanalytische Kulturwissenschaft« durchgeführt habe), Antonio Lucci, Jasmin Mersmann, Inga Anderson. Herzlichen Dank für wertvolle Hinweise schulde ich auch Raimar S. Zons und Geertjan de Vugt sowie Haim Hazan und Raquel Romberg vom Minerva Center for the Interdisciplinary Study of the End of Life an der Universität Tel Aviv. Genoveva Rückert (vom OK Linz) danke ich für einige berührende und aufschlussreiche Gespräche. Das Team der Mitarbeiterinnen am Internationalen Forschungszentrum Kulturwissenschaften in Wien, das ich seit März 2016 leite – Johanna

Richter, Katja Geiger, Petra Radeczki, Daniela Losenicky, Ingrid Söllner-Pötz, Fiona Faßler – hat mich mit Gesprächen und Hinweisen gern unterstützt; noch vor wenigen Wochen hat mir Rafaela Kupfner überraschend das Kinderbuch *Die Brüder Löwenherz* von Astrid Lindgren auf den Schreibtisch gelegt, weil dieses Buch nach seinem Erscheinen im Jahr 1973 eine heftige Kontroverse im schwedischen Parlament ausgelöst hatte, und zwar wegen seiner angeblich idealisierenden Darstellung eines Kindersuizids. (Tatsächlich springen die beiden Brüder am Ende in einen Abgrund; allerdings sind sie zu diesem Zeitpunkt schon lange gestorben und bewegen sich in verschiedenen Jenseits-Landschaften.)[25]

Julian Baller danke ich für seine Begleitung und Unterstützung durch Recherchen für einzelne Kapitel des Buchs; er hat auch das Namenregister erstellt. Besonderer Dank gilt Hanna Leitgeb von der Agentur »Rauchzeichen«, die mich mit freundschaftlicher Hartnäckigkeit bewegt hat, aus einem Plan ein Konzept und aus dem Konzept ein Buch zu machen. Ich bedanke mich schließlich für das Vertrauen und die Geduld des Verlags, für das sorgfältige Lektorat von Eva Gilmer und die stets hilfreiche Unterstützung durch Christian Heilbronn. Und zuletzt bedanke ich mich bei Annette Wunschel, die mich in Phasen der Verzweiflung und Resignation liebevoll begleitet und ermutigt hat.

# Anmerkungen

## Einleitung

1 Walter Benjamin, *Das Passagen-Werk*, in: ders., *Gesammelte Schriften*, Bd. V·1, herausgegeben von Rolf Tiedemann, Frankfurt/M. 1982, S. 455 [J 74a,2].

2 Vgl. Peter Sloterdijk, *Zorn und Zeit. Politisch-psychologischer Versuch*, Frankfurt/M. 2006.

3 Vgl. Byung-Chul Han, *Müdigkeitsgesellschaft*, Berlin 2010; Alain Ehrenberg, *Das erschöpfte Selbst. Depression und Gesellschaft in der Gegenwart*, übersetzt von Manuela Lenzen und Martin Klaus, Frankfurt/M. 2008.

4 Vgl. Hartmut Rosa, *Beschleunigung und Entfremdung. Entwurf einer kritischen Theorie spätmoderner Zeitlichkeit*, übersetzt von Robin Celikates, Berlin 2013; Armen Avanessian (Hg.), *Akzeleration*, Berlin 2013.

5 Vgl. Samuel Huntington, *Kampf der Kulturen. Die Neugestaltung der Weltpolitik im 21. Jahrhundert*, übersetzt von Holger Fliessbach, München, Wien 1996; Herfried Münkler, *Die neuen Kriege*, Reinbek bei Hamburg 2002.

6 Vgl. Heinz Bude, *Gesellschaft der Angst*, Hamburg 2014.

7 Vgl. Christopher Lasch, *Das Zeitalter des Narzissmus*, übersetzt von Gerhard Burmundt, München 1980; Hans-Joachim Maaz, *Die narzisstische Gesellschaft. Ein Psychogramm*, München 2012.

8 Vgl. Ralf Konersmann, *Die Unruhe der Welt*, Frankfurt/M. 2015.

9 Hans Blumenberg, Carl Schmitt, *Briefwechsel 1971-1978 und weitere Materialien*, herausgegeben von Alexander Schmitz und Marcel Lepper, Frankfurt/M. 2007, S. 148.

10 Walter Benjamin, *Charles Baudelaire. Ein Lyriker im Zeitalter des Hochkapitalismus*, in: ders., *Gesammelte Schriften*, Bd. I·2, herausgegeben von Rolf Tiedemann und Hermann Schweppenhäuser, Frankfurt/M. 1974, S. 509-690; hier: S. 578.

11 Vgl. Jean-Étienne Esquirol, *Die Geisteskrankheiten in Beziehung zur Medizin und Staatsarzneikunde*, übersetzt von W. Bernhard, Bd. 1, Berlin 1838, S. 306-390.

12 Vgl. Max Schur, *Sigmund Freud. Leben und Sterben*, übersetzt von Gert Müller, Frankfurt/M. 1973.

13 Karl Menninger, *Selbstzerstörung. Psychoanalyse des Selbstmords*, übersetzt von Hilde Weller, Frankfurt/M. 1978, S. 25f.

14 Vgl. Michaela Maria Hintermayr, *Diskurs über Suizide und Suizidversuche von Hausgehilfinnen in Wien zwischen 1925 und 1933/34*, unpublizierte Diplomarbeit, Wien 2010, S. 12.

15 Vgl. Erwin Ringel, *Der Selbstmord. Abschluß einer krankhaften psychischen Entwicklung. Eine Untersuchung an 745 geretteten Selbstmördern*, Wien, Düsseldorf 1953, vgl. auch Gernot Sonneck u. a., *Krisenintervention. Von den Anfängen der Suizidprävention bis zur Gegenwart*, Weitra 2008.

16 Hippokrates, *Fünf auserlesene Schriften*, eingeleitet und neu übersetzt von Wilhelm Capelle, Darmstadt 1984, S. 172. Vgl. auch Beate Gundert, »Artikel Krise«, in: Karl-Heinz Leven (Hg.), *Antike Medizin. Ein Lexikon*, München 2005, Sp. 541f.

17 Vgl. Edwin S. Shneidman, *The Suicidal Mind*, Oxford, New York 1996; ders., *Autopsy of a Suicidal Mind*, Oxford, New York 2004.

18 Vgl. David Lester, *The »I« of the Storm. Understanding the Suicidal Mind*, Warschau, Berlin 2014, S. 155.

19 Vgl. Yuval Noah Harari, *Homo Deus. Eine Geschichte von Morgen*, übersetzt von Andreas Wirthensohn, München 2017, S. 26.

20 Friedrich Nietzsche, *Jenseits von Gut und Böse*, in: ders., *Sämtliche Werke/Kritische Studienausgabe* (= KSA), herausgegeben von Giorgio Colli und Mazzino Montinari, Bd. 5, München, Berlin u. a. 1980, S. 9-243; hier: S. 100.

21 Walker Percy, *The Moviegoer*, New York 1962, S. 194f. Die deutsche Fassung dieser Passage, die in Peter Handkes Übersetzung fehlt, wird zitiert nach: Glen O. Gabbard, »Misslungene psychoanalytische Behandlungen suizidaler Patienten«, in: Sylvia Zwettler-Otte (Hg.), *Entgleisungen in der Psychoanalyse. Berufsethische Probleme*, Göttingen 2007, S. 120-142; hier: S. 131.

22 Vgl. Julie Beck, »›Going to Switzerland‹ Is a Euphemism for Assisted Suicide«, in: *The Atlantic* (27. August 2014); online verfügbar unter: {https://www.theatlantic.com/health/archive/2014/08/going-to-switzerland-is-a-euphemism-for-assisted-suicide/379182}, letzter Zugriff am 15.05.2017.

23 Vgl. N. N., »Passant hilft bei Suizid nach«, in: *B. Z.* (24. Mai 2009); online verfügbar unter: {http://www.bz-berlin.de/aktuell/welt/passant-hilft-bei-suizid-nach-article467006.html}, letzter Zugriff am 15.05.2017.

24 Vgl. Claude Guillon/Yves LeBonniec, *Gebrauchsanleitung zum Selbstmord. Eine Streitschrift für das Recht auf einen frei bestimmten Tod*, übersetzt von Eva Moldenhauer, Frankfurt/M. 1982; Geo Stone, *Suicide and Attempted Suicide. Methods and Consequences*, New York 1999.

25 Vgl. Michel Foucault, »Technologien des Selbst«, übersetzt von Mi-

chael Bischoff, in: ders., *Schriften in vier Bänden*, Bd. 4: *1980-1988*, übersetzt von Michael Bischoff u. a., Frankfurt/M. 2005, S. 966-999.

26 Ernst Jünger, *Heliopolis*, in: ders., *Werke*, Bd. 10: *Erzählende Schriften II*, Stuttgart 1965, S. 400.

27 In einem solchen Sinne spricht Roberta Tatafiore von der »Gefängniswärterin ihrer selbst«, in: Roberta Tatafiore, *Einen Tod entwerfen. Tagebuch eines Selbstmords*, übersetzt von Andreas Rostek, Berlin, Warschau 2010, S. 27.

28 Vgl. Immanuel Kant, *Die Metaphysik der Sitten*, in: ders., *Werkausgabe*, herausgegeben von Wilhelm Weischedel, Bd. VIII, Frankfurt/M. 1978, S. 456.

29 Théodore Jouffroy, *Nouveaux mélanges philosophiques*, herausgegeben von Jean Philibert Damiron, Paris 1842, S. 245; alle Übersetzungen sind, so keine deutsche Ausgabe verfügbar war, Übersetzungen des Autors.

30 Bertolt Brecht, »Als ich in weißem Krankenzimmer der Charité«, in: ders., *Die Gedichte*, herausgegeben von Jan Knopf, Frankfurt/M. 2007, S. 1564f.

31 Vgl. etwa Onno van der Hart/Ellert R. S. Nijenhuis/Kathy Steele, *Das verfolgte Selbst. Strukturelle Dissoziation und die Behandlung chronischer Traumatisierung*, übersetzt von Theo Kierdorf und Hildegard Höhr, Paderborn 2008.

32 Vgl. Fritz Zorn, *Mars*, mit einem Vorwort von Adolf Muschg, Frankfurt/M. 1979. Zu Tatafiore siehe oben, Anm. 27.

33 Vgl. Stefan Kaegi/Dominic Huber, »Nachlass. Pièces sans personnes«; online verfügbar unter: {http://www.rimini-protokoll.de/website/de/project/nachlass}, letzter Zugriff am 15.05.2017.

34 Vgl. Jan Assmann, *Tod und Jenseits im Alten Ägypten*, München 2001, S. 496-500.

35 Zacharias Gottlieb Hußty, *Diskurs über die medizinische Polizei*, Bd. 1, Preßburg, Leipzig 1786, S. 511. Vgl. auch Harald Neumeyer, *Anomalien, Autonomien und das Unbewusste. Selbstmord in Wissenschaft und Literatur von 1700 bis 1800*, Göttingen 2009, S. 36.

36 Auch darum nennen zahlreiche Einträge zu unserem Thema im Internet auch gleich die Adressen und Telefonnummern einschlägiger Kriseninterventionsstellen.

37 Michael Köhlmeier, *Zwei Herren am Strand*, München 2014, S. 27f. Für den Hinweis auf diesen Roman bedanke ich mich sehr herzlich bei meinem Freund Raimar S. Zons.

38 Ebd., S. 59f.

39 Ebd., S. 166.

40 Ebd., S. 83.

41 Nigel Barley, *Tanz ums Grab*, übersetzt von Ulrich Enderwitz, Stuttgart 1998, S. 43f.

42 Vgl. Nick Hornby, *A Long Way Down*, übersetzt von Clara Drechsler und Harald Hellmann, München 2006. Vgl. auch Anne Waak, *Der freie Tod. Eine kleine Geschichte des Suizids*, Berlin 2016.

43 Vgl. Julian Baller, *Unter Einsatz des Lebens. Zur Theorie und Praxis der Interferenz von Spiel und Tod*, unpublizierte Master-Arbeit, Berlin 2016.

44 Vgl. Johan Huizinga, *Homo ludens. Versuch einer Bestimmung des Spielelementes der Kultur*, übersetzt von Hans Nachod, Basel, Brüssel u.a. 1949.

45 Vgl. Roger Caillois, *Die Spiele und die Menschen. Maske und Rausch*, übersetzt von Peter Geble, Berlin 2017, S. 153 und 237-239.

46 Georges Bataille, »Spiel und Ernst« [1951], übersetzt von Gerd Bergfleth, in: Johan Huizinga, *Das Spielelement der Kultur. Mit kommentierten Texten von Georges Bataille, Roger Caillois und Eric Voegelin*, herausgegeben von Knut Ebeling, Berlin 2014, S. 75-111; hier: S. 84.

47 Vgl. Friedrich Georg Jünger, *Die Spiele. Ein Schlüssel zu ihrer Bedeutung*, Frankfurt/M. 1953; zit. n. der Taschenbuchausgabe, München 1959, S. 14.

48 Ebd., S. 174: »Aufs Spiel gesetzt werden kann alles, was noch nicht im Spiel ist, Geld und Gut, Name, guter Ruf, Ehre, und damit die eigene Person.«

49 Vgl. Jean Baechler, *Tod durch eigene Hand. Eine wissenschaftliche Untersuchung über den Selbstmord*, übersetzt von Christian Seeger, Frankfurt/M., Berlin u.a. 1981, S. 330. Vgl. auch Baller, *Unter Einsatz des Lebens*, S. 65.

50 Georges Surdez, »Russian Roulette. The Strange Case of Sergeant Burkowski, Who Died Many Deaths, and His Friend Feldheim, Who Had to Explain One of Them to Their Superior Officers«, in: *Collier's Weekly* (30. Januar 1937), S. 16 und S. 57.

51 Vgl. David Lester, »Russian Roulette and Duels«, in: ders./Steven Stack (Hg.), *Suicide as a Dramatic Performance*, New Brunswick, London 2015, S. 259-266.

52 Thomas Mann, *Der Zauberberg*, Frankfurt/M. 2008, S. 970f.

53 In seiner pittoresken Sammlung von Suizidgeschichten erwähnt Emil Szittya freilich auch, wie hoch das Suizidrisiko unter Glücksspielern war: »Unter den 1756 Selbstmördern in Paris von 1819-1823 gab es 213 Glücksspieler.« Vgl. Emil Szittya, *Selbstmörder. Ein Beitrag zur Kulturgeschichte aller Zeiten und Völker*, Leipzig 1925, S. 308.

54 Menninger, *Selbstzerstörung*, S. 16.

55 Vgl. Aristoteles, *Politik*, übersetzt und herausgegeben von Olof Gigon, München 1973, S. 49. Vgl. auch Aristoteles, *Die Nikomachische Ethik*, übersetzt und herausgegeben von Olof Gigon, München 1972, S. 65.

56 Vgl. Friedrich Nietzsche, *Vom Nutzen und Nachtheil der Historie für das Leben*, in: KSA, Bd. 1, S. 248. Vgl. auch Friedrich Nietzsche, *Zur Genealogie der Moral*, in: KSA, Bd. 5, S. 291.

57 Vgl. etwa Georg Wilhelm Friedrich Hegel, *Phänomenologie des Geistes*, in: ders., *Werke*, auf der Grundlage der *Werke* von 1832-1845 neu edierte Ausgabe, Redaktion Eva Moldenhauer und Karl Markus Michel, Bd. 3, Frankfurt/M. 1970, S. 415.

58 Huizinga, *Homo ludens*, S. 1.

59 Christoph Drösser, *Tierquäler Disney*, zit. n. ders., »Stimmt's?«, in: *Die Zeit* (12. September 1997); online verfügbar unter: {www.zeit.de/1997/38/Stimmt's_}, letzter Zugriff am 15.05.2017.

60 Von Pferdesuiziden berichtet Emil Szittya, *Selbstmörder*, S. 372f. Mythische Vogelsuizide in den Anden hat Tip Marugg in einem Roman beschrieben: *Auch Vögel sterben im Morgenblau*, übersetzt von Waltraud Hüsmert, Berlin 1993.

61 Vgl. Edmund Ramsden/Duncan Wilson, »The Nature of Suicide: Science and the Self-Destructive Animal«, in: *Endeavour* 1 (2010), S. 21-24.

62 Claire Colebrook, »Suicide for Animals«, in: Patricia MacCormack (Hg.), *The Animal Catalyst. Towards Ahuman Theory*, London, New Delhi u.a. 2014, S. 133-144; hier: S. 134.

63 Ebd., S. 134f.

64 Ebd., S. 138.

65 Vgl. Bernd Mahr, »Der maschinelle Wille zur Selbstvernichtung«, in: *MASCHINENtheorien/THEORIEmaschinen*, herausgegeben von Hans-Christian von Herrmann und Wladimir Velminski, Frankfurt/M., Berlin u.a. 2012, S. 149-176.

66 Eine kurze biographische Skizze Tinguelys samt des Gedichts von Duchamp ist online verfügbar unter: {https://www.cineclubdecaen.com/peinture/peintres/tinguely/tinguely.htm}, letzter Zugriff am 15.05.2017.

## 1. Wem gehört mein Leben?

1 Michel de Montaigne, »Über die Einsamkeit«, in: *Essais*, übersetzt von Hans Stilett, Frankfurt/M. 1998, S. 124-129; hier S. 126.

2 Albert Camus, *Der Mythos des Sisyphos*, neu übersetzt von Vincent von Wroblewsky, Reinbek bei Hamburg 2000, S. 11.

3 Kamel Daoud, *Der Fall Meursault – eine Gegendarstellung*, übersetzt von Claus Josten, Köln 2016, S. 22.

4 Camus, *Der Mythos des Sisyphos*, S. 160.

5 Vgl. Albert Camus, *Der glückliche Tod*, übersetzt von Eva Rechel-Mertens, Reinbek bei Hamburg 1983, S. 13f. und S. 50f.

6 Fjodor Dostojewskij, *Die Brüder Karamasow*, neu übersetzt von Swetlana Geier, Frankfurt/M. 2006, S. 425.

7 Ludwig Wittgenstein, *Tagebücher 1914-1916*, in: ders., *Werkausgabe*, Bd. 1, Frankfurt/M. 1984, S. 87-187; hier: S. 187.

8 Vgl. Heidrun Hannusch, *Todesstrafe für die Selbstmörderin. Ein historischer Kriminalfall*, Berlin 2011.

9 Gerry Holt, »When Suicide Was Illegal«, in: *BBC News* (3. August 2011); online verfügbar unter: {http://www.bbc.com/news/magazine-14374296}, letzter Zugriff am 15.05.2017.

10 Jean Améry, *Hand an sich legen. Diskurs über den Freitod*, Stuttgart 2008, S. 105.

11 Aristoteles, *Politik*, übersetzt und herausgegeben von Olof Gigon, München 1973, S. 55 (1255 b 11).

12 Lucius Annaeus Seneca, *Briefe an Lucilius*, übersetzt von Heinz Gunermann u. a., herausgegeben von Marion Giebel, Stuttgart 2014, S. 136 (42,10) und 286 (75,18).

13 Ebd., S. 246 (70,5).

14 Ebd., S. 262 (71,36).

15 Zit. n. David Graeber, *Schulden. Die ersten 5000 Jahre*, übersetzt von Ursel Schäfer u. a., Stuttgart 2012, S. 49.

16 *Die Vorsokratiker*, Bd. 1, übersetzt von M. Laura Gemelli Marciano, Düsseldorf 2007, S. 37.

17 In einem solchen Sinn hat Hans Blumenberg den aufrechten Gang als »Urszene« bezeichnet. Vgl. Hans Blumenberg, *Beschreibung des Menschen*, aus dem Nachlaß herausgegeben von Manfred Sommer, Frankfurt/M. 2006, S. 777.

18 Vgl. Sigmund Freud, *Aus der Geschichte einer infantilen Neurose* [*»Der Wolfsmann«*], in: ders., *Studienausgabe*, herausgegeben von Alexander Mitscherlich u. a., Bd. VIII: *Zwei Kinderneurosen*, Frankfurt/M. 1969, S. 125-232; hier: S. 149-165.

19 Ursprünglich hatte Freud die »Urszene« als reale Missbrauchserfahrung gedeutet. Vgl. Sigmund Freud, *Briefe an Wilhelm Fließ 1887-1904*, herausgegeben von Jeffrey Moussaieff Masson, deutsche Fassung von Michael Schröter, Frankfurt/M. 1986, S. 253.

20 Bronisław Malinowski, *Das Geschlechtsleben der Wilden in Nordwest-*

*Melanesien. Liebe/Ehe und Familienleben bei den Eingeborenen der Trobriand-Inseln/Britisch-Neu-Guinea*, übersetzt von Eva Schumann, Leipzig, Zürich 1930, S. 132.

21 Ebd., S. 120.

22 Vgl. Yuval Noah Harari, *Eine kurze Geschichte der Menschheit*, übersetzt von Jürgen Neubauer, München 2013, S. 9-98.

23 Diese mutmaßliche Vermischung wurde erst vor wenigen Jahren – mit Hilfe von Genanalysen – bewiesen; davor hatten die Wissenschaftler stets an einen ersten Genozid der Weltgeschichte geglaubt. Vgl. ebd., S. 27f.

24 Ebd., S. 53.

25 Ebd., S. 79.

26 Ernst Bloch, *Das Prinzip Hoffnung*, Frankfurt/M. 1973, S. 1.

27 Vgl. Max Raphael, *Wiedergeburtsmagie in der Altsteinzeit. Zur Geschichte der Religion und religiöser Symbole*, Frankfurt/M. 1979. Vgl. auch Hans Peter Duerr, *Sedna oder Die Liebe zum Leben*, Frankfurt/M. 1984.

28 Pierre Joseph Proudhon, *Was ist das Eigentum? Erste Denkschrift. Untersuchungen über den Ursprung und die Grundlagen des Rechts und der Herrschaft*, übersetzt von Alfons Fedor Cohn, Berlin 1896, S. 1.

29 Immanuel Kant, *Die Metaphysik der Sitten*, in: ders., *Werkausgabe*, herausgegeben von Wilhelm Weischedel, Bd. VIII, Frankfurt/M. 1978, S. 373.

30 Vgl. Josef H. Reichholf, *Warum die Menschen sesshaft wurden. Das größte Rätsel unserer Geschichte*, Frankfurt/M. 2008. Vgl. auch Hermann Parzinger, *Die Kinder des Prometheus. Eine Geschichte der Menschheit vor der Erfindung der Schrift*, München 2014.

31 Vgl. Jost Herbig, *Nahrung für die Götter. Die kulturelle Neuerschaffung der Welt durch den Menschen*, München, Wien 1988, S. 207.

32 Nathalie Sarthou-Lajus, *Lob der Schulden*, übersetzt von Claudia Hamm, Berlin 2013, S. 41.

33 Vgl. Karl Jaspers, *Vom Ursprung und Ziel der Geschichte*, München 1949. Vgl. auch Karen Armstrong, *Die Achsenzeit. Vom Ursprung der Weltreligionen*, übersetzt von Michael Bayer und Karin Schuler, München 2006.

34 Vgl. Peter Sloterdijk, *Die schrecklichen Kinder der Neuzeit. Über das anti-genealogische Experiment der Moderne*, Berlin 2014.

35 Friedrich Benjamin Osiander, *Über den Selbstmord, seine Ursachen, Arten, medicinisch-gerichtliche Untersuchung und die Mittel gegen denselben. Eine Schrift sowohl für Policei- und Justiz-Beamte, als für gerichtliche Ärzte und Wundärzte, für Psychologen und Volkslehrer*, Hannover 1813, S. 2.

36 Kant, *Die Metaphysik der Sitten*, S. 553.

37 John Locke, *The Second Treatise of Government/Über die Regierung*, Englisch/Deutsch, übersetzt von Dorothee Tidow, herausgegeben von Peter Cornelius Mayer-Tasch, Stuttgart 2012, S. 49 (§ 27).

38 Ebd., S. 15 und 13 (§ 6).

39 Ebd., S. 89 und 91 (§ 55).

40 Kant, *Die Metaphysik der Sitten*, S. 393f.

41 Manfred Sommer, *Identität im Übergang: Kant*, Frankfurt/M. 1988, S. 21.

42 Kant, *Die Metaphysik der Sitten*, S. 395.

43 Frederick Douglass, »Self-Made Men«, in: John Blassinghame/John McKivigan (Hg.), *The Frederick Douglass Papers*, 1. Serie, Bd. 4, New Haven, London 1992, S. 545-575; hier: S. 549f.

44 Ebd., S. 560.

45 Vgl. Thomas Piketty, *Das Kapital im 21. Jahrhundert*, übersetzt von Ilse Utz und Stefan Lorenzer, München 2014.

46 Sigmund Freud, »Eine Schwierigkeit der Psychoanalyse«, in: *Imago. Zeitschrift für Anwendung der Psychoanalyse auf die Geisteswissenschaften*, Bd. V, Leipzig, Wien 1919, S. 1-7; hier: S. 7.

47 Vgl. Lydia Cacho, *Sklaverei. Im Inneren des Milliardengeschäfts Menschenhandel*, übersetzt von Jürgen Neubauer, Frankfurt/M. 2011; E. Benjamin Skinner, *Menschenhandel. Sklaverei im 21. Jahrhundert*, übersetzt von Jürgen Neubauer, Bergisch Gladbach 2010.

48 E. Benjamin Skinner, »A World Enslave«, in: *Foreign Policy* (März/April 2008), S. 62-67; hier: S. 62; der Artikel ist online verfügbar unter: {www.foreignpolicy.com/articles/2008/02/19/a_world_enslaved}, letzter Zugriff am 15.05.2017.

49 Max Stirner, *Der Einzige und sein Eigentum*, herausgegeben von Ahlrich Meyer, Stuttgart 1972, S. 5.

50 Améry, *Hand an sich legen*, S. 84f.

51 Eine Ausnahme bildet der in lateinischer Sprache verfasste *Tractatus theologico-litterarius* des Diakons Friedrich Lebrecht Götze. Vgl. Friedrich Lebrecht Götze, *De nonismo et nihilismo in theologia, caeterisque eruditionis partibus obvio tractatus theologico-litterarius*, Cygnea (Zwickau) 1733.

52 Friedrich Heinrich Jacobi, *Werke*, Bd. 3, Leipzig 1816, S. 44.

53 Jean Paul, *Vorschule der Ästhetik*, 1. Teil, Berlin 1827, S. 32 (§ 2).

54 Jean Paul, *Siebenkäs*, herausgegeben von Carl Pietzcker, Stuttgart 1983, S. 299f.

55 Karl Rosenkranz, *Aus einem Tagebuch. Königsberg Herbst 1833 bis Frühjahr 1846*, Leipzig 1854, S. 133.

56 Friedrich Nietzsche, *Jenseits von Gut und Böse*, in: KSA, Bd. 5, S. 9-243; hier: S. 137.
57 Friedrich Nietzsche, *Nachgelassene Fragmente. Herbst 1885 bis Herbst 1887*, in: KSA, Bd. 12, S. 125 und 350.
58 Ebd., S. 216.
59 Heinrich Popitz, *Phänomene der Macht*, Tübingen 1992, S. 60.
60 Vgl. Suzanne Collins, *Die Tribute von Panem. Tödliche Spiele*, übersetzt von Sylke Hachmeister und Peter Klöss, Hamburg 2009, S. 383f.
61 Friedrich Nietzsche, *Also sprach Zarathustra. Ein Buch für Alle und Keinen*, in: KSA, Bd. 4, S. 93-95.
62 Friedrich Nietzsche, *Menschliches, Allzumenschliches II*, in: KSA, Bd. 2, S. 367-704; hier: S. 632f.
63 Svenja Flaßpöhler, *Mein Tod gehört mir. Über selbstbestimmtes Sterben*, München 2013, S. 18.
64 Rainer Maria Rilke, *Die Gedichte*, Frankfurt/M. 1986, S. 293.
65 Vgl. Harold Brodkey, *Die Geschichte meines Todes*, übersetzt von Angela Praesent, Reinbek bei Hamburg 1998.

## 2. Suizid vor der Moderne

1 Cesare Pavese, *Das Handwerk des Lebens. Tagebuch 1935-50*, übersetzt von Maja Pflug, München 2001, 2. Aufl. S. 438.
2 Vgl. Julia Schreiner, *Jenseits vom Glück. Suizid, Melancholie und Hypochondrie in deutschsprachigen Texten des späten 18. Jahrhunderts*, München 2003, S. 145f. Vgl. auch Ursula Baumann, *Vom Recht auf den eigenen Tod. Die Geschichte des Suizids vom 18. bis zum 20. Jahrhundert*, Weimar 2001, S. 19.
3 Paul-Henri Thiry d'Holbach, *System der Natur, oder von den Gesetzen der physischen und moralischen Welt*, Bd. 1, übersetzt von Carl Gottfried Schreiter, Frankfurt/M., Leipzig 1791, S. 333.
4 Publilius Syrus, *Die Sprüche*, Lateinisch/Deutsch, herausgegeben von Hermann Beckby, München 1969, S. 32f.
5 Vgl. Émile Durkheim, *Der Selbstmord*, übersetzt von Sebastian und Hanne Herkommer, Frankfurt/M. 1983, S. 163-242, 242-272 und 273-319.
6 Ruth Benedict, *Chrysantheme und Schwert. Formen der japanischen Kultur*, übersetzt von Jobst-Matthias Spannagel, Frankfurt/M. 2006, S. 196f.
7 Platon, *Nomoi*, in: ders., *Sämtliche Werke*, Bd. 6, übersetzt von Hieronymus Müller, Hamburg 1959, S. 235 (873 c).

8 Mario Erdheim und Maya Nadig haben den Begriff des sozialen Todes aus ethnopsychoanalytischer Perspektive kommentiert; vgl. Mario Erdheim/Maya Nadig, »Größenphantasien und sozialer Tod«, in: *Kursbuch* 58 (»Karrieren«, 1979), S. 115-126. Orlando Patterson hat den *social death* aus der Sklaverei abgeleitet. Vgl. Orlando Patterson, *Slavery and Social Death. A Comparative Study*, Cambridge/MA 1982. Ich selbst habe in meiner Untersuchung der Todesmetaphorik behauptet, dass alle Todesmetaphern auf Vorstellungen des sozialen Todes zurückgeführt werden können. Vgl. Thomas H. Macho, *Todesmetaphern. Zur Logik der Grenzerfahrung*, Frankfurt/M. 1987, S. 408-445.

9 Titus Livius, *Römische Geschichte*, Bd. 1, übersetzt von Konrad Heusinger, Braunschweig 1821, S. 95 (I, 58).

10 Publius Ovidius Naso, *Fasti – Festkalender*, Lateinisch/Deutsch, übersetzt von Niklas Holzberg, München, Zürich 1995, S. 95 (II, 829-836).

11 Vgl. Klaus Theweleit, *Buch der Königstöchter. Von Göttermännern und Menschenfrauen. Mythenbildung, vorhomerisch, amerikanisch* (= Pocahontas II), Frankfurt/M., Basel 2013.

12 Vgl. Thomas Macho, *Vorbilder*, München 2011, S. 115-175.

13 Plutarch, *Moralia*, Bd. 1, herausgegeben von Christian Weise und Manuel Vogel, nach der Übersetzung von Christian Nathanael Osiander und Gustav Schwab, Wiesbaden 2012, S. 437. Vgl. auch Aulus Gellius, *Die Attischen Nächte*, übersetzt von Fritz Weiss, Bd. 2, Leipzig 1876, S. 279f. (XV, 10).

14 Georges Minois, *Geschichte des Selbstmords*, übersetzt von Eva Moldenhauer, Düsseldorf, Zürich 1996, S. 71f.

15 Vgl. Yolande Grisé, *Le Suicide dans la Rome antique. Collection d'études anciennes*, Montréal, Paris 1982, S. 34-53.

16 Vgl. Dante Alighieri, *Die Göttliche Komödie*, übersetzt von Wilhelm G. Hertz, München 1994, S. 160f.

17 Flavius Josephus, *Geschichte des Judäischen Krieges*, übersetzt von Heinreich Clementz, Stuttgart 2015, S. 500.

18 Vgl. Emmanuel Carrère, *Das Reich Gottes*, übersetzt von Claudia Hamm, Berlin 2016, S. 425f.

19 Sigmund Freud, *Zeitgemäßes über Krieg und Tod*, in: ders., *Studienausgabe*, herausgegeben von Alexander Mitscherlich, Angela Richards und James Strachey, Bd. X: *Fragen der Gesellschaft/Ursprünge der Religion*, Frankfurt/M. 1974, S. 33-60; hier: S. 49.

20 Franz Borkenau, »Todesantinomie und Kulturgenerationen«, in: ders., *Ende und Anfang. Von den Generationen der Hochkulturen und von der*

*Entstehung des Abendlandes*, herausgegeben von Richard Löwenthal, Stuttgart 1984, S. 83-119; hier: S. 96.

21 Ebd., S. 109.

22 *Die Akten der HH. Perpetua und Felizitas*, in: *Frühchristliche Apologeten und Märtyrerakten*, Bd. 2 (= Bibliothek der Kirchenväter, 1. Serie, Bd. 14), übersetzt von Gerhard Rauschen, Kempten, München 1913, S. 328-344; hier: S. 331.

23 Ebd., S. 344.

24 Aurelius Augustinus, *Vom Gottesstaat I, 26*, Bd. 1, Buch 1-10, übersetzt von Wilhelm Thimme, München 1991, S. 45-47.

25 Athanasius, *Schutzschrift an Kaiser Constantius* [*Apologia ad Constantium*], in: *Ausgewählte Schriften des Heiligen Athanasius*, Bd. 2, herausgegeben und übersetzt von Josef Fisch (= Bibliothek der Kirchenväter, 1. Serie, Bd. 29), Kempten 1875, S. 176-213; hier: S. 210.

26 Vgl. Elaine Pagels/Karen L. King, *Das Evangelium des Verräters. Judas und der Kampf um das wahre Christentum*, übersetzt von Rita Seuß, München 2008.

27 Simon Critchley, *Notes on Suicide*, London 2015, S. 31.

28 Nietzsche, *Also sprach Zarathustra*, S. 95.

29 Vgl. Marzio Barbagli, *Farewell to the World. A History of Suicide*, übersetzt von Lucinda Byatt, Cambridge, Malden 2015, S. 31.

30 Vgl. Peter Burschel, *Sterben und Unsterblichkeit. Zur Kultur des Martyriums in der frühen Neuzeit* (= Ancien Régime, Aufklärung und Revolution, Bd. 35), München 2004.

31 Minois, *Geschichte des Selbstmords*, S. 24f. Vgl. Alexander Murray, *Suicide in the Middle Ages*, Bd. 1: *The Violent Against Themselves*, Bd. 2: *The Curse on Self-Murder*, Oxford, New York 1998 und 2000.

32 Vgl. Ursula Spuler-Stegemann, *Die 101 wichtigsten Fragen zum Islam*, München 2007, S. 128.

33 Vgl. *Zeugen für Christus. Das deutsche Martyrologium des 20. Jahrhunderts*, herausgegeben in zwei Bänden von Helmut Moll im Auftrag der deutschen Bischofskonferenz, Paderborn 2015.

34 Vgl. Sigrid Weigel (Hg.), *Märtyrer-Porträts. Von Opfertod, Blutzeugen und heiligen Kriegern*, München 2007.

35 Dante, *Die Göttliche Komödie*, S. 60.

36 Erasmus von Rotterdam, *Das Lob der Torheit*, übersetzt und herausgegeben von Anton J. Gail, Stuttgart 2012, S. 41f.

37 Ebd., S. 42f.

38 Minois, *Geschichte des Selbstmords*, S. 120.

39 Erasmus von Rotterdam, *Das Lob der Torheit*, S. 5.

40 Ebd., S. 6f.

41 Thomas Morus, *Utopia*, übersetzt von Gerhard Ritter, Stuttgart 2003, S. 106.

42 Antonio de Guevara, *Fürstlicher Lustgarten und Weckuhr*, 3. Teil, übersetzt von Aegidius Albertinus, Leipzig 1619, S. 127. Vgl. auch Eva Moldenhauers Übersetzung einiger Passagen dieses Textes in Minois, *Geschichte des Selbstmords*, S. 105f.

43 Ebd., S. 294.

44 Vgl. Henry Kamen, *The Iron Century. Social Change in Europe 1550-1660*, London 1971.

45 Michel de Montaigne, »Ein Brauch auf der Insel Keos«, in: ders., *Essais*, übersetzt von Hans Stilett, Frankfurt/M. 1998, S. 172-180; hier: S. 175.

46 Ebd., S. 180.

47 Vgl. John Donne, *Biathanatos*, herausgegeben und kommentiert von Michael Rudick und M. Pabst Battin, New York, London 1982.

48 Vgl. Robert Burton, *Anatomie der Melancholie. Über die Allgegenwart der Schwermut, ihre Ursachen und Symptome sowie die Kunst, es mit ihr auszuhalten*, übersetzt von Ulrich Horstmann, Zürich, München 1988.

49 David Hume, »Über Selbstmord«, in: ders., *Dialoge über natürliche Religion. Über Selbstmord und Unsterblichkeit der Seele*, übersetzt von Friedrich Paulsen, Leipzig 1905, S. 144-155; hier: S. 154.

## 3. Werther-Effekte

1 Roberta Tatafiore, *Einen Tod entwerfen. Tagebuch eines Selbstmords*, übersetzt von Andreas Rostek, Berlin, Warschau 2010, S. 30.

2 Vgl. Karl Kerényi, *Der göttliche Arzt. Studien über Asklepios und seine Kultstätten*, Darmstadt 1956.

3 Jean Delumeau, *Angst im Abendland. Die Geschichte kollektiver Ängste im Europa des 14. bis 18. Jahrhunderts*, übersetzt von Monika Hübner u.a., Reinbek bei Hamburg 1989, S. 143.

4 *Der tanzende Tod. Mittelalterliche Totentänze*, herausgegeben, übersetzt und kommentiert von Gert Kaiser, Frankfurt/M. 1982, S. 97.

5 Vgl. *Die Chronik des Mathias von Neuenburg*, übersetzt von Georg Grandaur, Leipzig 1892, S. 173f.

6 Delumeau, *Angst im Abendland*, S. 189.

7 Daniel Defoe, *Die Pest zu London*, übersetzt von Werner Barzel, München 1987, S. 206f.

8 Philippe Ariès, *Geschichte des Todes*, übersetzt von Hans-Horst Henschen und Una Pfau, München, Wien 1980, S. 605.
9 Defoe, *Die Pest zu London*, S. 138f.
10 Gelegentlich artikulierte Zweifel, ob dieser Erreger wirklich für die verheerenden Epidemien des Spätmittelalters und der Frühen Neuzeit verantwortlich war, wurden 2011 nach DNA-Analysen an Skeletten des Londoner Pestfriedhofs widerlegt.
11 Albert Camus, *Die Pest*, neu übersetzt von Uli Aumüller, Reinbek bei Hamburg 1998, S. 150 und 247f.
12 Ebd., S. 350.
13 Heinrich Heine, *Französische Zustände*, Artikel VI, in: ders., *Sämtliche Schriften*, herausgegeben von Klaus Briegleb, Bd. 3, München, Wien 1996, S. 164-180; hier: S. 168.
14 Vgl. Alain Corbin, *Pesthauch und Blütenduft. Eine Geschichte des Geruchs*, übersetzt von Grete Osterwald, Berlin 1984, S. 128f.
15 Jacques Ruffié/Jean-Charles Sournia, *Die Seuchen in der Geschichte der Menschheit*, übersetzt von Brunhild Seeler, Stuttgart 1987, S. 71f.
16 Montaigne, »Über die Physiognomie«, in: ders., *Essais*, S. 521-537; hier: S. 529.
17 Defoe, *Die Pest zu London*, S. 83f. und 111f.
18 Michel Devèze, *L'Espagne de Philippe IV, 1621-1665*, Bd. 2, Paris 1971, S. 318. Zit. n. Delumeau, *Angst im Abendland*, S. 171.
19 Vgl. Vera Lind, *Selbstmord in der Frühen Neuzeit. Diskurs, Lebenswelt und kultureller Wandel am Beispiel der Herzogtümer Schleswig und Holstein*, Göttingen 1999, S. 242f.
20 Vgl. Georges Minois, *Geschichte des Selbstmords*, übersetzt von Eva Moldenhauer, Düsseldorf, Zürich 1996 S. 132-174.
21 Vgl. Marzio Barbagli, *Farewell to the World. A History of Suicide*, übersetzt von Lucinda Byatt, Cambridge, Malden 2015, S. 19.
22 Johann Wolfgang Goethe, *Die Leiden des jungen Werther*, in: ders., *Werke, Kommentare und Register*, Hamburger Ausgabe in 14 Bänden, herausgegeben von Erich Trunz, Bd. 6: *Romane und Novellen I*, München 1996, S. 7-124; hier: S. 124.
23 Vgl. David P. Phillips, »The Influence of Suggestion on Suicide: Substantive and Theoretical Implications of the Werther Effect«, in: *American Sociological Review* 39/3 (1974), S. 340-354.
24 Walther Ziegler/Ulrich Hegerl, »Der Werther-Effekt. Bedeutung, Mechanismen, Konsequenzen«, in: *Der Nervenarzt* 1 (2002), S. 41-49; hier: S. 41.
25 Johann August Ernesti, *Pro Memoria des Dekans der Theologischen Fa-*

*kultät an die Kurfürstliche Bücherkommission und Zensurbehörde*, Leipzig am 28. Januar 1775, zit. n. Horst Flaschka, *Goethes »Werther«. Werkkontextuelle Deskription und Analyse*, München 1987, S. 281.

26 Vgl. Harald Neumeyer, *Anomalien, Autonomien und das Unbewusste. Selbstmord in Wissenschaft und Literatur von 1700 bis 1800*, Göttingen 2009, S. 151-164. Vgl. auch Lessings Vorwort zu Karl Wilhelm Jerusalem, *Philosophische Aufsätze*, herausgegeben von Gotthold Ephraim Lessing, Braunschweig 1776, S. 1-12.

27 *Goethe und Werther. Briefe Goethe's, meistens aus seiner Jugendzeit, mit erläuternden Documenten*, herausgegeben von August Kestner, Stuttgart, Tübingen 1854, S. 87f.

28 Ebd., S. 98f.

29 Vgl. Neumeyer, *Anomalien, Autonomien und das Unbewusste*, S. 86-105.

30 Vgl. Immanuel Kant, *Die Metaphysik der Sitten*, in: ders., *Werkausgabe*, herausgegeben von Wilhelm Weischedel, Bd. VIII, Frankfurt/M. 1978, S. 555.

31 Gottfried Less, *Vom Selbstmorde*, Göttingen 1776, S. 44f.

32 Ebd., S. 17.

33 Vgl. Michel Foucault, »Technologien des Selbst«, in: Luther H. Martin (Hg.), *Technologien des Selbst*, übersetzt von Michael Bischoff, Frankfurt/M. 1993, S. 24-62; Michel Foucault, *Hermeneutik des Subjekts. Vorlesung am Collège de France (1981/82)*, übersetzt von Ulrike Bokelmann, Frankfurt/M. 2004; Pierre Hadot, *Philosophie als Lebensform. Geistige Übungen in der Antike*, übersetzt von Ilsetraut Hadot und Christiane Marsch, Berlin 1991.

34 Vgl. Pierre Hadot, *Die innere Burg. Anleitung zu einer Lektüre Marc Aurels*, übersetzt von Makoto Ozaki und Beate von der Osten, Frankfurt/M. 1996, S. 45-61.

35 Vgl. Platon, *Phaidon*, übersetzt von Friedrich Schleiermacher, in: ders., *Sämtliche Werke*, Bd. 3, Hamburg 1958, S. 7-66; hier: S. 57 (107 d).

36 Seneca, *Briefe an Lucilius*, S. 90f. (25,5-7).

37 Paul Valéry, *Monsieur Teste*, übersetzt von Max Rychner u. a., Frankfurt/M. 1997, S. 51. Vgl. auch Thomas Macho, »Mit sich allein. Einsamkeit als Kulturtechnik«, in: Aleida und Jan Assmann (Hg.), *Einsamkeit. Archäologie der literarischen Kommunikation VI*, München 2000, S. 27-44.

38 Arthur Schopenhauer, *Die Welt als Wille und Vorstellung*, Bd. 2, in: ders., *Sämtliche Werke*, herausgegeben von Arthur Hübscher, Bd. III, Wiesbaden 1972, S. 528.

39 Vgl. Peter Sloterdijk, *Scheintod im Denken. Von Philosophie und Wissenschaft als Übung*, Berlin 2010, S. 98-106.

40 Platon, *Phaidon*, S. 29 (67 e).

41 Immanuel Kant, *Kritik der reinen Vernunft*, in: ders., *Werkausgabe*, Bd. III, herausgegeben von Wilhelm Weischedel, Frankfurt/M. 1968, S. 136 (B 132).

42 Platon, *Phaidon*, S. 31 (67 e).

43 Montaigne, »Philosophieren heißt sterben lernen«, in: ders., *Essais*, S. 45-52; hier: S. 48.

44 Marc Etkind, *... Or Not to Be. A Collection of Suicide Notes*, New York 1997, S. 1f.

45 Ebd., S. 2.

46 Vgl. Marie Isabel Schlinzig, *Abschiedsbriefe in Literatur und Kultur des 18. Jahrhunderts*, spectrum Literaturwissenschaft, Bd. 25, Berlin, Boston 2012, S. 177. Vgl. auch Michael MacDonald/Terence R. Murphy, *Sleepless Souls. Suicide in Early Modern England*, Oxford 1990.

47 Vgl. Simon Critchley, *Notes on Suicide*, London 2015, S. 45-76.

48 Zit. n. Etkind, *... Or Not to Be*, S. 12-14.

49 Walter Morgenthaler, unter Mitarbeit von Marianne Steinberg, »Letzte Aufzeichnungen von Selbstmördern«, in: *Schweizerische Zeitschrift für Psychologie und ihre Anwendungen*, Beiheft 1, Bern 1945. Zit. n. Roger Willemsen, *Der Selbstmord. Briefe, Manifeste, Literarische Texte*, Frankfurt/M. 2007, S. 31 und 69. Walter Morgenthaler war ein Schweizer Psychiater und Verfasser der ersten Krankengeschichte seines begabtesten Patienten, des Malers Adolf Wölfli.

50 Jeffrey Merrick, »Patterns and Prosecution of Suicide in Eighteenth-Century Paris«, in: *Historical Reflections/Réflexions Historiques* 1 (1989), S. 1-53; hier: S. 1f. Vgl. auch Barbagli, *Farewell to the World*, S. 25f.

51 Kestner (Hg.), *Goethe und Werther*, S. 95.

52 Johann Michael Sailer, *Ueber den Selbstmord. Für Menschen, die nicht fühlen den Werth, ein Mensch zu sein*, München 1785, S. 147f.

53 Friedrich Benjamin Osiander, *Über den Selbstmord, seine Ursachen, Arten, medicinisch-gerichtliche Untersuchung und die Mittel gegen denselben. Eine Schrift sowohl für Policei- und Justiz-Beamte, als für gerichtliche Ärzte und Wundärzte, für Psychologen und Volkslehrer*, Hannover 1813, S. 70.

54 Ebd., S. 359.

55 Jean-Pierre Falret, *Der Selbstmord. Eine Abhandlung über die physischen und psychologischen Ursachen desselben, und über die Mittel, seine Fortschritte zu hemmen*, übersetzt von Gottlob Wendt, Sulzbach 1824, S. 21.

56 Ebd., S. 23.

57 Ebd., S. 86f.

58 Ebd., S. 141f.
59 Ebd., S. 142.
60 Johann Heinrich Hoffbauer, »Welches sind die Ursachen der in neuerer Zeit so sehr überhand nehmenden Selbstmorde und welche Mittel sind zu deren Verhütung anzuwenden?«, in: *Archiv der Deutschen Gesellschaft für Psychiatrie und gerichtliche Psychologie* 2 (1859), S. 1-138; hier: S. 25f.
61 Carl August Diez, *Der Selbstmord, seine Ursachen und Arten vom Standpunkte der Psychologie und Erfahrung dargestellt*, Tübingen 1838, S. 240.
62 Ebd., S. 79-87.
63 Ebd., S. VI. Vgl. Johann Ferdinand Heyfelder, *Der Selbstmord in arzneigerichtlicher und in medicinisch-polizeilicher Beziehung*, Berlin 1828, S. 3-14.
64 Ebd., S. 3.
65 Diez, *Der Selbstmord*, S. 242f.
66 Ebd., S. 243f.
67 Forbes Winslow, *The Anatomy of Suicide*, London 1840, S. 108.
68 Ebd., S. 114.
69 Ebd., S. 115-120.
70 Ebd., S. 330-333 und Frontispiz.
71 Gabriel de Tarde, *Die Gesetze der Nachahmung*, übersetzt von Jadja Wolf, Frankfurt/M. 2003, S. 92.
72 Gabriel Tarde, *Penal Philosophy*, übersetzt von Rapelje Howell, mit einem Editorial von Edward Lindsey und einer Einleitung von Robert H. Gault, Boston 1912, S. 322.
73 Tarde, *Die Gesetze der Nachahmung*, S. 13f.
74 Durkheim, *Der Selbstmord*, S. 134.
75 Ebd., S. 147.
76 Ebd., S. 91f.
77 Vgl. Paul Aubry, *La Contagion du meurtre. Étude d'anthropologie criminelle*, Paris 1896, S. 180-183.
78 Durkheim, *Der Selbstmord*, S. 148.

## 4. Fin-de-Siècle-Suizide

1 Hugo von Hofmannsthal, *Gabriele d'Annunzio*, in: ders., *Essays, Reden und Vorträge*, Berlin 2013, S. 38-46; hier: S. 38.
2 Hermann Anton Krose, *Der Selbstmord im 19. Jahrhundert nach seiner*

*Verteilung auf Staatengebiete und Verwaltungsbezirke*, Freiburg im Breisgau 1906, S. 3f.

3 Hannes Leidinger, *Die BeDeutung der SelbstAuslöschung. Aspekte der Suizidproblematik in Österreich von der Mitte des 19. Jahrhunderts bis zur Zweiten Republik*, Innsbruck, Wien u. a. 2012, S. 114.

4 Vgl. Jean-Claude Chesnais, *Histoire de la violence en Occident de 1800 à nos jours*, Paris 1981.

5 Georges Minois, *Geschichte des Selbstmords*, übersetzt von Eva Moldenhauer, Düsseldorf, Zürich 1996, S. 455.

6 Marzio Barbagli, *Farewell to the World. A History of Suicide*, übersetzt von Lucinda Byatt, Cambridge, Malden 2015, S. 19.

7 Vgl. Joachim Radkau, *Das Zeitalter der Nervosität. Deutschland zwischen Bismarck und Hitler*, München, Wien 1998.

8 Vgl. Florian Kühnel, *Kranke Ehre? Adlige Selbsttötung im Übergang zur Moderne*, München 2013.

9 Zit. n. Leidinger, *Die BeDeutung der SelbstAuslöschung*, S. 157.

10 Pressemeldung der Österreichischen Nationalbibliothek vom 31. Juli 2015; online verfügbar unter: {http://www.onb.ac.at/services/presse_23385.htm}, letzter Zugriff 01. 08. 2016.

11 Der Wortlaut des Abschiedbriefes ist online verfügbar unter: {http://www.altertuemliches.at/files/abschiedsbriefe_wortlaut.pdf}, letzter Zugriff am 15. 05. 2017.

12 *Heinrich von Kleists Lebensspuren. Dokumente und Berichte der Zeitgenossen*, neu herausgegeben von Helmut Sembdner, München 1996, LS 528.

13 Vgl. Wilhelm Amann, *Heinrich von Kleist*, Berlin 2011; Günter Blamberger, *Heinrich von Kleist. Biographie*, Frankfurt/M. 2011; Anna Maria Carpi, *Kleist. Ein Leben*, übersetzt von Ragni Maria Gschwend, Berlin 2011; Peter Michalzik, *Kleist: Dichter, Krieger, Seelensucher. Biographie*, Berlin 2011.

14 Vgl. Jens Bisky, *Kleist. Eine Biographie*, Berlin 2007; Gerhard Schulz, *Kleist. Eine Biographie*, München 2007.

15 Vgl. Ernst Lothar, *Der Engel mit der Posaune*, mit einem Nachwort von Eva Menasse, Wien 2016.

16 Vgl. Katharina Sykora, *Die Tode der Fotografie*, Bd. 1: *Totenfotografie und ihr sozialer Gebrauch*, München 2009, S. 296-427.

17 Rainer Maria Rilke, *Die Aufzeichnungen des Malte Laurids Brigge*, herausgegeben und kommentiert von Manfred Engel, Stuttgart 1997, S. 67.

18 Ernst Benkard, *Das ewige Antlitz. Eine Sammlung von Totenmasken*, Ber-

lin 1926, S. 61 und Abb. 112. Vgl. auch Egon Friedell, *Das letzte Gesicht. Neunundsechzig Bilder von Totenmasken*, Zürich 1984 [1929], S. 89 und Abb. 69.

19 Alfred Döblin, »Von Gesichtern, Bildern und ihrer Wahrheit«, in: August Sander, *Antlitz der Zeit. Sechzig Aufnahmen deutscher Menschen des 20. Jahrhunderts*, München 2003, S. 7-15; hier: S. 8.

20 Vgl. Ödön von Horváth, *Eine Unbekannte aus der Seine*, in: *Gesammelte Werke*, Bd. 7: *Eine Unbekannte aus der Seine und andere Stücke*, herausgegeben von Traugott Krischke unter Mitarbeit von Susanna Foral-Krischke, Frankfurt/M. 1988, S. 9-74.

21 Vgl. Reinhold Conrad Muschler, *Die Unbekannte*, Darmstadt 1936.

22 Alfred Alvarez, *Der grausame Gott. Eine Studie über den Selbstmord*, übersetzt von Maria Dessauer, Hamburg 1974, S. 145.

23 Louis Aragon, *Aurélien*, übersetzt von Lydia Babilas, Berlin 2007, S. 81f.

24 Vgl. Maurice Blanchot, »Die zwei Fassungen des Bildlichen«, übersetzt von Hinrich Weidemann, in: Thomas Macho/Kristin Marek (Hg.), *Die neue Sichtbarkeit des Todes*, München 2007, S. 25-36.

25 Maurice Blanchot, *Eine Stimme von anderswo. Texte zu Louis-René des Forêts, René Char, Paul Celan und Michel Foucault*, herausgegeben und übersetzt von Marco Gutjahr, Wien, Berlin 2015, S. 15.

26 Vgl. Katharina Sykora, *Die Tode der Fotografie*, Bd. 2: *Tod, Theorie und Fotokunst*, Paderborn 2015, S. 115-137.

27 Chuck Palahniuk, *Die Kolonie*, übersetzt von Werner Schmitz, München 2009, S. 186f.

28 Richard Cobb, *Tod in Paris. Die Leichen der Seine 1795-1801*, übersetzt von Gabriele Gockel und Thomas Wollermann, mit einem Vorwort von Patrick Bahners, Stuttgart 2011 [1978], S. 70f.

29 Michael Davidis, »Die Marbacher Masken«, in: *Archiv der Gesichter. Toten- und Lebendmasken aus dem Schiller-Nationalmuseum Marbach* (= Marbacher Kataloge 53), Marbach am Neckar 1999, S. 37-53; hier: S. 46. Vgl. Claudia Schmölders, »Das ewige Antlitz. Ein Weimarer Totenkult«, in: Claudia Schmölders/Sander L. Gilman (Hg.), *Gesichter der Weimarer Republik. Eine physiognomische Kulturgeschichte*, Köln 2000, S. 250-261; hier: S. 256f.

30 Vgl. Elisabeth Bronfen, *Nur über ihre Leiche. Tod, Weiblichkeit und Ästhetik*, übersetzt von Thomas Lindquist, München 1994.

31 Vgl. Mario Praz, *Liebe, Tod und Teufel. Die schwarze Romantik*, übersetzt von Lisa Rüdiger, München 1963.

32 Vgl. Thomas Macho, *Vorbilder*, München 2011, S. 143-161.

33 Vgl. Mary Ann Caws, *Pablo Picasso*, London 2005, S. 28.

34 Vgl. Ernst Bloch, *Das Prinzip Hoffnung*, Frankfurt/M. 1973, S. 1.

35 Vgl. Alexandra Wach, »Premiere für die Tatwaffe«, in: *art. Das Kunstmagazin* (14. Juli 2016); online verfügbar unter: {http://www.art-magazin.de/kunst/16653-rtkl-van-goghs-suizidwaffe-im-museum-premiere-fuer-die-tatwaffe}, letzter Zugriff am 15.05.2017.

36 Hans Maier, *Die christliche Zeitrechnung*, Freiburg im Breisgau, Basel u.a. 1991, S. 35.

37 José Ortega y Gasset, *Die Schrecken des Jahres eintausend. Kritik an einer Legende*, übersetzt von Ulrich Kunzmann, Leipzig 1992, S. 5 und 84f.

38 Elias Canetti, *Die Provinz des Menschen. Aufzeichnungen 1942-1972*, Frankfurt/M. 1976, S. 223.

39 Zit. n. dem Abdruck der Sterbeanzeige in Heidi Matzel, *Mein Sohn starb durch Suizid*, Berlin 2003, S. 127.

40 Arndt Brendecke, *Die Jahrhundertwenden. Eine Geschichte ihrer Wahrnehmung und Wirkung*, Frankfurt/M., New York 1999, S. 98.

41 Ebd., S. 160 und 208.

42 Ebd., S. 160f.

43 Gottfried Christian Cannabich, *Wie feiern wir den Eintritt eines neuen Jahrhunderts würdig? Predigt am ersten Tag des neunzehnten Jahrhunderts in der Stadtkirche zu Sondershausen gehalten*, Leipzig 1801, S. 3.

44 Vgl. Leidinger, *Die BeDeutung der SelbstAuslöschung*, S. 157-161.

45 Vgl. Joseph A. Schumpeter, *Kapitalismus, Sozialismus und Demokratie*, übersetzt von Susanne Preiswerk, Tübingen, Basel 1993, S. 134-142.

46 Friedrich Nietzsche, *Also sprach Zarathustra. Ein Buch für Alle und Keinen*, in: KSA, Bd. 4, S. 75.

47 Edgar Zilsel, *Die Geniereligion. Ein kritischer Versuch über das moderne Persönlichkeitsideal, mit einer historischen Begründung*, herausgegeben von Johann Dvořak, Frankfurt/M. 1990 [1918], S. 59-61.

48 Ebd., S. 60.

49 Arthur Rimbaud, *Seher-Briefe – Lettres du voyant*, übersetzt und herausgegeben von Werner von Koppenfels, Mainz 1990, S. 10 und 20.

50 Ebd., S. 25 und 27.

51 Rudolf Hans Bartsch, »Beethovens Gang zum Glück. Nach einer wahren Begebenheit«, in: *Unerfüllte Geschichten*, Leipzig 1916. S. 235-296; hier: S. 263. Vgl. auch Zilsel, *Die Geniereligion*, S. 236.

52 Otto Weininger, *Taschenbuch und Briefe an einen Freund*, herausgegeben von Artur Gerber, Leipzig, Wien 1920, S. 7f.

53 Otto Weininger, *Geschlecht und Charakter. Eine prinzipielle Untersuchung*, München 1980, S. 274.

54 Otto Rank, *Der Doppelgänger. Eine psychoanalytische Studie*, Leipzig, Wien u. a. 1925, S. 109.
55 Weininger, *Geschlecht und Charakter*, S. 137.
56 Otto Weininger, *Über die letzten Dinge*, mit einem biographischen Vorwort von Moriz Rappaport, Wien, Leipzig 1904, S. 57.
57 Ebd., S. 12.
58 Vgl. Ludwig Wittgenstein, *Geheime Tagebücher. 1914-1916*, herausgegeben und dokumentiert von Wilhelm Baum, Wien 1991.
59 So soll Wittgenstein nach der Ablehnung des Verlegers der *Fackel*, Georg Jahoda, den *Tractatus* zu drucken, bei Wilhelm Braumüller vorgesprochen haben, um im Verlag Otto Weiningers zu publizieren. Vgl. Ray Monk, *Wittgenstein. Das Handwerk des Genies*, übersetzt von Hans Günter Holl und Eberhard Rathgeb, Stuttgart 1994. S. 191f.
60 Wittgenstein, *Geheime Tagebücher*, S. 92.
61 Ludwig Wittgenstein, *Tagebücher 1914-1916*, in: ders., *Werkausgabe*, Bd. 1, Frankfurt/M. 1984, S. 87-187; hier: S. 187.

## 5. Suizide in der Schule

1 Louis Aragon, »Suicide«, in: *Cannibale*, herausgegeben von Francis Picabia, Heft 1 vom 25. April 1920, Paris 1920, S. 4.
2 Abraham Adolf Baer, *Der Selbstmord im kindlichen Lebensalter. Eine social-hygienische Studie*, Leipzig 1901, S. 5f.
3 Gustav Siegert, *Das Problem der Kinderselbstmorde*, Leipzig 1893, S. 42f.
4 Christoph Conti, *Abschied vom Bürgertum. Alternative Bewegungen in Deutschland von 1890 bis heute*, Reinbek bei Hamburg 1984, S. 88.
5 Zit. n. Wilhelm Flitner/Gerhard Kudritzki (Hg.), *Die deutsche Reformpädagogik*, Bd. 1: *Die Pioniere der pädagogischen Bewegung*, Düsseldorf, München 1961, S. 277f. Vgl. auch Thomas Koebner/Rolf-Peter Janz u. a. (Hg.), *»Mit uns zieht die neue Zeit«. Der Mythos Jugend*, Frankfurt/M. 1985.
6 Paul Natorp, *Der Tag des Deutschen. Vier Kriegsaufsätze*, Hagen 1915, S. 23 und 25.
7 *Der Wandervogel. Zeitschrift des Bundes für Jugendwanderungen + Alt-Wandervogel* 3 (1906), S. 2f. Zit. n. Winfried Mogge, »Wandervogel, Freideutsche Jugend und Bünde. Zum Jugendbild der bürgerlichen Jugendbewegung«, in: Koebner/Janz u. a. (Hg.), *»Mit uns zieht die neue Zeit«*, S. 174-198; hier: S. 183.
8 Zit. n. Uwe-K. Ketelsen, »Die Jugend von Langemarck. Ein poetisch-

politisches Motiv der Zwischenkriegszeit«, in: Koebner/Janz u.a. (Hg.), *»Mit uns zieht die neue Zeit«*, S. 68-96; hier: S. 70.

9 Vgl. Günter Kaufmann (Hg.), *Langemarck. Das Opfer der Jugend an allen Fronten*, Stuttgart 1938.

10 Baldur von Schirach, *Revolution der Erziehung. Reden aus den Jahren des Aufbaus*, München 1938, S. 30f.

11 Otto Dietrich, *Mit Hitler an die Macht. Persönliche Erlebnisse mit meinem Führer*, München 1941, S. 135.

12 Hermann Rauschning, *Gespräche mit Hitler*, Zürich, New York 1940, S. 79.

13 Romain Rolland, *Über den Gräben. Aus den Tagebüchern 1914-1919*, übersetzt von Cornelia Lehmann, herausgegeben von Hans Peter Buohler, München 2015, S. 53, 93 und 13.

14 Eduard Spranger, *Psychologie des Jugendalters*, Heidelberg 1979 [1925]. S. 245f.

15 Siegert, *Das Problem der Kinderselbstmorde*, S. 43.

16 Ebd., S. 58f.

17 Vgl. Ellen Key, *Das Jahrhundert des Kindes*, übersetzt von Francis Maro, Berlin 1905, 8. Aufl., S. 219-249.

18 Baer, *Der Selbstmord im kindlichen Lebensalter*, S. 20 und 22.

19 Siegert, *Das Problem der Kinderselbstmorde*, S. 8, 10f., 12 und 13.

20 Ebd., S. 11.

21 Frank Wedekind, *Frühlings Erwachen. Eine Kindertragödie*, München 1907, S. 76f.

22 Frank Wedekind, *Was ich mir dabei dachte*, in: ders., *Gesammelte Werke*, Bd. 9: *Dramen, Entwürfe, Aufsätze aus dem Nachlaß*, herausgegeben von Artur Kutscher und Richard Friedenthal, München 1924 [1911], S. 424.

23 Vgl. Rolf Kieser, *Benjamin Franklin Wedekind. Biographie einer Jugend*, Zürich 1990, S. 146.

24 Frank Wedekind, *Gesammelte Briefe*, herausgegeben von Fritz Strich, Bd. 1, München 1924, S. 140 (43).

25 Frank Wedekind, *Was ich mir dabei dachte*, S. 424.

26 Vgl. Julia Reitinger, *Die Darstellung der Pubertät am Beispiel von Frank Wedekinds »Frühlings Erwachen« (1891)*, unpublizierte Diplomarbeit in Theater-, Film- und Medienwissenschaft, Wien 2009, S. 76-94.

27 Frank Wedekind, *Der Marquis von Keith*, in: ders., *Gesammelte Werke*, Bd. 4, München 1920 [1900], S. 3-98; hier: S. 8.

28 Hermann Hesse, *Unterm Rad*, Berlin 1908, S. 77f.

29 Ebd., S. 201f.

30 Ebd., S. 291.

31 Vgl. Rainer Maria Rilke, *Die Turnstunde*, in: ders., *Sämtliche Werke*, herausgegeben vom Rilke-Archiv in Verbindung mit Ruth Sieber-Rilke, besorgt von Ernst Zinn, Bd. 4: *Frühe Erzählungen und Dramen*, Frankfurt/M. 1961, S. 601-609.

32 Marie von Ebner-Eschenbach, *Der Vorzugsschüler*, in: dies., *Aus Spätherbsttagen. Erzählungen*, Bd. 1, Berlin 1902 [1898], S. 5-126; hier: S. 103f.

33 Ebd., S. 113f.

34 Ebd., S. 115.

35 Emil Strauß, *Freund Hein. Eine Lebensgeschichte*, Berlin 1905 [1902], S. 2.

36 Ebd., S. 330.

37 Vgl. Jacob und Wilhelm Grimm, *Deutsches Wörterbuch*, Bd. IV,II [H-J], Leipzig 1877, Sp. 885-887.

38 Vgl. Friedrich Huch, *Mao*, Berlin 1907, S. 228f.

39 Franz Pfemfert, »Im Zeichen der Schülerselbstmorde«, in: *Die Aktion, Wochenschrift für Politik, Literatur und Kunst*, herausgegeben von Franz Pfemfert, 1/9 (1911), Sp. 257f.

40 Albert Eulenburg, »Schülerselbstmorde. Vortrag im Berliner Verein für Schulgesundheitspflege am 26. Februar 1907«, in: *Zeitschrift für Pädagogische Psychologie, Pathologie und Hygiene* 1/2 (1907), S. 1-31; hier: S. 4.

41 Ebd., S. 6.

42 Ebd., S. 10.

43 Ebd., S. 16.

44 Ebd., S. 30.

45 Ebd., S. 28.

46 Heinrich Ditzel, »Zur Statistik der Schülerselbstmorde«, in: *Pädagogisches Archiv. Monatsschrift für Erziehung, Unterricht und Wissenschaft* 6 (1910), S. 372-375; hier: S. 372f.

47 Ebd., S. 374f.

48 *Über den Selbstmord insbesondere den Schüler-Selbstmord. Diskussionen des Wiener Psychoanalytischen Vereins*, herausgegeben von der Vereinsleitung, Heft 1, Wiesbaden 1910, S. 10.

49 Ebd., S. 13.

50 Ebd., S. 19.

51 Ebd., S. 33.

52 Ebd., S. 27.

53 Ebd., S. 46.

54 Ebd., S. 59f.

55 Vgl. Sigmund Freud, »Trauer und Melancholie«, in: *Internationale Zeitschrift für ärztliche Psychoanalyse* 6 (1918), S. 288-301.

56 Paul Federn, »Die Diskussion über ›Selbstmord‹, insbesondere ›Schüler-Selbstmord‹, im Wiener Psychoanalytischen Verein im Jahre 1918«, in: *Zeitschrift für psychoanalytische Pädagogik*, 3. Jahrgang, 11/12/13 (1929), Sonderheft »Selbstmord«, S. 333-344; hier: S. 333.

57 Vgl. Editha Sterba, »Der Schülerselbstmord in André Gides Roman ›Die Falschmünzer‹«, in: *Zeitschrift für psychoanalytische Pädagogik* 11/12/13 (1929), S. 400-409; sowie in: *Almanach der Psychoanalyse 1930*, herausgegeben von Adolf Josef Storfer, Wien 1930, S. 85-98.

58 Vgl. Walter Kiaulehn, *Berlin. Schicksal einer Weltstadt*, München 1997, S. 520-525.

59 Theodor Lessing »Kindertragödie«, in: *Prager Tagblatt*, Nr. 38 vom Dienstag, 28. Februar 1928, S. 3f.; hier: S. 4.

60 Friedrich Torberg, *Der Schüler Gerber*, München 2013 [1930], S. 6.

61 Ebd., S. 135 und 288.

62 Vgl. Fjodor M. Dostojewskij, *Schuld und Sühne*, übersetzt von Richard Hoffmann, München 1990, S. 72-79.

63 Maurice Agulhon, »Das Blut der Tiere. Das Problem des Tierschutzes im Frankreich des 19. Jahrhunderts«, in: ders., *Der vagabundierende Blick. Für ein neues Verständnis politischer Geschichtsschreibung*, übersetzt von Michael Bischoff, Frankfurt/M. 1995, S. 119.

64 Vgl. Walter Nigg, *Friedrich Nietzsche*, Zürich 1994, S. 197f.

65 Vgl. David P. Phillips »The Influence of Suggestion on Suicide: Substantive and Theoretical Implications of the Werther Effect«, in: *American Sociological Review* 3 (1974), S. 340-354.

66 Vgl. Armin Schmidtke/Heinz Häfner, »Die Vermittlung von Selbstmordmotivation und Selbstmordhandlung durch fiktive Modelle. Die Folgen der Fernsehserie ›Tod eines Schülers‹«, in: *Der Nervenarzt* 9 (1986), S. 502-510.

67 Zit. n. »Vielleicht zu spät. Das ZDF zeigt Robert Bressons ›Der Teufel möglicherweise‹ – ein umstrittenes Öko- und Selbstmorddrama«, in: *Der Spiegel* 50 (1978), S. 252-255; hier: S. 254.

68 Joachim Gaertner, *»Ich bin voller Hass – und das liebe ich!!« Dokumentarischer Roman aus den Original-Dokumenten zum Massaker an der Columbine Highschool*, Frankfurt/M. 2009, S. 31.

69 Ebd., S. 123.

70 Ebd., S. 143.

71 Ebd., S. 176.

72 Das Transkript zu dem Film ist online verfügbar unter: {http://www.script-o-rama.com/movie_scripts/b/bowling-for-columbine-script-transcript.html}, letzter Zugriff am 15.05.2017.

73 Vgl. Ralf Junkerjürgen, »Form und Ethik in spielfilmischen Inszenierungen von School Shootings. Reflexionen zu Elephant (2003), Polytechnique (2009) und We Need to Talk About Kevin (2011)«, in: Ralf Junkerjürgen/Isabella von Treskow (Hg.), *Amok und Schulmassaker. Kultur- und medienwissenschaftliche Annäherungen*, Bielefeld 2015, S. 141-166.

74 Gaertner, *»Ich bin voller Hass – und das liebe ich!!«*, S. 170f.

## 6. Suizid, Krieg und Holocaust

1 Gilles Deleuze/Félix Guattari, *Tausend Plateaus. Kapitalismus und Schizophrenie*, übersetzt von Gabriele Ricke und Ronald Voullié, Berlin 1992, S. 314.

2 Ernst Jünger, *Das erste Pariser Tagebuch*, in: ders., *Werke*, Bd. 2: *Tagebücher II*, Stuttgart 1962, S. 231-426; hier: S. 246.

3 Ernst Jünger, *Epigramme*, in: ders., *Werke*, Bd. 8: *Essays IV*, Stuttgart 1963, S. 645-654; hier: S. 653.

4 Ernst Jünger, *Annäherungen. Drogen und Rausch*, Stuttgart 1970, S. 76. Vgl. auch Ernst Jünger/Carl Schmitt, *Briefe 1930-1983*, herausgegeben und kommentiert von Helmuth Kiesel, Stuttgart 1999, S. 392.

5 In seiner Dissertation bemerkte Dolf Sternberger, in Heideggers *Sein und Zeit* spiele das Dasein eine »*apriorische Lotterie mit sich selber als Einsatz* – aber es spielt allein: da ist weit und breit kein Partner, kein Unternehmer und kein Einnehmer«. Vgl. Dolf Sternberger, *Der verstandene Tod. Eine Untersuchung zu Martin Heideggers Existenzial-Ontologie*, in: ders., *Schriften*, Bd. 1: *Über den Tod*, Frankfurt/M. 1977, S. 68-264; hier: S. 147.

6 Ernst Jünger, *Das abenteuerliche Herz. Erste Fassung*, in: *Werke*, Bd. 7: *Essays III*, Stuttgart 1961. S. 25-176; hier: S. 165.

7 Ernst Jünger, *An der Zeitmauer*, in: ders., *Werke*, Bd. 6: *Essays II*, Stuttgart 1964 [1959], S. 405-661; hier: S. 485.

8 Ernst Jünger, *Heliopolis*, in: ders., *Werke*, Bd. 10: *Erzählende Schriften II*, Stuttgart 1965, S. 400.

9 Ebd., S. 400f.

10 Thomas Garrigue Masaryk, *Der Selbstmord als sociale Massenerscheinung der modernen Civilisation*, Wien 1881, S. 51f.

11 Ebd., S. 54-56.
12 Siehe die Auflistung auf der Website der Bundeswehr: {https://www.bundeswehr.de/portal/a/bwde/start/streitkraefte/grundlagen/staerke/}, letzter Zugriff am 15.05.2017.
13 Siehe den Wikipedia-Eintrag »Liste der Streitkräfte«: {https://de.wikipedia.org/wiki/Liste_der_Streitkräfte}, letzter Zugriff am 15.05.2017.
14 Siehe N. N., »Durch Selbstmord starben mehr US-Soldaten als im Afghanistan-Einsatz«, in: *Zeit Online* (15. Januar 2013); online verfügbar unter: {http://www.zeit.de/politik/ausland/2013-01/us-soldaten-selbstmordrate}, letzter Zugriff am 15.05.2017. Vgl. auch Timothy W. Lineberry/Stephen S. O'Connor, »Suicide in the US Army«, in: *Mayo Clinic Proceedings* 9 (2012), S. 871-878.
15 Vgl. N. N., »Mehr Selbstmorde als Gefallene im Irak«, in: *orf.at* (o. D.); online verfügbar unter: {http://newsv1.orf.at/071115-18719/}, letzter Zugriff am 15.05.2017.
16 Vgl. N. N., »Vietnam-Veteranen: Mehr Suizide als Kriegstote«, in: *Die Presse* (24. Oktober 2007); online verfügbar unter: {http://diepresse.com/home/ausland/aussenpolitik/338984/VietnamVeteranen_Mehr-Suizide-als-Kriegstote}, letzter Zugriff am 15.05.2017.
17 Vgl. N. N., »Anzahl der im Vietnamkrieg gefallenen US-Soldaten in den Jahren 1961 bis 1975«; online verfügbar unter: {https://de.statista.com/statistik/daten/studie/264176/umfrage/gefallene-us-soldaten-in-vietnam/}, letzter Zugriff 15.05.2017.
18 Masaryk, *Der Selbstmord als sociale Massenerscheinung*, S. 51.
19 Hans Rost, *Der Selbstmord als sozialstatistische Erscheinung*, Köln 1905, S. 113.
20 *Die Welt am Abend* 75 (31. März 1932). Zit. n.: Christian Goeschel, *Selbstmord im Dritten Reich*, übersetzt von Klaus Binder, Berlin 2011, S. 42.
21 *Statistik des Deutschen Reiches* 336 (1924), S. 154. Zit. n.: ebd., S. 34.
22 Jünger, *An der Zeitmauer*, S. 484. Vgl. auch Romain Rolland, *Über den Gräben. Aus den Tagebüchern 1914-1919*, übersetzt von Cornelia Lehmann, herausgegeben von Hans Peter Buohler, München 2015, S. 93.
23 Ernst Jünger, *Maxima – Minima. Adnoten zum »Arbeiter«*, in: ders., *Werke*, Bd. 6: *Essays II*, S. 331-403; hier: S. 339.
24 Jünger, *Das erste Pariser Tagebuch*, S. 317.
25 Vgl. Chaim F. Shatan, »›Zivile‹ und ›militärische‹ Realitätswahrnehmung. Über die Folgen einer Absurdität«, in: *Psyche. Zeitschrift für Psychoanalyse und ihre Anwendungen* 6 (1981), S. 557-572.
26 Vgl. Kurt R. Eissler, *Freud und Wagner-Jauregg vor der Kommission zur*

*Erhebung militärischer Pflichtverletzungen*, Wien 1979. Das Memorandum Freuds, das erst 1955 von James Strachey veröffentlicht wurde, kann als Faksimile und in Transkription auf der Website des Österreichischen Staatsarchiv eingesehen werden: {http://wk1.staatsarchiv.at/sanitaet-und-hygiene/sigmund-freud-gutachten-zu-elektroschocks/}, letzter Zugriff am 15.05.2017.

27 Simmel absolvierte nach dem Krieg eine Lehranalyse bei Karl Abraham und gründete 1920 – gemeinsam mit Max Eitington – die Berliner Psychoanalytische Vereinigung.

28 Ernst Simmel, *Kriegs-Neurosen und »Psychisches Trauma«. Ihre gegenseitigen Beziehungen dargestellt auf Grund psycho-analytischer, hypnotischer Studien*, München, Leipzig 1918, S. 5.

29 Ebd., S. 8.

30 Ebd., S. 14.

31 Ebd., S. 26.

32 Ebd., S. 29f.

33 Ebd., S. 36.

34 Sigmund Freud, »Einleitung«, in: *Zur Psychoanalyse der Kriegsneurosen. Diskussion gehalten auf dem V. Internationalen Psychoanalytischen Kongreß in Budapest, 28. und 29. September 1918*, Internationale Psychoanalytische Bibliothek, Nr. 1, Leipzig, Wien 1919, S. 3-7; hier: S. 5.

35 Vgl. Karl Birnbaum, »Kriegsneurosen und -psychosen auf Grund der gegenwärtigen Kriegsbeobachtungen. Sammelberichte I-VI«, in: *Zeitschrift für die Gesamte Neurologie und Psychologie*, Bd. 11, S. 321-369 (Kriegsbeginn bis Mitte März 1915); Bd. 12, S. 1-89 (Mitte März bis Mitte August 1915) und S. 317-388 (Mitte August 1915 bis Ende Januar 1916); Bd. 13, S. 457-533 (Anfang Februar 1916 bis Ende Juli 1916); Bd. 14, S. 193-258 und S. 313-351 (Anfang August 1916 bis Ende März 1917); Bd. 16, S. 1-78 (April bis Ende 1917), Berlin 1915-1918.

36 Vgl. Ernst Simmel, »Antisemitismus und Massen-Psychopathologie«, in: Ernst Simmel/Elisabeth Dahmer-Kloss (Hg.), *Antisemitismus*, Frankfurt/M. 1993, S. 58-100.

37 Vgl. Simmel, *Kriegs-Neurosen und »Psychisches Trauma«*, S. 16.

38 Ebd., S. 25.

39 Ingmar Bergman, *Laterna Magica. Mein Leben*, übersetzt von Hans-Joachim Maass, Berlin, Köln 2011, S. 101.

40 Vgl. Otto Rank, »Der Doppelgänger«, in: *Imago. Zeitschrift für Anwendung der Psychoanalyse auf die Geisteswissenschaften* 2 (1914), S. 97-164; hier: S. 97-101.

41 Ebd., S. 99. Vgl. auch die Hinweise auf Otto Weiningers Angst vor sei-

nem Doppelgänger und auf Otto Ranks Abhandlung im vierten Kapitel zu den Fin-de-Siècle-Suiziden.

42 Friedrich Kittler, »Romantik – Psychoanalyse – Film: eine Doppelgängergeschichte«, in: ders., *Draculas Vermächtnis. Technische Schriften*, Leipzig 1993, S. 81-104; hier: S. 103.

43 Vgl. Siegfried Kracauer, *Von Caligari zu Hitler. Eine psychologische Geschichte des deutschen Films*, in: ders., *Werke*, Bd. 2.1, übersetzt von Ruth Baumgarten und Karsten Witte, bearbeitet und herausgegeben von Sabine Biebl, Berlin 2012.

44 Vgl. Anton Kaes, *Shell Shock Cinema. Weimar Culture and the Wounds of War*, Princeton, Oxford 2011, S. 5.

45 Vgl. insgesamt Pauline Krebs, *Selbstmord auf der Leinwand. Umgang mit einem gesellschaftlichen Tabu im deutschen Film der 20er Jahre*, Saarbrücken 2011.

46 Kracauer, *Von Caligari zu Hitler*, S. 256.

47 Ebd., S. 151.

48 Johan Huizinga, *Verratene Welt. Eine Betrachtung über die Chancen auf eine Wiederherstellung unserer Kultur*, in: ders., *Kultur- und zeitkritische Schriften*, übersetzt von Annette Wunschel, herausgegeben von Thomas Macho, München 2014, S. 133-271; hier: S. 188.

49 Johan Huizinga, *Im Schatten von morgen. Eine Diagnose des geistigen Leidens unserer Zeit*, in: ders., *Kultur- und zeitkritische Schriften*, S. 9-129; hier: S. 92.

50 Ebd., S. 87.

51 Ebd., S. 93.

52 Ebd., S. 195.

53 In solchem Sinn spricht etwa Christian Goeschel mehrfach von der NS-Diktatur als einem »Selbstmordregime«. Vgl. Goeschel, *Selbstmord im Dritten Reich*, S. 231 und 263.

54 Ebd., S. 90f.

55 Ebd., S. 95.

56 Ebd., S. 94.

57 Gottfried Benn, »Über Selbstmord im Heer«, Brief an Ministerialrat Müller-Lauchert vom 2. Dezember 1940, in: *Neue Rundschau* 4 (1976), S. 669-674; hier: S. 673f.

58 Ebd., S. 671f.

59 Hans F. K. Günther, *Rassenkunde des deutschen Volkes*, München 1930, S. 209.

60 Vgl. Henry Morselli, *Suicide. An Essay on Comparative Moral Statistics*, in: *The International Scientific Series*, Bd. 36, London 1881, S. 91. Gün-

ther bezog sich auch auf den US-amerikanischen Ökonomen und Rassentheoretiker William Z. Ripley, *The Races of Europe. A Sociological Study*, New York 1899, S. 519.

61 Günther, *Rassenkunde des deutschen Volkes*, S. 209.

62 *Der Tiger. Weitere Unterhaltungen Clémenceaus mit seinem Sekretär Jean Martet*, übersetzt von Paul Mayer, Berlin 1930, S. 54f.

63 Durkheim, *Der Selbstmord*, S. 80.

64 Morselli, *Suicide*, S. 131.

65 Zit. n.: *Der Spanische Bürgerkrieg in Augenzeugenberichten*, herausgegeben und eingeleitet von Hans-Christian Kirsch, Düsseldorf 1967, S. 144. Vgl. auch Hugh Thomas, *Der spanische Bürgerkrieg*, übersetzt von Walter Theimer, Berlin, Frankfurt/M. u.a. 1962, S. 276f.

66 Ebd., S. 147-149.

67 »Rede des Reichsführers SS bei der SS-Gruppenführertagung in Posen am 4. Oktober 1943«; online verfügbar unter: {http://www.1000dokumente.de/pdf/dok_0008_pos_de.pdf}, letzter Zugriff am 15.05.2017.

68 Vgl. Jonathan Littell, *Die Wohlgesinnten*, übersetzt von Hainer Kober, Berlin 2008. Vgl. auch Martin Amis, *Interessengebiet*, übersetzt von Werner Schmitz, Zürich, Berlin 2015.

69 Vgl. Yuval Noah Harari, *Homo Deus. Eine Geschichte von Morgen*, übersetzt von Andreas Wirthenson, München 2017, S. 20.

70 Vgl. Orlando Patterson, *Slavery and Social Death. A Comparative Study*, Cambridge/MA 1982. Vgl. auch Marion Kaplan, *Der Mut zum Überleben. Jüdische Frauen und ihre Familien in Nazideutschland*, übersetzt von Christian Wiese, Berlin 2003, S. 232-246.

71 Zit. n. Goeschel, *Selbstmord im Dritten Reich*, S. 152f.

72 Zit. n. ebd., S. 160.

73 Ebd., S. 183.

74 Bruno Bettelheim, *Aufstand gegen die Masse. Die Chance des Individuums in der modernen Gesellschaft*, übersetzt von Herman Schroeder und Paul Horstrup, München 1964, S. 166.

75 Ebd., S. 271. Vgl. auch Goeschel, *Selbstmord im Dritten Reich*, S. 180. Zur Kritik an Bettelheim vgl. Jacob Robinson, *Psychoanalysis in a Vacuum. Bruno Bettelheim and the Holocaust*, New York 1970, oder Terrence Des Pres, *Der Überlebende. Anatomie der Todeslager*, übersetzt von Monika Schiffer, Stuttgart 2008. Die Diskussion um die »Muselmänner« in den Vernichtungslagern hat – nach Bettelheim (ebd., S. 167f.) – auch Giorgio Agamben weitergeführt. Vgl. Giorgio Agamben, *Was von Auschwitz bleibt. Das Archiv und der Zeuge (Homo sacer III)*, übersetzt von Stefan Monhardt, Frankfurt/M. 2003, S. 36-75.

76 Vgl. Ralph Wiener, *Gefährliches Lachen. Schwarzer Humor im Dritten Reich*, Reinbek bei Hamburg 1994, S. 57.

77 Vgl. Rudolph Herzog, *Heil Hitler, das Schwein ist tot! Lachen unter Hitler – Komik und Humor im Dritten Reich*, München 2008, S. 22.

78 Vgl. den Wikipedia-Eintrag »Liste führender Nationalsozialisten, die zum Ende des Zweiten Weltkrieges Suizid verübten«; {https://de.wikipedia.org/wiki/Liste_führender_Nationalsozialisten,_die_zum_Ende_des_Zweiten_Weltkrieges_Suizid_verübten}, letzter Zugriff am 15.05.2017.

79 Vgl. Max Domarus (Hg.), *Hitler: Reden und Proklamationen, 1932-1945. Kommentiert von einem deutschen Zeitgenossen*, Bd. 2: *Untergang*, 2. Halbband: *1941-1945*, München 1965, S. 2213f.

80 Zit. n. William L. Shirer, *Berliner Tagebuch. Das Ende. 1944-1945*, übersetzt und herausgegeben von Jürgen Schebera, Leipzig 1994, S. 65.

81 Ebd., S. 68.

82 Jacob Kronika, *Der Untergang Berlins*, übersetzt von Margareth Bossen, Flensburg, Hamburg 1946. S. 40.

83 Hans Graf von Lehndorff, *Ostpreußisches Tagebuch. Aufzeichnungen eines Arztes aus den Jahren 1945-1947*, München 2005, S. 24f.

84 Florian Huber, *Kind, versprich mir, dass du dich erschießt. Der Untergang der kleinen Leute 1945*, Berlin 2015, S. 126f.

85 Von Lehndorff, *Ostpreußisches Tagebuch*, S. 18.

86 Vgl. Erich Menninger-Lerchenthal, *Der eigene Doppelgänger*, Beiheft zur *Schweizerischen Zeitschrift für Psychologie und ihre Anwendungen* 11, Bern 1946.

87 Erich Menninger-Lerchenthal, *Das europäische Selbstmordproblem. Eine zeitgemäße Betrachtung*, Wien 1947, S. 10 und 13. Vgl. auch Goeschel, *Selbstmord im Dritten Reich*, S. 254.

88 Vgl. *Lee Miller's War. Photographer and Correspondent With the Allies in Europe 1944-45*, herausgegeben von Antony Penrose, London 2005, S. 160-189.

89 David R. Beisel, »Der deutsche Suizid 1945«, übersetzt von Winfried Kurth, Heinrich Reiß und Christian Neuse, in: *Jahrbuch für Psychohistorische Forschung* 8 (2007), S. 167-178; hier: S. 168.

90 Ebd., S. 169.

91 Vgl. Harald Stutte/Günter Lucks, *Hitlers vergessene Kinderarmee*, Reinbek bei Hamburg 2014.

92 Vgl. Manfred Gregor, *Die Brücke*, München, Wien u.a. 1958.

93 Vgl. Erik H. Erikson, *Der junge Mann Luther. Eine psychoanalytische und historische Studie*, übersetzt von Johanna Schiche, Berlin 2016.

94 Vgl. Lloyd deMause (Hg.), *Hört ihr die Kinder weinen. Eine psychogenetische Geschichte der Kindheit*, übersetzt von Ute Auhagen, Frankfurt/M. 1977.

95 Vgl. Klaus Theweleit, *Männerphantasien*, Bd. 1: *Frauen, Fluten, Körper, Geschichte*; Bd. 2: *Männerkörper. Zur Psychoanalyse des Weißen Terrors*, Frankfurt/M., Basel 1977 und 1978.

96 Beisel, *Der deutsche Suizid 1945*, S. 174.

97 Zit. n. David R. Beisel, *The Suicidal Embrace. Hitler, the Allies, and the Origins of the Second World War*, New York 2003, S. 1. Vgl. auch Keith Feiling, *The Life of Neville Chamberlain*, Hamden/CT, 1970, S. 201.

98 Vgl. Beisel, *The Suicidal Embrace*, S. 190f.

99 Rebecca West, *Black Lamb, Grey Falcon. A Journey Through Yugoslavia*, Harmondsworth 1994 [1940], S. 1121 und 1125.

100 Beisel, *The Suicidal Embrace*, S. 199.

101 Ebd., S. 279.

102 Beisel, *Der deutsche Suizid 1945*, S. 172.

103 Jean-Luc Godard, *Film Socialisme. Dialoge mit Autorengesichtern*, übersetzt von Ellen Antheil und Samuel Widerspahn, Zürich 2011, S. 7f.

104 Ebd., S. 19.

105 Ebd., S. 5.

106 Vgl. Brian Rotman, *Signifying Nothing. The Semiotics of Zero*, Stanford 1987.

107 Zit. n. Peter Brunette, *Roberto Rossellini*, Berkeley, Los Angeles u.a. 1996, S. 77.

108 Alle Zitate aus dem Film wurden folgender DVD entnommen: Roberto Rossellini, *Deutschland im Jahre Null*, Edition Deutscher Film 1/1948, Leipzig 2014. Die Absichtserklärung ist nicht in allen Fassungen des Films enthalten.

109 Godard, *Film Socialisme*, S. 14.

## 7. Philosophie des Suizids in der Moderne

1 Shumona Sinha, *Erschlagt die Armen!*, übersetzt von Lena Müller, Hamburg 2015, S. 75.

2 Vgl. Friedrich Nietzsche, *Also sprach Zarathustra. Ein Buch für Alle und Keinen*, in: KSA, Bd. 4, S. 93-95.

3 Philipp Mainländer, *Die Philosophie der Erlösung*, Berlin 1876, S. 216f.

4 Ebd., S. 302.

5 Ebd., S. 325.

6 Arthur Schopenhauer, *Die Welt als Wille und Vorstellung 3/4*, in: ders., *Sämtliche Werke*, Bd. 3, Stuttgart 1895, S. 270.

7 Terry Eagleton, *Hoffnungsvoll, aber nicht optimistisch*, übersetzt von Hainer Kober, Berlin 2016, S. 129f.

8 Arthur Schopenhauer, *Parerga und Paralipomena 3*, in: ders., *Sämtliche Werke*, Bd. 10, Stuttgart 1895, S. 296f.

9 Kant, *Die Metaphysik der Sitten*, in: ders., *Werkausgabe*, herausgegeben von Wilhelm Weischedel, Bd. VIII, Frankfurt/M. 1978, S. 456.

10 Immanuel Kant, *Kritik der reinen Vernunft*, in: ders., *Werkausgabe*, Bd. III, Frankfurt/M. 1978, S. 136 (B 132).

11 Novalis, *Werke, Tagebücher und Briefe Friedrich von Hardenbergs*, herausgegeben von Hans-Joachim Mähl und Richard Samuel, Bd. 2: *Das philosophisch-theoretische Werk*, München, Wien 1978, S. 223.

12 Vgl. Odo Marquard, *Transzendentaler Idealismus, romantische Naturphilosophie, Psychoanalyse*, Schriftenreihe zur Philosophischen Praxis, Bd. 3, Köln 1987.

13 Vgl. Dirk Baecker, *Beobachter unter sich. Eine Kulturtheorie*, Berlin 2013.

14 Hans Prinzhorn, »Vorangestelltes Nachwort des Herausgebers«, in: Alfred Seidel: *Bewußtsein als Verhängnis. Fragmente über die Beziehungen von Weltanschauung und Charakter oder über Wesen und Wandel der Ideologien*, aus dem Nachlasse herausgegeben von Hans Prinzhorn, Frankfurt/M. 1926, S. 7-68; hier: S. 45.

15 Ebd., S. 11f.

16 Ebd., S. 12f.

17 Alfred Sohn-Rethel, *Geistige und körperliche Arbeit. Zur Theorie der gesellschaftlichen Synthesis*, Frankfurt/M. 1972, S. 11.

18 Vgl. Christian Voller, »Radikales Denken. Über Alfred Seidels fragmentarische Schrift *Bewußtsein als Verhängnis* von 1927«, in: *Zeitschrift für Kulturphilosophie* 2 (2012), Schwerpunkt: Radikalität, S. 313-326; hier: S. 314f.

19 Margarete Susman, »Alfred Seidel: ›Bewußtsein als Verhängnis‹«, in: *Der Morgen. Monatsschrift der Juden in Deutschland* 3 (1927), S. 338-341; hier: S. 339.

20 Seidel, *Bewußtsein als Verhängnis*, S. 85f.

21 Ebd., S. 94.

22 Ebd., S. 101.

23 Ebd., S. 203.

24 Ebd., S. 214.

25 Vgl. auch Hans Ulrich Gumbrecht, *1926: Ein Jahr am Abgrund der Zeit*, übersetzt von Joachim Schulte, Frankfurt/M. 2003. Sowohl der Nachruf auf Alfred Seidel in Hans Prinzhorns Ausgabe von *Bewußtsein als Verhängnis* als auch die Husserl-Widmung in *Sein und Zeit* sind übrigens auf April 1926 datiert.
26 Vgl. Robert Spaemann, *Reflexion und Spontaneität. Studien über Fénelon*, Stuttgart 1963, S. 50-64.
27 Vgl. Hans Ebeling, »Einleitung: Philosophische Thanatologie seit Heidegger«, in: ders. (Hg.), *Der Tod in der Moderne*, Königstein/Taunus 1979, S. 11-31; hier: S. 11f.
28 Max Scheler, »Tod und Fortleben«, in: ders., *Schriften aus dem Nachlass*, Bd. 1, Berlin 1933, S. 3-51; hier: S. 33.
29 Sigmund Freud, »Zeitgemäßes über Krieg und Tod«, in: *Imago. Zeitschrift für Anwendung der Psychoanalyse auf die Geisteswissenschaften* 1 (1915), S. 1-21; hier: S. 12.
30 Martin Heidegger, *Sein und Zeit*, Tübingen 2006, 19. Aufl., S. 253.
31 Ebd., S. 238f.
32 Ebd., S. 240.
33 Ebd., S. 245 und 247.
34 Ebd., S. 186.
35 Ebd., S. 266.
36 Martin Heidegger, *Was ist Metaphysik?*, in: ders., *Wegmarken*, Frankfurt/M. 1967, S. 1-19; hier: S. 11.
37 Walter Schulz, *Der Gott der neuzeitlichen Metaphysik*, Pfullingen 1957, S. 44.
38 Heidegger, *Sein und Zeit*, S. 237.
39 Ludwig Wittgenstein, *Tractatus logico-philosophicus*, in: ders., *Werkausgabe*, Bd. 1, Frankfurt/M. 1984, S. 7-85; hier: S. 84.
40 Heidegger, *Sein und Zeit*, S. 262.
41 Friedrich Kittler, »Il fiore delle truppe scelte«, in: Hans Ulrich Gumbrecht u.a. (Hg.), *Der Dichter als Kommandant. D'Annunzio erobert Fiume*, München 1996, S. 205-225; hier: S. 225 und 224. Vgl. auch Heidegger, *Sein und Zeit*, S. 258f.
42 Theodor W. Adorno, *Jargon der Eigentlichkeit. Zur deutschen Ideologie*, in: ders., *Gesammelte Schriften*, herausgegeben von Rolf Tiedemann u.a., Bd. 6, Frankfurt/M. 1997, S. 413-526; hier: S. 505.
43 Heidegger, *Sein und Zeit*, S. 266.
44 Ebd., S. 229.
45 Ebeling, »Einleitung: Philosophische Thanatologie seit Heidegger«, S. 21f.
46 Vgl. Karl Löwith, *Das Individuum in der Rolle des Mitmenschen. Ein*

*Beitrag zur anthropologischen Grundlegung der ethischen Probleme*, München 1928.

47 Ebd., S. 22f.

48 Ebeling, »Einleitung: Philosophische Thanatologie seit Heidegger«, S. 22f.

49 Ernst Tugendhat, *Selbstbewußtsein und Selbstbestimmung. Sprachanalytische Interpretationen*, Frankfurt/M. 1979, S. 235.

50 Jean-Paul Sartre, *Briefe an Simone de Beauvoir und andere*, Bd. 1, übersetzt von Andrea Spingler, Reinbek bei Hamburg 1988, S. 285.

51 Sarah Bakewell, *Das Café der Existenzialisten. Freiheit, Sein und Aprikosencocktails*, übersetzt von Rita Seuß, München 2016, S. 156.

52 Simone de Beauvoir, *Die Zeremonie des Abschieds und Gespräche mit Jean-Paul Sartre August-September 1974*, übersetzt von Uli Aumüller und Eva Moldenhauer, Reinbek bei Hamburg 1983, S. 229.

53 Jean-Paul Sartre, *Das Sein und das Nichts. Versuch einer phänomenologischen Ontologie*, übersetzt von Hans Schöneberg und Traugott König, Reinbek bei Hamburg 1994, S. 57.

54 Ebd., S. 84.

55 Ebd., S. 119.

56 Ebd., S. 928.

57 Albert Camus, *Der Mythos des Sisyphos*, neu übersetzt von Vincent von Wroblewsky, Reinbek bei Hamburg 2000, S. 84.

58 Bakewell, *Das Café der Existenzialisten*, S. 26.

59 Vgl. Wilhelm Kamlah, »Das Recht auf den eigenen Tod und der § 216«, in: ders., *Von der Sprache zur Vernunft. Philosophie und Wissenschaft in der neuzeitlichen Profanität*, Mannheim, Wien u.a. 1975, S. 216-228.

60 Vgl. Wilhelm Kamlah, »Kann man den Tod ›verstehen‹? Passionsbetrachtungen eines Philosophen«, in: *Neue Zürcher Zeitung* 85 (10./11. April 1976), S. 63f.

61 Vgl. Wilhelm Kamlah, *Meditatio mortis. Kann man den Tod »verstehen«, und gibt es ein »Recht auf den eigenen Tod«?*, Stuttgart 1976.

62 Wilhelm Kamlah, *Meditatio mortis*, wiederabgedruckt in: Ebeling (Hg.), *Der Tod in der Moderne*, S. 210-225; hier: S. 221.

63 Ebd., S. 213.

64 Ebd., S. 220.

65 Ebd., S. 222.

66 Vgl. Wilhelm Kamlah, »Das Recht auf den Freitod, ein menschliches Grundrecht. Bemerkungen zu einer Schrift von Jean Améry«, in: *Neue Zürcher Zeitung* 211 (9. September 1976), S. 27.

67 Vgl. Jean Améry, *Hand an sich legen. Diskurs über den Freitod*, Stuttgart 1976, S. 29.

68 Ebd., S. 11.
69 Ebd., S. 17f.
70 Ebd., S. 57.
71 Vgl. Matthias Bormuth, *Ambivalenz der Freiheit. Suizidales Denken im 20. Jahrhundert*, Göttingen 2008, S. 221-304.
72 Ebd., S. 315.
73 Vgl. Jean Baechler, *Les Suicides*, Paris 1975 (dt.: *Tod durch eigene Hand. Eine wissenschaftliche Untersuchung über den Selbstmord*, übersetzt von Christian Seeger, Frankfurt/M., Berlin u. a. 1981).
74 Vgl. Vladimir Jankélévitch, *La Mort*, Paris 1977 [1966].
75 Vladimir Jankélévitch, *Der Tod*, übersetzt von Brigitta Restorff, herausgegeben von Christoph Lange, Frankfurt/M. 2005, S. 24.
76 Ebd., S. 39.
77 Ebd., S. 41.
78 Ebd., S. 119.
79 Vgl. Philippe Ariès, *Studien zur Geschichte des Todes im Abendland*, übersetzt von Hans-Horst Henschen, München, Wien 1976; Jean Baudrillard, *Der symbolische Tausch und der Tod*, übersetzt von Gerd Bergfleth, München 1982.
80 Matthias Kettner/Benigna Gerisch, »Zwischen Tabu und Verstehen. Psycho-philosophische Bemerkungen zum Suizid«, in: Ines Kappert u. a. (Hg.), *Ein Denken, das zum Sterben führt. Selbsttötung – das Tabu und seine Brüche*, Hamburger Beiträge zur Psychotherapie der Suizidalität, Bd. V, Göttingen 2004, S. 38-66; hier: S. 38.
81 Ebd., S. 51: »Suizidales Handeln ist nahezu immer von einer fundamentalen Ambivalenz durchzogen und umschließt gleichermaßen das Tödliche, Verneinende wie das Lebenwollen, aber *so* nicht mehr leben können.«
82 James Miller, *Die Leidenschaft des Michel Foucault. Eine Biographie*, übersetzt von Michael Büsges, unter Mitarbeit von Hubert Winkels, Köln 1995, S. 78.
83 Vgl. Jean-Paul Sartre, *Das Imaginäre. Phänomenologische Psychologie der Einbildungskraft*, übersetzt von Hans Schöneberg, Reinbek bei Hamburg 1971.
84 Michel Foucault, »Einführung zu Ludwig Binswanger: ›Traum und Existenz‹«, übersetzt von Hans-Dieter Gondek, in: ders., *Schriften in vier Bänden*, Bd. 1: *1954-1969*, übersetzt von Michael Bischoff, Hans-Dieter Gondek und Hermann Kocyba, Frankfurt/M. 2001, S. 107-174; hier: S. 166.
85 Ludwig Binswanger, »Der Fall Ellen West (1944/45)«, in: ders., *Der*

*Mensch in der Psychiatrie*, in: ders., *Ausgewählte Werke*, Bd. 4, Heidelberg 1994, S. 73-209; hier: S. 132.

86 Miller, *Die Leidenschaft des Michel Foucault*, S. 108.

87 Binswanger, »Der Fall Ellen West«, S. 131.

88 Vgl. Michel Foucault, *Raymond Roussel*, übersetzt von Renate Hörisch-Helligrath, Frankfurt/M. 1989.

89 Michel Foucault, »Ein so schlichtes Vergnügen«, übersetzt von Michael Bischoff, in: ders., *Schriften in vier Bänden*, Bd. 3: *1976-1979*, übersetzt von Michael Bischoff, Hans-Dieter Gondek, Hermann Kocyba und Jürgen Schröder, Frankfurt/M. 2003, S. 970-973; hier: S. 971f.

90 Ebd., S. 973.

91 Michel Foucault, »Gespräch mit Werner Schroeter«, übersetzt von Michael Bischoff, in: ders., *Schriften in vier Bänden*, Bd. 4: *1980-1988*, übersetzt von Michael Bischoff, Ulrike Bokelmann, Horst Brühmann, Hans-Dieter Gondek, Hermann Kocyba und Jürgen Schröder, Frankfurt/M. 2005, S. 303-314; hier: S. 309f.

92 Vgl. Didier Eribon, *Michel Foucault. Eine Biographie*, übersetzt von Hans-Horst Henschen, Frankfurt/M. 1991; Paul Veyne, *Foucault. Der Philosoph als Samurai*, übersetzt von Ursula Blank-Sangmeister, Stuttgart 2009.

93 Vgl. Gilles Deleuze, *Foucault*, übersetzt von Hermann Kocyba, Frankfurt/M. 1987, S. 138.

94 Solche Praktiken der »solidarischen Ansteckung« sind auch heute wieder aktuell und werden etwa in den Schwulenszenen als »Barebacking« praktiziert. Vgl. Tim Dean, *Unlimited Intimacy. Reflections on the Subculture of Barebacking*, Chicago, London 2009.

95 Miller, *Die Leidenschaft des Michel Foucault*, S. 541.

96 Vgl. Hervé Guibert, *Dem Freund, der mir das Leben nicht gerettet hat*, übersetzt von Hinrich Schmidt-Henkel, Reinbek bei Hamburg 1991. Vgl. Patricia Duncker, *Die Germanistin*, übersetzt von Karen Nölle-Fischer, Berlin 1997. Vgl. auch Laurent Binet, *Die siebte Sprachfunktion*, übersetzt von Kristian Wachinger, Reinbek bei Hamburg 2017.

## 8. Suizid der Menschengattung

1 Günther Anders, *Die Antiquiertheit des Menschen*. Bd. 1: *Über die Seele im Zeitalter der zweiten industriellen Revolution*, München 1956, S. 255f.

2 Maurice Pinguet, *Der Freitod in Japan. Ein Kulturvergleich*, übersetzt von Beate von der Osten u. a., Berlin 1991, S. 264f.
3 Vgl. Richard Rhodes, *The Making of the Atomic Bomb*, New York 1986, S. 571f.
4 John Donne, *The Poems of John Donne*, herausgegeben von Edmund Kerchever Chambers, Bd. 1, London 1896, S. 165.
5 John Donne, *Erstürme mein Herz. Elegien, Epigramme, Sonette*, übersetzt von Wolfgang Breitwieser, Frankfurt/M. 2000, S. 85.
6 Vgl. Robert Jungk, *Heller als tausend Sonnen. Das Schicksal der Atomforscher*, Stuttgart 1956, S. 223.
7 Eric Schlosser, *Command and Control. Die Atomwaffenarsenale der USA und die Illusion der Sicherheit. Eine wahre Geschichte*, übersetzt von Sven Scheer und Rita Seuß, München 2013, S. 72.
8 Karin Geerken u. a., »Bombenkulte«, in: Fritz Kramer (Hg.), *Bikini oder die Bombardierung der Engel. Auch eine Ethnographie*, Frankfurt/M. 1983, S. 100-113; hier: S. 102.
9 Vgl. Bodo Mrozek, *Lexikon der bedrohten Wörter*, Reinbek bei Hamburg 2005, S. 27.
10 *Der Stern* (12. März 1950), S. 31. Vgl. auch Geerken u. a., »Bombenkulte«, S. 107.
11 *Der Stern* (7. März 1954), S. 3. Vgl. auch Geerken u. a., »Bombenkulte«, S. 108.
12 Vgl. »It Is Two and a Half Minutes to Midnight. 2017 Doomsday Clock Statement«, in: *Bulletin of the Atomic Scientists*, herausgegeben von John Mecklin, S. 1; online verfügbar unter: {http://thebulletin.org/sites/default/files/Final%202017%20Clock%20Statement.pdf}, letzter Zugriff am 15.05.2017.
13 *Grundsatzprogramm der Sozialdemokratischen Partei Deutschlands. Beschlossen vom außerordentlichen Parteitag der Sozialdemokratischen Partei Deutschlands in Bad Godesberg vom 13. bis 15. November 1959*, Köln 1959, S. 5.
14 Karl Jaspers, *Die Atombombe und die Zukunft des Menschen. Politisches Bewußtsein in unserer Zeit*, München 1958, S. 242.
15 Ernst Bloch, *Das Prinzip Hoffnung*, Frankfurt/M. 1973, S. 775.
16 »Panamakanal in fünf Sekunden gebaut. Entfesselte Gewalten versetzen Berge, und nukleare Sprengungen schaffen Kanäle und Hafenbecken«, in: *Hobby. Das Magazin der Technik* 11/13 (1963), S. 25-31; hier: S. 26.
17 Ebd., S. 31.
18 Vgl. Manfred Wetzel, *Praktisch-politische Philosophie*, Bd. 1: *Allgemeine Grundlagen*, Würzburg 2004, S. 467.

19 Anders, *Die Antiquiertheit des Menschen*, Bd. 1, S. 264.
20 Ebd., S. 259.
21 Ebd., S. 269.
22 Ebd.
23 Ebd., S. 280.
24 Ebd., S. 282.
25 Vgl. Hans Ulrich Gumbrecht, *Unsere breite Gegenwart*, übersetzt von Frank Born, Berlin 2010; Douglas Rushkoff, *Present Shock: Wenn alles jetzt passiert*, übersetzt von Gesine Schröder und Andy Hahnemann, Freiburg im Breisgau 2014.
26 Martin Heidegger, *Was ist Metaphysik?*, in: ders., *Wegmarken*, Frankfurt/M. 1967. S. 1-19; hier: S. 11.
27 Anders, *Die Antiquiertheit des Menschen*, Bd. 1, S. 301.
28 Ebd., S. 303.
29 Ebd., S. 243.
30 Ebd., S. 345f.
31 Vgl. Jakob Taubes, *Abendländische Eschatologie*, Bern 1947.
32 Vgl. Jacob Taubes, *Ad Carl Schmitt. Gegenstrebige Fügung*, Berlin 1987, S. 73.
33 Schlosser, *Command and Control*, S. 104.
34 Ebd., S. 428.
35 Ebd., S. 429.
36 Ebd., S. 237.
37 Vgl. ebd., S. 286f.
38 Ebd., S. 295.
39 Vgl. Robert Jay Lifton, *Death in Life. Survivors of Hiroshima*, New York 1968; *Home from the War. Vietnam Veterans – Neither Victims nor Executioners*, New York 1973.
40 Robert Jay Lifton, *Der Verlust des Todes. Über die Sterblichkeit des Menschen und die Fortdauer des Lebens*, übersetzt von Annegrete Lösch, München, Wien 1986, S. 443.
41 Ebd., S. 465.
42 Ebd., S. 319 und 321.
43 Peter Sloterdijk, *Kritik der zynischen Vernunft*, Frankfurt/M. 1983, S. 256.
44 Ebd., S. 258f.
45 Ulrich Horstmann, *Das Untier. Konturen einer Philosophie der Menschenflucht*, Wien, Berlin 1983, S. 100f. Vgl. auch Thomas Macho, »Bombenmetaphern. Zur Einführung in die Nuklearmetaphysik«, in: *Fragmente* 14/15 (1985), S. 172-198.

46 Vgl. Alan Weisman, *Die Welt ohne uns. Reise über eine unbevölkerte Erde*, übersetzt von Hainer Kober, München, Zürich 2007, S. 25 und S. 51.
47 Ebd., S. 6.
48 Robert Jay Lifton/Eric Markusen, *Die Psychologie des Völkermordes. Atomkrieg und Holocaust*, übersetzt von Hans Günter Holl, Stuttgart 1992, S. 49.
49 Maarten Asscher, »Het verdachte probleem«, in: *De Gids* 163/1 (2000), S. 224-229; hier: S. 226.
50 Vgl. Jacques Attali, *Millennium. Gewinner und Verlierer in der kommenden Weltordnung*, übersetzt von Bernd Rüther, Düsseldorf u. a. 1992.
51 Deborah Layton, *Selbstmord im Paradies. Mein Leben in der Sekte*, übersetzt von Sibylle Mall, herausgegeben von Carrie Asman, Frankfurt/M. 2008, S. 134.
52 Ebd., S. 242f.
53 Thomas Haenel, *Amok und Kollektivsuizid. Selbsttötung als Gruppenphänomen*, München 2012, S. 60.
54 Clifford L. Linedecker, *Sektenführer des Todes. David Koresh und das Waco-Massaker*, übersetzt von Anne Elsner, München 1994, S. 73f.
55 Udo Singer, *Massenselbstmord. Zur Phänomenologie und Psychodynamik*, Stuttgart 1980, S. 125.
56 Vgl. Patricia Duncker, *Der Komponist und seine Richterin*, übersetzt von Barbara Schaden, Berlin 2010, S. 146f.
57 Ebd., S. 337.
58 Vgl. Haenel, *Amok und Kollektivsuizid*, S. 144-147.
59 Ulrich Horstmann, *Abschreckungskunst. Zur Ehrenrettung der apokalyptischen Phantasie*, München 2012, S. 111.
60 Ebd., S. 175f.
61 Robert Jay Lifton, *Terror für die Unsterblichkeit. Erlösungssekten proben den Weltuntergang*, übersetzt von Udo Rennert und Ursula Gräfe, München, Wien 2000, S. 304.
62 Ebd., S. 335.
63 Ebd., S. 290f.

## 9. Praktiken des politischen Suizids

1 Hermann Burger, *Tractatus logico-suicidalis. Über die Selbsttötung*, Frankfurt/M. 1988, S. 112.
2 Vgl. Terri L. Snyder, *The Power to Die. Slavery and Suicide in British North America*, Chicago, London 2015, S. 51.

3 Vgl. ebd., S. 43f.
4 Vgl. ebd., S. 163.
5 Joachim Wille, »Mehr Suizide bei indigenen Völkern. Studie des UN-Forums: Vor allem Kinder und Jugendliche weltweit sind betroffen«, in: *Frankfurter Rundschau* (5. Mai 2015); online verfügbar unter: {http://www.fr.de/panorama/naturvoelker-mehr-suizide-bei-indigenen-voelkern-a-467099}, letzter Zugriff am 15.05.2017.
6 Richard Flanagan, *Die unbekannte Terroristin*, übersetzt von Eva Bonné, München, Berlin u.a. 2016, S. 7. Flanagans jüngster Roman über den Bau der »Death Railway« zwischen Thailand und Burma wurde übrigens 2014 mit dem Man Booker Prize ausgezeichnet. Vgl. Richard Flanagan, *Der schmale Pfad durchs Hinterland*, übersetzt von Eva Bonné, München, Berlin u.a. 2015.
7 Friedrich Benjamin Osiander, *Über den Selbstmord, seine Ursachen, Arten, medicinisch-gerichtliche Untersuchung und die Mittel gegen denselben. Eine Schrift sowohl für Policei- und Justiz-Beamte, als für gerichtliche Ärzte und Wundärzte, für Psychologen und Volkslehrer*, Hannover 1813, S. 184.
8 Ebd., S. 185.
9 Marzio Barbagli, *Farewell to the World. A History of Suicide*, übersetzt von Lucinda Byatt, Cambridge, Malden 2015, S. 191.
10 Rainer Paul, »Seelen im Tod vereint«, in: *Der Spiegel* (11. Januar 1999), S. 158f.; hier: S. 159.
11 Gayatri Chakravorty Spivak, *Can the Subaltern Speak? Postkolonialität und subalterne Artikulation*, übersetzt von Alexander Joskowicz und Stefan Nowotny, Wien, Berlin 2008, S. 81.
12 Christian Braune, *Feuerzeichen. Warum Menschen sich anzünden*, Göttingen 2005, S. 77.
13 Ebd., S. 127f.
14 Ebd., S. 129.
15 Elias Canetti, *Masse und Macht*, München, Wien 1993, S. 91.
16 Braune, *Feuerzeichen*, S. 27f.
17 Ebd., S. 128.
18 Ebd., S. 7f.
19 David Halberstam, *The Making of a Quagmire. America and Vietnam During the Kennedy Era*, übersetzt von Anne Uhde, New York 1965, S. 211.
20 Lorenz Graitl, *Sterben als Spektakel. Zur kommunikativen Dimension des politisch motivierten Suizids*, Wiesbaden 2012, S. 40.
21 Zit. n. ebd., S. 40f.

22 Vgl. Michael Biggs, »Dying Without Killing: Self-Immolations, 1963-2002«, in: Diego Gambetta (Hg.), *Making Sense of Suicide Missions*, Oxford 2005, S. 173-208; hier: S. 204.

23 Graitl, *Sterben als Spektakel*, S. 41.

24 Ingmar Bergman, *Laterna Magica. Mein Leben*, mit einer Filmo- und Bibliografie, übersetzt von Hans-Joachim Maass, Berlin, Köln 2011, S. 124f.

25 Zit. n. Graitl, *Sterben als Spektakel*, S. 131.

26 Zit. n. ebd., S. 147.

27 Zit. n. Harald Schultze (Hg.), *Das Signal von Zeitz. Reaktionen der Kirche, des Staates und der Medien auf die Selbstverbrennung von Oskar Brüsewitz 1976. Eine Dokumentation*, Leipzig 1993, S. 169. Vgl. auch Braune, *Feuerzeichen*, S. 107.

28 Vgl. Schultze (Hg.), *Das Signal von Zeitz*, S. 264-267.

29 Bericht der *Berliner Zeitung* vom 20. Januar 2001, zit. n. Braune, *Feuerzeichen*, S. 113.

30 Braune, *Feuerzeichen*, S. 112.

31 N. N., »DDR/Kirche: Nie heimisch«, in: *Der Spiegel* (25. September 1978), S. 47-52; hier: S. 52.

32 Vgl. Udo Grashoff, *In einem Anfall von Depression. Selbsttötungen in der DDR*, Berlin 2006, S. 339.

33 Vgl. den Wikipedia-Eintrag »List of Political Self-Immolations«: {https://en.wikipedia.org/wiki/List_of_political_self-immolations}, letzter Zugriff am 15.05.2017.

34 Vgl. Day Blakely Donaldson, *The Self-Immolators*, 2013; online verfügbar unter: {http://thespeaker.co/uncategorized/book-the-self-immolators-2013-day-blakely-donaldson/}, letzter Zugriff 15.05.2017.

35 Karin Struck, »Für das Überleben verloren«, in: *Der Spiegel* (12. Juli 1982), S. 149f.; hier: S. 149.

36 *Nostalghia* wurde mit dem Preis der ökumenischen Jury und dem FIPRESCI-Preis ausgezeichnet; den Preis für die beste Regie teilte Tarkowski mit Robert Bresson. Die begehrte Goldene Palme erhielt allerdings ein anderer Film zum Suizidthema, nämlich Shōhei Imamuras *The Ballad of Narayama*.

37 Norbert P. Franz (Hg.), *Nostalghia*, UdSSR;/Italien, 1983, Regie: Andrej Tarkovskij, Protokoll des Films, Übersetzung der Dialoge, Potsdam 2015, S. 91f. Vgl. auch Andrei Tarkovsky, *Collected Screenplays*, übersetzt von William Powell und Natasha Synessios, London, New York 1999, S. 500f.

38 Antje Krueger: »Feuerspuren. Dimensionen eines Selbstverbrennungs-

versuchs im Asylkontext«, in: Robert E. Feldmann/Günter H. Seidler (Hg.), *Traum(a) Migration. Aktuelle Konzepte zur Therapie traumatisierter Flüchtlinge und Folteropfer*, Gießen 2013, S. 35-51; hier: S. 44f.

39 Vgl. Jean Baechler, *Tod durch eigene Hand. Eine wissenschaftliche Untersuchung über den Selbstmord*, übersetzt von Christian Seeger, Frankfurt/M., Berlin u.a. 1981, S. 61f.

40 Emmeline Pankhurst, *Suffragette. Die Geschichte meines Lebens*, übersetzt von Agnes S. Fabian und Hellmut Roemer, Göttingen 2016, S. 140f.

41 Ebd., S. 268.

42 Ebd., S. 145.

43 Djuna Barnes, »Kennen Sie Zwangsernährung?«, in: *New York. Geschichten und Reportagen aus einer Metropole*, übersetzt von Karin Kersten, Reinbek bei Hamburg 2002, S. 79-84; hier: S. 83.

44 Pankhurst, *Suffragette*, S. 169.

45 Matthias Kettner/Benigna Gerisch, »Zwischen Tabu und Verstehen. Psycho-philosophische Bemerkungen zum Suizid«, in: Ines Kappert u.a. (Hg.), *Ein Denken, das zum Sterben führt. Selbsttötung – das Tabu und seine Brüche*, Hamburger Beiträge zur Psychotherapie der Suizidalität, Bd. 5, Göttingen 2004, S. 38-66; hier: S. 49-51.

46 Maud Ellmann, *Die Hungerkünstler. Hungern, Schreiben, Gefangenschaft*, übersetzt von Michael Müller, Stuttgart 1994, S. 63.

47 Ebd., S. 66f.

48 Vgl. Immanuel Kant, *Die Metaphysik der Sitten*, in: ders., *Werkausgabe*, herausgegeben von Wilhelm Weischedel, Bd. VIII, Frankfurt/M. 1978, S. 393f.

49 Barnes, »Kennen Sie Zwangsernährung?«, S. 81.

50 »WMA Declaration of Malta on Hunger Strikers«; die 1991 in Malta verabschiedete und anlässlich der Treffen der WMA 1992 im spanischen Marbella sowie 2006 im südafrikanischen Pilanesberg überarbeitete Fassung der Deklaration ist online verfügbar unter: {https://www.wma.net/policies-post/wma-declaration-of-malta-on-hunger-strikers/}, letzter Zugriff am 15.05.2017.

51 Zit. n. Michael Sontheimer, »Terrorzelle Stammheim«, in: *Der Spiegel* (8. Oktober 2007), S. 98-108; hier: S. 100.

52 Ellmann, *Die Hungerkünstler*, S. 26f.

53 Samuel Beckett, *Warten auf Godot*, übersetzt von Elmar Tophoven, Frankfurt/M. 1963, S. 10.

54 Thomas Hobbes, *Vom Menschen*, in: ders., *Vom Menschen/Vom Bürger*, herausgegeben von Günter Gawlick, übersetzt von Max Frischeisen-

Köhler, Hamburg 1994, S. 1-56; hier: S. 17. Vgl. auch Amélie Nothomb, *Biographie des Hungers*, übersetzt von Brigitte Große, Zürich 2009, S. 187: »Tatsächlich hatte ich den Höhepunkt des Hungers erreicht. Mich hungerte danach zu hungern.«

55 Arthur Rimbaud, *Feste des Hungers*, in: ders., *Das poetische Werk*, übersetzt von Hans Therre und Rainer G. Schmidt, München 1988, S. 431.

56 Ellmann, *Die Hungerkünstler*, S. 34f.

57 Ekkehard Knörer, »›Ich bin ein Abschweifer‹. Gespräch mit Peter Liechti«, in: *CARGO. Film – Medien – Kultur* 20 (2013), S. 16-31; hier: S. 23.

58 Jean Ziegler, *Wir lassen sie verhungern. Die Massenvernichtung in der Dritten Welt*, übersetzt von Hainer Kober, München 2011, S. 301.

59 Vgl. Amélie Nothomb, *So etwas wie ein Leben*, übersetzt von Brigitte Große, Zürich 2013.

60 Vgl. Michael Fröhlingsdorf, »Einfach verschwunden. Ein Arbeitsloser hungerte sich in einem Wald bei Göttingen zu Tode«, in: *Der Spiegel* (18. Februar 2008), S. 60f.

## 10. Suizidaler Terrorismus

1 Jean Baudrillard, *Der symbolische Tausch und der Tod*, übersetzt von Gerd Bergfleth, Gabriele Ricke und Ronald Voullié, München 1991, S. 388.

2 Carl August Diez, *Der Selbstmord, seine Ursachen und Arten vom Standpunkte der Psychologie und Erfahrung dargestellt*, Tübingen 1838, S. 336.

3 Noch der Arzt Ernst Büchner, Vater des Dichters Georg Büchner, hatte dieser Suizidmethode eine eigene Studie gewidmet. Vgl. Ernst Büchner, *Versuchter Selbstmord durch Verschlucken von Stecknadeln*, herausgegeben von Heiner Boehncke und Hans Sarkowicz, Berlin 2013, S. 5-39.

4 Diez, *Der Selbstmord*, S. 412f.

5 In Russland galt bis zum Beginn des 18. Jahrhunderts die byzantinische Zeitrechnung; mit dem 1. Januar 1700 ließ Zar Peter der Große den julianischen Kalender einsetzen, der dem gregorianischen Kalender um dreizehn Tage »nachhinkt«. Erst am 1./14. Februar 1918 – also nach der Oktoberrevolution – wurde der gregorianische Kalender eingeführt.

6 Avrahm Yarmolinsky, *Road to Revolution. A Century of Russian Radicalism*, London 1957, S. 276.

7 Vgl. Anne Waak, *Der freie Tod. Eine kleine Geschichte des Suizids*, Berlin 2016, S. 21.

8 Vgl. *The Evening News* (30. Oktober 1907), S. 4.

9 Boris Sawinkow, *Das fahle Pferd. Roman eines Terroristen*, übersetzt von Alexander Nitzberg, Berlin 2015, S. 127.

10 Alexander Nitzberg, *Boris Sawinkow – Die fleischgewordene Vision Dostojewskis. Nachwort des Übersetzers*, in: ebd., S. 235-270; hier: S. 242.

11 Vgl. Friedrich Nietzsche, *Die fröhliche Wissenschaft*, in: KSA, Bd. 3, S. 343-651; hier: S. 480f. (§ 125).

12 Fjodor Dostojewskij, *Böse Geister*, neu übersetzt von Swetlana Geier, Frankfurt/M. 2000, S. 151f.

13 Ebd., S. 152f.

14 Vgl. ebd., S. 860.

15 Najem Wali, *Im Kopf des Terrors. Vom Töten mit und ohne Gott*, übersetzt von Markus Lemke, Salzburg, Wien 2016, S. 95.

16 Albert Camus, *Die Besessenen*, in: ders., *Sämtliche Dramen*, neu übersetzt von Hinrich Schmidt-Henkel und Uli Aumüller, Reinbek bei Hamburg 2015, S. 325-490; hier: S. 483.

17 Vgl. Boris V. Savinkov, *Souvenirs d'un terroriste*, übersetzt von Bernard Taft, Paris 1931 (dt.: Boris V. Savinkov, *Erinnerungen eines Terroristen*, übersetzt von Arkadi Maslow und Barbara Conrad, Nördlingen 1985).

18 Boris Sawinkow, *Aus den Erinnerungen an Iwan Kaljajew*, in: ders., *Das fahle Pferd*, S. 271-288; hier: S. 282.

19 Albert Camus, *Die Gerechten*, in: ders., *Sämtliche Dramen*, S. 253-323; hier: S. 283.

20 Ebd., S. 282.

21 Jörg Baberowski, *Das Handwerk des Tötens. Boris Sawinkow und der russische Terrorismus*, in: Sawinkow, *Das fahle Pferd*, S. 205-232; hier: S. 217.

22 Jean-Luc Godard hat ebenfalls Dostojewskijs *Dämonen* in seinem Film *La Chinoise* (*Die Chinesin*) von 1967 verarbeitet, mit Anne Wiazemsky in der Rolle der Véronique, ein Jahr nach ihrem Filmdebüt in Robert Bressons *Au hasard Balthazar* (*Zum Beispiel Balthazar*).

23 Navid Kermani, *Dynamit des Geistes. Martyrium, Islam, Nihilismus*, Göttingen 2006, S. 31 und S. 35f.

24 Vgl. Diego Gambetta/Steffen Hertog, *Engineers of Jihad. The Curious Connection between Violent Extremism and Education*, Princeton, Oxford 2016, S. 1-33.

25 Robert A. Pape, *Dying to Win. The Strategic Logic of Suicide Terrorism*, New York 2005, S. 10.

26 Vgl. Waak, *Der freie Tod*, S. 111.
27 Joseph Croitoru, *Der Märtyrer als Waffe. Die historischen Wurzeln des Selbstmordattentats*, München, Wien 2003, S. 21.
28 Ebd., S. 72.
29 Ebd., S. 74.
30 Vgl. Michael Sontheimer, »40 Jahre moderner Terrorismus: Im Zeichen des Orion«, in: *die tageszeitung* (26. Mai 2012), S. 27.
31 Vgl. N. N., »Dr. Schreck und die Neonazis. Die seltsame Karriere des Bankräubers Udo Albrecht im rechten Untergrund«, in: *Der Spiegel* (7. September 1981), S. 59-66; hier: S. 63.
32 Vgl. Aaron J. Klein, *Striking Back. The 1972 Munich Olympics Massacre and Israel's Deadly Response*, New York 2005.
33 Vgl. George Jonas, *Die Rache ist unser. Ein israelisches Geheimkommando im Einsatz*, übersetzt von Gertrud Theiss, München 1984.
34 Uri Avnery, »Von Rache zu Rache«, übersetzt von Ellen Rohlfs, in: *Aurora. Magazin für Kultur, Wissen und Gesellschaft*, März 2006; online verfügbar unter: {http://www.aurora-magazin.at/gesellschaft/avnery_rache_frm.htm}, letzter Zugriff am 15.05.2017.
35 Unversöhnlich erscheint sogar Sam, der israelische Journalist, der – in Jean Matterns kürzlich publiziertem Roman *September* – eine *amour fou* mit dem Ich-Erzähler Sebastian anfängt, einem britischen Kollegen. Sie sollen über die Olympischen Spiele in München berichten; an den Erfahrungen der Geiselnahme im Olympiadorf und des Desasters von Fürstenfeldbruck zerbricht die heikle Liebe. Vgl. Jean Mattern, *September*, übersetzt von Holger Fock und Sabine Müller, Berlin 2016.
36 In deutscher Übersetzung trug der Roman den Titel *Die Farbe der Erinnerung* (1999), der Film kam aufgrund schlechter Kritiken gar nicht in die Kinos, sondern wurde nur als DVD (unter dem nichtssagenden Titel *Deadly Shadows*) vertrieben.
37 Jennifer Egan, *Die Farbe der Erinnerung*, übersetzt von Günter Ohnemus, Frankfurt/M. 1999, S. 246.
38 Vgl. auch Thomas Macho, »Auf der Suche nach dem verlorenen Zwilling. Allegorien des Selbstopfers in Jennifer Egans ›The Invisible Circus‹«, in: Günter Blamberger/Sebastian Goth (Hg.), *Ökonomie des Opfers. Literatur im Zeichen des Suizids*, München 2013, S. 85-105.
39 Egan, *Die Farbe der Erinnerung*, S. 503f.
40 Jennifer Egan, *Look at Me*, übersetzt von Gabriele Haefs, Frankfurt/M. 2002, S. 220.
41 Vgl. Stefan Aust, *Der Baader-Meinhof-Komplex*, Hamburg 1985.
42 Vgl. Holger Twele/Christian Heger, »Die RAF im Film – Eine kom-

mentierte Übersicht«, Bonn 2011; online verfügbar unter: {http://www.bpb.de/gesellschaft/kultur/filmbildung/43367/kommentierte-filmografie-raf}, letzter Zugriff am 15.05.2017.

43 Vgl. den Abschnitt »Filme« in dem Wikipedia Eintrag zur RAF: {https://de.wikipedia.org/wiki/Rote_Armee_Fraktion#Filme}, letzter Zugriff am 15.05.2017.

44 Vgl. Anna Pfitzenmaier, »RAF, Linksterrorismus und ›Deutscher Herbst‹ im Film. Eine kommentierte Bibliographie (1967-2007)«, in: *Zeitgeschichte-online* (Thema: Die RAF als Geschichte und Gegenwart), herausgegeben von Jan-Holger Kirsch und Annette Vowinckel, Potsdam 2007; online verfügbar unter: {http://www.zeitgeschichte-online.de/sites/default/files/documents/raf_filmographie.pdf}, letzter Zugriff am 15.05.2017.

45 Vgl. Ulrike Marie Meinhof, *Bambule. Fürsorge, Sorge für wen?*, Berlin 1971.

46 Richard Flanagan, *Die unbekannte Terroristin*, übersetzt von Eva Bonné, München, Berlin u.a. 2016, S. 279f.

47 Vgl. Werner Bellmann, »Notizen zu Heinrich Bölls Erzählung ›Die verlorene Ehre der Katharina Blum‹«, in: *Wirkendes Wort. Deutsche Sprache und Literatur in Forschung und Lehre* 2 (2004), S. 165-170.

48 Vgl. Aust, *Der Baader-Meinhof-Komplex*, S. 429-431. Vgl. auch Jutta Ditfurth, *Ulrike Meinhof. Die Biografie*, Berlin 2007, S. 433-448.

49 Andreas Pflitsch, »›Kommando Holger Meins‹ – Zur Serienstruktur der RAF-Aktionen«, in: Sigrid Weigel (Hg.), *Märtyrer-Porträts*, München 2007, S. 107-109; hier: S. 108.

50 Butz Peters, *1977: RAF gegen Bundesrepublik*, München 2017, S. 419f.

51 »Irmgard Möller ›Ich will nicht anders leben.‹ Die inhaftierte RAF-Terroristin Irmgard Möller über ihr Verhältnis zu Gewalt und Staat«, Interview, in: *Der Spiegel* (18. Mai 1992), S. 129-135; hier: S. 134.

52 Ebd., S. 135.

53 Vgl. Oliver Tolmein, *»RAF – Das war für uns Befreiung«. Ein Gespräch mit Irmgard Möller über bewaffneten Kampf, Knast und die Linke*, Hamburg 2002.

54 Annette Simon, »›Wir wollten immer artig sein‹. Generationskonflikte der 68er in Ost und West«, in: Hans-Jürgen Wirth (Hg.), *Hitlers Enkel oder Kinder der Demokratie? Die 68er, die RAF und die Fischer-Debatte*, Gießen 2001, S. 45-72; hier: S. 53.

55 Vgl. Klaus Theweleit, *Buch der Könige*, Bd. 1: *Orpheus ~~und~~ Eurydike*, Basel, Frankfurt/M. 1988, S. 214.

56 Vgl. Gerd Koenen, *Das rote Jahrzehnt. Unsere kleine deutsche Kulturrevolution 1967-1977*, Köln 2001, S. 447.

57 Gerd Koenen, *Vesper, Ensslin, Baader. Urszenen des deutschen Terrorismus*, Köln 2003, S. 130.
58 Gudrun Ensslin/Bernward Vesper, *»Notstandsgesetze von Deiner Hand«. Briefe 1968/1969*, herausgegeben von Caroline Harmsen, Ulrike Seyer und Johannes Ullmaier, Frankfurt/M. 2009, S. 9.
59 Vgl. Jillian Becker, *Hitler's Children. The Story of the Baader-Meinhof Terrorist Gang*, London 1977. Eine deutsche Fassung erschien ein Jahr später. Vgl. Jillian Becker, *Hitlers Kinder? Der Baader-Meinhof-Terrorismus*, übersetzt von L. O. Heyde, Frankfurt/M. 1978.
60 Vgl. auch Wolfgang Kraushaar, *»Wann endlich beginnt bei euch der Kampf gegen die heilige Kuh Israel?« München 1970: Über die antisemitischen Wurzeln des deutschen Terrorismus*, Reinbek bei Hamburg 2013.
61 Inge Stephan/Alexandra Tacke, »Einleitung«, in: dies. (Hg.), *NachBilder der RAF*, Köln, Weimar u.a. 2008, S. 7-23; hier: S. 16.
62 Ebd., S. 13f. Vgl. Hans-Peter Feldmann, *Die Toten, 1967-1993. Studentenbewegung, APO, Baader-Meinhof, Bewegung 2. Juni, Revolutionäre Zellen, RAF*, Düsseldorf 1998.
63 Vgl. Ditfurth, *Ulrike Meinhof*, S. 438.
64 Vgl. Jürgen Dahlkamp, »Trophäen für den Panzerschrank«, in: *Der Spiegel* (14. Oktober 2002), S. 66-70.
65 Vgl. etwa George L. Mosse, *Gefallen für das Vaterland. Nationales Heldentum und namenloses Sterben*, übersetzt von Udo Rennert, Stuttgart 1993.
66 Koenen, *Vesper, Ensslin, Baader*, S. 335.
67 Vgl. Pape, *Dying to Win*, S. 265-281.
68 Croitoru, *Der Märtyrer als Waffe*, S. 209.
69 Ebd., S. 210.
70 Vgl. Weigel (Hg.), *Märtyrer-Porträts*, S. 5-10.
71 Vgl. Herfried Münkler, *Die neuen Kriege*, Reinbek bei Hamburg 2002.
72 Vgl. Arata Takeda, *Ästhetik der Selbstzerstörung. Selbstmordattentäter in der abendländischen Literatur*, München 2010.
73 Wali, *Im Kopf des Terrors*, S. 7f.
74 Vgl. die öffentlich zugängliche Suicide Attack Database auf der Website des Chicago Project on Security and Threats unter: {http://cpostdata.uchicago.edu/search_new.php}, letzter Zugriff am 15.05.2017.
75 Der Anschlag auf die Besucher des Berliner Weihnachtsmarkts wird vermutlich als »suicide mission« klassifiziert werden, nicht als »suicide attack«.
76 Lorenz Graitl, *Sterben als Spektakel. Zur kommunikativen Dimension des politisch motivierten Suizids*, Wiesbaden 2012, S. 120.

77 Yuval Noah Harari, *Homo Deus. Eine Geschichte von Morgen*, übersetzt von Andreas Wirthensohn, München 2017, S. 26.

78 Ebd., S. 31.

79 Kermani, *Dynamit des Geistes*, S. 31f. Vgl. auch Navid Kermani, »A Dynamite of the Spirit. Why Nietzsche Helps to Understanding the Suicide Bombers«, in: *The Times Literary Supplement* (29. März 2002), S. 13.

80 Zit. n. nach dem Wikipedia-Eintrag »The Falling Man«: {https://de.wikipedia.org/wiki/The_Falling_Man}, letzter Zugriff am 15.05.2017.

81 Vgl. Don DeLillo, *Falling Man*, übersetzt von Frank Heibert, Köln 2007.

82 Vgl. die Suchanfrage auf der Website der Internet Movie Database: {http://www.imdb.com/search/keyword?keywords=september-11-2001}, letzter Zugriff am 15.05.2017.

83 Vgl. Jonathan Safran Foer, *Extrem laut und unglaublich nah*, übersetzt von Henning Ahrens, Köln 2005; Amy Waldman, *Der amerikanische Architekt*, übersetzt von Brigitte Walitzek, Frankfurt/M. 2013; Thomas Pynchon, *Bleeding Edge*, übersetzt von Dirk van Gunsteren, Reinbek bei Hamburg 2014.

84 Art Spiegelman, *Im Schatten keiner Türme*, übersetzt von Christine Brinck und Jürgen von Rutenberg, Zürich 2011, S. 3f.

85 Wiglaf Droste, »Von Beckenbauer zu Atta. Ein anderer Elfter September ist möglich«, in: *Junge Welt* (10. September 2011), S. 3.

86 Vgl. N.N., »Der 11. September und die ›Erhabenheit der Katastrophe‹« in: *Die Welt* (8. Oktober 2001); online verfügbar unter: {https://www.welt.de/print-welt/article480096/Der-11-September-und-die-Erhabenheit-der-Katastrophe.html}, letzter Zugriff am 15.05.2017.

87 Boris Groys, *Das Schicksal der Kunst im Zeitalter des Terrors*, in: ders., *Die Kunst des Denkens*, Hamburg 2008, S. 49-67, hier: S. 51.

88 Vgl. Jesse Ventura, *Die amerikanische Verschwörung. 9/11 und andere Lügen*, übersetzt von Lotta Rüegger und Holger Wolandt, München 2011, S. 249-282.

## 11. Bilder meines Todes: Suizid in den Künsten

1 Sylvia Plath, »Lady Lazarus«, in: *Ariel*, übersetzt von Alissa Walser, Frankfurt/M. 2008, S. 40-47; hier: S. 43.

2 Zit. n. dem englischen Wikipedia-Eintrag zu Evelyn McHale: {https://en.wikipedia.org/wiki/Evelyn_McHale}, letzter Zugriff am 15.05.2017.

3 Vgl. Thomas Bronisch / Werner Felber, *Der Selbstmord in der Kunst*, Regensburg 2014, S. 101-115.

4 »Enquête: Le Suicide est-il une solution?«, in: *La Révolution Surréaliste* 2 (1925), S. 8-15; hier: S. 8. »La Révolution Surréaliste, *Enquête*«, übersetzt von Tanja Graf, in: Roger Willemsen, *Der Selbstmord. Briefe, Manifeste, Literarische Texte*, Frankfurt / M. 2007, S. 361-385; hier: S. 361.

5 Ebd., S. 368.

6 Vgl. Paul Valéry, *Monsieur Teste*, übersetzt von Max Rychner u. a., Frankfurt / M. 1997.

7 »La Révolution Surréaliste, *Enquête*«, S. 379f.

8 Ebd., S. 372.

9 Vgl. Bronisch / Felber, *Der Selbstmord in der Kunst*, S. 120f. Vgl. Karolina Krysinska, »Suicide and the Arts: From the Death of Ajax to Andy Warhol's Marilyn Monroe«, in: Steven Stackl / David Lester (Hg.), *Suicide and the Creative Arts*, New York 2009, S. 15-47; hier: S. 38. Vgl. Ron M. Brown, *The Art of Suicide*, London 2001, S. 196f. Vgl. Fred Cutter, *Art and the Wish to Die. An Analysis of Images of Self-Injury in Art From Prehistory to the Present*, Chicago 1983, S. 12.

10 Man Ray, *Self Portrait*, Boston, Toronto 1963, S. 108.

11 Ebd., S. 245.

12 Ebd., S. 342.

13 Vgl. Cutter, *Art and the Wish to Die*, S. 279f.

14 Vgl. Bronisch / Felber, *Der Selbstmord in der Kunst*, S. 139-145.

15 Vgl. Steven Stack, »Suicide in Artists: National Epidemiology«, in: *Suicide and the Creative Arts*, S. 169-188. Die einschlägige Tabelle findet sich auf S. 178f.

16 Ebd., S. 180.

17 Vgl. Hans Blumenberg, »Nachahmung der Natur. Zur Vorgeschichte der Idee des schöpferischen Menschen« [1957], in: ders., *Wirklichkeiten, in denen wir leben. Aufsätze und eine Rede*, Stuttgart 1981, S. 55-103.

18 Zit. n. André Jammes, *Hippolyte Bayard. Ein verkannter Erfinder und Meister der Photographie* (Bibliothek der Photographie, Bd. 8), übersetzt von Gertrud Strub, Luzern, Frankfurt / M. 1975, Abb. 21.

19 Niki Lederer / Hannes Priesch, *Death in the Studio*, New York 2002, S. 142.

20 Vgl. Patricia Bosworth, *Diane Arbus. Leben in Licht und Schatten. Eine Biographie*, übersetzt von Peter Münder, Frank Thomas Mende u. a., München 1984, S. 372.

21 Matthias Mühling, *Selbst, inszeniert*, herausgegeben von Uwe M. Schneede zur Ausstellung »gegenwärtig: Selbst, inszeniert« in der

Hamburger Kunsthalle (28. November 2004-2. Februar 2005), Hamburg 2004, S. 47.

22 Karoline Norpoth, »Sam Samore White Dahlia«, in: Hans-Jürgen Schwalm/Ferdinand Ullrich (Hg.), *Zum Sterben schön? Der Tod in der Kunst des 20. Jahrhunderts*, Katalog zur Ausstellung in der Kunsthalle Recklinghausen (11. Februar-15. April 2007), Recklinghausen 2007, S. 48f.; hier: S. 48.

23 Sarah Kane, *4.48 Psychosis*, in: dies., *Complete Plays*, London 2001, S. 203-245; hier: S. 245.

24 Sarah Kane, *4.48 Psychose*, übersetzt von Durs Grünbein, in: dies., *Sämtliche Stücke*, herausgegeben von Corinna Brocher und Nils Tabert, Reinbek bei Hamburg 2002, S. 211-252; hier: S. 252.

25 Veronika Springmann/Claudia Reinhardt, »Auszüge aus einem Gespräch zu der Fotoarbeit ›Killing Me Softly – Todesarten‹«, in: Claudia Reinhardt, *Todesarten/Killing Me Softly. Fotografische Inszenierungen/Photoworks Staged and Performed*, Berlin 2004, S. 40f.; hier: S. 40.

26 Vgl. Kristin Möller, »Wege aus der Welt zu kommen«, in: Reinhardt, *Todesarten/Killing Me Softly*, S. 14f.

27 Kane, *4.48 Psychose*, S. 250f.

28 Vgl. Jill Dawsey, »Mathilde, Mathilde: The Artist and Her Double«, in: Mathilde ter Heijne, *If It's Me, It's Not Me*, Ostfildern 2008, S. 7-10.

29 Ebd., S. 123. Vgl. auch Mathilde ter Heijne, *Any Day Now*, Katalog zur Ausstellung in der Kunsthalle Nürnberg (16. September 2010-14. November 2010) und im Lentos Kunstmuseum Linz (21. Januar 2011-27. März 2011); Nürnberg 2010.

30 Ronald D. Laing, *Knots*, New York 1972, S. 46.

31 Die zitierte Zeile stammt aus dem Abschiedsbrief von Jean Améry an seine zweite Frau Maria, geschrieben in der Nacht vom 16. auf den 17. Oktober 1978. Vgl. Jean Améry, *Ausgewählte Briefe 1945-1978*, in: ders., *Werke*, Bd. 8, herausgegeben von Gerhard Scheit, Stuttgart 2007, S. 600.

32 Patricia de Martelaere, *De levenskunstenaar. Naar een esthetica van de zelfmoord*, in: *Een verlangen naar ontroostbaarheid. Over leven, kunst en dood*, Amsterdam 1993, S. 91-109. In deutscher Übersetzung: »Der Lebenskünstler. Über eine Ästhetik des Selbstmords«, übersetzt von Susanne George, in: *Neue Rundschau* 3 (1997), S. 117-131; hier: S. 117.

33 Ebd., S. 118f.

34 Martin Heidegger, *Sein und Zeit*, Tübingen 2006, 19. Aufl., S. 235-267.

35 de Martelaere, *Der Lebenskünstler*, S. 120.

36 Ebd., S. 123.
37 Ebd., S. 124f.
38 Ebd., S. 128.
39 Ebd., S. 130.
40 Vgl. Michel Foucault, *Ästhetik der Existenz. Schriften zur Lebenskunst*, herausgegeben von Daniel Defert und François Ewald unter Mitarbeit von Jacques Lagrange, übersetzt von Michael Bischoff u. a., Frankfurt/M. 2007. Vgl. auch Wilhelm Schmid, *Auf der Suche nach einer neuen Lebenskunst. Die Frage nach dem Grund und die Neubegründung der Ethik bei Foucault*, Frankfurt/M. 1991.
41 Michel Foucault, »Technologien des Selbst«, übersetzt von Michael Bischoff, in: ders., *Schriften in vier Bänden*, Bd. 4: *1980-1988*, übersetzt von Michael Bischoff u. a., Frankfurt/M. 2005, S. 966-999; hier: S. 968.
42 Michel Foucault, »Gespräch mit Werner Schroeter«, übersetzt von Michael Bischoff, in: *Schriften in vier Bänden*, Bd. 4: *1980-1988*, S. 303-314; hier: S. 310.
43 Vgl. Elisabeth Kübler-Ross, *On Death and Dying*, London 1969; vgl. auch Raymond Avery Moody, *Life After Life. The Investigation of a Phenomenon – Survival of Bodily Death*, Harrisburg 1976.
44 Edgar Allan Poe, *The Facts in the Case of M. Valdemar*, in: *The Works of Edgar Allan Poe*, Bd. I, New York 1849, S. 121-130; hier: S. 128 (dt.: *Thatsächliches über die Magnetisierung des Herrn Waldemar*, in: ders., *Seltsame Geschichten*, übersetzt von Alfred Mürenberg, Stuttgart 1882, S. 65-75; hier: S. 73).
45 Michel Schneider, *Morts imaginaires*, Paris 2003, S. 17; zit. n. Tiphaine Samoyault, *Roland Barthes. Die Biographie*, übersetzt von Maria Hoffmann-Dartevelle und Lis Künzli, Berlin 2015, S. 25.
46 Fritz Zorn, *Mars*, mit einem Vorwort von Adolf Muschg, Frankfurt/M. 1979, S. 211.
47 Adolf Muschg, »Geschichte eines Manuskripts«, in: Zorn, *Mars*, S. 7-22; hier: S. 10.
48 Hermann Burger, *Tractatus logico-suicidalis. Über die Selbsttötung*, Frankfurt/M. 1988, S. 186.
49 Ebd., S. 190.
50 Zorn, *Mars*, S. 179f.
51 Ebd., S. 178f.
52 Burger, *Tractatus logico-suicidalis*, S. 190.
53 Édouard Levé, *Selbstmord*, übersetzt von Claudia Hamm, Berlin 2012, S. 11.

54 Ebd., S. 76.
55 Ebd., S. 31.
56 Vgl. Terézia Mora, *Der einzige Mann auf dem Kontinent*, München 2009; dies., *Das Ungeheuer*, München 2013.
57 Mora, *Das Ungeheuer*, S. 70.
58 Ebd., S. 70f.
59 Ebd., S. 277f.
60 Vgl. Steven Stack/Barbara Bowman, *Suicide Motives in 61 Works of Popular World Literature and Comparison to Film*, in: Stack/Lester (Hg.), *Suicide and the Creative Arts*, S. 113-124; hier: S. 117-123.
61 Arthur Schnitzler, *Fräulein Else*, Stuttgart 2002, S. 52.
62 Anne Sexton, »The Bar Fly Ought to Sing. Über Sylvia Plath nach ihrem Selbstmord«, übersetzt von Silvia Morawetz, in: *Neue Rundschau* 3 (1997), S. 132-139; hier: S. 134.
63 Peter Turrini, *Endlich Schluß*, in: ders., *Die Eröffnung · Endlich Schluß · Kindsmord. Monologe*, herausgegeben von Silke Hassler, Frankfurt/M. 2006, S. 51-88; hier: S. 80.
64 Lukas Bärfuss, *Koala*, Göttingen 2014, S. 24.
65 Turrini, *Endlich Schluß*, S. 87.
66 Jeffrey Eugenides, *Die Selbstmord-Schwestern*, übersetzt von Mechthild Sandberg-Ciletti, durchgesehen von Elke Schönfeld, Reinbek bei Hamburg 2005, S. 11.
67 Ebd., S. 248f.
68 Ebd., S. 35.
69 Ebd., S. 103.
70 Vgl. Steven Stack u. a., »Gloomy Sunday: Did the ›Hungarian Suicide-Song‹ Really Create a Suicide Epidemic?«, in: Stack/Lester (Hg.), *Suicide and the Creative Arts*, S. 245-252.
71 Vgl. ebd., S. 247.
72 Vgl. ebd., S. 248.
73 Eine Übersicht über die Künstler ist online verfügbar unter: {http://www.phespirit.info/gloomysunday/recordings.htm}, letzter Zugriff am 15.05.2017.
74 Vgl. das Kapitel 5 über Schülersuizide, S. 132ff.
75 Vgl. Steven Stack/Barbara Bowman, *Suicide Movies. Social Patterns 1900-2009*, Cambridge/MA, Göttingen 2012, S. 15.
76 Ebd., S. 18.
77 Robert Bresson, *Notizen zum Kinematographen*, herausgegeben von Robert Fischer, übersetzt von Andrea Spingler und Robert Fischer, Berlin 2007, S. 17.

78 Anne Wiazemsky, *Jeune fille*, übersetzt von Judith Klein, München 2009, S. 139.
79 Ebd., S. 140f.
80 Vgl. Georges Bernanos, *Die neue Geschichte der Mouchette*, übersetzt von Jakob Hegner, Frankfurt/M., Berlin u.a. 1981.
81 Bresson, *Notizen zum Kinematographen*, S. 51. Vgl. auch Graham Petrie, »Mouchette by Robert Bresson«, in: *Film Quarterly* 1 (1968), S. 52-56.
82 Vgl. Michael Haneke, »Schrecken und Utopie der Form. Bressons ›Au hasard Balthazar‹«, in: *Nahaufnahme Michael Haneke. Gespräche mit Thomas Assheuer*, Berlin, Köln 2013, 3. Aufl., S. 135-153.
83 Siehe die Rangliste »The 50 Greatest Films of All Time« auf der Website des British Film Institute: {http://www.bfi.org.uk/news/50-greatest-films-all-time}, letzter Zugriff am 15.05.2017.
84 François Truffaut, *Mr. Hitchcock, wie haben Sie das gemacht?*, herausgegeben von Robert Fischer, übersetzt von Frieda Grafe und Enno Patalas, München 2003, S. 132.
85 Vgl. Pierre Boileau/Thomas Narcejac, *Aus dem Reich der Toten*, übersetzt von Marianne Caesar, Reinbek bei Hamburg 1985.

## 12. Orte des Suizids

1 Samuel Beckett, *Weitermachen ist mehr, als ich tun kann. Briefe 1929-1940*, übersetzt von Chris Hirte, Berlin 2013, S. 702f.; hier: S. 703.
2 Vgl. David Lester/Steven Stack (Hg.), *Suicide as a Dramatic Performance*, New Brunswick, London 2015, S. 71-164.
3 Vgl. Steven Stack, »The Location of the Suicidal Act«, in: ebd., S. 73-75; hier: S. 74.
4 David Lester/Steven Stack, »Conclusion«, in: ebd., S. 323-331; hier: S. 327f.
5 Vgl. Marc Augé, *Non-Lieux. Introduction à une anthropologie de la surmodernité*, Paris 1992 (dt.: *Orte und Nicht-Orte. Vorüberlegungen zu einer Ethnologie der Einsamkeit*, übersetzt von Michael Bischoff, Frankfurt/M. 1994).
6 Marc Augé, *Nicht-Orte*, übersetzt von Michael Bischoff, um ein Nachwort erweiterte Neuausgabe, München 2010, S. 51.
7 John Berger, *Und unsere Gesichter, mein Herz, vergänglich wie Fotos*, übersetzt von Karin Kersten, München, Wien 1986, S. 65.
8 Ilija Trojanow, *Nach der Flucht*, Frankfurt/M. 2017, S. 44.

9 Wilhelm Reich, *Rede an den kleinen Mann*, Frankfurt/M. 1984, S. 53.

10 Bertolt Brecht, *Flüchtlingsgespräche*, Frankfurt/M. 1984, S. 99f.

11 George Steiner, *Ein langer Samstag. Ein Gespräch mit Laure Adler*, übersetzt von Nicolaus Bornhorn, Hamburg 2016, S. 33.

12 Ebd., S. 31.

13 Berger, *Und unsere Gesichter, mein Herz, vergänglich wie Fotos*, S. 77.

14 Walter Benjamin, »Der Erzähler. Betrachtungen zum Werk Nikolai Lesskows«, in: ders., *Gesammelte Schriften*, Bd. II·2, herausgegeben von Rolf Tiedemann und Hermann Schweppenhäuser, Frankfurt/M. 1977, S. 438-465; hier: S. 449.

15 Henry Morselli, *Suicide. An Essay on Comparative Moral Statistics*, London 1881, S. 349f.

16 Louise Glück, »Cottonmouth Country«, in: dies., *Poems 1962-2012*, New York 2012, S. 41. Das Gedicht ist mit seinen Reimen schwer übersetzbar: »Fischgräten kämmten die Wellen vor Hatteras./Und es gab andere Zeichen/Dass der Tod uns lockte zu Wasser, uns lockte/Zu Land: Eine entrollte Wasserschlange,/Die seitwärts übers Moos glitt, bäumte sich/Zwischen den Kiefern in die verpestete Luft./Geburt, nicht Tod, ist der harte Verlust./Ich weiß es. Auch ich ließ dort eine Haut« (übersetzt von Annette Wunschel).

17 Vgl. Donna J. Wan, »Death Wooed Us«; online verfügbar unter: {http://www.donnajwan.com/death-wooed-us/}, letzter Zugriff am 15.05.2017.

18 Vgl. Georg Simmel, »Philosophie der Landschaft«, in: ders., *Brücke und Tür. Essays des Philosophen zur Geschichte, Religion, Kunst und Gesellschaft*, herausgegeben von Michael Landmann und Margarete Susman, Stuttgart 1957 [1913], S. 141-152. Vgl. auch Joachim Ritter, *Landschaft. Zur Funktion des Ästhetischen in der modernen Gesellschaft*, Münster 1963.

19 Francesco Petrarca, *Die Besteigung des Mont Ventoux*, übersetzt und herausgegeben von Kurt Steinmann, Stuttgart 1995, S. 23.

20 Ebd., S. 25.

21 Vgl. Francesco Petrarca, *Das einsame Leben*, herausgegeben von Franz Josef Wetz, übersetzt von Friederike Hausmann, Stuttgart 2004.

22 Zit. n. Carl Gustav Carus, *Lebenserinnerungen und Denkwürdigkeiten*, 2 Bde., herausgegeben von Elmar Jansen, Weimar 1969, S. 172f. und S. 552.

23 Tad Friend, »Letter from California: Jumpers. The Fatal Grandeur of the Golden Gate Bridge«, in: *The New Yorker* (13. Oktober 2003), S. 48-59; hier: S. 50.

24 Eine kurze Beschreibung ist online verfügbar unter: {http://www.bureauit.org/sbox/}, letzter Zugriff am 15.05.2017.

25 Philip Matier/Andrew Ross, »Film Captures Suicides on Golden Gate Bridge. Angry Officials Say Moviemaker Misled Them«, in: *San Francisco Chronicle* (19. Januar 2005) S. A 1.

26 Vgl. Jenni Olson, »Power Over Life and Death. Another Toll Goes Up on the Golden Gate Bridge«, in: *San Francisco Chronicle* (14. Januar 2005), S. B 9.

27 Yuval Noah Harari, *Homo Deus. Eine Geschichte von Morgen*, übersetzt von Andreas Wirthensohn, München 2017, S. 39. Vgl. auch Tobias Hülswitt/Roman Brinzanek, *Werden wir ewig leben? Gespräche über die Zukunft von Mensch und Technologie*, Berlin 2010.

28 Thornton Wilder, *Die Brücke von San Luis Rey*, übersetzt von Herberth E. Herlitschka, Frankfurt am Main 2009 [1927], 54. Aufl., S. 158.

29 N. N., »Ort fürs Lebensende. Seit mehr als einem Jahrhundert zieht die Großhesseloher Isar-Brücke in München Selbstmörder zum Sprung in den Tod an«, in: *Der Spiegel* (27. Mai 1996), S. 54-58; hier: S. 54.

30 Vgl. etwa Rudolf Heinz, »Vom armen Satyr und der unzuverlässigen Nymphe. Parabel über eine Brückenphobie«, in: *Theatro Machinarum* 5/6 (1984), S. 7-14.

31 Florian Schmidt, »Von dieser Brücke stürzen sich Hunde in den Tod«, in: *Die Welt/N24* (30. Juli 2015); online verfügbar unter: {https://www.welt.de/vermischtes/article144636898/Von-dieser-Bruecke-stuerzen-sich-Hunde-in-den-Tod.html}, letzter Zugriff am 15.05.2017.

32 Maren Wittge, »Tatortreiniger: Die Männer, die den Tod wegwischen«, in: *B.Z.* (13. April 2014); online verfügbar unter: {http://www.bz-berlin.de/ berlin/die-maenner-die-den-tod-wegwischen}, letzter Zugriff am 15.05.2017.

33 Sarah Khan, *Die Gespenster von Berlin. Wahre Geschichten*, Berlin 2013, S. 86f.

34 Ebd., S. 87.

35 Ebd., S. 91.

36 Vgl. N. N., »Modernes Sterben. Das niederländische Projekt ›Hotel am Horizont‹ will den Selbstmord schöner und bequemer machen«, in: *Der Spiegel* (6. September 1993), S. 137.

37 Bartholomäus Grill, »Endstation Zürich – Die letzte Reise meines Bruders«, in: ders., *Um uns die Toten. Meine Begegnungen mit dem Sterben*, München 2014, S. 148-164; hier: S. 163.

38 Vgl. Sandra Kegel, »Sterbenskomisch«, in: *Frankfurter Allgemeine Zeitung* (12. März 2011), S. 33.
39 Michel Houellebecq, *Karte und Gebiet*, übersetzt von Uli Wittmann, Köln 2011, S. 278.
40 Immanuel Kant, »Beobachtungen über das Gefühl des Schönen und Erhabenen«, in: ders., *Werkausgabe*, Bd. II, herausgegeben von Wilhelm Weischedel, Frankfurt/M. 1977, S. 827f.
41 Vgl. auch Thomas Macho, »Mit sich allein. Einsamkeit als Kulturtechnik«, in: Aleida und Jan Assmann (Hg.), *Einsamkeit. Archäologie der literarischen Kommunikation VI*, München 2000, S. 27-44.
42 Vgl. Johann Kreuzer (Hg.), *Hölderlin-Handbuch. Leben – Werk – Wirkung*, Stuttgart, Weimar 2011, S. 462.
43 Karl Abraham, *Giovanni Segantini. Ein psychoanalytischer Versuch*, herausgegeben von Sigmund Freud, Leipzig, Wien 1911, S. 40.
44 Ebd., S. 61f. Vgl. auch Rüdiger Eschmann, *Todeserfahrungen im Werk von Giovanni Segantini*, Göttingen 2016.
45 Sigmund Freud, *Das Unbehagen in der Kultur*, Wien 1930, S. 19.
46 Antje von Graevenitz, »Der tatsächliche Tod des Subjekts in der Inszenierung seines Kunstwerks als Herausforderung an das wahrnehmende Subjekt«, in: Paul Geyer/Monika Schmitz-Emans (Hg.), *Proteus im Spiegel. Kritische Theorie des Subjekts im 20. Jahrhundert*, Würzburg 2003, S. 571-582; hier: S. 571.
47 Ebd., S. 572.
48 Vgl. Maike Aden-Schraenen, *In Search of Bas Jan Ader*, Berlin 2013, S. 106-109.
49 Christine Grän, *Heldensterben*, Frankfurt/M. 2008, S. 308. Im Mittelpunkt des Romans steht die kleinwüchsige Lucie, die – selbst suizidgefährdet – an einer Enzyklopädie biographischer Porträts von Selbstmördern arbeitet. Sie ahnt nicht, dass es diese Sammlung schon gibt: Vgl. Gerald Grote/Michael Völkel/Karsten Weyershausen, *Das Lexikon der prominenten Selbstmörder. Mehr als 300 dramatische Lebensläufe*, Berlin 2000.
50 Albert Camus, *Der Mythos des Sisyphos*, übersetzt von Vincent von Wroblewsky, Reinbek bei Hamburg 2000, S. 11.
51 Albert Camus, *Der Fall*, übersetzt von Guido G. Meister, Reinbek bei Hamburg 1968, S. 58f.
52 Olivier Todd, *Albert Camus. Ein Leben*, übersetzt von Doris Heinemann, Reinbek bei Hamburg 1999, S. 691. Vgl. auch S. 634f.
53 Camus, *Der Fall*, S. 34.
54 Todd, *Albert Camus*, S. 807.

55 John Hawkes, *Travestie*, übersetzt von Jürg Laederach, Frankfurt/M. 1985, S. 21f.
56 Jean Améry, *Hand an sich legen. Diskurs über den Freitod*, Stuttgart 2008, S. 109.
57 Siehe Anne Waak, *Der freie Tod. Eine kleine Geschichte des Suizids*, Berlin 2016, S. 181-184.

## 13. Debatten um Sterbehilfe und assistierten Suizid

1 Marx an seine Tochter Laura am 5. September 1866, in: Karl Marx/Friedrich Engels, *Werke*, Bd. 31, Berlin 1965, S. 527f.; hier: S. 527.
2 Ebd., S. 528.
3 Marx an Engels am 7. August 1866, in: ebd., S. 247-249; hier: S. 247.
4 Marx an seine Tochter Laura am 28. August 1866, in: ebd., S. 523.
5 Marx an seine Tochter Laura am 20. März 1866, in: ebd., S. 506-508; hier: S. 508.
6 Marx an seine Tochter Laura am 5. September 1866, S. 528.
7 Marx an Laura und Paul Lafargue am 11. April 1868, in: Karl Marx/Friedrich Engels, *Werke*, Bd. 32, Berlin 1974, S. 544f.; hier: S. 544.
8 Marx an Engels am 7. August 1866, S. 247.
9 Zit. n. Jean-Pierre Baudet, »Zur Religion des Kapitals von Paul Lafargue«, in: Paul Lafargue, *Die Religion des Kapitals*, übersetzt von Andreas Rötzer, Berlin 2009, S. 85-174; hier: S. 88.
10 Wladimir Iljitsch Lenin, »Rede im Namen der SDAPR bei der Beisetzung von Paul und Laura Lafargue am 20. November 1911«, in: ders., *Werke*, Bd. 17, Berlin 1978, S. 293f.; hier: S. 293.
11 Zit. n. Baudet, »Zur Religion des Kapitals von Paul Lafargue«, S. 88.
12 Franz Mehring, »Paul und Laura Lafargue«, in: *Die Neue Zeit. Wochenschrift der deutschen Sozialdemokratie* 10 (1911), S. 337-343; hier: S. 337.
13 Ebd., S. 338.
14 Eduard Bernstein, »Paul Lafargue«, in: *Sozialistische Monatshefte* 1 (1912), S. 20-24; hier: S. 20.
15 Paul Lafargue, *Das Recht auf Faulheit – und persönliche Erinnerungen an Karl Marx*, übersetzt von Eduard Bernstein, herausgegeben von Iring Fetscher, Frankfurt/M., Wien 1966, S. 8f.
16 Guillaume Paoli, »Wider den Ernst des Lebens«, Nachwort zu Paul Lafargue, *Das Recht auf Faulheit. Widerlegung des »Rechts auf Arbeit« von 1848*, übersetzt von Eduard Bernstein und Ulrich Kunzmann, Berlin 2013, S. 81-123; hier: S. 119.

17 Ebd., S. 120.
18 Vgl. Max Weber, *Die protestantische Ethik und der Geist des Kapitalismus*, in: ders., *Gesammelte Aufsätze zur Religionssoziologie*, Bd. 1, Tübingen 1920 [1904/1905], S. 17-206.
19 Vgl. Walter Benjamin, »Kapitalismus als Religion«, in: ders., *Gesammelte Schriften*, Bd. VI, herausgegeben von Rolf Tiedemann und Hermann Schweppenhäuser, Frankfurt/M. 1985, S. 100-103.
20 Lafargue, *Die Religion des Kapitals*, S. 70.
21 Marguerite Yourcenar, *Ich zähmte die Wölfin. Die Erinnerungen des Kaisers Hadrian*, übersetzt von Fritz Jaffé, München 2015, S. 7.
22 Peter Sloterdijk, *Kritik der zynischen Vernunft*, Frankfurt/M. 1983, S. 631.
23 Zit. n. Ekkehard Martens, »Angst vor der ›ausweglosen Krankheit A.‹ – Mit Alzheimer-Demenz ›aufgehoben‹ weiterleben«, in: Thomas Rentsch/Harm-Peer Zimmermann/Andreas Kruse (Hg.), *Altern in unserer Zeit. Späte Lebensphasen zwischen Vitalität und Endlichkeit*, Frankfurt/M., New York 2013, S. 204-211; hier: S. 205.
24 Hans Küng, *Glücklich sterben? Mit dem Gespräch mit Anne Will*, München, Zürich 2014, S. 158.
25 Peter Greenaway, *The Dance of Death – Der Tanz mit dem Tod. Ein Basler Totentanz* (31. Oktober 2013-30. November 2013), herausgegeben von Ulrike Krüger, übersetzt von Jane Wolff und Claire Hoffmann, Basel 2013, S. 5f.
26 Ebd., S. 7.
27 Vgl. Lloyd Alter, »Michiko Nitta: Extreme Green Guerilla«, 22. Juni 2007; online verfügbar unter: {http://www.treehugger.com/culture/michiko-nitta-extreme-green-guerilla.html}, letzter Zugriff am 15.05. 2017.
28 Sigmund Freud, »Zeitgemäßes über Krieg und Tod«, in: ders., *Studienausgabe*, herausgegeben von Alexander Mitscherlich, Angela Richards und James Strachey, Bd. IX: *Fragen der Gesellschaft/Ursprünge der Religion*, Frankfurt/M. 1974, S. 58.
29 Vladimir Jankélévitch, *Der Tod*, herausgegeben von Christoph Lange, übersetzt von Brigitta Restorff, Frankfurt/M. 2005, S. 39.
30 Ebd., S. 119.
31 André Gorz, *Brief an D. Geschichte einer Liebe*, übersetzt von Eva Moldenhauer, Zürich 2007, S. 83f.
32 Vgl. André Gorz, *Arbeit zwischen Misere und Utopie*, übersetzt von Jadja Wolf, Frankfurt/M. 2000.
33 Johanna Adorján, *Eine exklusive Liebe*, München 2009, S. 162f.

34 Herbert Csef, »Doppelsuizide von Paaren nach langer Ehe. Verzweiflungstaten oder Selbstbestimmung bei unheilbaren Krankheiten?«, in: *Internationale Zeitschrift für Philosophie und Psychosomatik* 1 (2016), Themenschwerpunkt »Demenz und Ethik«, S. 2; online verfügbar unter: {http://www.izpp.de/fileadmin/user_upload/Ausgabe_1_2016/008_IZPP_1_2016_Csef.pdf}, letzter Zugriff am 15.05.2017.

35 Ebd., S. 5.

36 Ebd., S. 5f.

37 Seit dem Film *Der siebente Kontinent* (1989) heißen übrigens die Paare Hanekes oft Georg und Anna, etwa in *Benny's Video* (1992), *Funny Games* (1997), *Code inconnu* (2000), *Wolfzeit* (2003) oder *Caché* (2005).

38 Michael Haneke, *Liebe. Das Buch*, mit einem Essay von Georg Seeßlen, München 2012, S. 149.

39 *Nahaufnahme: Michael Haneke. Gespräche mit Thomas Assheuer*, Berlin, Köln 2013, 3. u. aktual. Aufl., S. 65.

40 Vgl. Eric J. Hobsbawm, *Das Zeitalter der Extreme. Weltgeschichte des 20. Jahrhunderts*, übersetzt von Yvonne Badal, München, Wien 1997.

41 Vgl. Statistisches Bundesamt (Hg.), *Bevölkerung Deutschlands bis 2050. 11. Koordinierte Bevölkerungsvorausberechnung*, Wiesbaden 2006, S. 42.

42 Karl Menninger, *Selbstzerstörung. Psychoanalyse des Selbstmords*, übersetzt von Hilde Weller, Frankfurt/M. 1978, S. 11.

43 José Saramago, *Eine Zeit ohne Tod*, übersetzt von Marianne Gareis, Reinbek bei Hamburg 2007, S. 37f.

44 Ebd., S. 87.

45 Ebd., S. 106.

46 Ebd., S. 49.

47 Ebd., S. 85.

48 N.N., »Sterbehilfe: Phantastische Tat«, in: *Der Spiegel* (14. Oktober 1985), S. 213-216; hier: S. 213.

49 Der Abschiedsbrief von Bob Dent ist online verfügbar unter: {https://exitinternational.net/story/bob-dent/}, letzter Zugriff am 15.05.2017.

50 Vgl. Ramón Sampedro, *Cartas desde el infierno*, Barcelona 2004.

51 Vgl. Vincent Humbert, *Je vous demande le droit de mourir*, Paris 2003.

52 Roberta Tatafiore, *Einen Tod entwerfen. Tagebuch eines Selbstmords*, übersetzt von Andreas Rostek, Berlin, Warschau 2010, S. 71f.

53 Vgl. Ernesto de Martino, *Katholizismus, Magie, Aufklärung. Religionswissenschaftliche Studie am Beispiel Süd-Italiens*, übersetzt von Barbara Kleiner, München 1982; vgl. auch Pier Paolo Pasolini, *Freibeuterschriften. Die Zerstörung der Kultur des Einzelnen durch die Konsumgesellschaft*, übersetzt von Thomas Eisenhardt, Berlin 1978.

54 Vgl. Christiane Klapisch-Zuber, »›Blutseltern‹ und ›Milcheltern‹«, in: dies., *Das Haus, der Name, der Brautschatz. Strategien und Rituale im gesellschaftlichen Leben der Renaissance*, übersetzt von Alexandre Métraux, Frankfurt/M., New York 1995, S. 94-119.

55 Tatafiore, *Einen Tod entwerfen*, S. 55.

56 Michela Murgia, *Accabadora*, übersetzt von Julika Brandestini, Berlin 2010, S. 95f.

57 Bartholomäus Grill, »Endstation Zürich – Die letzte Reise meines Bruders«, in: ders., *Um uns die Toten. Meine Begegnungen mit dem Sterben*, München 2014, S. 148-164; hier: S. 164.

58 Bartholomäus Grill, »Barbarei oder Barmherzigkeit? Ein Streitgespräch über das Recht zu leben und zu sterben«, in: ebd., S. 165-188; hier: S. 171.

59 Ebd., S. 178.

60 Ebd., S. 181.

61 Eine besonders einprägsame Formulierung für die Sehnsucht, ganz zu verschwinden, hat Enrique Vila-Matas in einer Erzählung gefunden, in der ein Mann beschrieben wird, der »so sehr darauf bedacht« war, »niemandem zur Last zu fallen«, dass er am liebsten »das Fenster hinter sich zumachen« wollte, »nachdem er ins Leere gesprungen« war. Vgl. Enrique Vila-Matas, *Vorbildliche Selbstmorde*, übersetzt von Veronika Schmidt, Frankfurt/M. 1995, S. 136.

62 Emmanuèle Bernheim, *Alles ist gutgegangen*, übersetzt von Angela Sanmann, München 2014, S. 58f.

63 Ebd., S. 91f.

64 Walter Jens/Hans Küng, *Menschenwürdig sterben. Ein Plädoyer für Selbstverantwortung*, erweiterte und aktualisierte Neuausgabe, München, Zürich 2009, S. 17.

65 Vgl. Tilman Jens, *Demenz: Abschied von meinem Vater*, Gütersloh 2009.

66 Vgl. Arno Geiger, *Der alte König in seinem Exil*, München 2011.

67 Inge Jens, »Ein Nach-Wort in eigener Sache (2008)«, in: Jens/Küng, *Menschenwürdig sterben*, S. 199-211; hier: S. 201.

68 Ebd., S. 203. Vgl. auch Jens, *Demenz: Abschied von meinem Vater*, S. 145.

69 Ebd., S. 205.

70 Ebd., S. 204.

71 Daniele Dell'Agli, *Aufruhr im Zwischenreich. Vorboten einer anderen Sterbekultur*, Paderborn 2016, S. 39.

72 Ebd., S. 9.

73 Matthias Kamann, *Todeskämpfe. Die Politik des Jenseits und der Streit um Sterbehilfe*, Bielefeld 2009, S. 70f.

74 Vgl. Thomas Anz, *Franz Kafka. Leben und Werk*, München 2009, S. 130. Vgl. auch Dell'Agli, *Aufruhr im Zwischenreich*, S. 45.

75 Hermann Burger, *Tractatus logico-suicidalis. Über die Selbsttötung*, Frankfurt/M. 1988, S. 169.

76 Ebd., S. 170.

77 Kamann, *Todeskämpfe*, S. 26.

78 Svenja Flaßpöhler, *Mein Tod gehört mir. Über selbstbestimmtes Sterben*, München 2013, S. 103.

79 Julius Friedrich Knüppeln, *Ueber den Selbstmord. Ein Buch für die Menschheit*, Gera 1790, S. 36.

80 William Shakespeare, *Hamlet, Prinz von Dänemark*, übersetzt von August Wilhelm Schlegel, herausgegeben von Dietrich Klose, Stuttgart 2014, S. 75.

81 Vgl. N. N., »Glaube an das Leben nach dem Tod schwindet«, in: *Die Welt/N24* (26. Februar 2016); online verfügbar unter: {https://www.welt.de/wissenschaft/article152677412/Glaube-an-das-Leben-nach-dem-Tod-schwindet.html}, letzter Zugriff am 15.05.2017.

82 Vgl. Sam Parnia/Josh Young, *Der Tod muss nicht das Ende sein. Was wir wirklich über Sterben, Nahtoderlebnis und die Rückkehr ins Leben wissen*, übersetzt von Juliane Molitor, Berlin, München 2013, S. 156f.

83 Vgl. Hans Peter Duerr, *Die dunkle Nacht der Seele. Nahtod-Erfahrungen und Jenseitsreisen*, Berlin 2015, S. 106. Vgl. Hubert Knoblauch, *Berichte aus dem Jenseits. Mythos und Realität der Nahtoderfahrung*, Freiburg im Breisgau, Basel u. a. 1999, S. 79.

84 Vgl. Klaus Hamberger, *Über Vampirismus: Krankengeschichten und Deutungsmuster 1801-1899*, Wien 1992.

85 Vgl. Laurence A. Rickels, *Vampirismus Vorlesungen*, übersetzt von Egbert Hörmann, Berlin 2007.

86 Tomáš Sedláček/David Graeber, *Revolution oder Evolution. Das Ende des Kapitalismus? Gespräch mit Roman Chlupatý*, übersetzt von Hans Freundl, München 2015, S. 68.

87 Vgl. Annette Wunschel, »Das Leben der Unsterblichen«, in: Thomas Macho/Annette Wunschel (Hg.), *Science & Fiction. Über Gedankenexperimente in Wissenschaft, Literatur und Philosophie*, Frankfurt/M. 2004, S. 33-55.

88 Stephen King, *Doctor Sleep*, übersetzt von Bernhard Kleinschmidt, München 2013, S. 201.

89 Vgl. Stephen King, *Revival*, übersetzt von Bernhard Kleinschmidt, München 2015.

90 Vgl. John Gray, *Wir werden sein wie Gott. Die Wissenschaft und die bi-*

*zarre Suche nach Unsterblichkeit*, übersetzt von Christina Schmutz und Frithwin Wagner-Lippok, Stuttgart 2012.

91 Yuval Noah Harari, *Homo Deus. Eine Geschichte von Morgen*, übersetzt von Andreas Wirthensohn, München 2017, S. 475.

92 Don DeLillo, *Null K.*, übersetzt von Frank Heibert, Köln 2016, S. 9.

## Nachwort

1 Roland Topor, »Hundert gute Gründe, mich auf der Stelle umzubringen«, übersetzt von Ludwig Harig, in: Thomas Raab (Hg.), *Neue Anthologie des schwarzen Humors*, Wiesbaden 2017, S. 80-83; hier: S. 81.

2 Vgl. Patricia de Martelaere, »Der Lebenskünstler. Über eine Ästhetik des Selbstmords«, übersetzt von Susanne George, in: *Neue Rundschau* 3 (1997), S. 117-131. Dieser Essay wird im elften Kapitel ausführlich diskutiert, S. 345ff.

3 Vgl. Jeffrey Merrick, »Patterns and Prosecution of Suicide in Eighteenth-Century Paris«, in: *Historical Reflections/Réflexions Historiques* 1 (1989), S. 1-53; hier: S. 1f. Mit dieser Anekdote beschäftigt sich das dritte Kapitel, S. 97.

4 Ludwig Wittgenstein, *Vorlesungen über die Grundlagen der Mathematik* (= *Schriften*, Bd. VII), herausgegeben von Cora Diamond, übersetzt von Joachim Schulte, Frankfurt/M. 1978, S. 50.

5 Vgl. vor allem das dreizehnte Kapitel, S. 402-444.

6 Walter Benjamin, *Das Passagen-Werk*, in: ders., *Gesammelte Schriften*, Bd. V.1, herausgegeben von Rolf Tiedemann, Frankfurt/M. 1982, S. 455 [J 74a,2].

7 Vgl. die Überlegungen im sechsten Kapitel, S. 181ff.

8 Vgl. die Diskussion dieser Frage im neunten Kapitel, S. 279ff.

9 Vgl. die Untersuchungen des fünften Kapitels, S. 158ff. Siehe auch die umfangreiche Liste von »school shootings«, etwa in den USA: {https://en.wikipedia.org/wiki/List_of_school_shootings_in_the_United_States}, letzter Zugriff am 18.06.2017.

10 Vgl. die Diskussion um die »Todesantinomie« Franz Borkenaus im zweiten Kapitel, S. 64ff.

11 Vgl. Navid Kermani, *Dynamit des Geistes. Martyrium, Islam, Nihilismus*, Göttingen 2006. Vgl. auch die Kommentierung im zehnten Kapitel, S. 302f.

12 Vgl. Michel Foucault, »Technologien des Selbst«, übersetzt von Michael Bischoff, in: ders., *Schriften in vier Bänden*, Bd. 4: *1980-1988*,

übersetzt von Michael Bischoff u. a., Frankfurt/M. 2005, S. 966-999. Vgl. auch die Überlegungen in der Einleitung zu diesem Buch, S. 15ff.

13 In einem Beitrag zur Fachzeitschrift *Psychosomatic Medicine* haben Shannon Wiltsey Stirman und James W. Pennebaker von einem computerlinguistischen Experiment berichtet, bei dem sie rund 300 Gedichte aus verschiedenen Schaffensperioden von neun Schriftstellern/Schriftstellerinnen, die sich das Leben genommen haben, ebenso vielen Gedichten einer nicht suizidalen Vergleichsgruppe gegenüberstellten. Dabei kam heraus, dass die Werke der suizidalen Gruppe eine signifikant höhere Ichbezogenheit aufwiesen. Vgl. Shannon Wiltsey Stirman, James W. Pennebaker, »Word Use in the Poetry of Suicidal and Nonsuicidal Poets«, in: *Psychosomatic Medicine* 4 (2001), S. 517-522.

14 Vgl. die Überlegungen des ersten Kapitels, S. 33-54.

15 Vgl. Svenja Flaßpöhler, *Mein Tod gehört mir. Über selbstbestimmtes Sterben*, München 2013.

16 Vgl. Roberta Tatafiore, *Einen Tod entwerfen. Tagebuch eines Selbstmords*, übersetzt von Andreas Rostek, Berlin, Warschau 2010.

17 Théodore Jouffroy, *Nouveaux mélanges philosophiques*, herausgegeben von Jean Philibert Damiron, Paris 1842, S. 245. André Breton hat diesen Satz als Antwort auf die Umfrage der Zeitschrift *La Révolution Surréaliste* zum Thema »Ist Selbstmord eine Lösung?« eingereicht. Vgl. die Kommentierung im elften Kapitel, S. 334ff.

18 Vgl. George Cheyne, *The English Malady, or A Treatise of Nervous Diseases of all Kinds, as Spleen, Vapours, Lowness of Spirits, Hypochondriacal, and Hysterical Distempers*, London 1733.

19 Vgl. Thomas Macho, *Vorbilder*, München 2011, S. 404ff.

20 Vgl. Emil Szittya, *Selbstmörder. Ein Beitrag zur Kulturgeschichte aller Zeiten und Völker*, Leipzig 1925, S. 1-8.

21 Vgl. das achte Kapitel zum Suizid der Menschengattung, S. 227-256.

22 Hannah Arendt, *Wir Flüchtlinge*, übersetzt von Eike Geisel, Stuttgart 2016, S. 15.

23 Vgl. Peter Watson, *The Age of Nothing: How We Have Sought to Live Since the Death of God*, New York 2014.

24 Vgl. Michel Foucault, »Michel Foucault, interviewt von Stephen Riggins«, übersetzt von Hans-Dieter Gondek, in: ders., *Schriften in vier Bänden*, Bd. 4: *1980-1988*, S. 641-657; hier: S. 642: »Wir haben keine Kultur des Schweigens, wir haben auch keine Kultur des Selbstmords.«

25 Vgl. Astrid Lindgren, *Die Brüder Löwenherz*, übersetzt von Anne-Liese Kornitzky, Hamburg 1974, S. 236f. Astrid Lindgren war übrigens aktives Mitglied im Verein »Das Recht auf unseren Tod«.

# Abbildungsverzeichnis

1 Tizian, *Tarquinio e Lucrezia* (1516/17), in: Sylvia Ferino-Pagden, Wilfried Seipel (Hg.), *Der späte Tizian und die Sinnlichkeit der Malerei*, Wien 2007, S. 258.

2 Rembrandt van Rijn, *Lucretia* (1664), in: Eric Jan Sluijter, *Rembrandt and the Female Nude*, Amsterdam 2006, S. 304.

3 Römische Elfenbeinschatulle (um 420/430), in: Wolfgang Fritz Volbach, *Elfenbeinarbeiten der Spätantike und des frühen Mittelalters*, Mainz 1976, 3. Aufl., S. 82, Abb. 116.

4 Gislebertus, *Le Suicide de Judas* (um 1120-1135), in: Jeannet Hommers, *Gehen und Sehen in Saint-Lazare in Autun: Bewegung – Betrachtung – Reliquienverehrung (Sensus/Studien zur mittelalterlichen Kunst)*, Köln 2016, S. 200.

5 Johann David Schubert, *Werther erschießt sich* (1822). Freies Deutsches Hochstift / Frankfurter Goethe Museum (Alexandra Koch).

6 Albert Rudomine, *La Vierge Inconnue. The Unknown Woman of the Seine* (1900), in: Anne-Gaelle Saliot, *The Drowned Muse: The Unknown Woman of the Seine's Survivals from Nineteenth-Century Modernity to the Present (Oxford Modern Languages and Literature Monographs)*, Oxford 2015, S. 10.

7 Dragana Jurisic, *My Own Unknown* (2014), Installation im Wexford Arts Centre: {http://www.wexfordartscentre.ie/solo-my-own-unknown-by-dragana-jurisic.html}, letzter Zugriff am 15.05.2017.

8 John Everett Millais, *Ophelia* (um 1851), in: Jason Rosenfeld, Alison Smith, *Millais*, London 2008, S. 69.

9 Pablo Picasso, *La mort de Casagemas* (1901), in: Anne Baldassari, *Picasso and Portraiture: Representation and Transformation*, New York 1996, S. 237. © Succession Picasso / VG Bild-Kunst, Bonn 2018.

10 Pablo Picasso, *Evocation – L'enterrement de Casagemas* (1901), in: John Richardson, *A Life of Picasso*, Bd. 1, New York 1991, S. 212. © Succession Picasso / VG Bild-Kunst, Bonn 2018.

11 Pablo Picasso, *La Vie* (1903), in: Baldassari, *Picasso and Portraiture*, S. 129. © Succession Picasso / VG Bild-Kunst, Bonn 2018.

12 Wolfgang Glück, *Der Schüler Gerber* (1981). Hoanzl 2007. Film-Still des Autors.

13 Robert Bresson, *Le diable probablement* (1977). Artificial Eye 2008. Der Film-Still ist online verfügbar unter: {https://1.bp.blogspot.com/-8TYRMhDA4Mg/T1wi30s3H-I/AAAAAAAABP8/mxIfuK1ON68/

s1600/1akfcbressondiableprobablement.jpg}, letzter Zugriff am 15.05. 2017.

14 Stanley Kubrick, *Full Metal Jacket* (1987). Warner Home Video 2001. Film-Still des Autors.

15 Lee Miller, *Regina Lisso*, Leipziger Rathaus (18. April 1945), in: Lee Miller, *Krieg: Mit den Alliierten in Europa 1944-1945. Reportagen und Fotos*, München 2015 (Bildteil ohne Seitenangaben).

16 Cartoon von David Low im *Evening Standard* vom 10. Oktober 1938, in: David Low/Howe Quincy, *A Cartoon History of Our Times*, New York 1939, S. 121.

17 Jean-Luc Godard, *Film Socialisme* (2010). Absolut Medien GmbH 2012. Film-Still des Autors.

18 Vize-Admiral William H. P. Blandy, seine Frau und Admiral Frank J. Lowry beim Anschneiden eines »Atomic Cake« in Washington, D. C., am 8. November 1946, in: *Washington Post* (8. November 1946), S. 18.

19 Malcolm W. Browne, *The Burning Monk*, in: Pete Hamill, *Vietnam: The Real War. A Photographic History by the Associated Press*, New York 2013, S. 64/65. © picture alliance / AP Photo.

20 Ingmar Bergman, *Persona* (1966). STUDIOCANAL 2005. Film-Stills des Autors.

21 siehe 20.

22 Andrei Tarkowski, *Nostalghia*. Alive 2010. Film-Stills des Autors.

23 siehe 22.

24 Djuna Barnes, »How It Feels To Be Forcibly Fed«, in: *New York World Magazine* (September 6, 1914).

25 Steve McQueen, *Hunger* (2008). Ascot Elite Home Entertainment 2009. Film-Still des Autors.

26 Gerhard Richter, *Gegenüberstellung 2* (1988), aus dem Zyklus »18. Oktober 1977«, in: Gerhard Richter/Robert Storr, *Gerhard Richter: October 18, 1977*, New York 2000, S. 13.

27 Thomas Hoepker, *Blick von Williamsburg auf Manhattan, Brooklyn, 11. September 2001*, in: Felix Hoffmann (Hg.), *Unheimlich vertraut. Bilder vom Terror*, Köln 2011, S. 249.

28 Richard Drew, *The Falling Man*, in: *The New York Times* (12. September 2001), S. 7.

29 Art Spiegelman, *In the Shadow of No Towers*, New York 2004, S. 2.

30 Cover der Sonderausgabe von *Charlie Hebdo* vom 6. Januar 2016.

31 Robert C. Wiles, *The Most Beautiful Suicide* [Evelyn McHale], in: *Life Magazine* (12. Mai 1947), S. 43.

32 Frida Kahlo, *The Suicide of Dorothy Hale* (1939), in: Hayden Herrera,

*Frida Kahlo. Die Gemälde*, London 1992 (Bilddteil ohne Seitenangaben).

33 Ferdinand Hodler, *Die Lebensmüden* (1892), in: Matthias Fischer, *Der junge Hodler. Eine Künstlerkarriere 1872-1897*, Wädenswil 2008, S. 215.

34 Man Ray, *Suicide* (1917), in: *La Révolution Surréaliste* 2 (15. Januar 1925), Paris 1925, S. 12. © Man Ray Trust , Paris / VG Bild-Kunst, Bonn 2018.

35 Man Ray, *Le Suicide* (1926), in: Jean-Hubert Martin, *Man Ray Photographs*, London 1982, S. 45. © Man Ray Trust / ADAGP, Paris – VG Bild-Kunst, Bonn 2018 / Telimage.

36 Man Ray, *Suicide – Self Portrait* (1932), in: Martin, *Man Ray Photographs*, S. 40. © Man Ray Trust / VG Bild-Kunst, Bonn 2018.

37 Sam Samore, *The Suicidist #7* (1973), {http://www.contemporaryartdaily.com/2012/11/sam-samore-at-team-gallery/ssa-73-the-suicidist-7/}, letzter Zugriff am 15.05.2017.

38 Neil Hamon, *Suicide Self-Portrait: Hanging* (2006), in: Bernhard Fibicher (Hg.), *Six Feet Under: Autopsie unseres Umgangs mit Toten*, Bielefeld u.a. 2006, S. 159.

39 Mathilde ter Heijne, *Mathilde, Mathilde …* (2000). Film-Still des Autors.

40 Robert Bresson, *Mouchette* (1967). GCTHV 2005. Film-Still des Autors.

41 Michael Haneke, *Caché* (2005). EuroVideo Medien GmbH 2006. Film-Still des Autors.

42 Alfred Hitchcock, *Vertigo* (1958). Columbia/DVD 2000. Film-Still des Autors.

43 Donna J. Wan, *Death Wooed Us: Dumbarton Bridge, CA #2* (2014), {http://www.donnajwan.com/death-wooed-us-1/}, letzter Zugriff am 15.05.2017.

44 Caspar David Friedrich, *Der Mönch am Meer* (1808 oder 1810), in: Werner Hofmann, *Caspar David Friedrich: Naturwirklichkeit und Kunstwahrheit*, München 2013, 3. Aufl., S. 54.

45 Overtoun Bridge; Videoclip »Suicide Dogs« auf der Website von National Geographic; online verfügbar unter: {http://channel.nationalgeographic.com/wild/stranger-than-nature/videos/suicide-dogs/#}, letzter Zugriff am 15.05. 2017. Film-Still des Autors.

46 Wim Wenders, *The Million Dollar Hotel* (2000). Studiocanal 2012. Film-Still des Autors.

47 Thomas Demand, *Badezimmer* (1997), in: Thomas Demand, Udo Kittelmann (Hg.), *Nationalgalerie »How German is it?«*, Berlin 2011, S. 230.

48 Sterbezimmer der Sterbehilfeorganisation Dignitas in Zürich-Wiedikon (18. September 2002). Foto: Gaëtan Bally. © Keystone.

49 Beachy Head, East Sussex, England (5. April 2010). Foto von David Iliff. Online verfügbar unter: {https://de.wikipedia.org/wiki/Datei:Beachy_Head_and_Lighthouse,_East_Sussex,_England_-_April_2010.jpg}, letzter Zugriff am 15.05.2017.

50 Giovanni Segantini, *Le cattive madri* (1894), in: Diana Segantini, Giovanni Segantini (Hg.), *Segantini*, Basel 2011, S. 37.

51 Damián Szifron, *Wild Tales* (2014). Prokino 2015. Film-Still des Autors.

52 Shōhei Imamura, *Narayama bushikō* (1983). Umbrella Entertainment 2010. Film-Still des Autors.

53 Meo Wulf und Erni Mangold in Colin Higgins, *Harold und Maude*, Theater in der Josefstadt Wien, 26. Januar 2017. © Erich Reismann.

54 Sophie Heldman, *Satte Farben vor Schwarz* (2010). Euro Video 2011. Film-Still des Autors.

55 Michael Haneke, *Liebe* (2012). Warner Home Video 2013. Film-Still des Autors.

56 Alejandro Amenábar, *Mar Adentro* (2004). Universum Film GmbH 2009. Film-Still des Autors.

57 Jim Jarmusch, *Only Lovers Left Alive* (2013). Pandora Filmverleih 2014. Film-Still des Autors.

# Namenregister